སྔོན་འགྲོའི་གཏམ།

བོད་ཀྱི་གསོ་བ་རིག་པ་ལ་ལོ་ངོ་བཞི་སྟོང་ལ་ཉེ་བའི་ལོ་རྒྱུས་ལྡན་ལ། དེ་ནི་གནའ་བོའི་བོད་ཀྱི་གསོ་རིག་རྨང་གཞིར་བྱས་ཐོག རྒྱ་གར་རྒྱ་ནག་ཏ་ཟིག་ལ་སོགས་པའི་གསོ་བ་རིག་པའི་ཉིང་བཅུད་བསྡུ་ལེན་བྱས་ནས་གྲུབ་པ་ཞིག་ཡིན་ལ། གཞུང་ལུགས་ཀྱི་མ་ལག་ཆ་ཚང་ཞིང་ལག་ལེན་གྱི་མྱོང་བྱང་ཕུན་སུམ་ཚོགས་པ་དང་། མི་རིགས་ཀྱི་ཁྱད་ཆོས་མངོན་པར་བཀྲ་བའི་གསོ་དཔྱད་ཀྱི་རིག་པ་ཞིག་ཡིན་པས་ན། སྔ་མོ་ཞིག་ནས་འཛམ་གླིང་ཁྱབ་ཡོངས་ཀྱི་གསོ་རིག་སྨྲ་བ་རྣམས་ཀྱིས་གདེང་འཇོག་ཆེན་པོ་གནང་མུས་སུ་མཆིས།

བོད་ཀྱི་གསོ་བ་རིག་པ་ལ་གཞུང་དང་ལག་ལེན་གྱི་བསྟན་བཅོས་བགྲང་ལས་འདས་པ་ཞིག་ཡོད་པ་སྟེ། དེ་ནི་ནང་དོན་གྱི་ཐད་གསོ་རིག་ལོ་རྒྱུས་དང་། རྨང་གཞིའི་གཞུང་ལུགས། ནད་ཐོག་ལག་ལེན། སྨན་རྫས་སྦྱོར་བཟོ། ལུས་ཁམས་བདེ་སྲུང་ལ་སོགས་རིག་ཚན་ཡོངས་སུ་འདུས་ཡོད་པའི་ནོར་བུའི་བང་མཛོད་ཅིག་ལགས། དེ་ལ་ཏང་དང་སྲིད་གཞུང་གི་ཐུགས་འཁུར་དང་བརྩི་མཐོང་ཆེན་པོའི་འོག་ཉེ་ལོར་བོད་ཀྱི་གསོ་བ་རིག་པ་རྒྱུད་འཛིན་དང་དར་སྤེལ་གང་ལེགས་བྱུང་ཡོད་ལ། གནའ་གཞུང་གང་མང་ཞིག་ཀྱང་དཔེ་སྐྲུན་འགྲེམས་སྤེལ་བྱས་ཟིན་ཡོད། ཡིན་ན་ཡང་ད་དུང་གནའ་དཔེ་མང་པོ་ཞིག་སྔར་བཞིན་འབུས་ཟོས་རུལ་སོག་ཐེབས་པའམ། ཡང་ན་མིའི་རྩོལ་བས་དབང་གིས་གཏོར་བརླག་ཚབས་ཆེན་ཐེབས་ཀྱི་ཡོད་པས། གང་མྱུར་སྐྱོས་སྲུང་སྐྱོབ་མ་བྱས་ཚེ་རིན་ཐང་གཞལ་དུ་མེད་པའི་གནའ་དཔེ་གང་མང་ཞིག་རྩ་བརླག་རྒྱུན་ཆད་དུ་འགྲོ་ཉེན་ཆེ།

དེ་ལ་བོད་ཀྱི་གསོ་བ་རིག་པ་ཉིད་ཕྱོགས་ཡོངས་ནས་རྒྱུད་འཛིན་དང་དར་སྤེལ་གཏོང་རྒྱུའི་དམིགས་ཡུལ་བཅངས་ནས་ང་ཚོས་༢༠༠༣ལོར་མཚོ་སྔོན་ཞིང་ཆེན་བོད་ཀྱི་གསོ་རིག་ཞིབ་འཇུག་གླིང་གིས་གཙོ་ཁྲིད་བྱས་པའི་"《བོད་ཀྱི་གསོ་བ་རིག་པའི་གནའ་དཔེ་ཕྱོགས་བསྒྲིགས་དཔེ་ཚོགས》རྩོམ་སྒྲིག་ཚོགས་པ་"སྒྲིག་འཛུགས་བྱས་པ་དང་། གནའ་དཔེ་འཚོལ་སྡུད་དང་དག་སྒྲིག་དང་རྩོམ་སྒྲིག་བཅས་ཀྱི་ལས་སྣོ་ཕྱེ་ཞིང་དཔེ་སྐྲུན་དང་འགྲེམས་སྤེལ་གྱི་བྱ་བ་ཡང་འགོ་བཙམས་ཟིན་ཡོད། དཔེ་ཚོགས་འདི་ནི་སྔ་ན་མ་མཆིས་པའི་རིག་གནས་ཀྱི་ལས་གྲྭ་ཆེན་པོ་ཞིག་ཡིན་ལ། འདི་ཉིད་བོད་ཀྱི་གསོ་བ་རིག་པའི་གནའ་དཔེ་ཡོད་དོ་ཅོག་འདུས་པའི་དཔེ་ཚོགས་ཤིག་ཏུ་འགྱུར་བར་བྱེད་རྒྱུ་ནི་ང་ཚོའི་བསམ་འདུན་ཡིན་ལ། དེ་ལྟར་བྱེད་ཐུབ་པའི་ཡིད་ཆེས་ཀྱང་ང་ཚོར་ཡོད།

དེ་ལྟར་དཔེ་ཚོགས་འདི་ཐོག་མར་དཔེ་སྐྲུན་བྱེད་པའི་སྐབས་དང་བསྟུན་ནས་འདིར་ཁོ་བོས་བྱ་གཞག་ཆེན་པོ་འདི་ཕྱོགས་གང་ཐད་ནས་བྱ་བ་ལམ་ལྷོང་ཡོང་བའི་བཀྲ་ཤིས་སྨོན་འདུན་ཞུ་རྒྱུ་དང་། དེ་བཞིན་བོད་ཀྱི་གསོ་བ་རིག་པ་ལ་ལྷག་བསམ་དཀར་བའི་ཡུལ་དང་ཕྱོགས་སོ་སོའི་སྐྱེས་བུ་ཀུན་ནས་ཀྱང་ལས་གྲྭ་འདིར་ཕྱོགས་གང་ཐད་ནས་རྒྱབ་སྐྱོར་དང་རོགས་འདེགས་བྱེད་པའི་བསམ་འདུན་ཞུ་རྒྱུ་ཡིན།

ཞེས་འོ་ཚོགས་ཆེན་ནས།

༢༠༠༩ལོའི་ཟླ་༢པར།

མཚམས་སྦྱོར་བའི་གཏམ།

ཁ་བ་རི་བོའི་བཅུ་ཕྲག་རིག་གནས་ཞེས་བྱ་བ་ནི་བོད་མི་རིགས་ཀྱིས་འཛིག་རྟེན་སྤྱིའི་ཕན་བདེ་གཞི་མར་གྱུར་པའི་བློའི་རིག་པ་མཐའ་དག་སྤྱི་ལ་བཏགས་པའི་མིང་ཞིག་ཡིན་ལ། དེ་ལས་གཞན་རྗེས་འཛིན་གྱི་ཐབས་མཆོག་དམ་པར་གྱུར་པའི་གངས་ཅན་གསོ་བ་རིག་པ་ནི་བོད་མི་རིགས་རང་ཉིད་ཀྱིས་སྲོལ་རྒྱུན་དར་སྤེལ་མཛད་ཅིང་འགྲོ་བ་མིའི་རིགས་ལ་ཕན་པ་འབབ་ཞིག་སྒྲུབ་པའི་རིག་པ་ཞིག་ཡིན་སྟབས། རིམ་སུ་མ་ཆད་པའི་འགྲོ་བ་མིའི་རིགས་ལ་ཕན་པའི་ལས་དོན་ཁོ་ན་སྒྲུབ་པའི་རིག་པ་ཞིག་ཏུ་འཕྲུམས་ཤིང་སྤྱི་ཚོགས་དང་དུས་རབས་ཇི་འདྲ་ཞིག་གི་ནང་དུའང་མཁོ་གལ་དང་ཕན་ཐོགས་ཆེ་བ་ཞིག་ཡིན་པ་ནི་དོན་དངོས་ཀྱི་སྟེང་ནས་གྲུབ་པའི་གནས་ལུགས་ཤིག་ཡིན་པས་མི་སུ་དང་སུ་ཞིག་གིས་ཀྱང་བསྙོན་འདེད་དང་ཁྱོག་བཤད་བྱ་བར་མི་ནུས་སོ།། རང་རེའི་ལོ་རྒྱུས་ཡིག་ཚང་དང་ད་ཡོད་བསྟན་བཅོས་ཀྱི་དཀར་ཆག་ལྟར་ན། གཡུང་དྲུང་བོན་ལུགས་ཀྱི་དྲང་སྲོང་དཔྱད་བུ་ཁྲི་ཤེས་ནས་སྨན་པ་དྲུང་གི་ཐོར་ཅོག་ཅན་བར་དང་། རྗེ་བཙུན་གཡུ་ཐོག་སྙིང་མ་ཡོན་ཏན་མགོན་པོ་ནས་གཏེར་སྟོན་གྲྭ་བ་མངོན་ཤེས་ཀྱི་བར། བཻ་རོ་ཙ་ན་ནས་ལོ་ཆེན་རིན་ཆེན་བཟང་པོའི་སྐབས། བྱང་ཟུར་རྣམ་གཉིས་ནས་གོང་སྨྲུལ་ཡབ་སྲས། མི་དབང་སྡེ་སྲིད་རིན་པོ་ཆེ་ནས་སྨན་རྩིས་མཁས་དབང་མཁྱེན་རབ་ནོར་བུ་ལ་ཐུག་པའི་དྲང་སྲོང་མཁས་གྲུབ་རིམ་བྱོན་བགྲང་གིས་མི་ལངས་པ་རྣམས་ཀྱི་སྐུ་དྲིན་ལས། དཔལ་ལྡན་རྒྱུད་བཞིའི་དགོངས་འགྲེལ་དང་ཡན་ལག་བརྒྱད་པའི་དགོངས་འགྲེལ་གཙོ་བྱས་པའི་གསོ་རིག་གི་བསྟན་བཅོས་རི་བོའི་གཏོས་དང་མཉམ་པ་རང་གིས་མཇལ་ན་དད་པའི་

སྒྱུ་ཡོང་གཡོ་ཞིང་གཞན་ལ་ངོམ་ན་ལ་རྒྱའི་སྤྱོབས་པ་རྒྱས་པ་འདིས་བོད་ཀྱི་གསོ་བ་རིག་པའི་ལོ་རྒྱུས་རིང་ལ་གཞུང་མན་ངག་གི་ནང་དོན་ཕུན་སུམ་ཚོགས་པ་ཞིག་ཡིན་པ་ར་སྤྲོད་གསལ་པོ་བྱས་འདུག

འོན་ཀྱང་མིག་སྔར་ཕྱི་ནང་གི་རྒྱུ་རྐྱེན་དུ་མའི་དབང་གིས་རང་རེའི་གསོ་རིག་ཐད་ཀྱི་གཞུང་མན་ངག་གི་གདམས་པ་མང་པོ་ཞིག་ཉམས་ཉེས་སུ་གྱུར་དང་འགྱུར་མུས་ཡིན་པའང་ཀུན་གྱིས་མཁྱེན་གསལ་ལགས་པས། ད་ལྟའི་དུས་འདིར་བདག་ཅག་ཚེ་རིག་འཛིན་པ་རྣམས་ཀྱིས་ཚོང་ཟོང་ཁོ་ན་དང་ཡུལ་ལུང་བྱེ་བྲག་པའི་ཁེ་ཕན་ནམ་ཕྱོགས་རིས་ཅན་གྱི་ལྟ་བ་སོགས་རིང་དུ་དོར་ནས་མི་རིགས་ཀྱི་རིག་གནས་ཡིད་བཞིན་ནོར་བུ་ལྟ་བུ་འདི་ལ་སྙིང་ཁོང་ནས་ཤ་ཚ་དང་གཅེས་སྲུས། དེ་བཞིན་རིས་སུ་མེད་པའི་འཛམ་གླིང་གི་མིའི་རིགས་ཡོངས་ལ་ཕན་དུ་རེ་བའི་ཀུན་སློང་རྣམ་དག་གི་སྒོ་ནས། རི་རྒྱལ་ལྷུན་པོའི་གཏོས་དང་མཉམ་པའི་བོད་ལུགས་གསོ་རིག་གི་གཞུང་མན་ངག་རྣམས་ལ་འོལ་ཚོད་དང་རང་བཟོ་ཙམ་མ་ཡིན་པར་སྔར་ལས་ལྷག་པའི་ངང་སྔོག་འདོན་མྱུར་སྐྱོབ་དང་འཚོལ་སྟུད་ལེགས་སྒྲིག་བྱེད་རྒྱུ་བཅས་ནི་ཤིན་ཏུ་གལ་གནད་ཆེ་བའི་བྱ་བ་ཞིག་རེད།

དེའི་ཕྱིར་མཚོ་སྔོན་ཞིང་ཆེན་བོད་ཀྱི་གསོ་རིག་ཞིབ་འཇུག་གླིང་གིས་མིང་དོན་མཚུངས་པའི་སྒོ་ནས་བོད་ཀྱི་སྨན་རྩིས་རིག་པ་རྒྱུད་འཛིན་ཡག་པོ་ཞིག་དང་གསར་བཏོད་གོང་སྤེལ་གྱི་རྨང་གཞི་བརྟན་པོ་ཞིག་འཛུགས་ཐུབ་པའི་ཆེད་དུ། ད་ལྟའི་དུས་རབས་དང་སྲིད་ཇུས་བཟང་པོའི་གོ་སྐབས་དམ་འཛིན་དང་མི་དངོས་ནོར་གསུམ་གྱི་སྟོབས་ཤུགས་གཅིག་ཏུ་བསྒྲིལ་ཞིང་མིག་རྒྱང་རིང་བའི་ཇུས་གཞི་དང་བཅས་ཏེ་རང་རེའི་སྨན་རྩིས་སྐོར་གྱི་མཁོ་གལ་ཆེ་བའི་གནའ་དཔེ་དང་བསྟན་བཅོས་ལག་ཏུ་ཟིན་ཏོ་ཅོག་ཕྱོགས་གཅིག་ཏུ་བསྒྲིགས་ཏེ་པར་དུ་བསྐྲུན་པའི་དགེ་བ་འདིས། ད་ལྟ་ཙམ་མ་ཟད་

བོད་ཀྱི་གསོ་བ་རིག་པའི་གནའ་དཔེ་ཕྱོགས་བསྒྲིགས་དཔེ་ཚོགས།

ARURA

༄། །རྒྱུད་བཞིའི་དཀའ་འགྲེལ་གསལ་བྱེད་དོན་གསལ་ནོར་བུའི་འཕྲེང་བ། །

མཚོ་སྔོན་ཞིང་ཆེན་བོད་ཀྱི་གསོ་རིག་ཞིབ་འཇུག་སྡེ་
《བོད་ཀྱི་གསོ་བ་རིག་པའི་གནའ་དཔེ་ཕྱོགས་བསྒྲིགས་དཔེ་ཚོགས》རྩོམ་སྒྲིག་ཚོགས་པ་ ནས་བསྒྲིགས།

130

མི་རིགས་དཔེ་སྐྲུན་ཁང་།

འབྱུང་འགྱུར་བོད་ཀྱི་སྨན་རྩིས་བསྟན་པ་ཉིད་ཡར་རྒྱས་གོང་འཕེལ་དུ་འགྲོ་བར་བསམ་ཡུལ་ལས་འདས་པའི་ནུས་པ་ཐོན་ཐུབ་ཅིང་ལུས་ཅན་ཀུན་གྱི་སྲོག་འཚོའི་དཔལ་དུ་འགྱུར་བར་གདོན་མི་ཟ་བས་ན། འོ་སྐོལ་ཐུན་མོང་གིས་རྗེས་སུ་ཡི་རང་ཞུ་འོས་པའི་ལས་དོན་གལ་ཆེན་ཞིག་རེད་ཅེས་ཏ་ཅང་དགའ་ཚོར་དང་བཅས་མཚམས་སྦྱོར་བའི་ཚིག་ཏུ།

ཁྲི་རུ་ཚེ་རྣམ་གྱིས།

སྤྱི་ལོ་༢༠༠༣ལོའི་ཟླ་༡༡པའི་ཚེས་༡ཉིན་ལ།

ངག་སྒྲིག་པའི་གསལ་བཤད།

བོད་ཟལ་མོ་སྒང་བ་ཞེས་སུ་གྲགས་པ་འཛམ་གླིང་གི་ཡང་སྟེང་དུ་གནས་པའི་མི་རིགས་ཉིད་ལ་གནམ་གྱིས་ས་བཀབ་པ་ལྷ་བུའི་སྔོན་བྱོན་དྲན་དབང་དམ་པ་རྣམས་ཀྱི་བཀའ་དྲིན་ལས། དམ་པའི་ཆོས་ཀྱིས་གཙོས་པའི་བཅུ་ཕྲག་རིག་པའི་གནས་ཀྱིས་ཡོངས་སུ་ཕྱུག་པའི་ཤེས་རིག་བང་མཛོད་ནི་སྲིད་པའི་མཐར་ཡང་ཟད་པ་མེད་པ་ཞིག་མཆིས་པ་ལ་སུས་ཀྱང་བསྙོན་དུ་མེད་དོ།། དེ་ལས་གནས་བཅུའི་ཡ་གྱལ་གཞན་རྗེས་འཛིན་གྱི་ཐབས་མཆོག་དམ་པར་གྱུར་པའི་བོད་ཀྱི་གསོ་བ་རིག་པ་ནི། རྗེ་གཡུ་ཐོག་ཆེན་པོས། མི་ན་བར་གནས་པར་འདོད་པ་དང་ན་བ་གསོ་བར་འདོད་པའི་གང་ཟག་གིས་གསོ་བ་རིག་པའི་མན་ངག་ལ་བསླབ་པར་བྱའོ་ཞེས་གསུངས་པ་བཞིན་རིས་སུ་མ་ཆད་པའི་འགྲོ་བ་མིའི་རིགས་ལ་ཕན་པ་འབབ་ཞིག་སྒྲུབ་པའི་རིག་པ་ཞིག་སྟེ། དེར་ལོ་རྒྱུས་ཀྱི་དུས་ཡུན་ཧ་ཅང་རིང་ཞིང་གཞུང་ལུགས་ཀྱི་མ་ལག་ཆ་ཚང་ཡིན་པ་མ་ཟད། སྨན་དཔྱད་ཀྱི་རིགས་ལམ་ཁྱད་དུ་འཕགས་ཤིང་མན་ངག་ཉམས་མྱོང་ཕུན་སུམ་ཚོགས་ཤིང་གྱུ་ནོམ་པ་ཞིག་མཆིས་སྟབས། དེང་སྐབས་རྒྱལ་ཁབ་ཕྱི་ནང་ཀུན་ཏུ་ཚན་རིག་པ་མཁས་ཅན་དག་གིས་ཕྱོགས་ཡོངས་ནས་སློབ་སྦྱོང་དང་ཞིབ་འཇུག་གི་གོམ་སྟབས་མགྱོགས་ལེན་བྱེད་བཞིན་པ་དང་། རང་རེའི་རྒྱལ་ཁབ་ནས་ཀྱང་ཧང་གི་མི་རིགས་སྲིད་ཇུས་དོན་འཁྱོལ་དང་ནུབ་རྒྱུད་གསར་སྤེལ་བྱེད་པའི་འགྲོས་དང་བསྟུན་ནས་བོད་ཀྱི་གསོ་བ་རིག་པའི་ལས་དོན་ཉིད་སྣེ་ཀུན་ནས་ཉམས་པ་སོར་ཆུད་དང་མ་ཉམས་གོང་སྤེལ་གནང་སྟེ་ཉམས་དགའི་ཡུལ་ཁམས་ཤིག་ཏུ་བསྒྱུལ་ཡོད། འོན་ཀྱང་ཕྱི་ནང་གི་འགལ་རྐྱེན་དུ་མའི་དབང་གིས་

རང་རེའི་གསོ་རིག་ཐད་ཀྱི་གཞུང་མན་ངག་གི་གདམས་པ་གང་མང་ཉམས་ཉེས་སུ་གྱུར་དང་འགྱུར་མུས་ཡིན་པའང་ང་ཚོས་མིག་མཐོང་ལག་ཟིན་དུ་འཕུམས་ཤིང་། བོད་ཀྱི་གསོ་རིག་འདི་ཉིད་གནའ་བོའི་རིག་གནས་ཤིག་ཡིན་པའི་ངོས་ནས་ཞུ་ན། རི་རྒྱལ་ལྷུན་པོའི་གཏོས་དང་མཉམ་པའི་གཞུང་མན་ངག་གི་གསུང་རབ་དེ་རྣམས་སྔར་ལས་ལྷག་པའི་སྒོ་ནས་སྔོག་འདོན་མྱུར་སྐྱོབ་དང་འཚོལ་སྡུད་ལེགས་སྒྲིག་བཅས་བྱེད་རྒྱུ་ནི་ཐོག་མར་བསྒྲུབ་དགོས་པའི་ཆང་གཞིའི་ལས་ཀ་གལ་ཆེན་ཞིག་སྟེ་འོ་སྐོལ་ཚོ་རིག་འཛིན་པ་རྣམས་ཀྱི་ཐྲག་ལ་རང་བཞིན་གྱིས་བབས་པའི་དུས་རབས་ཀྱི་འགན་འཁྲི་ཞིག་ལགས། དེའི་ཕྱིར་ང་ཚོས་ལོ་རྒྱུས་ཀྱི་ལས་འགན་དང་དུས་རབས་ཀྱི་བླང་བྱ་ལྟར་མདོ་དབུས་མཐོ་སྒང་ཞེས་པའི་ཐུན་མིན་ཁོར་ཡུག་ཁྲོད་དུ་འཕེལ་རྒྱས་བྱུང་བའི་གནའ་བོའི་གསོ་དཔྱད་རིག་པ་འདིའི་སྲོག་དབུགས་རྒྱུན་བསྲིངས་བྱེད་ཅིང་། བོད་ཀྱི་གསོ་དཔྱད་རིག་པར་སྦྱོང་བརྩོན་དང་ཞིབ་འཇུག་བྱེད་པར་སྤྲོ་བ་བརྐྱས་པའི་རྣམ་དཔྱོད་ཅན་མང་པོར་རྒྱུ་ཆ་མཁོ་སྒྲོད་ཀྱི་སྒོ་འཕར་ཡངས་པོར་ཕྱེས་པ། རང་ལུགས་ཀྱི་གཞུང་རྐང་འཛིན་པ་ལ་སྔར་བས་སྨན་ཐོགས་ཐུབ་པ། ཉམ་ཐག་ནད་པའི་ལུས་སྲོག་ལ་གཟིར་བའི་ནད་རིགས་རྩ་མེད་དུ་འཇོམས་པར་ནུས་པའི་གཞུང་ལུགས་ཀྱི་རྒྱབ་རྟེན་དང་མན་ངག་ཟབ་མོའི་གདམས་པ་ཆིག་ཐུབ་ཀྱི་སྐོར་མང་དུ་བཙལ་ནས་ནད་ཀྱི་སྡུག་བསྔལ་ལས་སྐྱོབ་པར་ཇོ་ཐོགས་པ་བཅས་མདོར་ན་གངས་ཅན་གསོ་བ་རིག་པ་འདི་ཉིད་མིང་དོན་མཚུངས་པའི་སྒོ་ནས་རྒྱུད་འཛིན་ལེགས་པོ་ཞིག་བྱེད་པའི་ཆེད་དུ། ངེད་ཅག་མཚོ་སྔོན་ཞིང་ཆེན་བོད་ཀྱི་གསོ་རིག་ཞིབ་འཇུག་གླིང་གིས་འབྲེལ་ཡོད་ཆེད་མཁས་མི་སྣ་རྩ་འཛུགས་དང་གསོ་བ་རིག་པའི་གནའ་དཔེ་དག་སྒྲིག་གི་མི་སྣ་ཆེད་བསྐོས་བྱས་ཏེ། ལོ་རྒྱུས་ཡིག་ཆ་དང་། གཞུང་ལུགས་བསྟན་བཅོས། མན་ངག་ལག་ལེན། སྨན་

སྦྱོར་སྦྱོང་བྱང་། སྟོ་སྨན་འབྲུངས་དཔེ། གནམ་རིག་སྐར་རྩིས་སོགས་ཀྱི་དཔེ་རྒྱུན་དཀོན་པོའི་རིགས་གཙོ་བོར་བཟུང་ཐོག《བོད་ཀྱི་གསོ་བ་རིག་པའི་གནའ་དཔེ་ཕྱོགས་བསྒྲིགས་དཔེ་ཚོགས》ཞེས་པ་འདི་རྩོམ་སྒྲིག་བྱས་པ་ཡིན་ཞིང་། དཔེ་སྐྲུན་ཐད་དཔེ་དེབ་རེ་རེ་བཞིན་མཛད་པའི་ལོ་རྒྱུས་ཀྱི་སྔ་ཕྱི་དང་ནང་དོན་ལ་མ་བསྒྱུར་བར་ལག་ལེན་དུ་འཁྱོལ་གང་ཐུབ་བྱས་ཏེ་དཔེ་རྙིང་ལག་ཏུ་སོན་ནོ་ཅོག་དག་སྒྲིག་དང་དཔེ་སྐྲུན་འགྲེམས་སྤེལ་བྱ་རྒྱུ་ཡིན།

དེ་ལ《རྒྱུད་བཞིའི་དཀའ་འགྲེལ་གསལ་བྱེད་དོན་གསལ་ནོར་བུའི་འཕྲེང་བ》ཞེས་བྱ་བ་འདི་ནི《བོད་ཀྱི་གསོ་བ་རིག་པའི་གནའ་དཔེ་ཕྱོགས་བསྒྲིགས་དཔེ་ཚོགས》ནང་གསེས་ཀྱི་དེབ་བརྒྱ་དང་སུམ་ཅུ་པ་ཡིན་ལ། གཞུང་འདི་ནི་རྗེས་འཇུག་པ་རྣམས་ཀྱིས་རྒྱུད་བཞིའི་ཚིག་དོན་ལ་དཔྱད་པས་མ་དག་པའི་སྐྱོར་ཏེ་ཡི་གེ་མ་དག་པ་དང་། སྤྱི་བྱེ་བྲག་གི་རྩིས་ཀྱི་བསྡོམས་གྲངས་མི་འགྲིག་པ། གཉན་པའི་གནས་གྲངས་མན་ངག་རྒྱུད་དང་མི་མཐུན་པ། སྨན་གྱི་ངོས་འཛིན་ནོར་བ་སོགས་ལ་སུམ་སྟོན་ཡེ་ཤེས་གཟུངས་ཀྱི་བཤད་རྒྱུད་འགྲེལ་པ་འབུམ་ནག་གསལ་སྒྲོན་དང་། ཀརྨ་རང་བྱུང་རྡོ་རྗེའི་སྨན་མིང་རྒྱ་མཚོ། ཁ་ཆེ་ཟླ་བ་མངོན་དགའི་ཡན་ལག་བརྒྱད་པའི་འགྲེལ་པ་ཟླ་ཟེར། ཟུར་མཁར་མཉམ་ཉིད་རྡོ་རྗེའི་སྨན་ངོ་གསལ་བྱེད་སོགས་གཞུང་ཚད་ལྡན་དག་དཔང་པོར་བྱས་ཤིང་རྒྱུད་སྔ་ཕྱི་ཀུན་བསྒྲིགས་ཏེ་ལུང་རིགས་གཉིས་ཀྱི་སྒོ་ནས་ལེགས་པར་བཀྲལ་ཡོད་དེ། སྨན་གྱི་ངོས་འཛིན་སྐབས་རིགས་དབྱེ་དང་ནུས་པ་སོགས་ལ་རྟོག་དཔྱོད་ནན་གྱིས་མཛད་ནས་རང་ལུགས་གང་ལ་འཐད་པ་རྒྱུ་མཚན་དང་བཅས་བཀོད་ཡོད་ལ། སྨན་མིང་གཅིག་སྨན་དུ་མ་ལ་འཇུག་པའི་སྐབས་གཏོང་ཡུལ་ནད་གཞི་ལ་དམིགས་ནས་སོ་སོར་འབྱེད་དགོས་ཚུལ་དང་སྨན་གྱི་གབ་མིང་། མན་ངག་རྒྱུད་ཆེན་སྐབས་ཀྱི་ཀླུང་ནད་ནས་རྒྱ་སྤྱི་བཙོས་པའི་

ལེའུའི་སྟོད་ཆའི་བར་གྱི་ཚིག་དོན་དཀའ་བའི་གནས་རྣམས་ཟུར་དུ་ཕྱུང་ནས་དཔྱད་པ་ཞིབ་མོས་དེ་དག་གི་དགོངས་དོན་ལེགས་པར་སྤྲོས་ཡོད།

དེ་ཡང་དཔེ་ཚོགས་འདི་ཉིད་དག་སྒྲིག་དང་རྩོམ་སྒྲིག་བྱེད་པའི་རྩ་འཛིན་འདི་ལྟ་ཡིན་ཏེ། ༡.ཡི་གེ་ནོར་བ་དང་དོགས་གཞི་ཅན་རྣམས་ལ་མིང་ཚིག་གང་དེའི་རྗེས་སུ་རྟགས་ [ ] འདིའི་ནང་དག་བཅོས་བྱས་ཡོད། ༢.གཞུང་ཚིག་ཆད་པར་འདོད་པ་རྣམས་རྟགས་( )འདིའི་ནང་དུ་ཁ་སྐོང་བྱས་ཡོད། ༣.རྩོམ་པ་པོའི་མཆན་རྣམས་གཞུང་དངོས་ཀྱི་ཡིག་གཟུགས་ལས་ཆུང་ཙམ་བྱས་ནས་བཀོད་ཡོད། ༤.མ་ཡིག་མི་གསལ་བའམ་གཞུང་ཚིག་ཆད་པ་རྣམས་ལ་ཁ་སྐོང་བྱེད་མ་ནུས་པ་རྟགས་……འདིས་མཚོན་པར་བྱས་ཡོད་ལ་གུག་རྟགས་〈〉འདིའི་ནང་དུ་མ་ཡིག་གི་ཤོག་གྲངས་སམ་ཐིག་ཕྲེང་ཅི་ཙམ་ཆད་ཡོད་པ་གསལ་བཤད་བྱས་ཡོད།

འདིར་ང་ཚོ་དག་སྒྲིག་མི་སྣའི་ཤེས་བྱའི་ཚད་དམན་ཞིང་དཔེ་རྙིང་དག་སྒྲིག་གི་ཉམས་མྱོང་ཞན་པའི་དབང་གིས་མ་རྗོགས་འགལ་འཁྲུལ་གྱི་ཆ་གང་མང་ཡོད་སྲིད་པ་ལ་རྒྱ་ཆེ་ཀློག་པ་པོ་རྣམས་ཀྱིས་དགོངས་འཆར་ལྷུག་པར་གནང་བར་བཀའ་དྲིན་ཆེ་ཞུའོ། །

མཚོ་སྔོན་ཞིང་ཆེན་བོད་ཀྱི་གསོ་རིག་ཞིབ་འཇུག་ཁང་ནས།
《བོད་ཀྱི་གསོ་བ་རིག་པའི་གནའ་དཔེ་ཕྱོགས་བསྒྲིགས་དཔེ་ཚོགས་》རྩོམ་སྒྲིག་ཚོགས་པ་
ཕྱི་ལོ་༢༠༢༣ལོའི་ཟླ་༤པའི་ཚེས་༢༠ཉིན།

དཀར་ཆག

༄༅། །རྒྱུད་བཞིའི་དཀའ་འཕྲེང་གསལ་བྱེད་དོན་
གསལ་ནོར་བུའི་འཕྲེང་བ་ཞེས་བྱ་བ་
བཞུགས་སོ།།

བཅོམ་ལྡན་འདས་དེ་བཞིན་གཤེགས་པ་དགྲ་བཅོམ་པ་ཡང་དག་པར་སྡོགས་[རྫོགས]པའི་སངས་རྒྱས་སྨན་གྱི་བླ་བཻ་ཊཱུརྱ་[བཻ་ཌཱུརྱ]འོད་ཀྱི་རྒྱལ་པོ་ལ་ཕྱག་འཚལ་ལོ།། གང་སྐུ་བལྟ་བས་མི་ངོམས་མཚན་དཔེའི་འོད་རིས་གཡོ།། གང་གསུང་ཡན་ལག་དྲུག་བཅུའི་[ཅུའི]སྒྲ་བརྙན་རྒྱུད་མངས་མཁན།། གང་ཐུགས་ཤེས་བྱའི་ཚོགས་ཀུན་གསལ་བའི་མེ་ལོང་ཉིད།། གང་གིས་དུག་གསུམ་ནད་སེལ་སྨན་པ་དེ་ལ་འདུད།། གཡུ་ཐོག་མགོན་པོས་མཛད་པ་ཡི།། དཔལ་ལྡན་རྒྱུད་རྒྱལ་བཞིར་གྲགས་པ།། ཁ་བ་ཅན་ལྗོངས་སྨན་པ་ཡི།། བློ་གྲོས་གསལ་བྱེད་གཅིག་བུར་འབུམས།། འདི་ལ་སྔོན་བྱོན་མཁས་པ་ཡི།། འགྲེལ་མཛད་ཤིན་ཏུ་མང་མོད་ཀྱང་།། རྗེས་འཇུག་དཔྱད་པ་འབྲེལ་བ་ལས།། ཡི་གེ་ཉམས་པ་འགའ་ཞིག་མཐོང་།། དེ་སྣད་དཀའ་བའི་གནས་རྣམས་ལ།། རྒྱུད་ཀྱི་གོང་འོག་ཀུན་བརྟགས་ཏེ།། དགོངས་དོན་འབྲེལ་མེད་ལུང་རིགས་དང་།། མཐུན་པར་འདིར་ནི་བརྗོད་པར་བྱ།། དེ་ལ་འགའ་ཞིག་རྒྱུད་བཞི་བཀར་འབད་པ་ཆེན་པོས་སྐྱུབ་མོད། འདི་དག་ལ་དཔྱད་ན་རྣམ་པར་ཉམས་པར་འགྱུར་བས། བསྟན་བཅོས་སུ་འདོད་པ་ལེགས་མོད། དེ་ལྟ་ནའང་རྒྱ་གར་ནས་འགྱུར་བའི་སློབ་དཔོན་དཔའ་བོས་མཛད་པའི་ཡན་ལག་བརྒྱད་པ་སོགས་སྨན་མིང་གོ་བར་དཀའ་བ་སྣང་བས་བོད་ཁ་བ་ཅན་པ་རྣམས་ལ་རྒྱུད་བཞི་ཉིད་ཕན་ཆེ་ཞིང་། འོན་ཀྱང་རྗེས་འཇུག་རྣམས་དཔྱད་པས་མ་དག་པར་རྒྱུད་བཞི་འགྲེལ་པ་དང་བཅས་པ་ལ་ཡི་གེ་མ་དག་པ་འགའ་ཞིག་མཐོང་སྟེ། སོ་སོར་གྲངས་[བགྲངས]པ་དང་། སྤྱིར་སྡོམས་གྲངས་[བགྲངས]པ་མི་འགྲིག་པ་དང་། བཤད་རྒྱུད་ཀྱི་གཉན་གནས་སོགས་གྲངས་[བགྲངས]པ་མན་ངག་རྒྱུད་དང་མི་མཐུན་པ་སྣང་བས་སོ།། དེས་ན་འདིར་རྒྱུད་བཞི་ཉིད་དཔང་དུ་བཙུགས། མི་གསལ་བ་རྣམས་འགྲེལ་པའི་གུང་སྒྲིགས་དཀའ་བའི་གནས་འགའ་ཞིག་བརྗོད་པར་བྱའོ།། དེ་ལ་རྩ་བའི་རྒྱུད་ནི་མདོར་བསྟན་

ཡིན་པས། གཞན་གྱི་དཀའ་བའི་གནས་བཀྲོལ་བས་བདེ་བླག་ཏུ་རྟོགས་པར་འགྱུར་ལ། བཤད་པའི་རྒྱུད་ལས་གཞུང་མ་དག་པ་རྣམས་གཞུང་བཅོས་པས་གྲུབ་ཅིང་།

ས་བཅད་དང་པོ། ལུས་ཀྱི་གནས་ལུགས།

ལུས་ཀྱི་གནས་ལུགས་བསྟན་པའི་སྐབས་སུ། ཞྭང་ཚད་ལུས་རྒྱུངས་གནས་ལུགས་བསྟན་པ་དང་།། འབྲེལ་པ་རྩ་ཡི་གནས་ལུགས་བསྟན་པ་དང་།། གཉན་པ་གནད་ཀྱི་གནས་ལུགས་བསྟན་པ་དང་།། རྒྱུ་ལམ་བུ་གའི་གནས་ལུགས་བསྟན་པ་དང་།། ཞེས་ས་བཅད་བཞིས་འཆད་པའི།

དང་པོ། ལུས་རྒྱུངས་ཀྱི་ཞྭང་ཚད།

དང་པོ་ཞྭང་ཚད་ལུས་རྒྱུངས་གནས་ལུགས་བསྟན་པའི་སྐབས་སུ། རུས་པའི་ཞྭང་ཚད་རུས་རིགས་ཉི་ཤུ་གསུམ།། ཞེས་པ་ནི། མགོ་ལ་ལྔ་དང་། བྱང་ཁོག་ལ་བརྒྱད། ཡན་ལག་ལ་བཅུ་ལས།

གཅིག མགོའི་ཞྭང་ཚད།

དང་པོའི་མགོའི་ལྔ་ལ། ཕོ་རུས། མོ་རུས། མ་ནིང་གི་རུས་པ་གསུམ། དང་པོ་[༡]ཕོ་རུས་གཅིག གཉིས་པ་[༢]མོ་རུས་གཅིག གསུམ་པ་མ་ནིང་རུས་པ་ལ། [༣]སྐང་། [༤]རྩིབས། [༥]མཐའ་དང་གསུམ།

གཉིས། བྱང་ཁོག་གི་ཞྭང་ཚད།

གཉིས་པ་བྱང་ཁོག་གི་བརྒྱད་ལ། [༡]སྐལ་ཚིགས། [༢]བྲང་རུས། [༣]རྩིབ་མ། [༤]ཞྭ་རུ་རྩེ།

༥ ༦ ༧ ༨
སྒྲོག་ཅུས། དཔྱི་དབུས། སོགས་པ། གཞུག་ཐུང་དང་བརྒྱད།

གསུམ། ཡན་ལག་གི་ལྷང་ཚད།

གསུམ་པ་ཡན་ལག་གི་བཅུ་ལ། ཚིགས་དང་། ཅུས་ཕྲན་གཉིས། དང་པོ་ཚིགས་ལ། དཔྱི། དཔུང་པ། པུས་མོ། གྲུ་མོ། འཁྲིག་[མཁྲིག]མ། ལོང་ཚིགས་དང་དྲུག གཉིས་པ་ཅུས་ཕྲན་ལ། ལྷ་ང་། ལོང་བུའི་དབུས་ཅུས། སྨི་ལོང་། སྲིན་[སྲིན]རྩེ་དང་བཞི་དྲིལ་བས་བཅུ། སྡོམས་པས་ཉི་ཤུ་རྩ་གསུམ་མོ།།

དེ་ཡང་འབུམ་ནག་སོགས་དང་འདྲེན་ལུགས་ཅུང་ཟད་མ་མཐུན་ཀྱང་། མན་ངག་རྒྱུད་ལས། སྐྱད་ཁྲིམས་ཅུས་པའི་གནས་ལུགས་བསྟན་པ་ནི།། ཕོ་ཅུས་མོ་ཅུས་མ་ནིང་ཅུས་པ་གསུམ།། དེ་ལ་སྐང་དང་རྩིབས་དང་མཐའ་ཏུ་འགྱུར།། ཅེས་མགོའི་སྐབས་སུ་བསྟན་པ་དང་།

བྱང་ཁོག་སྐབས་སུ། དང་པོ་ཅུས་པའི་གནས་ལུགས་བསྟན་པ་ནི།། སྐལ་ཚིགས་བྲང་ཅུས་རྩིབ་མ་ལྷ་ཏུ་ཙེ[རྩེ]།། སྒྲོག་ཅུས་དཔྱི་དང་སོགས་པ་བཞུག་[གཞུག]ཐུང་བརྒྱད།། ཅེས་དང་།

ཡན་ལག་སྐབས་སུ། ཅུས་པའི་གནད་ལ་ཚིགས་དང་ཅུས་བྲན་[ཕྲན]གཉིས།། ཚིགས་ཆེན་བཅུ་གཉིས་དཔྱི་དང་དཔུང་པ་དང་།། པུས་མོ་གྲི་མོ་གྲུ་མོ་ཡིན་ནམ་འཁྲིག་[མཁྲིག]མ་ལོང་ཚིགས་རྣམས།། ཡས་མར་སོར་བཞི་ལྟེ་བར་བཅས་པ་ནི།། ཚིགས་ཀྱི་ཁོངས་སུ་འདུས་ཏེ་གཉན་པ་ཡིན།། ཅུས་ལྷག་དཔྱི་སོགས་ལྷ་ང་ལོང་བུ་དང་།། སྨི་ལོང་སྲིན་[སྲིན]རྩེ་དཔུན་[སྤུན]མང་ལ་སོགས་པ།། ཞེས་གསུངས་པ་དང་གུང་སྒྲིགས་ན་རྒྱུད་ཉིད་དང་མཐུན་པར་གོ་ཞིང་། ཅུས་རིགས་འདྲེན་པའི་སྐབས་སུ་ཚིགས་གཡས་གཡོན་དུ་མི་འབྱེད་པར་རེ་རེར་འདྲེན་པ་ཡིན་ནོ།། ཅུས་པའི་གྲངས་ནི་སུམ་བརྒྱ་དྲུག་བཅུ་[ཅུ]སྟེ།། ཞེས་པ་ལ། ཚིགས་ཆེན་བཅུ་གཉིས། ཚིགས་བྲན་[ཕྲན]སོར་མོ་ཉི་ཤུ་ལ་

ཚིགས་གསུམ་གསུམ་ལ་ཕྱི་ནང་གཉིས་གཉིས་ཏེ་དྲུག་དྲུག་ཏུ་ཕྱེས་པས་བརྒྱ་ཉི་ཤུ། སྣན་[སྔན]རྩེ་དཔུན་[ཕྲུན]མང་ཉི་ཤུ་ལ་ཕྱི་ནང་གཉིས་གཉིས་སུ་ཕྱེས་པས་བཞི་བཅུ། སྐལ་ཚིགས་ཉི་ཤུ་རྩ་བརྒྱད་ལ་མཁར། མཁར་འཚམས[མཚམས]། ཕྱི་འདབ་[འདབས]གསུམ་གསུམ་དུ་ཕྱེ་བས་བརྒྱད་ཅུ་གྱ་བཞི། འཁྲིགས་[མཁྲིག]མའི་ཚིགས་ཕྲན་བཞི། གྲུ་མོའི་ཚིགས་ཕྲན་གཉིས་ཏེ། དྲིལ་བས་ཚིགས་ཕྲན་ཉི་བརྒྱ་དང་ལྔ་བཅུ། རྩིབ་མ་ཉི་ཤུ་རྩ་བཞི། ཐོད་པ། གྲུང་གྲུང་། ཡ་གཞལ། མ་གཞལ། བྲང་རུས། ལྷ་ཏུ་རྩེ། རྐང་ལག་གི་རྐང་བཞི། བརྗེ་[རྗེ]ངར་བཞི་སྟེ་དྲིལ་བས་སུམ་བརྒྱ། སེན་མོ་ཉི་ཤུ། སོ་སུམ་ཅུ་རྩ་གཉིས། སོགས་པ་གཉིས། སྒྲོག་རུས་གཉིས། དཔུང་མོའི་ལྷ་ང་གཉིས། སྐྲ་ཡོང་གཉིས་ཏེ་དྲུག་ཅུ། དྲིལ་བས་སུམ་བརྒྱ་དྲུག་ཅུའོ།། ཚིགས་ཆེན། ཚིགས་ཕྲན་གོང་དུ་བསྟན་ལ། ཆུ་བ་བཅུ་དྲུག་ཅེས་པ་ལྟག་པའི་ཆུ་ལེབ་གཉིས། བཤུལ་གྱི་ཆུ་ལེབ་གཉིས། གྲུ་མོའི་གཉིས། འཁྲིག་[མཁྲིག]མའི་གཉིས། སྙིད་ཁུང་གི་གཉིས། རྟིང་ཆུ་གཉིས། ཆུ་བ་སྦྲུལ་མགོ་གཉིས་ཏེ་བཅུ་བཞི་ལས་གཞན་མ་བཤད་པས་གཞུང་ཅུང་ཟད་མ་དག་པས། ཆུ་བ་བཅུ་བཞི་ཞེས་བརྗོད་པར་རིགས་སོ།། རྒྱུས་པ་དང་སྐྲ་སོགས་རེ་རེ་ནས་བགྲང་བ་མ་སྙེད་ལ། བ་སྤུའི་བུ་ག་བྱེ་བ་ས་ཡ་ཡོད།། ཅེས་པ་ཡང་གཞུང་མ་དག་སྟེ། བ་སྤུའི་བུ་ག་བྱེ་བ་ཕྱེད་དང་བཞི།། ཞེས་པར་འདོན་རིགས་པའི་ཕྱིར་ཏེ།། དུས་འཁོར་ལས་དེ་ལྟར་དུ་བཤད་པའི་ཕྱིར།

གཉིས་པ། འབྲེལ་བ་རྩ།

གཉིས་པ་འབྲེལ་པ་རྩའི་གནས་ལུགས་བསྟན་པ་ལ། ཆགས་པའི་རྩ། སྲིད་པའི་རྩ། འབྲེལ་པའི་རྩ། ཚེའི་རྩ་དང་བཞི།

གཅིག ཆགས་པའི་རྩ།

དང་པོ་ཆགས་པའི་རྩའི་སྐབས་ལས། ཆགས་པའི་རྩ་ནི་ལྟེ་བ་ལས་གསུམ་གྱིས།། ཤེས་[ཞེས]པ་ནི། ཐོག་མར་རྩ་ཐམས་ཅད་ལྟེ་བ་ནས་ཆགས་པའི་དོན་ཡིན་ལ། རྩ་གཅིག་གྱེན་ལ་སོང་བས་སྣང་པ་ཆགས།། ཤེས་[ཞེས]པ་ནི། སྲོག་རྩ་དཀར་པོའི་རྩེ་མོ་སྣང་པ་ལ་བརྟེན་པ་ཡིན་ལ། དེ་ཡང་སྲོག་རྩ་དཀར་པོ་ནི། སྨིན་འཚམས་[མཚམས]ནས་སྣང་པའི་སྟེང་དར་འོག་ལ་བརྒྱུད་དེ་སྐལ་ཚིགས་ལ་འབྱར་བའི་ཚུལ་གྱིས་རྗེ་ནོར་བུའི་རྩ་བར་མར་སྣ་ཟུག་པ་ཡིན་ནོ།། འདི་དང་རྒྱུད་སྟེ་ནས་བཤད་པའི་རྩ་དབུ་མ་དོན་གཅིག་པས། གཏི་མུག་སྣང་པར་བརྟེན་ནས་གནས་པ་སྟེ།། ཞེས་པའི་དོན། སྲོག་རྩ་དཀར་པོའི་རྩེ་མོར་སྲོག་ཀླུང་མུན་ཅན་སྦྲ་གཙན་གྱི་ཁམས་རྒྱུ་བས་དེས་གཏི་མུག་འཕེལ་བར་བྱེད་པའི་དོན་ཡིན་ཞིང་། གཏི་མུག་གིས་བད་ཀན་བསྐྱེད་པ་ནི། རྒྱུ་སྙོངས་པས་འབྲས་བུ་ལྗི་ཐིབས་ཀྱི་བདག་ཉིད་བསྐྱེད་པའི་དོན་ནོ།། རྩ་གཅིག་བར་དུ་ཟུག་པས་སྲོག་རྩ་ཆགས།། ཤེས་[ཞེས]པ་ནི། སྲོག་རྩ་དཀར་པོའི་བར་གྱི་ཆ་ལ་བརྟེན་ནས་སྲོག་རྩ་ནག་པོ་ཆགས་པ་དང་། ཞེ་སྡང་སྲོག་རྩ་ཁྲག་ལ་བརྟེན་ཏེ་གནས།། ཤེས་[ཞེས]པ་ནི། སྲོག་རྩ་ནག་པོ་ཁྲག་རྒྱུ་བས་འཕེལ་བ་དང་། ཁྲག་ཉི་མ་མེའི་ཁམས་པས་ཞེ་སྡང་མེའི་ཁམས་པའི་རྟེན་བྱེད་པ་དང་། ཞེ་སྡང་ལས་མཁྲིས་པ་སྐྱེ་བ་ནི། རྒྱུ་མེ་ཁམས་པས་འབྲས་བུ་ཆོས་མཐུན་བསྐྱེད་ཅིང་། ཞེ་སྡང་གིས་མཁྲིས་པ་འཕེལ་བར་བྱེད་པའི་དོན་ནོ།། རྩ་གཅིག་ཐུར་དུ་སོང་བས་གསང་བ་ཆགས།། ཤེས་[ཞེས]པ་ནི། སྲོག་རྩ་དཀར་པོའི་མར་སྣས་གསང་བའི་རྩ་བསྐྱེད་པའི་དོན་དང་། འདོད་ཆགས་ཕོ་མོའི་གསང་བར་གནས་པ་སྟེ།། ཞེས་པ་ནི། སྲོག་རྩ་དཀར་པོའི་མར་སྣས་ཁུ་བ་འཕེན་འཛིན་བྱེད་པ་དང་། ཐུར་སེལ་བདེ་བ་ཁམས་པ་གནས་པས་འདོད་ཆགས་འཕེལ་བར་བྱེད་པའི་དོན་ཡིན་ཞིང་། འདོད་ཆགས་ལས་རླུང་སྐྱེ་བ་ནི། འདོད་

ཆགས་ཡང་གཡོའི་བདག་ཉིད་ཀྱིས། འབྲས་བུ་ཆོས་མཐུན་ཡང་གཡོ་བསྐྱེད་པ་དང་། ཆགས་པ་སྤྱད་པས་རླུང་འཕེལ་བའི་དོན་ཡིན་ནོ།།

གཉིས། སྲིད་པའི་རྩ།

གཉིས་པ་སྲིད་པའི་རྩ་ལས། དབང་པོ་ཡུལ་ལ་འཆར་བར་བྱེད་པའི་རྩ།། སྙད་པ་ལ་སྲིད་རྩ་བྲན་[ཕྲན]ལྔ་བརྒྱུས་བསྐོར།། ཞེས་པ་ནི། དབང་པོ་ཡུལ་ལ་འཆར་བར་བྱེད་པའི་རྩ་དངོས་ནི། སྙད་པར་གནས་པའི་སྲོག་རྩ་དཀར་པོ་ཡིན་ལ། རྩ་ཕྲན་ལྔ་བརྒྱུས་བསྐོར་ཚུལ་ནི། སྙིང་གའི་འཁོར་ལོའི་ཕྱི་ནས་རྩ་སུམ་བསྐོར་མ་མིག་ཏུ་འབྲེལ་ནས་མིག་གིས་གཟུགས་འཛིན་པའི་བདག་རྐྱེན་བྱེད། འདོད་མ་རྣ་བར་འབྲེལ་ནས་རྣ་བས་སྒྲ་འཛིན་པའི་བདག་རྐྱེན་བྱེད། ཁྱིལ་[འཁྱིལ]མ་སྣར་འབྲེལ་ནས་སྣས་དྲི་འཛིན་པའི་བདག་རྐྱེན་བྱེད། གཏུམ་མོ་ལྕེར་འབྲེལ་ནས་ལྕེས་རོ་འཛིན་པའི་བདག་རྐྱེན་བྱེད། བདུད་བྲལ་མ་མགོ་བོའི་པགས་པར་འབྲེལ་ནས་ལུས་ཀྱིས་རེག་བྱ་འཛིན་པའི་བདག་རྐྱེན་བྱེད། དེ་ལྔ་ལ། སུམ་བསྐོར་མ། འདོད་མ། འཁྱིལ་མ། གཏུམ་མོ། བདུད་བྲལ་མ་ལྔར་ལྔར་ཕྱེ་བས་ཉི་ཤུ་རྩ་ལྔ། དེ་རེ་ལ་ལུས་བསམ་[སེམས]གཉིས་གཉིས་སུ་ཕྱེ་བས་ལྔ་བཅུ། དེ་རེ་ལ་ཐབས་ཤེས་གཉིས་གཉིས་སུ་ཕྱེ་བས་བརྒྱ། དེ་རེ་ལ་ཁམས་ལྔ་ལྔར་ཕྱེ་ན་འགྲིག་པ་འདྲ་སུམ་བསྐོར་མ་སོགས་ལྔ་ལྔར་ཕྱེ་བས་ལྔ་བརྒྱའོ།། དྲན་པའི་དབང་པོ་གསལ་བར་བྱེད་པའི་རྩ།། སྙིང་ལ་སྲིད་དེ་རྩ་བྲན་[ཕྲན]ལྔ་བརྒྱུས་བསྐོར།། ཞེས་པ་ནི། དྲན་པའི་དབང་པོ་གསལ་བར་བྱེད་པའི་རྩ་དངོས་ནི་སྙིང་གའི་ཐད་ཀྱི་སྲོག་རྩ་དཀར་པོ་ཡིན་ལ། དེ་ལ་རྩ་བྲན་[ཕྲན]ལྔ་བརྒྱུས་བསྐོར་ཚུལ་ནི། སྲོག་རྩ་དཀར་པོ་དེ་ཉིད་ལས། ཤའི་དངས་མའི་རྩ། ཁྲག་གི་དངས་མའི་རྩ། རུས་པའི་དངས་མའི་རྩ། རྩའི་དངས་མའི་རྩ། ཁུ་བའི་དངས་མའི་རྩ་དང་ལྔར་ཕྱེས། དེ་རེ་ལ། ས། ཆུ། མེ། རླུང་། ནམ་མཁའི་རྩ་ལྔ་ལྔར་ཕྱེ་བས་ཉི་ཤུ་རྩ་ལྔ། དེ་རེ་ལ་ལུས་བསམ་[སེམས]གཉིས་གཉིས་སུ་ཕྱེ་བས་ལྔ་བཅུ། དེ་རེ་ལ་

ཐབས་ཤེས་གཉིས་གཉིས་སུ་ཕྱེ་བས་བརྒྱ། དེ་རེ་ལ་དངས་མ་ལྔ་ལྔར་ཕྱེ་བས་ལྔ་བརྒྱའོ།། ལུས་ཀྱི་དབང་པོ་ཆགས་པར་བྱེད་པའི་རྩ།། ལྟེ་བ་ལ་སྲིད་རྩ་བྲན་[ཕྲན]ལྔ་བརྒྱས་བསྐོར།། ཞེས་པ་ནི། ལུས་ཀྱི་དབང་པོ་ཆགས་པར་བྱེད་པའི་རྩ་དངོས་ནི་ལྟེ་བའི་ཐད་ཀྱི་སྲོག་རྩ་དཀར་པོ་ཡིན་ལ། རྩ་བྲན་[ཕྲན]ལྔ་བརྒྱས་བསྐོར་ཚུལ་ནི། སྲོག་རྩ་དཀར་པོ་དེ་ཉིད་ལས། སའི་དངས་མ། ཆུའི་དངས་མ། མེའི་དངས་མ། རླུང་གི་དངས་མ། ནམ་མཁའི་དངས་མའི་རྩ་དང་ལྔར་གྱེས། དེ་རེ་རེ་ལ། ས། ཆུ། མེ། རླུང་། ནམ་མཁའི་རྩ་ལྔ་ལྔར་ཕྱེ་བས་ཉི་ཤུ་རྩ་ལྔ། དེ་རེ་ལ་ལུས་བསམ་[སེམས]གཉིས་གཉིས་སུ་ཕྱེ་བས་ལྔ་བཅུ། དེ་རེ་ལ་ཐབས་ཤེས་གཉིས་གཉིས་སུ་ཕྱེ་བས་བརྒྱ། དེ་རེ་ལ། ས། ཆུ། མེ། རླུང་། ནམ་མཁའི་དུས་སྦྱོར་གྱི་རྩ་དང་ལྔ་ལྔར་ཕྱེ་བས་ལྔ་བརྒྱའོ།། བུ་ཚ་རིགས་བརྒྱུད་[རྒྱུད]འཕེལ་བར་བྱེད་པའི་རྩ།། མཚན་མ་ལ་སྲིད་རྩ་བྲན་[ཕྲན]ལྔ་བརྒྱས་བསྐོར།། ཞེས་པ་ནི། བུ་ཚ་རིགས་བརྒྱུད་[རྒྱུད]འཕེལ་བར་བྱེད་པའི་རྩ་དངོས་ནི་སྲོག་རྩ་དཀར་པོའི་མར་སྣ་ཡིན་ལ། རྩ་བྲན་[ཕྲན]ལྔ་བརྒྱས་བསྐོར་ཚུལ་ནི། འདོད་ཆགས། ཞེ་སྡང་། ཧི་[གཏི]མུག ཕྲག་དོག ང་རྒྱལ་གྱི་རྩ་དང་ལྔར་གྱེས། དེ་རེ་རེ་ལ། ས་ཆུ། མེ། རླུང་། ནམ་མཁའི་རྩ་ལྔ་ལྔར་ཕྱེ་བས་ཉི་ཤུ་རྩ་ལྔ། དེ་རེ་ལ་ལུས་བསམ་[སེམས]གཉིས་གཉིས་སུ་ཕྱེ་བས་ལྔ་བཅུ། དེ་རེ་ལ་ཐབས་ཤེས་གཉིས་གཉིས་སུ་ཕྱེ་བས་བརྒྱ། དེ་རེ་ལ་དུག་ལྔའི་རྩ་ལྔ་ལྔར་ཕྱེ་བས་ལྔ་བརྒྱའོ།།

གསུམ། འབྲེལ་བའི་རྩ།

གསུམ་པ་འབྲེལ་པའི་རྩ་ལ་དཀར་ནག་གཉིས་ཡོད་དེ། སྲོག་པ་རྩ་ནི་རྩ་ཡི་སྡོང་པོ་ལ།། ཞེས་པས་མདོར་བསྟན་ཏེ། འབྲེལ་པའི་རྩ་ལ་དབྱེ་ན་དཀར་ནག་གཉིས་ཡོད་དེ། དེ་དག་གྱིས་པའི་གཞིར་གྱུར་པའི་སྲོག་པ་རྩ་རྩའི་སྡོང་པོ་ལྟ་བུ་ལ་ཡང་དཀར་ནག་གཉིས་ཡོད་དོ།། དེ་ལ་དཀར་པོ་བཤད་ཟིན་ལ། ནག་པོ་སྲོག་རྩ་དཀར་པོའི་མདུན་ན་སྐེ་ལྟོང་[སྟོང]ཐད་ནས་གཞུག་ཐུང་ཐད་ཀྱི་

བར་དུ་གནས་པའོ།།

རྒྱས་བཤད་ལ། སྲོག་རྩ་ནག་པོ་ལས་གྲེས་པ་དང་། དཀར་པོ་ལས་གྲེས་པ་གཉིས། དང་པོ་སྲོག་རྩ་ནག་པོའི་སྐབས་སུ། ཤ་ཁྲག་འཕེལ་བྱེད་རྩ་ཆེན་ཉི་ཤུ་བཞི།། ཞེས་པ་ནི། སྨས་པའི་རྩ་བརྒྱད་དང་། ཕྱིར་མངོན་གྱི་རྩ་བཅུ་དྲུག་སྟེ་དྲིལ་བས་ཉི་ཤུ་རྩ་བཞིའོ།། སོ་སོར་བཤད་ན། དོན་སྣོད་ནང་འབྲེལ་སྨས་པའི་རྩ་ཆེན་བརྒྱད།། ཅེས་པ། སྲོག་རྩ་ནག་པོ་ལས་ཚིགས་པ་གསུམ་པའི་ཐད་ནས་རྩ་གསུམ་གྱེས་ཏེ་དབུས་མ་སྙིང་དང་འབྲེལ། གཡས་གཡོན་གཉིས་གློ་བ་དང་འབྲེལ། ཚིགས་པ་བརྒྱད་པ་ནས་རྩ་གཅིག་མཆིན་པར་འབྲེལ། ཚིགས་པ་བཅུ་གཅིག་པ་ནས་རྩ་གཅིག་འཆེར་[མཆེར]པར་འབྲེལ། ཚིགས་པ་བཅུ་གསུམ་པ་ནས་རྩ་གཅིག་སམ་[བསམ]སེའུར་འབྲེལ། ཚིགས་པ་བཅུ་བཞི་པ་ནས་རྩ་གཉིས་མཁལ་མར་འབྲེལ་བ་སྟེ། དྲིལ་བས་སྨས་པའི་རྩ་བརྒྱད་དོ།། ཡན་ལག་ཕྱིར་འབྲེལ་མངོན་པའི་རྩ་བཅུ་དྲུག། ཅེས་པ་ནི། སྲོག་རྩ་ནག་པོའི་རྩེ་ལས་འཕར་རྩ་བཞི། ཁྲག་རྩ་གཉིས་གྱེས་ཏེ་སྐེ་བརྒྱུད་ནས་མགོ་བོ་ལ་གནས། དེའི་འོག་ནས་འཕར་རྩ་གཉིས། ཁྲག་རྩ་གཉིས་གྱེས་ཏེ་ལག་པ་གཉིས་ལ་གནས། རྩ་སྨད་ནས་འཕར་རྩ་གཉིས། ཁྲག་རྩ་གཉིས་གྱེས་ཏེ་རྐང་པ་ལ་གནས། དེའི་འོག་ནས་འཕར་རྩ་གཅིག ཁྲག་རྩ་གཅིག་གྱེས་ཏེ་མཚན་མར་གནས། དྲིལ་བས་མངོན་པའི་རྩ་བཅུ་དྲུག དེ་ཡང་ཕྱིར་མི་མངོན་པར་ནང་དུ་སྨས་པའི་ཚུལ་གྱིས་གནས་པས་སྨས་རྩ་དང་། ཡན་ལག་གི་ཕྱི་རོལ་ཏུ་མངོན་པས་མངོན་པའི་རྩ་ཞེས་བྱའོ།། དེ་ལས་གྲེས་པའི་གཏར་རྩ་བདུན་བཅུ་[ཅུ]བདུན།། ཞེས་པ་ནི། མངོན་པའི་རྩ་དེ་ལ་གྲེས་པའི་གཏར་རྩ་བདུན་བཅུ་[ཅུ]དོན་བདུན་ཡོད་དེ། མགོ་ལ་ཉི་ཤུ༢༧། ལག་པ་ལ་སུམ་ཅུ་སོ་བཞི༢༢། རྐང་པ་ལ་བཅོ་བརྒྱད། སྨུབས་ལ་ལྷུ་ཡོད་པས་སོ།། མགོ་ལ་ཉི་ཤུ་ནི། ལྷག་རྩ་གཉིས། འཚོགས་གསང་གཅིག གསེར་མདུང་གཉིས། མིག་རྩ་

གཉིས། དཔྲལ་རྩ་ཁ་ཆེ་གཅིག ལྐུག་རལ་གཉིས། ཞྭོན་ཤིང་གཉིས། སྣ་ཙ་[རྩ]གཅིག སོ་རྩ་གཉིས། ལྩེ་རྩ་གཉིས། རྩེ་ཆུང་གཉིས། ཐོང་རྩ་གཅིག་དྲིལ་བས་ཉི་ཤུའོ། ལག་པའི་སོ་བཞི་ནི། དཔུང་རྩ་གཉིས། དྲུག་མགོ་གཉིས། སྐང་རྩ་གཉིས། སྟོད་ཁ་གཉིས། ཏུ་ཐུང་གཉིས། གློ་སྙིང་འདོམ་རྩ་གཉིས། བད་ཀན་བཤལ་[གཤལ]རིངས་གཉིས། མཁྲིས་རྩ་བཤལ་[གཤལ]རིངས་གཉིས། མཁྲིས་རྩ་སྤྲན་བུ་གཉིས། གློ་མཆིན་འདོམ་རྩ་གཉིས། མཆིན་མཁྲིས་འདོམ་རྩ་གཉིས། རྒྱབ་རྩ་དྲུག་འདུས་གཉིས། སོར་མོའི་བར་རྩ་བཅུ། དྲིལ་བས་སོ་བཞི། རྐང་པའི་བཅོ་བརྒྱད་ནི། རྩ་བོ་ཆེ་གཉིས། སྐབ་རྩ་གཉིས། ཏ་ཐུར་གཉིས། བྱིན་མཇུག་གཉིས། གདོང་རྩ་གཉིས། ཡོང་རྩ་གཉིས། བྱིན་སྐྱུག་གཉིས། ཡོབ་གོང་གཉིས། རྐྱུ་རྩ་གཉིས། དྲིལ་བས་བཅོ་བརྒྱད། སྦུབས་ཀྱི་ལྷ་ནི་ཕོ་བའི་ར་[རྣ]གཉིས། ཕོ་མཚན་འགྲམ་རྩ་གཉིས། གཞུག་ཐུང་རྩ་གཅིག་སྟེ་དྲིལ་བས་ལྔ། སྡོམས་པས་བདུན་བཅུ་[ཅུ]རྩ་བདུན་ནོ།། གཉན་པའི་རྩ་གནད་བརྒྱ་དང་བཅུ་གཉིས་ཏེ།། ཞེས་པ་ལ། མགོ་ལ་ཉི་ཤུ་རྩ་དྲུག སྦུབས་ལ་ལྷ་བཅུ་ང་གཉིས། ཡན་ལག་ལ་སུམ་ཅུ་སོ་བཞི། མགོའི་ཉེར་དྲུག་ནི། རྣ་བའི་ཕྱི་ནང་གི་གཉན་གྱི་རེ་ཐག་བཞི། ལྐུག་ཏུས་འབུར་པོ་ན་ཕྱི་ནང་རྒྱུག་པ་གཅིག སྤྱི་བོའི་གཙུག་ན་ཚངས་པའི་སྐུད་པ་གཅིག རྣ་བའི་སྙིང་གི་སོར་བཞི་ན་ཁྲེད་[འཁྲེད]ཉལ་གཅིག ངེས་མེད་ཀྱི་འཕྲུམས་པོ་གཅིག གཟེར་རྩ་དགུ་ལས། གཙུག་གི་མདུང་ཚུགས་གཅིག འཚོགས་མའི་སྣ་གཅིག ལྐུག་པའི་བདུད་སྐོར་གསུམ། སྨིན་དཀྱིལ་གྱི་གཉིས། ཁུར་ཚོས་ཀྱི་སྣ་ངར་གཉིས་ཏེ་དགུ། ལྐུག་པའི་ཆུ་བའི་དཀྱིལ་ན་ཆུ་རྩ་སྦུ་གུ་ཅན་གཉིས། ལྐུག་ཟུར་སྤུ་ཁྲིལ་[འཁྲིལ]གྱི་ཆུ་རྩ་འཇའ་བྱེད་གཉིས། རྣ་བཤལ་[ཤལ]འོག་ཤོང་[གཤོང]གི་ཆུ་རྩ་རཎྜ་[རཎྜ]གཉིས། ཟ་འགྲམ་སྟེང་ན་ཆུ་རྩ་ལྷད་བྱེད་གཉིས། རྐན་གྱི་དཀྱིལ་ན་འདོམ་རྩ་སུམ་མདོ་རིས་གཅིག་དྲིལ་བས་ཉེར་དྲུག སྦུབས་ལ་ལྷ་བཅུ་ང་གཉིས་

ཧེ། བྲང་རུས་གཡས་གཡོན་ནུ་མདུན་མཚོན་དོ་ན་སྙིང་རྩ་ཕྲ་ཁབ་གཉིས། སྒྲོག་རུས་དཀྱིལ་ནས་ཕུར་དུ་མཚོན་གང་ན་སྙིང་རྩ་དངུལ་འབུར་གཉིས། ནུ་མའི་སྟེང་འོག་མཚོན་རེ་ན་ནུ་རྩ་གཉིས་ཏེ་སྙིང་རྩ་དྲུག ཚིགས་པ་བཞི་པའི་ཐད་ཀ་གཡས་གཡོན་ཚོན་རེ་ཕྱུན་རེ་ན་གློ་མ་རྩིབས་ལས་བྱུང་བའི་ཚིགས་འགྲམ་གཉིས། ཚིགས་པ་དྲུག་པའི་ཐད་ཀ་གཡས་གཡོན་སོར་ལྔ་ན་གློ་མ་སྐང་ལས་བྱུང་བའི་ནང་རྒྱུག་གཉིས། ཚིགས་པ་བརྒྱད་པའི་ཐད་ཀ་གཡས་གཡོན་སོར་བདུན་ན་གློ་མ་སྟག་མགོ་ལས་བྱུང་བའི་གྲོག་སྐྱེད་[རྐེད]གཉིས། ཚིགས་པ་བཅུ་པའི་ཐད་ཀ་གཡས་གཡོན་ཆག་གང་ས་ན་གློ་མ་ཟངས་སྣ་ལས་བྱུང་པའི་དགྱེས་[སྐྱེ]དོར་གཉིས། ནུ་མའི་ཐད་སྒྲོག་རུས་འོག་ན་གློ་མ་བཤམ་[གཤམ]ལས་བྱུང་བའི་འབྲིང་བུ་གཉིས། ནུ་མདུན་ཚོན་རེའི་ས་ན་གློ་བུ་ཐུགས་ཁབ་ལས་བྱུང་ཕྱིར་རྒྱུག་གཉིས། ཕྱིར་རྒྱུག་ས་ནས་གཡས་གཡོན་བསྒོལ་བ་གློ་བུ་མཛོ་ན་[སྣ]ལས་བྱུང་བསྒོལ་མ་གཉིས། མཆན་འོག་ཕྱི་ནང་གྱེན་ཐུར་ཆག་གང་གི་བར་གློ་བུ་བྱི་སྐབ་ལས་བྱུང་གཟེར་མགོ་གཉིས། མཆན་འོག་ནས་རྩིབ་རིང་སྟེང་དུ་གློ་བུ་དགྲ་ལྟེ་ལས་བྱུང་ཟངས་མ་གཉིས། སོགས་པའི་མེ་ལོང་འོག་ན་གློ་བུ་རྟེ་མིག་ལས་བྱུང་སྟོན་པོ་གཉིས། དཔུང་ཚིགས་ཆག་གང་ནང་དུ་གཞལ་བའི་ཞུ་ཟུར་ཁ་ལ་མ་བུ་སྒྲོག་པ་ལུང་འཛིན་ཁུག་པ་གཉིས། དཔུང་པའི་ནང་ངོས་ཆག་གང་ས་ན་ཚང་ཚིང་ལས་བྱུང་དུང་འབུད་གཉིས་ཏེ་གློ་རྩ་ཉི་ཤུ་རྩ་བཞི། ལྐེ་[ལྐེན]སྣ་ལས་བྱུང་ཆག་གང་ས་ནས་གྱེས་ཏེ་ནུ་ཚོན་དོའི་ས་ན་མཆིན་རྩ་ཤ་རུ་སོན་རུ་གཉིས། ཧ་ཤའི་བསེབ་[གསེབ]ན་འཚེར་[མཚེར]རྩ་བྱ་རྐང་གཉིས། དཔྱིའི་ཁ་གཟར་[གཟར]སྲུབ་འཕྲུག་འཚམས་[མཚམས]ན་མཁལ་རྩ་ནག་པོ་གཉིས། གློ་བའི་ཚང་ཚིང་བསེབ་[གསེབ]ན་མཁྲིས་རྩ་ཆུ་མིག་གཉིས། དཔུང་སོག་བར་ན་གསེར་གྱི་ཀ་བ་གཉིས་ཏེ་མཁྲིས་རྩ་བཞི། ལྐེན་སྣའི་གཡས་གཡོན་ཚོན་རེའི་ས་ན་ཕོ་རྩ་སྤྲུལ་མིག་གཉིས། ཕོ་དཀྱིལ་གཡས་གཡོན་སོར་གསུམ་ས་

ན་ཕོ་རྩ་ཀ་བ་གཉིས། ལྟེ་བའི་གྱེན་ཚོན་གང་གི་ས་ན་ཕོ་རྩ་བོང་རྫེད་གཅིག སྟེ་ཕོ་རྩ་ལྟེ། ལྟེ་ཟུར་གཡས་གཡོན་ཚོན་རེའི་ས་ན་ཡོང་གི་སྨུག་པོའི་རྒྱུན་རྩ་གཉིས། སྣེ་ཁུད་ནང་དུ་རྒྱུ་རྩ་གཅིག དཔྱི་ནས་སྣེ་མའི་བར་སམ་[བསམ]སེའུའི་རྩ་གཅིག མཚན་པྲག་[དཔྲག]གི་དབུས་སུ་ཚུ་རྩ། གཡས་སུ་སྲོག་རྩ། གཡོན་དུ་སྲི་[སྲིད]རྩ་སྟེ་སྐངས་[ཀླང]རྩ་གསུམ་དྲིལ་བས་ལྟེ་བཙུ་ང་གཉིས། ཡན་ལག་གི་སོ་བཞི་ལ། རྐང་པའི་མཐིལ་ན་ཞག་[བཞག]འདྲ་མཐིལ་འཁྲོག་གཉིས།། པོལ་གོང་སྟེང་ན་མགུལ་[འགུལ]རྩ་ནག་པོ་གཉིས།། ནང་ལོང་ནང་ཁུད་ལྟགས་ཀྱི་སྲན་མ་གཉིས།། ངར་གདོང་ཐུ་[ཐུར]བར་གསེར་རྩ་ཀ་གདུང་གཉིས།། སྣེ་རྩའི་ཁུད་ན་སྙིང་རྩ་མིག་དམར་གཉིས།། ལག་མཐིལ་སྲིན་ལག་འོག་ན་མུར་བ་གཉིས།། འཛོད་[མཛོད]བུ་ཚུང་གི་སྟེང་ན་མགུལ་[འགུལ]རྩ་གཉིས།། ཙུས་པ་འབུར་པོའི་འདེབས་[ལྡེབས]ན་བལྟ་རྩ་གཉིས།། མར་ཟུར་ཚུ་རྒྱུས་འོག་ན་ཐླ་རྩ་གཉིས།། མཆན་ཁུང་ནང་ན་སྙིང་རྩ་དཔུལ་མདུང་[རྡུལ་འདུ]གཉིས་ཏེ། སྙིང་རྩ་ཉི་ཤུ། སྐྱུག་[སྐྱོགས]རའི་ཚིགས་འཚམས་[མཚམས]གསེར་གྱི་ཀ་བ་གཉིས། མནག་[སྣག]ཆེན་གཉེར་རིང་གསང་བུག་ནས་སོར་བཞིའི་ས་ན་སྐྲ་རིངས་གཉིས་ཏེ་མཁྲིས་རྩ་བཞི། བརླ་རྐང་སྟེང་གི་མཁལ་རྩ་ཙུས་ཞེན་གཉིས། བརླ་ཡི་ཕྱི་སུལ་མཁལ་རྩ་རྐང་འདེབས་[འདེགས]གཉིས། སྣེ་སར་སྣེ་རྩ་གཉིས་ཏེ་མཁལ་རྩ་དྲུག བྱིན་པའི་མཆིན་རྩ་སྨད་གཉིས། བརླ་ཡི་ཕྱི་ཟུར་འཚེར་[མཚེར]རྩ་ནག་པོ་གཉིས་ཏེ་སུམ་ཅུ་སོ་བཞི། སྤོམས་པས་བརྒྱ་དང་བཅུ་གཉིས་སོ།། འདིར་འགྲེལ་པ་འབུམ་ནག་ཏུ། སྐབ་རྩ་དང་། ཨ་སོ་ལི་ཁ་གཉིས་འདྲེན་པ་མི་འཐད་པར་སྣང་སྟེ། དེ་གཉིས་གཏར་རྩར་གྲངས་[བགྲངས]ཚར་བའི་ཕྱིར། དེས་ན་འདིར་གཏར་རྩ་མིན་པ་ཁོ་ན་འདྲེན་དགོས་ཏེ། འདྲེས་པས་རྩ་བྲན་[ཕྲན]བརྒྱ་དང་བརྒྱད་བཅུ་[ཅུ]དགུ།། ཞེས་པ་ནི། གཏར་རྩ་བདུན་བཅུ[ཅུ]རྩ་བདུན་དང་གཞན་པའི་གནད་བརྒྱད་[བརྒྱ]དང་བཅུ་གཉིས་འདྲེས་སྟེ་[ཏེ]

སྟོམས་པ་ཡིན་པས་སོ།། གཞན་དག་ན་རེ། འདིར་ཆུ་རྩ་འདྲེན་པར་མི་རིགས་ཏེ། རྩ་ནག་སྐབས་ཡིན་པས་སོ།། འོ་ན་ཁྱོད་རང་གིས་ཆུ་རྩ་འཛའ་བྱེད་གྲངས་[བགྲངས]པ་ལའང་མཚུངས་སོ།། དེས་ན་མན་ངག་རྒྱུད་ལས་སྨད་རྩ་རྣམས་ཕྱོགས་གཅིག་ཏུ་གསུངས་པ་ལྟར་མགོའི་ཉི་ཤུ་རྩ་དྲུག་གྲངས་[བགྲངས]པ་ཡིན་ནོ།། དེ་ལ་ཕྱི་ནང་བར་གསུམ་བརྒྱ་ཉི་ཤུ།། ཞེས་པ་ནི། ཕྱི་ལྤགས་པ། བར་རྒྱུས་པ། ནང་དོན་སྣོད་ལ་འབྲེལ་བའོ།། དེ་ལས་རྩ་བྲན་[ཕྲན]བདུན་བརྒྱར་གྱེས་པ་ཡིན།། ཞེས་པ་ནི། རླུང་གི་རྟེན་བརྒྱ་དང་བདུན་བཅུ་[ཅུ]དོན་ལྔ། མཁྲིས་པའི་རྟེན་བརྒྱ་དང་དོན་བཅུ་[བདུན་ཅུ]དོན་ལྔ། བད་ཀན་གྱི་རྟེན་བརྒྱ་དང་བདུན་བཅུ་[ཅུ]དོན་ལྔ། འདུས་པའི་རྟེན་བརྒྱ་དང་བདུན་བཅུ་[ཅུ]དོན་ལྔའོ།།

གཉིས་པ་སྲོག་རྩ་དཀར་པོ་ལས་གྱེས་ཚུལ་གྱི་སྐབས་སུ། བྱ་བ་བྱེད་པའི་ཆུ་རྩ་བཅུ་དགུ་ཡོད།། ཅེས་པ་ནི། དར་གྱི་དཔྱང་ཐག་བཅུ་གསུམ། ཆུ་རྩ་ཕྲན་བུ་དྲུག་སྟེ་བཅུ་དགུའོ།། སོ་སོར་བཤད་ན། དར་གྱི་དཔྱང་ཐག་བཅུ་གསུམ་སྨས་པའི་རྩ།། ཞེས་པ་ནི། རླུང་རྩ་བཞི་སྙིང་དང་རྒྱུ་མར་འབྲེལ། མཁྲིས་པའི་རྩ་བཞི་མཆིན་མཁྲིས་གློ་ལོང་བཞི་ལ་འབྲེལ། བད་ཀན་གྱི་རྩ་བཞི་ཕོ་འཚེར་[མཚེར]མཁལ་སྐངས་[སྐང]བཞིར་འབྲེལ། འདུས་པའི་རྩ་གཅིག་སམ་[བསམ]སེའུར་འབྲེལ་བ་སྟེ་བཅུ་གསུམ། ཡན་ལག་ཕྱིར་འབྲེལ་མདོན་པའི་རྩ་དྲུག་སྟེ།། ཞེས་པ་ནི། ཆུ་རྩ་སྦུ་གུ་ཅན་གཉིས། འཛའ་བྱེད་གཉིས། རཏྣ་[རཏྣ]གཉིས་ཏེ་དྲུག་གོ། དེ་ལས་ཆུ་རྩ་ཕྲན་བུ་བཅུ་དྲུག་གྱེས།། ཤེས་[ཞེས]པ་ནི། སུམ་མདོ་རིས་ཀྱི་ཕྱོགས་བཞིའི་རྩ་བཞི། ཆུ་རྩ་ལྟད་བྱེད་གཉིས། ཡན་ལག་གི་རླུང་འཕྱོ་བྱ་བ་ཉམས་པའི་རྩ་བཅུ་སྟེ། དཔུང་པའི་ལུག་མཇུག་གི་ཕྱི་མཚན་གྱི་ཆུ་རྩ་གཉིས། གྲུ་མོའི་བར་གྱི་རླུང་རྩ་རཏྣ་[རཏྣ]གཉིས། པུས་མོའི་གཉའ་གོང་ཏུས་རྩ་སྐྱེད་བུ་གཉིས། སྲི་ལོང་ཕྱི་ལོང་བར་ན་གཞུང་རྩ་གཉིས། མཐེ་བོང་སྤུ་སྐྱེས་རྒྱུས་པ་པིར་མགོ་གཉིས་དང་བཅུ་སྟེ་དྲིལ་བའི་[བས]བཅུ་དྲུག་གོ།

བཞི། ཚའི་རྩ།

བཞི་པ་ཚའི་རྩའི་སྐབས་སུ། གཅིག་ནི་མགོ་ལུས་ཐམས་ཅད་ཁྱབ་པར་རྒྱུ།། ཞེས་པ་ནི་སྲོག་རྩ་ནག་པོའོ།། གཅིག་ནི་དབུགས་དང་འགྲོགས་ཏེ་རྒྱུ་བ་སྟེ།། ཞེས་པ་ནི་བལྷ་རྩའོ།། གཅིག་ནི་བརླ་[བླ]དང་འདྲ་སྟེ་འཁྲུམས་པ་ཡིན།། ཞེས་པ། བླ་གནས་ཞེས་པ་རྩ་ཡི་གེའི་རྣམ་པར་རྒྱུ་བ་སྟེ། དེའི་རླུང་ཁྲག་བླ་རྩར་རྒྱུ་བའོ།།

གསུམ་པ། གཉན་པ་གནད།

གསུམ་པ་གཉན་པ་གནད་ཀྱི་གནས་ལུགས་བསྟན་པ་ལས། མདོར་བསྟན་པ་ནི། གཉན་པའི་གནད་ལ་ཤ་ཚིལ་རུས་པ་དང་།། ཆུ་རྒྱུས་དོན་སྣོད་རྩ་ཡི་གནད་དང་དྲུག། ཅེས་པ་སྟེ། བདུན་ཞེས་པ་ཡི་གེ་མ་དག་པ་སྟེ། ཆུ་རྒྱུས་གཉིས་སོ་སོར་བསམས་པར་སྣང་ཀྱང་[ཡང་]། འོག་ཏུ་རྒྱུས་གནད་བཅུ་བཞི་ཞེས་ཆུ་བའི་གནད་དང་གཅིག་ཏུ་མཛད་པ་མ་གཏོགས་སོ་སོར་མི་སྣང་བས་སོ།།

གཅིག ཤ་གནད།

རྒྱས་པར་བཤད་པའི་སྐབས་ལས། ཤ་གནད་བཞི་བཅུ་རྩ་ལྔ་ཞེས་པ་ནི། མགོ་ལ་སྤྱི་གཙུག་ཤ་ནི། ཞག་[བཞག]སྐོར་འཁྱིལ་འདྲ་གཅིག ལྟག་པའི་ཤ་ནི་ཉ་གདངས་གཤིབས་འདྲ་གཅིག འཚོགས་མའི་ཤ་ནི་གཞུ་ཤུལ་བཏང་འདྲ་གཅིག མུར་གོང་ཤ་ནི་ལུག་མཁལ་བརྩེགས་འདྲ་གཉིས་ཏེ་ལྔ། སྐེ་ལ། བདུད་ཤ་གཉིས། བརྒྱང་[རྒྱངས]ཤ་གཉིས། ཨོལ་གོང་། མིད་པ་གཉིས་ཏེ་དྲུག སྤུབས་ལ་སྐལ་འདབ་[འདབས]བཤུལ་(ཤ་)ནག་པོ་གཉིས། བྲང་གི་ནུ་ཤ་གཉིས། སྣ་ཟུར་གཉིས། སྣ་[ཧྲ]ཤ་གཉིས། མཆན་ཁུང་གི་གཞག་ཤ་གཉིས། ཐལ་གོང་གི་གཉའ་ཤ་གཉིས། ཁ་འཁོར་གདར་[འདར]ཤ་གཉིས། སོགས་པའི་མཐིལ་གྱི་འབྲོས་

ཤ་གཉིས་ཏེ་བཅུ་དྲུག དཔུང་ཚིགས་འཚམས་[མཚམས]ནས་སོར་བཞི་ལུག་མཇུག་གཉིས། འཕྲིག་[མཕྲིག]མའི་ཚིགས་ནས་ཁྲིད་[མཁྲིད]གང་དང་གྲུ་མོའི་གཞུ་མཆོག་ནས་སོར་དྲུག་བཅལ་བའི་བར་ཉ་སྙིང་གཉིས། ལག་མགོའི་མཐེབ་འཛུབ་[མཛུབ]བར་ན་གར་ཤ་ནག་པོ་གཉིས། ཆང་གཟུང་སྟེང་གི་ཤ་རྐོད་གཉིས། བརྐ་སྐང་གི་རྩེ་ནས་སོར་གཉིས་ན་སྐང་ཤ་གཉིས། པུས་མོ་གཉའ་གོང་སོར་བཞི་ན་སྤལ་པ་ནག་པོ་གཉིས། བྱིན་པའི་དཀྱིལ་ན་ཉ་སྨད་གཉིས། སྲི་ཡོང་སྟེང་ནས་ཁྲིད་[མཁྲིད]གང་ན་ཉ་མགོ་གཉིས། དེ་ནས་སོར་དྲུག་བཅལ་བར་བྱིན་སྙིང་གཉིས་ཏེ་བཅོ་བརྒྱད། སྡོམས་པས་བཞི་བཅུ་རྩ་ལྔའོ།།

གཉིས། ཚིལ་གནད།

ཚིལ་གནད་བརྒྱད། ཅེས་པ་ནི། དཔུང་ཚིགས་སྐྱོག་[སྐྱོགས]ར་ནས་ཐྲག་གོང་སོར་བཞི་བཅལ་བ་ན་རྩེན་བུ་མགོ་སྟོན་གཉིས། ཀྱི་འབྲོས་[ཁྱི་ཁྲོས]སྣ་ནས་གྱེན་དུ་སོར་ལྔ་བཅལ་བ་ན་དཔུང་པའི་རྩེན་བུ་རྐུག་[སྐུག]པོ་གཉིས། པུས་མོའི་ཕྱི་ཟུར་ཚིགས་ཀྱི་འཚམས་[མཚམས]ནས་ཡར་མཐོ་གང་བཅལ་བར་རྩེན་བུ་དཀར་པོ་གཉིས། དེ་ནས་སོར་གསུམ་བཅལ་བར་སྦྲུལ་མགོ་གདེངས་པ་གཉིས་ཏེ་བརྒྱད་དོ།།

གསུམ། རུས་གནད།

རུས་པའི་གནད་ནི་སུམ་ཅུ་རྩ་གཉིས་ཏེ།། ཞེས་པ་ནི། མགོ་ལ། བདུད་སྒོ་བཞི། ཕྲེད་[འཕྲེད]ཉལ་གཉིས། བསྒྲུབས་[སྒྲུབས]སྙིངས་གཅིག མིག་འཁོར་གཉིས། མཁུར་ཚོས་གཉིས། ཟ་འགྲམ་གཉིས་ཏེ་བཅུ་གསུམ། སྒྲུབས་ལ། སྐལ་ཚིགས། བྲང་རུས། གཞུག་ཐུང་དང་གསུམ། ཡན་ལག་ལ། དཔུང་ཚིགས་གཉིས། གྲུ་མོའི་ཚིགས་གཉིས། འཕྲིག་[མཕྲིག]མའི་ཚིགས་གཉིས། དཔྱི་ཚིགས་གཉིས། པུས་མོའི་ཚིགས་གཉིས། ལག་པའི་སྲན་[ཕྲན]རྩེ་དཔུན་[ཕྲུན]མདངས་གཡས་

གཡོན་གཉིས། རྐང་པའི་གཡས་གཡོན་གཉིས་ཏེ་དྲིལ་བས་སུམ་ཅུ་རྩ་གཉིས་སོ།། ཚིགས་ཀྱི་ཡར་མར་སོར་བཞི་བཞི་ལྡེ་བ་དང་བཅས་པ་གཉན་པ་ཡིན་ནོ།།

བཞི། ཚ་རྒྱུས་གནད།

རྒྱུས་པ་བཅུ་བཞི། ཞེས་པ་ནི། ལྟག་པའི་ཚ་ལེབ་གཉིས། སྐལ་པའི་བཤུལ་གྱི་ཚ་ལེབ་གཉིས། གྲུ་མོའི་གཉིས། འཁྲིག་[མཁྲིག]མའི་གཉིས། སྒྲིད་ཁུང་གི་གཉིས། རྟིང་ཆུའི་གཉིས། སྤྲལ་མགོ་གཉིས་ཏེ་བཅུ་བཞིའོ།།

ལྔ། དོན་སྣོད་གནད།

དོན་སྣོད་གནད་བཅུ་གསུམ། ཞེས་པ་ནི། སྙིང་གི་རྩེ། གློ་བའི་བུ། མཆིན་པའི་དཀྱིལ། འཚེར་[མཚེར]པའི་མཐའ། མཁལ་མའི་འབྲས། ཕོ་བའི་སྣེམས[རྗེམས]། མཁྲིས་པའི་རྩེ། ལོང་གི་ཁྲག་ལོང་། རྒྱུ་མའི་སྦྲུལ་མགོ། སྐངས[ལྐང]པའི་ཁ། གཞང་ཁ་ནག་པོ། སྐེ་[གཉེ]མ་སྟེ་རྒྱུ་དཀར་སམ་[བསམ]སེའུ་སྟེ་བཅུ་གསུམ་མོ།།

དྲུག རྩ་གནད།

རྩ་གནད་བརྒྱ་དང་དགུ་བཅུ་ཐམ་པ་ཡོད།། ཅེས་པ་ནི། འཕར་རྩ་དྲུག་བཅུ་[ཅུ]རེ་དགུ། ཁྲག་རྩ་བརྒྱད་བཅུ་[ཅུ]གྱ་དགུ། རླུང་རྩ་སུམ་ཅུ་སོ་གཉིས་ལས། རླུང་ཁྲག་འདྲེས་པའི་འཕར་རྩ་ལ། མགོ་ལ་སུམ་ཅུ། སྤུབས་ལ་བཅོ་ལྔ། ཡན་ལག་ལ་ཉི་ཤུ་རྩ་བཞི་སྟེ། མགོ་ལ་གཉན་གྱི་རི་ཐག་བཞི། ཕྱི་ནང་རྒྱུག་པ་གཅིག ཚངས་པའི་སྨྱུད་པ་གཅིག གཟེར་རྩ་དགུ། ལྟག་རལ་གཉིས། ནང་ལྡོན་གཉིས། ལྟག་རྩ་གཉིས། མཇུལ་རྩ་གཉིས། འགྲམ་རྩ་གཉིས། རྩེ་ནག་གཉིས། རྩེ་འདྲ་གཉིས། གསེར་གྱི་སྨྱུད་པ་གཅིག་དང་སུམ་ཅུ། སྤུབས་ལ། སྦས་པ་རྩ་བརྒྱད། སྙིང་རྩ་དྲུག མཚན་རྩ་གཅིག་སྟེ་བཅོ་ལྔ། ཡན་ལག་ལ་རླུང་ཁྲག་འདྲེས་པའི་སྙིང་རྩ་ཉི་ཤུའི་སྟེང་དུ། སྐབ་ཁུང་ནང་

ན་སྐབ་རྩ་ནག་པོ་གཉིས། གྲུ་མོའི་ནང་ཁུད་ཨ་སོ་ལི་ཁ་གཉིས་དང་ཉེ་ཤུ་རྩ་བཞི། ཚོམས་པས་དྲུག་བཅུ་[ཅུ]་རེ་དགུ། ཁྲག་རྩ་ལ། གློ་རྩ་ཉེ་ཤུ་རྩ་བཞི། རྩེ་ཆུང་གཉིས། དཔུང་རྩ་གཉིས། དྲུག་མགོ་གཉིས། སྐང་རྩ་གཉིས། མཆིན་རྩ་འཇའ་བྱེད་གཉིས། མིག་རྩ་ཊུས་ཞེས་[ཞེན]གཉིས། ཤ་ཊུ་མོན་ཊུ་གཉིས། ཊུ་ཐུང་གཉིས། ཁ་ཟར་[གཟར]གཉིས། མཆིན་རྩ་སྨད་གཉིས་ཏེ་མཆིན་རྩ་བཅུ་གཉིས། འཚེར་[མཚེར]རྩ་བྱ་རྐང་གཉིས། ནག་པོ་གཉིས། ཁ་གཟར་གཉིས། ཧ་ཐུར་གཉིས་ཏེ་མཚེར་རྩ་བརྒྱད། མཁལ་རྩ་ནག་པོ་གཉིས། ཊུས་ཞེན་གཉིས། རྐང་འདེགས་གཉིས། སྣེ་རྩ་གཉིས། བྱིན་མཇུག་གཉིས། གདོང་རྩ་གཉིས་ཏེ་མཁལ་རྩ་བཅུ་གཉིས། ཕོ་རྩ་ལྔ། མཁྲིས་རྩ་གསེར་གདུང་གཉིས། ཀ་བ་གཉིས། སྐྱ་རིངས་གཉིས། བཤལ་[གཤལ]རིངས་གཉིས། སྲོག་རྟེན་གཅིག་སྟེ་དགུ། རྒྱ་མའི་རྩ་གཅིག ལོང་རྩ་སྨུག་པོའི་རྒྱུན་རྩ་གཉིས། བྱིན་སྐྱོག་གཉིས། རྩ་ཛ་ཆེ་གཉིས་ཏེ་ལོང་རྩ་དྲུག སམ་[བསམ]སེའུའི་རྩ་གཅིག སྐང་[ཀླང]རྩ་གསུམ་སྟེ་དྲིལ་བས་བརྒྱད་ཅུ་གྱ་དགུ། རླུང་རྩ་ལ། དར་གྱི་དཔྱང་ཐག་བཅུ་གསུམ། སུམ་མདོ་རིས་གཅིག ལྷད་བྱེད་གཉིས། སྦུ་གུ་ཅན་གཉིས། འཇའ་བྱེད་གཉིས། རནྣ་[རཏྣ]གཉིས། རླུང་འཕྱོ་བྱ་བ་ཉམས་པའི་རྩ་བཅུ་སྟེ་སུམ་ཅུ་སོ་གཉིས། ཚོམས་པས་བརྒྱ་དང་དགུ་བཅུའོ།།

གནད་ཀྱི་སྐབས་སུ་སུམ་མདོ་རིས་གཅིག་དང་། ཚུ་རྩ་ཕྲན་བུ་བཅུ་དྲུག་སྐབས་སུ་བཞིར་འདྲེན་པ་ནི། ཀན་དཀྱིལ་ན་སུམ་མདོ་རིས་ཀྱི་རྩ་བཞི་འདུས་པ་གཅིག་ཏུ་གྱུར་པ་གཉན་གནད་ཡིན་ལ། ཕྱོགས་བཞི་ནས་རྩ་བཞི་རྒྱུག་པ་ཚུ་རྩ་ཕྲན་བུར་གཏོགས་པའི་ཁྱད་པར་རོ།། ཁྲག་རྩའི་གནད་ཀྱི་སྐབས་སུ་གཏར་རྩ་འདྲེན་པ་ནི་གཏར་དུས་གཏར་རྩ་ཡིན་ལ། མཚོན་སོགས་ཀྱི་[ཀྱིས]བཅད་ན་གནད་ཡིན་པའོ།། གནད་ཀྱི་གནས་ཀྱི་སྐབས་ལས་མགོ་ལ་ང་གཉིས། ཤེས་[ཞེས]པ་ནི། ཤ་གནད་ལྔ། ཊུས་གནད་བཅུ་གསུམ། རྩ་གནད་

ལ་སྤྲད་རྩ་དྲུག གཟེར་རྩ་དགུ། ལྟག་རལ་གཉིས། ནང་ལྡོན་གཉིས། ལྟག་རྩ་གཉིས། འཚུལ་[མཚུལ]རྩ་གཉིས། འགྲམ་རྩ་གཉིས། གསེར་གདུང་[མདུང] གཉིས། མིག་རྩ་ཏུས་ཞེན་གཉིས། སུམ་མདོ་རིས་གཅིག ལྷད་བྱེད་གཉིས། འཇང་བྱེད་གཉིས་ཏེ་སོ་བཞི། དྲིལ་བས་ལྔ་བཅུ་ང་གཉིས། སྐེ་ལ་སོ་གསུམ་ཡོད། ཅེས་པ་ནི། ཤ་གནད་དྲུག རྨེན་བུའི་གནད་གཉིས། ཚུ་རྒྱུས་གནད་གཉིས། རྩ་ལ་རྩེ་ནག་གཉིས། རྩེ་འདྲ་གཉིས། རྩེའུ་ཆུང་གཉིས། གསེར་གྱི་སྐྱུད་པ་གཅིག སྦྲུ་གུ་ཅན་གཅིག རན྄ྣ་[རཏྣ]གཉིས། དར་གྱི་དཔྱང་ཐག་བཅུ་གསུམ་དང་ཉེ་ཤུ་རྩ་གསུམ་དྲིལ་བས་སུམ་ཅུ་སོ་གསུམ།

དགུ་བཅུ་གོ་ལྔ་བྱང་ཁོག་སྟོད་སྨད་གནས།། ཞེས་[ཞེས]པ་ནི། ཤ་གནད་བཅུ་དྲུག ཏུས་གནད་གསུམ། རྒྱུས་གནད་གཉིས། དོན་སྣོད་གནད་བཅུ་གསུམ། རྩ་ལ། ཐུས་རྩ་བརྒྱད། སྙིང་རྩ་དྲུག མཚན་རྩ་གཅིག གློ་རྩ་ཉེ་ཤུ་རྩ་བཞི། མཆིན་རྩ་འཇང་བྱེད་གཉིས་དང་། ཤ་ཏུ་མོན་ཏུ་གཉིས་ཏེ་བཞི། འཚེར་[མཚེར]རྩ་བྱ་ཁང་གཉིས། མཁལ་རྩ་ནག་པོ་གཉིས། ཕོ་བའི་རྩ་ལྔ། མཁྲིས་རྩ་ཆུ་མིག་གཉིས། རྒྱ་མའི་རྩ་གཅིག ཡོང་གི་སྨུག་པོའི་རྒྱུན་རྩ་གཉིས། སམ་[བསམ]སེའུའི་རྩ་གཅིག སྐངས་[སླང]པའི་རྩ་གསུམ་དང་དྲུག་བཅུ་[ཙུ]རེ་གཅིག དྲིལ་བས་དགུ་བཅུ་གོ་ལྔ། བརྒྱ་དང་ཉེར་གཉིས་ཡན་ལག་བཞི་ལ་གནས།། ཞེས་[ཞེས]པ་ནི། ཤ་གནད་བཅོ་བརྒྱད། རྨེན་བུའི་གནད་དྲུག ཏུས་པའི་གནད་བཅུ་དྲུག རྒྱུས་གནད་བཅུ། རྩ་ལ་སྙིང་རྩ་ཉེ་ཤུ་རྩ་བཞི། མཆིན་རྩ་ཏུ་ཐུང་གཉིས། ཁ་གཟེར་[གཟར]གཉིས། སྨད་གཉིས་ཏེ་དྲུག འཚེར་[མཚེར] རྩ་ཁ་གཟར་གཉིས། ནག་པོ་གཉིས། རྟ་ཐུར་གཉིས་ཏེ་དྲུག མཁལ་རྩ་ཏུས་ཞེན་གཉིས། ཁང་འདེགས་གཉིས། སྟེ་རྩ་གཉིས། བྱིན་མཇུག་གཉིས། གདོང་རྩ་གཉིས་ཏེ་བཅུ། མཁྲིས་རྩ་སྐྱ་རིངས་གཉིས། བཤལ་[གཤའ]རིངས་གཉིས། གསེར་གྱི་ག་བ་གཉིས་ཏེ་དྲུག ཡོང་རྩ་བྱིན་སྐྱོག་གཉིས། རྩ་བོ་ཆེ་

གཉིས་ཏེ་བཞི། སྟོད་ཁ་གཉིས། དྲུག་མགོ་གཉིས། སྐང་རྩ་གཉིས། རླུང་འཕྲོ་བྱ་བ་ཉམས་པའི་རྩ་བཅུ་དང་དྲིལ་བས་བདུན་བཅུ་[ཅུ]དོན་གཉིས་ཏེ། སྟོམས་པས་བརྒྱ་དང་ཉི་ཤུ་རྩ་གཉིས་སོ།།

དེ་ལས་རབ་ཏུ་གཉན་པ་དགུ་བཅུ་དྲུག། ཅེས་པ་ནི། ཚིལ་གནད་བརྒྱད། དོན་སྣོད་ཀྱི་གནད་བཅུ་གསུམ། རྩ་ལ། མགོའི་སླད་རྩ་དྲུག གཟེར་རྩ་དགུ། ཆུ་རྩ་དགུ་སྟེ་ཉི་ཤུ་རྩ་བཞི། སྐེ་ལ་དར་གྱི་དཔྱང་ཐག་བཅུ་གསུམ། སྲུབས་ཀྱི་སྦས་པའི་རྩ་བརྒྱད། སྙིང་རྩ་དྲུག་སྟེ་བཅུ་བཞི། ཡན་ལག་གི་སྙིང་རྩ་ཉི་ཤུ་རྩ་བཞི་དང་། དྲིལ་བས་བདུན་ཅུ་དོན་ལྔ་སྟེ། སྟོམས་པས་དགུ་བཅུ་གོ་དྲུག

འཕྲིང་དུ་གཉན་པ་བཞི་བཅུ་རྩ་དགུ་བཤད།། ཅེས་པ་ནི། མགོའི་ཤ་གནད་ལྔ། སྐེའི་ཨོལ་གོང་དང་། མིད་པ་གཉིས། སྲུབས་ཀྱི་གཞག་ཤ་གཉིས། འགྲོས་[འབྲོས]ཤ་གཉིས། གདར་[འདར]ཤ་གཉིས་ཏེ་དྲུག ཡན་ལག་གི་ཉ་སྙིང་གཉིས། གར་ཤ་གཉིས། སྐང་ཤ་གཉིས། སྦལ་ནག་གཉིས། བྱིན་སྙིང་གཉིས་དང་བཅུ། མགོ་བོའི་རུས་པ་བཅུ་གསུམ། ཡན་ལག་གི་དཔུང་ཚིགས་གཉིས། ཕུས་མོའི་ཚིགས་གཉིས། ལོང་བུའི་ཚིགས་གཉིས། དཔྱིའི་ཚིགས་གཉིས། གྲུ་མོའི་ཚིགས་གཉིས་དང་བཅུ། སྲུབས་ལ། སྐལ་ཚིགས། བྲང་རུས། གཞུག་ཕུང་སྟེ་གསུམ། སྟོམས་པས་བཞི་བཅུ་རྩ་དགུའོ།། རབ་གཉན་ལ་ཤ་རུས་རྒྱུས་པ་འདྲེན་པ་དང་། འཕྲིང་གཉན་ལ་རྩ་འདྲེན་པ་མི་ཐད་[འཐད]དེ། བཤད་རྒྱུད་ཉིད་ལས། ཤ་གནད་སྐྲང་ཞིང་རུས་གནད་ཟུག་གཟེར་ཆེ།། ཆུ་རྒྱུས་གནད་ཀྱིས་འཇའ་བར་བྱེད་པ་ཡིན།། རྩ་ཚིལ་དོན་སྣོད་གནད་ཀྱིས་སྲོག་འདོར་བྱེད།། ཅེས་པ་དང་། དེ་ལས་རབ་ཏུ་གཉན་པ་དགུ་བཅུ་དྲུག། མཚོན་ཟིན་སྲོག་འདོར་མཁས་ཀྱང་བཅོས་སུ་མེད།། འཕྲིང་དུ་གཉན་པ་བཞི་བཅུ་རྩ་དགུ་བཤད།། མཁས་པ་རྣམས་ཀྱིས་བཅོས་སུ་བཏུབ་པ་ཡིན།། ཞེས་གསུངས་པ་གཉིས་གྲུང་སྦྲིག་དགོས་པའི་ཕྱིར།། །།

ས་བཅད་གཉིས་པ། ལུས་ཀྱི་མཚན་ཉིད།

ལུས་ཀྱི་མཚན་ཉིད་བསྟན་པའི་སྐབས་སུ། ལུས་ཟུངས་དྲི་མ་ནད་དང་རྣམ་གསུམ་པོ།། ཕན་ཚུན་གཅིག་ལ་གཅིག་བརྟེན་རག་ལུས་པས།། ཆགས་གནས་འཇིག་པ་རྟག་ཏུ་རྩ་བ་ཡིན།། ཞེས་པ་དང་། སྐྱེ་བའི་དང་པོ་ཁུ་བ་ཁྲག་ལ་གནས།། དཔེར་ན་དུག་ཅན་སྦྲིན་བུའི་དུག་དང་མཚུངས།། ཤེས་[ཞེས]པ་དང་།

ནད་ཀྱི་རྒྱུ་བསྟན་པའི་སྐབས་སུ། ནད་རྣམས་ཀུན་གྱི་རྒྱུ་ནི་གཅིག་པུ་སྟེ།། བདག་མེད་དོན་མ་རྟོགས་པ་མ་རིག་ཅེས།། དཔེར་ན་བྱ་ནི་མཁའ་ལ་ལྡིང་གྱུར་ཀྱང་།། རང་གི་གྲིབ་མ་དེ་དང་མི་འབྲལ་བཞིན།། འགྲོ་ཀུན་བདེ་བར་གནས་ཤིང་སྤྱོད་ན་ཡང་།། མ་རིག་ལྡན་པས་ནད་དང་འབྲལ་མི་སྲིད།། ཅེས་པ་ལ་བརྟེན་ནས། རླུང་མཁྲིས་བད་ཀན་གསུམ་དང་། ལུས་ཟུང་[ཟུངས]བདུན་དང་། དྲི་མ་གསུམ་པོ་སོ་སོ་ནས་ལུས་ཡིན་ནོ།། ཟེར་བ་ནི་མི་འཐད་དེ། ལུས་ཀྱི་སྒྲ་བཤད་ནད་ཟུངས་དྲི་མ་གསུམ་གཅིག་ལ་གཅིག་བརྟེན་ཅིང་། ཕན་ཚུན་ལྟོས་པའི་རག་ལུས་པས་ལུས་སུ་བཤད་པས། གསུམ་ག་མ་ཚང་ན་ལུས་སུ་མི་འགྲུབ་ལ། ཚང་ན་ལུས་གཅིག་ཡང་[ཀྱང]ལུས་གསུམ་དུ་འགྱུར་བའི་ཕྱིར། གཞན་ཡང་ལུས་ཡོད་པ་དེ་སྲིད་དུ་དྲི་མ་ཡོད་པར་ཁས་ལེན་དགོས་ལ། དེའི་ཚེ་ན་ལུས་དང་ལྡན་པའི་འཕགས་པ་གཤང་[བཤང]གཅི་མི་འབྱུང་བ་ཡོད་པ་དང་འགལ་ལོ།། ལྟོས་པའི་རག་ལུས་པས་གཅིག་ཏུ་མི་འགྲུབ་སྟེ། ཕ་རི་ཚུ་རི་བཞིན། དཔེར་ན་དུག་ཅན་སྦྲིན་བུའི་དུག་དང་མཚུངས།། ཤེས་[ཞེས]པས་ཀྱང་། ནད་དང་ལུས་ཐ་དད་དུ་འགྲུབ་སྟེ། དུག་ཅན་གྱི་སྡོང་པོའི་སྦྲིན་བུ་ནི་སྐྱེ་བ་ཡང་སྡོང་པོ་དེ་ལས་སྐྱེས་ལ། གནས་པ་ཡང་སྡོང་པོ་དེ་ཉིད་ཟོས་པས་འཚོ་ཞིང་། མཐར་ཟོས་ཆེས་པ་སྲོག་སྡོང་པོ་དེ་ལ་བརྟེན་པས་འཇིག་པ

བཞིན་དུ་རླུང་མཁྲིས་བད་ཀན་མ་གྱུར་པས། ལུས་སྐྱེ་བ་དང་། གནས་པར་བྱེད་ཅིང་། འཕེལ་ཟད་འཁྲུགས་པར་གྱུར་པ་ལས་ལུས་འཇིག་པར་བཤད་ལ། སྐབས་འདིར་བསྟན་གྱི་ནད་རླུང་མཁྲིས་བད་ཀན་གསུམ་ཡིན་པའི་ཕྱིར། གཞན་དུ་སྟོང་པོ་དང་སྲིན་བུ་གཅིག་པར་འགྱུར་རོ།། འོན་ཀྱང་དོགས་པ་འདི་ལྟ་བུ་སྐྱང་སྟེ། ནད་ཟུངས་དྲི་མ་གསུམ་གྱི་བཟླས་ཕྱེ་བའི་ནད་དེ་རླུང་མཁྲིས་བད་ཀན་གསུམ་པོ་དེ་རྣམ་པར་མ་གྱུར་པ་ཡིན་ནམ་གྱུར་པ་ཡིན། དང་པོ་ལྟར་ན། རླུང་མཁྲིས་བད་ཀན་རྣམ་པར་མ་གྱུར་པ་ཆོས་ཅན། ནད་མ་ཡིན་པར་ཐལ། ནད་ཀྱི་ཉེ་རྒྱུ་ཡིན་པའི་ཕྱིར། མ་གྲུབ་ན། ཉེ་རྒྱུ་རླུང་དང་མཁྲིས་པ་བད་ཀན་གསུམ།། རྣམ་པར་མ་གྱུར་ནད་ཀྱི་རྒྱུ་ཡིན་ཏེ།། ཞེས་པ་དང་འགལ། གཉིས་པ་ལྟར་ན། རྣམ་པར་གྱུར་པའི་རླུང་མཁྲིས་བད་ཀན་གསུམ་ཆོས་ཅན། ལུས་སྐྱེ་བ་དང་གནས་པའི་རྟེན་མ་ཡིན་པར་ཐལ། ལུས་དང་སྲོག་ལ་གནོད་ཅིང་གདུང་བར་བྱེད་པས་སོ།། མ་གྲུབ་ན། རྣམ་འགྱུར་མ་སྙོམས་ནད་ཀྱི་ངོ་བོ་ཡིན།། ལུས་དང་སྲོག་ལ་གནོད་ཅིང་གདུང་བས་སོ།། ཞེས་པ་དང་འགལ། གཞན་ཡང་། རྩ་རྒྱུད་ལས། མི་ན་བར་གནས་པ་དང་། ཞེས་དང་། བཤད་རྒྱུད་ལས། མི་ན་གནས་དང་རིང་དུ་འཚོ་བར་བྱ།། ཞེས་པའི་སྐབས་ནས་བསྟན་པའི་གང་ཟག་ཡིན་ན། མ་རིག་པ་སྤང་དགོས་པར་འགྱུར་ཏེ། མ་རིག་པ་མ་སྤངས་པ་དེ་སྲིད་དུ་ནད་དང་འབྲལ་མི་སྲིད་པའི་ཕྱིར། དེ་ཡང་འདོད་ན། དང་པོ་མི་ན་གནས་པར་བྱ་བ་ནི།། ནད་ཀུན་རྒྱུ་ལས་རྐྱེན་གྱིས་བསླང་པས་བྱུང་།། རྐྱེན་མེད་རྒྱུ་ལས་འབྲས་བུ་འབྱིན་མི་སྲིད།། དེ་ཕྱིར་ནད་རྣམས་ཀུན་གྱི་རྐྱེན་སྤང་བྱ།། ཞེས་པ་བརྗོད་བྱས་སྟོང་བར་འགྱུར་ཏེ། མི་ན་བར་གནས་པའི་གང་ཟག་གིས་ནད་ཀྱི་རྒྱུ་གཏན་སྤངས་པའི་ཕྱིར། ཞེས་སེམ་[སེམས]པར་འགྱུར་རོ།། དེའི་ལན་བརྗོད་པར་བྱ་སྟེ། ནད་ལ་ངོ་བོ་ཉིད་ཀྱི་ནད་དང་། རྐྱེན་བྱུང་རྣམ་འགྱུར་གྱི་ནད་གཉིས་ལས། དང་པོའི་དབང་དུ་

བྱས་ནས། བདག་མེད་པའི་དོན་མ་རྟོགས་པས་མ་རིག་པ་ཞེས་པ་སེམས་བྱུང་ཉོན་མོངས་པ་མ་སྤངས་པ་དེ་སྲིད་དུ་ནད་དང་མི་འབྲལ་བ་དང་། རླུང་མཁྲིས་བད་ཀན་རྣམ་པར་མ་གྱུར་པས་ལུས་སྐྱེ་བ་དང་གནས་པའི་གཞི་བྱེད་པར་གསུངས་ལ། གཉིས་པའི་དབང་དུ་བྱས་ནས། རླུང་མཁྲིས་བད་ཀན་རྣམ་པར་མ་གྱུར་པ་སྟེ་རྒྱུ་དང་། དེས་བསྐྱེད་པའི་རླུང་མཁྲིས་བད་ཀན་རྣམ་པར་གྱུར་པ་ནད་ཀྱི་ངོ་བོ་དང་། དེས་ལུས་དང་སྲོག་ལ་གནོད་པར་བྱེད་ཅིང་གདུང་བར་བྱེད་པར་གསུངས་པས་སྐབས་ཤེས་དགོས། ལུས་སྐྱེ་བ་དང་གནས་པའི་གཞི་ནི་རྣམ་པར་མ་གྱུར་པ་ནད་དུ་བྱས་པ་དང་། འཇིག་པ་ནི་རྣམ་པར་གྱུར་པ་ལ་ནད་དུ་བྱས་པ་ལས་ཡིན་པར་ཤེས་པར་བྱའོ།། ༎

ས་བཅད་གསུམ་པ། ནད་དང་གཉེན་པོ་གསོ་ཐབས།

ནད་དང་། གཉེན་པོ་དང་། གསོ་བའི་ཐབས་གསུམ། བཤད་རྒྱུད། མན་ངག་རྒྱུད། ཕྱི་མ་རྒྱུད་གསུམ་སྦྲགས་ཏེ་ཤེས་པར་བྱ་དགོས་པ་ལས། གཞུང་གི་རྗེན་གཞི་ཕྱི་མ་རྒྱུད་དེ། མདོར་བསྟན་པ་ནི། ནད་དང་གཉེན་པོ་གསོ་བའི་ཐབས་གསུམ་ལས།། ཤེས་[ཞེས]པ་སྟེ། ནད་དང་། གཉེན་པོ་དང་། གསོ་བའི་ཐབས་གསུམ་ལས།

དང་པོ། གསོ་ཡུལ་ནད།

དང་པོ་ལ། འབྲིང་པོ་དང་། རྒྱས་པ་དང་། བསྡུས་པ་གསུམ་ལས།

གཅིག ནད་རིགས་བཞི་བརྒྱ་རྩ་བཞི།

དང་པོ་ནི། གསོ་ཡུལ་ནད་ལ་བཞི་བརྒྱ་རྩ་བཞིར་གསུངས།། ཤེས་[ཞེས]པ་སྟེ། དེ་ཡང་བཤད་རྒྱུད་ལས། དེ་ལྟར་ཉེས་པ་གཙོ་བོ་རིགས་གནས་བཞི།། དབྱེ་བ་བཞི་བརྒྱ་རྩ་བཞིའི་ནད་ཡོད་དེ།། དེ་ལ་གཞན་དབང་བཅོས་ཀྱང་འཆི་བ་དང་།། ཀུན་བཏགས་[བརྟགས]གདོན་ནད་རིམ་གྲོས་གྲོལ་བ་དང་།། ཡོང་[ཡོངས]གྲུབ་མ་བཅོས་འཆི་ལ་བཅོས་པས་འཚོ།། ལྟར་སྣང་མ་བཅོས་རང་བཞིན་འཚོ་བ་བཞི།། གཅིག་ལ་བཞི་སྦྱར་བཞི་བརྒྱ་རྩ་བཞིར་འགྱུར།། ཞེས་གསུངས་པས། ཉེས་པས་[པའི]དབྱེ་བ། གཙོ་བོས་[བོའི]དབྱེ་བ། རིགས་ཀྱི་དབྱེ་བ། གནས་ཀྱི་དབྱེ་བ་བརྒྱ་དང་རྩ་གཅིག་རེ་ཡོད་པ་གང་རུང་གཅིག་ལ། གཞན་དབང་སྔོན་གྱིས་[གྱི]ལས་ཅན་གྱི་ནད། ཀུན་བཏགས་[བརྟགས]གདོན་གྱི་ནད། ཡོངས་གྲུབ་ཚེའི་

ནད། ལྷར་སྣང་ཕྲལ་[འཕྲལ]གྱི་ནད་བཞི་བཞིར་ཕྱེ་བས་བཞི་བརྒྱ་རྩ་བཞིར་བཤད་དོ།།

གཉིས། ནད་རིགས་སྟོང་དང་ཉིས་བརྒྱ།

གཉིས་པ་རྒྱས་པ་ནི། རྒྱས་པར་ཕྱེ་ན་སྟོང་དང་ཉིས་བརྒྱ་ཡོད།། ཅེས་པ་ལ། བཻ་ཊཱུརྱའི་[བཻཌཱུརྱའི]ཆུ་རྒྱུན་གྱི་རྗེས་སུ་འབྲངས་ནས། སྨན་པ་ཕལ་ཆེ་བ། ཉེས་གཙོ་རིགས་གནས་ཀྱི་བཞི་བརྒྱ་དང་བཞི། གཞན་དབང་སོགས་བཞིར་ཕྱེ་བས་སྟོང་དྲུག་བརྒྱ་བཅུ་དྲུག་ལ་བཞི་བརྒྱ་དང་བཅུ་དྲུག་རྒྱུད་ཀྱི་དབྱིངས་སུ་གབ་པར་འདོད་ཅིང་། ཁ་གཅིག་གནས་ཀྱི་དབྱེ་བའི་བརྒྱ་དང་གཅིག་འཇོག་སྟེ། ནད་འདྲེན་གྱི་ནད་ཀྱི་གནས་མི་འདྲེན་པའི་ཕྱིར། དཔེར་ན་མི་འདྲེན་པའི་ཚེ་མི་འདྲེན་གྱི་ཁང་པ་མི་འདྲེན་པ་བཞིན་ནོ།། དེས་ན་དེ་ལ་བཞིར་སྒྱུར་བ་གཞག་པས་བཞི་བརྒྱ་དང་བཞི་འཇོག་ལ། བཅུ་གཉིས་གབ་པའི་ཁུང་[ཁུངས]མ་རྙེད་ཟེར་བ་ནི་ཤིན་དུ་[ཏུ]མི་རིགས་པར་སྣང་སྟེ། གནས་སྨོས་པའི་སྒོ་ནས་གནས་ཀྱི་དབྱེ་བ་ཞེས་གསུངས་པས་གནས་འབའ་ཞིག་སྨོས་ཀྱི་ནད་མ་སྨོས་སོ་སྙམ་པ་ལས་གཞུང་ལ་མ་བརྟགས་པར་སྣང་བའི་ཕྱིར་ཏེ། ནད་སྨོས་པའི་ཕྱིར། དེ་ཡང་། སེམས་ལ་གནས་པ་སྨྱོ་བྱེད་བརྗེད་བྱེད་གཉིས།། ཤེས་[ཞེས]སེམས་ལ་གནས་པ་ཞེས་པས་གནས་སྨོས་ནས། སྨྱོ་བྱེད་བརྗེད་བྱེད་གཉིས། ཤེས་[ཞེས]པས་དེར་གནས་པའི་ནད་གཉིས་དངོས་སུ་བསྟན། གྲེ་བ་ན་བ། གག་པ། མགུལ་འགགས། སྐད་འགགས། སྐེམ་དད། སྐྱིགས་བུ། དབུགས་མི་བདེ་བ། ཡི་ག་འཆུས་པ། ཆམ་པ་དང་། དོན་སྙིང་གི་མཇུག་ཏུ་སམ་[བསམ]སེའུའི་ནད་ཅེས་གསལ་བྱེད་དུ་སྒྱུར་བ་དང་། མ་ཞུ་བ། སྐྱང་ཐབས། སྐྲན། སུར་ཡ། ཚད་འཁྲུ། རྒྱུ་གཟེར། འཁྲུ་སྐྱུག གཞང་འབྲུམ། མཆན་བར་རྫོལ་བ། སྒྲུག་[རྟུག]འགགས། གཅིན་འགགས། གཅིན་རྙི[སྙི]། ཤ་ཁྲ། བལ་ལྷགས། གཡན་པ། སྐྱང་ཤུ། ཟ་གོང་[རྐོང་]། ཤུ་བ། རིག་དུག འཇོར་པ། ངོ་ཁབས། ནད་

གཞན་ལྷགས་ལ་གྲམ་པ། དྲེག ཚང་བམ། ནད་གཞན་ཏུས་ལ་ཞེན་པ། ཤ་ལ་རྒྱས་པ། རྩ་ཏུ་རྒྱུག་པ། གྲུམ་བུ། མཁྲིས་པ། སྨུག་པོ། འོར། སྐྱ་སྦབ[ཐབ]། ལྩོང་[གཅོང]ཆེན་ཟད་བྱེད། སྨུ་[དམུ]ཆུ། ཚ་བ་སྔེ་དྲུག འགྲམས། འབྲུགས། རིམས་ནད། འབྲུམ་བུ། ཕོག་པ། སྤྲུར་དུག ཐྱི་[ཐྱཻ]དུག ཟེར་དུག ལྷངས་དུག ཤ་དུག མི་འཕྲོད་པའི་དུག བཙན་དུག ཁྱི་དུག སྲིན་བུའི་དུག སྤྲུལ་གྱི་དུག འབྱུང་པོ། གཟའ། མཛེ། འབྲས། མེ་སྤལ[དབལ]། སྲིན་དང་། རྨ་ལ་སྐྲེའི་རྨ་ཞེས་གསལ་བྱེད་དུ་སྤྲུར་བ་རྣམས་ནད་དངོས་སུ་སྨོས་པ་མ་ཡིན་པར་གནས་འབབ་ཞིག་སྨོས་པ་ཡིན་པར་ལུང་རིགས་གང་གིས་འགྲུབ། ཉེས་གཙོ་རིགས་ཀྱི་དབྱེ་བ་ལའང་ཧ་ཅང་ཐལ་བར་འགྱུར་རོ།། གནས་ཀྱི་དབྱེ་བ་ཡིན་པས་འདིར་མི་འདྲེན་ན། ཉེས་པས་དབྱེ་བའི་རྣྲང་ལ་གནས་ཀྱི་དབྱེ་བ་བདུན། མཁྲིས་པ་ལ་བདུན། བད་ཀན་གྱི་བདུན། རིགས་ཀྱི་སྒོ་ནས་དབྱེ་བའི་སློ་བུར་གྱི་རྨ་ལ་གནས་ཀྱི་དབྱེ་བ་གསུམ་ཡང་མི་འདྲེན་དགོས་པས་ཁྱེད་ཅག་ལ་བཅུ་གཉིས་ལས་ལྷག་པ་གབ་པའི་ཁུང་[ཁུངས]བྱུང་བས་གྲངས་ཆད་པར་འགྱུར་རོ།།

དེས་ན་སྟོང་སྨན་གྱི་མན་ངག་རྒྱུད་བཞིན་འདྲེན་པར་མཛད་པ་ལེགས་ཤིང་། དེ་ལ་ཡང་དཔེ་སྣང་བ་རྣམས་ལ་ཅུང་ཟད་མི་འགྲིག་པ་སྣང་བས་ལེགས་པར་གྲངས་གཏན་ལ་ཕབ་ནས་བགྲངས་པ་ནི་འདི་ལྟ་སྟེ། མན་ངག་རྒྱུད་ཆེན་ལེའུ་དགུ་བཅུ་གོ་གཉིས། སྐབས་བཅོ་ལྔར་གནས་པ་ལ། དང་པོ་ཉེས་གསུམ་གསོ་བའི་སྐབས།། གཉིས་པ་ཕོང་ནད་གསོ་བའི་སྐབས།། གསུམ་པ་ཚད་པ་གསོལ་བའི་སྐབས།། བཞི་པ་ལུས་སྟོད་གསོ་བའི་སྐབས།། ལྔ་པ་དོན་སྣོད་གསོ་བའི་སྐབས།། དྲུག་པ་གསང་ནད་གསོ་བའི་སྐབས།། བདུན་པ་ཐོར་ནད་གསོ་བའི་སྐབས།། བརྒྱད་པ་ལྷན་སྐྱེས་རྨ་གསོ་བའི་སྐབས།། དགུ་པ་བྱིས་པ་གསོ་བའི་སྐབས།། བཅུ་པ་མོ་ནད་གསོ་བའི་སྐབས།། བཅུ་གཅིག་གདོན་ནད་གསོ་བའི་སྐབས།། བཅུ་གཉིས་མཚོན་རྨ་གསོ་བའི་སྐབས།། བཅུ་གསུམ་དུག་ནད་

གསོ་བའི་སྐབས།། བཅུ་བཞི་རྣམ་པ་གསོ་བའི་སྐབས།། བཅོ་ལྔ་རོ་ཙ་གསོ་བའི་སྐབས་ཏེ་བཅོ་ལྔ།

དང་པོ་ཉེས་གསུམ་གསོ་བའི་སྐབས་ནས་བསྟན་པ་ལ། རླུང་ནད། མཁྲིས་ནད། བད་ཀན་གྱི་ནད། འདུས་པའི་ནད་དང་བཞི།

དང་པོ་རླུང་ནད་ལ། སྤྱི་དང་། བྱེ་བྲག་གཉིས། དང་པོ་ལ། རིགས་ཀྱི་དབྱེ་བ་དང་། གནས་ཀྱི་དབྱེ་བ་གཉིས། དང་པོ་རིགས་ཀྱི་དབྱེ་བ་ལ། རྒྱས་པ་དང་། མདོར་བསྡུས་གཉིས། དང་པོ་རྒྱས་པ་ལ། ཨ་ཕ་ཏ། དར་[ད]ཆན་ཕྱི་དགྲེ། དར་[ད]ཆན་ནང་གུག འགྲམ་པ་ཉམས་པ། ལྟེ་དིག ཕྱོགས་གཅིག་གུག་པ། རྩ་འཛིན། ཕྱོགས་གཅིག་སྐམས་པ། ལུས་ཀུན་སྐམས་པ། ཤིང་རེངས། དཔུང་འཇང་། བི་ཤ་རྩེ། སྦྲ་ཐང་[འཐེང་]། བརླ་རེངས། ལྟེ་སྦྲུང་མགོ། ཚེར་མ། གཟུགས་ཁུམས། ཁ་ཡི། རྐང་རྩེ[བརྩེ]། རྐང་པ་ཚ་བ་དང་ཉི་ཤུ། གཉིས་པ་མདོར་བསྡུས་ལ། རེངས། ཁུམས། སྐམས་པ། སྦོས་པ། འཕྲེས་པ། གཟེར་བ། འཚེས་[འཕྱོས]པ། འཐོག་པ་དང་བརྒྱད། དྲིལ་བས་རིགས་ཀྱི་དབྱེ་བ་ཉི་ཤུ་རྩ་བརྒྱད། གཉིས་པ་གནས་ཀྱི་དབྱེ་བ་ལ། རྒྱས་པ་དང་། མདོར་བསྡུས་གཉིས། དང་པོ་རྒྱས་པ་ལ། ལྤགས་ལ་གྲམ་པ། ཤ་ལ་རྒྱས་པ། རྩ་རྒྱུག་པ། རུས་ལ་ཞེན་པ། དོན་ལ་བབས་པ། སྣོད་དུ་ལྷུང་བ། དབང་པོ་ལྔ་ལ་མེ་ཏོག་ཤར་བ་དང་བདུན། དང་པོ་ལྤགས་ལ་གྲམ་པ་ལ་གཅིག གཉིས་པ་ཤ་ལ་རྒྱས་པ་ལ། ཤ་ཞུགས་དང་། ཚིལ་ཞུགས་གཉིས། གསུམ་པ་རྩ་རུ་རྒྱུག་པ་ལ། རྩར་ཞུགས་པ། ཆུ་བར་ཞུགས་པ། ཁྲག་ལ་ཞུགས་པ་དང་གསུམ། བཞི་པ་རུས་ལ་ཞེན་པ་ལ་རུས་ཞུགས། ཚིགས་ཞུགས། རྐང་ཞུགས། བཅུད་ཞུགས་དང་བཞི། ལྔ་པ་དོན་ལ་བབས་པ་ལ། སྙིང་ཞུགས་པ། སྙིང་ལ་ཞུགས་པ། མཆིན་པ་ལ་ཞུགས་པ། འཚེར་[མཚེར]པ་ལ་ཞུགས་པ། མཁལ་མར་ཞུགས་པ་དང་ལྔ། དྲུག་པ་སྣོད་ལྷུང་བ་ལ། ཟས་ལ་ཞུགས་པ། མ་ཞུ་བ་ལ་ཞུགས་པ། ཞུ་

བའི་གནས་ལ་ཞུགས་པ། མཁྲིས་པ་ལ་ཞུགས་པ། གཤང་[བཤང]བ་ལ་ཞུགས་པ། གཅི་བ་ལ་ཞུགས་པ། མངལ་དུ་ཞུགས་པ་དང་བདུན། བདུན་པ་དབང་པོ་ལྔ་ལ་མི་ཧ་ཏོག་ཤར་བ་ལ། མགོ་ལ་ཞུགས་པ། མིག་ལ་ཞུགས་པ། རྣ་བར་ཞུགས་པ། སྣ་ལ་ཞུགས་པ། སོ་ལ་ཞུགས་པ། ལྕེ་ལ་ཞུགས་པ། ཀུན་ལ་ཞུགས་པ་དང་བདུན། དྲིལ་བས་ཉི་ཤུ་རྩ་དགུ། གཉིས་པ་མདོར་བསྡུས་ལ། མགོ་རླུང་། སྙིང་རླུང་། སྲོ་རླུང་། མཆིན་རླུང་། ཕོ་རླུང་། ལོང་རླུང་། མཁལ་རླུང་དང་བདུན་དང་དྲིལ་བས་གནས་ཀྱི་དབྱེ་བ་སུམ་ཅུ་སོ་དྲུག གཉིས་པ་བྱེ་བྲག་ལ། རྐྱང་པ། བད་ཀན་དང་ལྡན་པ། མཁྲིས་པ་དང་ལྡན་པ་དང་གསུམ། དང་པོ་རྐྱང་པ་ལ་སྲོག་འཛིན། གྱེན་རྒྱུ། ཁྱབ་བྱེད། མེ་མཉམ། ཐུར་སེལ་དང་ལྔ། གཉིས་པ་བད་ཀན་དང་ལྡན་པ་ལ། སྲོག་འཛིན་བད་ཀན་དང་ལྡན་པ། གྱེན་རྒྱུ་བད་ཀན་དང་ལྡན་པ། ཁྱབ་བྱེད་བད་ཀན་དང་ལྡན་པ། མེ་མཉམ་བད་ཀན་དང་ལྡན་པ། ཐུར་སེལ་བད་ཀན་དང་ལྡན་པ་དང་ལྔ། གསུམ་པ་མཁྲིས་པ་དང་ལྡན་ལ། སྲོག་འཛིན་མཁྲིས་པ་དང་ལྡན་པ། གྱེན་རྒྱུ་མཁྲིས་པ་དང་ལྡན་པ། ཁྱབ་བྱེད་མཁྲིས་པ་དང་ལྡན་པ། མེ་མཉམ་མཁྲིས་པ་དང་ལྡན་པ། ཐུར་སེལ་མཁྲིས་པ་དང་ལྡན་པ་དང་ལྔ། དྲིལ་བས་བྱེ་བྲག་གི་དབྱེ་བ་བཅོ་ལྔ་སྟེ་སྡོམས་པས་རླུང་ནད་བདུན་བཅུ་[ཅུ]དོན་དགུ།

གཉིས་པ་ལ་མཁྲིས་ནད་ལ། སྤྱི་དང་བྱེ་བྲག་གཉིས། དང་པོ་སྤྱི་ལ། རིགས་ཀྱི་དབྱེ་བ་དང་། གནས་ཀྱི་དབྱེ་བ་གཉིས། དང་པོ་རིགས་ཀྱི་དབྱེ་བ་ལ། རྒྱས་པ་དང་། མདོར་བསྡུས་གཉིས། དང་པོ་རྒྱས་པ་ལ། ཐང་ལྷགས། གནས་གྱུར། ཁ་ཡུད་ཁ་ཤོར། རྩ་རྒྱུག་དང་བཞིའོ།། དང་པོ་ཐང་ལྷགས་ལ་གཅིག གཉིས་པ་གནས་གྱུར་ལ། མ་ཞུ་བ་དང་བད་ཀན་གྱིས་མཁྲིས་ཡུལ་འཇྲོགས་པའི་གནས་གྱུར། རླུང་གིས་མཁྲིས་ཡུལ་འཇྲོགས་པའི་གནས་གྱུར། ཁྲག་གིས་མཁྲིས་ཡུལ་འཇྲོགས་པའི་གནས་གྱུར་དང་གསུམ། གསུམ་པ་ཁ་ཡུད་ཁ་ཤོར་ལ། ཁ་ཡུད་དང་།

ཁ་ཕྱོར་དང་གཉིས། དང་པོ་ཁ་ལུད་ལ། ཕོ་བར་སྐྲན་ཞུགས་པའི་ཁ་ལུད། མཆིན་པར་སྐྲན་ཞུགས་པའི་ཁ་ལུད། མཁྲིས་པ་རང་ལ་སྐྲན་ཞུགས་པའི་ཁ་ལུད་དང་གསུམ། གཉིས་པ་ཁ་ཕྱོར་ལ། མཁྲིས་པ་དབང་མེད་དུ་ཕྱིར་ལུད་པའམ་འགྲམས་སམ་རླུང་གིས་མཁྲིས་པ་ཁ་ཕྱོར་བ་གཅིག བཞི་པ་རྩ་རྒྱུག་ལ། འགྲམས་རྐྱེན་གྱི་རྩར་རྒྱུག འབྲུགས་རྐྱེན་གྱི་རྩར་རྒྱུག རིམས་རྐྱེན་གྱི་རྩར་རྒྱུག ཟས་སྤྱོད་རྐྱེན་གྱི་ཤ་སེར། མིག་སེར་དང་ལྔ། གཉིས་པ་མདོར་བསྡུས་ལ། ཚ་བ་དང་། གྲང་བ་གཉིས། དྲིལ་བས་རིགས་ཀྱི་དབྱེ་བ་བཅོ་ལྔ། གཉིས་པ་གནས་ཀྱི་དབྱེ་བ་ལ། ལྤགས་ལ་གྲམ་པ། ཤ་ལ་རྒྱས་པ། རྩ་རུ་རྒྱུག་པ། རུས་ལ་ཞེན་པ། དོན་ལ་བབས་པ། སྣོད་དུ་ལྷུང་བ། དབང་པོ་ལྔ་ལ་མེ་ཏོག་ཤར་བ་དང་བདུན། དང་པོ་ལྤགས་ལ་གྲམ་པ་ལ་གཅིག གཉིས་པ་ཤ་ལ་རྒྱས་པ་གཅིག གསུམ་པ་རྩ་རུ་རྒྱུག་པ་ལ་གཅིག བཞི་པ་རུས་ལ་ཞེན་པ་ལ་གཅིག ལྔ་པ་དོན་ལ་བབས་པ་ལ། གློ་བ་ལ་ཞུགས་པ། སྙིང་ལ་ཞུགས་པ། མཆིན་པ་ལ་ཞུགས་པ། མཆེར་པ་ལ་ཞུགས་པ། མཁལ་མ་ལ་ཞུགས་པ་དང་ལྔ། དྲུག་པ་སྣོད་དུ་ལྷུང་བ་ལ། ཕོ་བར་ཞུགས་པ། ལོང་དུ་ཞུགས་པ། རྒྱུ་མར་ཞུགས་པ། ལྒང་པར་ཞུགས་པ། མངལ་དུ་ཞུགས་པ་དང་ལྔ། བདུན་པ་དབང་པོ་ལྔ་ལ་མེ་ཏོག་ཤར་བ་ལ། མགོ་ལ་ཞུགས་པ། མིག་ལ་ཞུགས་པ། རྣ་བ་ལ་ཞུགས་པ། སྣར་ཞུགས་པ། ལྕེར་ཞུགས་པ། ཀུན་ལ་ཞུགས་པ་དང་དྲུག དྲིལ་བས་གནས་ཀྱི་དབྱེ་བ་ཉེ་ཤུ། གཉིས་པ་བྱེ་བྲག་པ་ལ། བརྐྱང་[རྐྱང]པ། རླུང་དང་ལྡན་པ། བད་ཀན་དང་ལྡན་པ་དང་གསུམ། དང་པོ་རྐྱང་པ་ལ། མཁྲིས་པ་འཇུ་བྱེད། མདངས་བསྒྱུར། སྒྲུབ་བྱེད། མཐོང་བྱེད། མདོག་གསལ་དང་ལྔ། གཉིས་པ་རླུང་དང་ལྡན་པ་ལ། འཇུ་བྱེད་རླུང་དང་ལྡན་པ། མདངས་བསྒྱུར་རླུང་དང་ལྡན་པ། སྒྲུབ་བྱེད་རླུང་དང་ལྡན་པ། མཐོང་བྱེད་རླུང་དང་ལྡན་པ། མདོག་གསལ་རླུང་དང་ལྡན་པ་དང་ལྔ། གསུམ་པ་བད་ཀན་དང་ལྡན་པ་ལ། འཇུ་བྱེད་བད་ཀན་དང་ལྡན་པ། མདངས་བསྒྱུར་བད་ཀན་

དང་ལྡན་པ། སྨྱུག་བྱེད་བད་ཀན་དང་ལྡན་པ། མཐོང་བྱེད་བད་ཀན་དང་ལྡན་པ། མདོག་གསལ་བད་ཀན་དང་ལྡན་པ་དང་ལྔ་སྟེ་དྲིལ་བས་བྱེ་བྲག་བཅོ་ལྔ། སྔོམས་པས་མཁྲིས་ནད་ལྔ་བཅུ།

གསུམ་པ་བད་ཀན་གྱི་ནད་ལ། རང་རྒྱུད་ཅན་དང་གཞན་རྒྱུད་ཅན་གཉིས། དང་པོ་རང་རྒྱུད་ཅན་ལ་སྤྱི་དང་། བྱེ་བྲག་གཉིས། དང་པོ་སྤྱི་ལ། རིགས་ཀྱི་དབྱེ་བ་དང་། གནས་ཀྱི་དབྱེ་བ་གཉིས། དང་པོ་རིགས་ཀྱི་དབྱེ་བ་ལ། ལྷེན། ལྷུགས་དྲེག མེ་མཉམ། མགུལ་འགགས། གྲུམ་བུ་དཀར་པོ། འཇུ་སྐྱེམས་དང་རིགས་ཀྱི་དབྱེ་བ་དྲུག གཉིས་པ་གནས་ཀྱི་དབྱེ་བ་ལ། ཤ་ལ་རྒྱས་པ། ལྤགས་ལ་གྲམ་པ། རྩ་རུ་རྒྱུག་པ། རུས་ལ་ཞེན་པ། དོན་ལ་བབས་པ། སྣོད་དུ་ལྷུང་བ། དབང་པོ་ལྔ་ལ་མེ་ཏོག་ཤར་བ་དང་བདུན། དང་པོ་ཤ་ལ་རྒྱས་པ་ལ་གཅིག གཉིས་པ་ལྤགས་ལ་གྲམ་པ་ལ་གཅིག གསུམ་པ་རྩ་རུ་རྒྱུག་པ་ལ་གཅིག བཞི་པ་རུས་ལ་ཞེན་པ་ལ་གཅིག ལྔ་པ་དོན་ལ་བབས་པ་ལ། གློ་ལ་བབས་པ། སྙིང་ལ་བབས་པ། མཆིན་པར་བབས་པ། མཚེར་པར་བབས་པ། མཁལ་མར་བབས་པ་དང་ལྔ། དྲུག་པ་སྣོད་དུ་ལྷུང་བ་ལ། ཕོ་བར་བབས་པ། ལོང་དུ་བབས་པ། རྒྱུ་མར་བབས་པ། མཁྲིས་པར་བབས་པ། ལྒང་[ལྒང]པར་བབས་པ། མངལ་དུ་བབས་པ་དང་དྲུག བདུན་པ་དབང་པོ་ལྔ་ལ་མེ་ཏོག་ཤར་བ་ལ། མགོ་ལ་ཞུགས་པ། མིག་ལ་ཞུགས་པ། རྣ་བར་ཞུགས་པ། སྣ་ལ་ཞུགས་པ། ལྕེ་ལ་ཞུགས་པ་དང་ལྔ། དྲིལ་བས་གནས་ཀྱི་དབྱེ་བ་ཉི་ཤུ། གཉིས་པ་བྱེ་བྲག་ལ། རྐྱང་པ། ལྡན་དང་ལྡན་པ། མཁྲིས་པར་ལྡན་པ་དང་གསུམ། དང་པོ་རྐྱང་པ་ལ། རྟེན་བྱེད། མྱགས་བྱེད། མྱོང་བྱེད། ཚིམ་བྱེད། འབྱོར་བྱེད་དང་ལྔ། གཉིས་པ་རླུང་དང་ལྡན་པ་ལ། རྟེན་བྱེད་རླུང་དང་ལྡན་པ། མྱགས་བྱེད་རླུང་དང་ལྡན་པ། མྱོང་བྱེད་རླུང་དང་ལྡན་པ། ཚིམ་བྱེད་རླུང་དང་ལྡན་པ། འབྱོར་བྱེད་རླུང་དང་ལྡན་པ་དང་ལྔ། གསུམ་པ་མཁྲིས་

པར་ལྡན་པ་ལ། རྟེན་བྱེད་མཁྲིས་པར་ལྡན་པ། མྱུགས་བྱེད་མཁྲིས་པར་ལྡན་པ། སྒྲུབ་བྱེད་མཁྲིས་པར་ལྡན་པ། མདངས་བྱེད་མཁྲིས་པ་དང་ལྡན་པ། འཇུ་བྱེད་མཁྲིས་པར་ལྡན་པ་དང་ལྔ་སྟེ་དབྱེ་བས་བྱེ་བྲག་བཅོ་ལྔ། གཉིས་པ་གཞན་རྒྱུད་ཅན་ལ་སེར་པོ་གཅིག་སྟེ་སྡོམས་པས་བད་ཀན་གྱི་ནད་བཞི་བཅུ་ཞེ་གཉིས།

བཞི་པ་འདུས་པའི་ནད་ལ། རྒྱུའི་སྒོ་ནས་དབྱེ་བ། རྐྱེན་གྱི་སྒོ་ནས་དབྱེ་བ། གནས་ཀྱི་སྒོ་ནས་དབྱེ་བ། དུས་ཀྱི་སྒོ་ནས་དབྱེ་བ། རིགས་ཀྱི་སྒོ་ནས་དབྱེ་བ་དང་ལྔ། དང་པོ་རྒྱུའི་སྒོ་ནས་དབྱེ་བ་ལ། གཙོ་བོར་བད་ཀན་གྱི་རྒྱུ་ཅན། གཙོ་བོར་ཁྲག་གི་རྒྱུ་ཅན། གཙོ་བོར་མཁྲིས་པའི་རྒྱུ་ཅན། གཙོ་བོར་རླུང་གི་རྒྱུ་ཅན་དང་བཞི། གཉིས་པ་རྐྱེན་གྱི་སྒོ་ནས་དབྱེ་བ་ལ། ཚ་རྐྱེན་ཅན་ཡས་བབས་དང་། གྲང་རྐྱེན་ཅན་མས་ཆགས་གཉིས། གསུམ་པ་གནས་ཀྱི་སྒོ་ནས་དབྱེ་བ་ལ། རང་གནས་དང་གཞན་གནས་གཉིས། དང་པོ་རང་གནས་ལ། ཕོ་བར་གནས་པ། མཆིན་པར་གནས་པ། རྒྱུ་མར་གནས་པ། ལོང་དུ་གནས་པ་དང་བཞི། གཉིས་པ་གཞན་གནས་ལ། ནང་གནས་དང་། ཕྱིར་གནས་གཉིས། དང་པོ་ནང་གནས་ལ། སྲོག་རྩར་གནས་པ། མཆིན་ལམ་ལ་གནས་པ། ཁྲག་ལ་ཞེན་པ། མགོ་ལ་བྱེར་བ། གློ་ལ་བྱེར་བ། སྙིང་ལ་བྱེར་བ། མཚེར་པར་བྱེར་བ། མཁལ་མར་བྱེར་བ་དང་བརྒྱད། གཉིས་པ་ཕྱིར་གནས་ལ། ཤ་ལ་རྒྱས་པ། ལྤགས་ལ་གྲམ་པ། རྩར་བྱེར་བ། ཚིགས་ལ་བྱེར་བ་དང་བཞི་སྟེ་དབྱེ་བས་གནས་ཀྱི་དབྱེ་བ་བཅུ་དྲུག བཞི་པ་དུས་ཀྱི་སྒོ་ནས་དབྱེ་བ་ལ། དང་པོ་ཚ་བའི་དུས། བར་དུ་ཚ་གྲང་ཐབས་[འཐབ]པའི་དུས། མཐའ་མར་གྲང་བ་ལྷིང་ཆད་པའི་དུས་དང་གསུམ། ལྔ་པ་རིགས་ཀྱི་སྒོ་ནས་དབྱེ་བ་ལ། བྱེར་བ། རྒྱས་པ། འཁྲིགས་པ། འདྲིལ་བ་བཞི། དང་པོ་བྱེར་བ་ལ། ཕྱི་བྱེར་དང་། ནང་བྱེར་གཉིས། གཉིས་པ་རྒྱས་པ་ལ། རྫོལ་བ་དང་། མ་རྫོལ་བ་གཉིས། གསུམ་པ་འཁྲིགས་པ་ལ། གབ་པ་དང་། མ་གབ་པ་གཉིས། བཞི་པ་འདྲིལ་བ་ལ། གསར་

པ་དང་། ཉིང་པ་གཉིས་ཏེ་དབྱེ་བས་རིགས་ཀྱི་དབྱེ་བ་བརྒྱད། སྔོམས་པས་འདུས་ནད་སུམ་ཅུ་སོ་གསུམ། སྤྱིར་ཉེས་གསུམ་གྱི་སྐབས་ནས་བསྟན་པ་དབྱེ་བས་ཉིས་བརྒྱ་དང་བཞི།

གཉིས་པ་ཁོང་ནད་གསོ་བའི་སྐབས་ནས་བསྟན་པ་ལ། རྒྱུ་མ་ཞུ་བ་དང་། འབྲས་བུ་ལྦྱོང་[གཅོང]ནད་གཉིས།

དང་པོ་རྒྱུ་མ་ཞུ་བ་ལ། སྦྱུས་[རྫས]ཀྱི་དབྱེ་བ། ངོ་བོས་[བོའི]དབྱེ་བ། རིགས་ཀྱི་དབྱེ་བ། གྲོགས་ཀྱི་དབྱེ་བ། དུས་ཀྱི་དབྱེ་བ་དང་ལྔ། དང་པོ་སྦྱུས་[རྫས]ཀྱི་དབྱེ་བ་ལ། གྲོང་མ་ཞུ་བ། ནྲན་མ་ཞུ་བ། སྨྱུམ་མ་ཞུ་བ་དང་གསུམ། དང་པོ་གྲོང་མ་ཞུ་བ་ལ། ཙམ་[རྩམ]པ་མ་ཞུ་བ། སྔོ་དད་མ་ཞུ་བ། ཤ་རིད་མ་ཞུ་བ་དང་གསུམ། གཉིས་པ་ནྲན་མ་ཞུ་བ་ལ། ཆང་མ་ཞུ་བ། ཆུ་མ་ཞུ་བ། འོ་མ་མ་ཞུ་བ། ཞོ་མ་ཞུ་བ། དར་བ་མ་ཞུ་བ། ཇ་མ་ཞུ་བ་དང་དྲུག གསུམ་པ་སྨྱུམ་མ་ཞུ་བ་ལ། རྩི་མར་མ་ཞུ་བ། འབྲུ་མར་མ་ཞུ་བ། ཚིལ་མ་ཞུ་བ། ཞག་མ་ཞུ་བ། རྐང་མ་ཞུ་བ་དང་ལྔ་སྟེ་དབྱེ་བས་སྦྱུས་[རྫས]ཀྱི་དབྱེ་བ་བཅུ་བཞི། གཉིས་པ་ངོ་བོའི་སྒོ་ནས་དབྱེ་བ་ལ། དངས་མ་མ་ཞུ་བ་དང་། སྙིགས་མ་མ་ཞུ་བ་གཉིས། གསུམ་པ་རིགས་ཀྱི་སྒོ་ནས་དབྱེ་བ་ལ། བེ་བཙབས[སྦྱབས]། གསུས་[བསུད]ནད། མ་ཞུ་ཤིང་འདྲ། དུག་འདྲ་དང་བཞི། བཞི་པ་གྲོགས་ཀྱི་དབྱེ་བ་ལ། རླུང་ལྡན། མཁྲིས་ལྡན། བད་ཀན་ལྡན་དང་གསུམ། ལྔ་པ་དུས་ཀྱི་དབྱེ་བ་ལ། གསར་པ་དང་། ཉིང་པ་གཉིས་སྔོམས་པས་མ་ཞུ་བ་ལ་ཉི་ཤུ་རྩ་ལྔ།

གཉིས་པ་འབྲས་བུ་ལྦྱོང་[གཅོང]ནད་ལ། སྐྲན། སྐྱ་བབ[རྦབ]། འོར། སྨུ་[དམུ]ཆུ། ལྦྱོང་[གཅོང]ཆེད་ཟས་[ཟད]ཆེད་དང་ལྔ། དང་པོ་སྐྲན་ལ། རིགས་ཀྱི་དབྱེ་བ། གནས་ཀྱི་དབྱེ་བ། མདོར་བསྡུས་ཀྱི་དབྱེ་བ་དང་གསུམ། དང་པོ་རིགས་ཀྱི་དབྱེ་བ་ལ། བད་ཀན་གྱི་ཟས་སྐྲན། ལྷེན་སྐྲན། རྡོ་སྐྲན། རླུང་གི་ལྷིང་སྐྲན། ཁྲག་སྐྲན། མཁྲིས་སྐྲན། རྩ་སྐྲན། སྲུ་སྐྲན། སྲིན་སྐྲན། ཆུ་སྐྲན། རྣག་

སྐྲན་དང་བཅུ་གཅིག གཉིས་པ་གནས་ཀྱི་དབྱེ་བ་ལ། གློ་བའི་སྐྲན། སྙིང་གི་སྐྲན། མཆིན་དྲིའི་སྐྲན། མཆིན་པའི་སྐྲན། མཚེར་པའི་སྐྲན། མཁལ་མའི་སྐྲན། མཁྲིས་པའི་སྐྲན། ཕོ་བའི་སྐྲན། ལོང་གི་སྐྲན། རྒྱུ་མའི་སྐྲན། ལྒང་ས་[ལྒང་]པའི་སྐྲན། མངལ་སྐྲན་དང་བཅུ་གཉིས། གསུམ་པ་མདོར་བསྡུས་སྒོ་ནས་དབྱེ་བ་ལ། ཕྱི་སྐྲན། བར་སྐྲན། ནང་སྐྲན་དང་གསུམ་སྟེ། སྤྱོམས་པས་སྐྲན་ནད་ཉི་ཤུ་རྩ་དྲུག གཉིས་པ་སྐྱ་སྦབ་[རྦབ]ཀྱི་ནད་ལ། གློ་བ་སྐྱ་སྦབ[རྦབ]། མཆིན་པ་སྐྱ་སྦབ[རྦབ]། མཚེར་པ་སྐྱ་སྦབ[རྦབ]། ཆུ་སེར་སྐྱ་སྦབ[རྦབ]། རླུང་གི་སྐྱ་སྦབ་[རྦབ]དང་ལྔ། གསུམ་པ་འོར་གྱི་ནད་ལ། རླུང་འོར། མཁྲིས་འོར། ཁྲག་འོར། བད་ཀན་གྱི་འོར། གནད་[བསྣད]འོར། དུག་ལས་བྱུང་བ་དང་དྲུག བཞི་པ་སྐྲུ་[དམུ]ཆུ་ལ། རིགས་ཀྱི་དབྱེ་བ། ཉེས་པས་[པའི]དབྱེ་བ། གནས་ཀྱི་དབྱེ་བ་དང་གསུམ། དང་པོ་རིགས་ཀྱི་དབྱེ་བ་ལ། ནད་ཆུ། གདོན་ཆུ། དུག་ཆུ་དང་གསུམ། དང་པོ་ནད་ཆུ་ལ། བྱེར་ཆུ། ཟགས་ཆུ། འཁྱིམ་ཆུ། རྒྱུ་རྫོལ་དང་བཞི། དང་པོ་བྱེར་ཆུ་ལ། ཁྲག་བྱེར། མཁྲིས་བྱེར། ཆུ་བྱེར་དང་གསུམ། གཉིས་པ་ཟགས་ཆུ་ལ། དོན་ཟགས། སྣོད་ཟགས། སྐྲན་ཟགས་དང་གསུམ། དང་པོ་དོན་ཟགས་ལ། མཆིན་པ་ཟགས་པ། མཚེར་པ་ཟགས་པ། གློ་བ་ཟགས་པ་དང་གསུམ། གཉིས་པ་སྣོད་ཟགས་ལ། ཕོ་བ་ཟགས་པ་དང་། ལོང་ཟགས་པ་གཉིས། གསུམ་པ་སྐྲན་ཟགས་པ་ལ། ཁྲག་སྐྲན་ཟགས་པ། རྩ་སྐྲན་ཟགས་པ། ཆུ་སྐྲན་ཟགས་པ་དང་གསུམ། གསུམ་པ་འཁྱིམས་ཆུ་ལ་གཅིག བཞི་པ་རྒྱུ་རྫོལ་ཆུ་ལ་གཅིག གཉིས་པ་གདོན་ཆུ་ལ་གཅིག གསུམ་པ་དུག་ཆུ་ལ་གཅིག་སྟེ་དྲིལ་བས་རིགས་ཀྱི་དབྱེ་བ་བཅོ་ལྔ། གཉིས་པ་ཉེས་པས་[པའི]དབྱེ་བ་ལ། རླུང་ཆུ། མཁྲིས་ཆུ། བད་ཀན་གྱི་ཆུ་དང་གསུམ། གསུམ་པ་གནས་ཀྱི་དབྱེ་བ་ལ། ཕྱི་ཆུ། ནང་ཆུ། བར་ཆུ་དང་གསུམ་སྟེ་སྤྱོམས་པས་སྐྲུ་[དམུ]ཆུའི་ནད་ཉི་ཤུ་རྩ་གཅིག ལྷ་པ་ལྷོང་[གཙོང]ཆེན་ཟད་བྱེད་ཀྱི་ནད་

ལ། རླུང་ནད། མཁྲིས་ནད། བད་ཀན་གྱི་ནད། ལྷོང་[གཅོང]ཆེན་ནད་ཀྱི་ཀླ་གཞན་དང་བཞི། དང་པོ་རླུང་ནད་ལ་གཅིག གཉིས་པ་མཁྲིས་པའི་ནད་ལ་གཅིག གསུམ་པ་བད་ཀན་གྱི་ནད་ལ་གཅིག བཞི་པ་ལྷོང་[གཅོང]ཆེན་ནད་ཀྱི་ཀླ་གཞན་ལ། མ་ཞུ་བ། འབྲུ་བ། སྐྱུག་པ། ཆམ་པ། ལུད་པ། སྐད་འགགས། ཡི་ག་མཆུས་[འཆུས]པ་དང་བདུན་སྟེ་[ཏེ]དྲིལ་བས་ལྷོང་[གཅོང]ཆེན་ཟ་བྱེད་ཀྱི་ནད་ལ་བཅུ། སྤོམས་པས་ཁོང་ནད་དགུ་བཅུ་ག་གསུམ།

གསུམ་པ་ཚད་པ་གསོ་བའི་སྐབས་ནས་བསྟན་པ་ལ། ཚ་བ་སྤྱིར་བསྟན་པ་ནས་བཤད་པ། འཁྲུལ་གཞི་གལ་འགག་བསལ་བ་ནས་བསྟན་པ། ཞུ་འཁྲུགས་བསྟན་པ། གནས་སྐབས་ཀྱི་དབྱེ་བ། རིགས་ཀྱི་དབྱེ་བ་དང་ལྔ།

དང་པོ་ཚ་བ་སྤྱིར་བསྟན་པ་ནས་བཤད་པ་ལ། དངོས་དང་། ཀླ་གཞན་འཁོར་[ཁོར]བུའི་ནད་བསྟན་པ་གཉིས། དང་པོ་དངོས་ལ། རྐྱེན་གྱི་སྒོ་ནས་དབྱེ་བ། དུས་ཀྱི་སྒོ་ནས་དབྱེ་བ། ཉེས་པའི་སྒོ་ནས་དབྱེ་བ། གནས་སའི་སྒོ་ནས་དབྱེ་བ། རྒྱུད་ཀྱི་སྒོ་ནས་དབྱེ་བ། དང་པོ་རྐྱེན་གྱི་སྒོ་ནས་དབྱེ་བ་ལ། བྱིས་པའི་ནད། དར་མའི་ནད། རྒན་པོའི་ནད་དང་གསུམ། གཉིས་པ་དུས་ཀྱི་སྒོ་ནས་དབྱེ་བ་ལ། གསར་པ་དང་། རྙིང་པ་གཉིས། གསུམ་པ་ཉེས་པའི་སྒོ་ནས་དབྱེ་བ་ལ། རླུང་། མཁྲིས། བད་ཀན། ཁྲག ཆུ་སེར་དང་ལྔ། བཞི་པ་གནས་སའི་སྒོ་ནས་དབྱེ་བ་ལ། ཕྱི། ནང་། བར་དང་གསུམ། དང་པོ་ཕྱི་ལ། ཤ་དང་། ལྤགས་པ་གཉིས། གཉིས་པ་ནང་ལ། དོན་དང་། སྣོད་གཉིས། དང་པོ་དོན་ལ། གློ་བ། སྙིང་། མཆིན་པ། མཆེར་པ། མཁལ་མ་དང་ལྔ། གཉིས་པའི་སྣོད་ལ། ཕོ་བ། རྒྱ་མ། ལོང་། མཁྲིས་པ། ལྒངས་[ལྒང]པ། མངལ་དང་དྲུག གསུམ་པ་བར་ལ། རྩ་དང་། རུས་པ་གཉིས། ལྔ་པ་རྒྱུད་ཀྱི་དབྱེ་བ་ལ། རང་རྒྱུད་ཅན་དང་། གཞན་རྒྱུད་ཅན་གཉིས། དང་པོ་རང་རྒྱུད་ཅན་གཅིག གཉིས་པ་གཞན་རྒྱུད་ཅན་ལ། ལྷན་ཚད་དང་། འདུས་ཚད་གཉིས་ཏེ། དྲིལ་བས་དངོས་ལ་ཉི་ཤུ་

ཙ་བརྒྱད། གཉིས་པ་བརྣ་[སྣ]གཞན་ཐོར་བུའི་ནད་ལ། སྐྱོ་བ། ལྐུགས་པ། ཡེར་བ། འཐིབས་པ། མགོ་གཟེར་བ། མགོ་ཁྲོམས་[འཁྲོམས]པ། མིག་ཚ་བ། རྣ་བ་འོན་པ། སྣ་ཁྲག་འཛག་པ། ཁ་ལྕེ་སྐམ་པ། སྐོམ་དད་ཆེ་བ། དང་ཁ་འགག་པ། སྐྱིགས་བུ་འབྱམས་པ། གཟེར་ཆེ་བ། གློ་མང་བ། གློ་མི་ཐོགས་པ། འབྲུ་བ། སྐྱུག་པ། དྲི་མ་འགག་པ། དྲི་ཆུ་འགག་པ། ཁྲག་ཏུ་སྐྱུག་པ། དཏུལ་[རྟུལ]འབྱམས་པ། ལུས་དྲོད་ཕྱིར་ཤོར་བ། རྐང་ལག་ན་བ། རེངས་པ། མཁྲུམས་[འཁྲུམས]པ། ཐོལ། འབྲས། ཁ་ཡོ་བ། མིག་ཡོ་བ་དང་སུམ་ཅུ། དང་པོ་སྐྱོ་བ་ལ། ཚ་སྐྱོ་དང་། གྲང་སྐྱོ་གཉིས། གཉིས་པ་ལྐུགས་པ་ལ། ཚ་ལྐུགས་དང་། གྲང་ལྐུགས་གཉིས། གསུམ་པ་ཡེར་བ་ལ། ཚ་ཡེར་དང་། གྲང་ཡེར་གཉིས། བཞི་བ་འཐིབས་པ་ལ་གཅིག ལྔ་པ་མགོ་བཟེར་[གཟེར]བ་ལ་གཅིག དྲུག་པ་མགོ་ཁྲོམས་[འཁྲོམས]པ་ལ་གཅིག བདུན་པ་མིག་ཚ་བ་ལ་གཅིག བརྒྱད་པ་རྣ་བ་འོན་པ་ལ་གཅིག དགུ་པ་སྣ་ཁྲག་འཛག་པ་ལ་གཅིག བཅུ་པ་ཁ་ལྕེ་སྐམ་པ་ལ་གཅིག བཅུ་གཅིག་སྐོམ་དད་ཆེ་བ་ལ་གཅིག བཅུ་གཉིས་པ་དང་ཁ་འགག་པ་ལ་གཅིག བཅུ་གསུམ་པ་སྐྱིགས་བུ་འབྱམས་པ་ལ། ཚ་བ་དང་། གྲང་བ་གཉིས། བཅུ་བཞི་པ་གཟེར་ཆེ་བ་ལ། ཁྲག་གཟེར། གཞན་གཟེར། རླུང་གཟེར་དང་གསུམ། བཅོ་ལྔ་པ་གློ་མང་བ་ལ་གཅིག བཅུ་དྲུག་པ་གློ་མི་ཐོགས་པ་ལ་གཅིག བཅུ་བདུན་པ་འབྲུ་བ་ལ། ཚ་འབྲུ་དང་། གྲང་འབྲུ་གཉིས། བཅོ་བརྒྱད་པ་སྐྱུག་པ་ལ། ཚ་སྐྱུག་དང་། གྲང་སྐྱུག་གཉིས། དང་པོ་ཚ་བས་སྐྱུགས་པ་ལ། ཁྲག་ཏུ་སྐྱུག་པ་དང་། མཁྲིས་པར་སྐྱུག་པ་གཉིས། གཉིས་པ་གྲང་སྐྱུགས་ལ། སྟོང་སྐྱུགས་གཅིག བཅུ་དགུ་པ་དྲི་མ་འགག་པ་ལ་གཅིག ཉི་ཤུ་པ་དྲི་ཆུ་འགག་པ་ལ། ཁྲག་གི་དྲི་ཆུ་འགག་པ་དང་། རིམས་ཀྱི་དྲི་ཆུ་འགག་པ་གཉིས། ཉི་ཤུ་རྩ་གཅིག་པ་ཁྲག་ཏུ་སྐྱུག་པ་ལ་གཅིག ཉི་ཤུ་རྩ་གཉིས་པ་དཏུལ་[རྟུལ]འབྱམས་པ་གཅིག ཉི་ཤུ་རྩ་གསུམ་པ་ལུས་དྲོད་ཕྱིར་ཤོར་བ་ལ་གཅིག ཉི་ཤུ་རྩ་བཞི་པ་

ཀྲང་ལག་ན་བ་ལ་གཅིག ཉི་ཤུ་རྩ་ལྔ་པ་ཀྲང་ལག་རེངས་པ་ལ་གཅིག ཉི་ཤུ་རྩ་དྲུག་པ་ཀྲང་ལག་འཁུམས་པ་ལ་གཅིག ཉི་ཤུ་རྩ་བདུན་པ་ཞོལ་ལ་གཅིག ཉི་ཤུ་རྩ་བརྒྱད་པ་འབྲས་ལ་གཅིག ཉི་ཤུ་རྩ་དགུ་པ་ཁ་ཡོ་བ་ལ་གཅིག སུམ་བཅུ་[ཅུ]པ་མིག་ཡོ་བ་ལ་གཅིག་དང་དྲིལ་བས་ཐླ་གཉན་ཐོར་བུའི་ནད་བཞི་བཅུ། སྔོམས་པས་ཚ་བ་སྤྱིར་བསྟན་པ་ནས་བཤད་པ་ལ་དྲུག་ཅུ་རེ་བརྒྱད།

གཉིས་པ་འཁྲུལ་གཞི་གལ་འགག་བསལ་བ་ནས་བསྟན་པ་ལ། རྟགས་དང་ངོ་བོ་གཉིས་ཀ་ཚ་བ། རྟགས་དང་ངོ་བོ་གཉིས་ཀ་གྲང་བ། ངོ་བོ་ཚ་ལ་ཕྱི་རྟགས་གྲང་བ། ངོ་བོ་གྲང་ལ་ཕྱི་རྟགས་ཚ་བ་དང་བཞི།

གསུམ་པ་ཞུ་འཁྲུགས་བསྟན་པ་ལ། རླུང་གི་ཞུ་འཁྲུགས་སྔོན་ནས་བསུ་བ་དང་། ཁྲིས་[མཁྲིས]པའི་ཞུ་ཁྲུགས་[འཁྲུགས]ཐྲང་[འཕྲང]ལ་དགུག་པ། བད་ཀན་གྱི་ཞུ་འཁྲུགས་ཕྱི་རྗེས་བཅད་པ་དང་གསུམ།

བཞི་པ་གནས་སྐབས་ཀྱི་དབྱེ་བ་ལ། མ་སྨིན་པ། རྒྱས་པ། སྟོངས་པ། གབ་པ། སྙིངས་[རྙིངས]པ། སྙོངས་པ་དང་དྲུག དང་པོ་མ་སྨིན་པ་ལ། རང་ཉིད་མ་སྨིན་པ། སྨིན་ཡོང་མེད་པ། སྨིན་དུ་མི་འདོད་པ་དང་གསུམ། དང་པོ་རང་ཉིད་མ་སྨིན་པ་ལ། སྟོབས་ཆེན་དང་། སྟོབས་ཆུང་གཉིས། གཉིས་པ་སྨིན་ཡོང་མེད་པ་ལ། གནད་དུ་བབས་པ་དང་། སྦྱོར་བ་ལོག་པ་གཉིས། གསུམ་པ་སྨིན་དུ་མི་འདོད་པ་ལ། རླུང་གི་རྐྱེན་ཅན། བད་ཀན་གྱི་རྐྱེན་ཅན། བད་རླུང་ལྡན་པའི་རྐྱེན་ཅན་དང་གསུམ་སྟེ་དྲིལ་བས་མ་སྨིན་པ་བདུན། གཉིས་པ་རྒྱས་པའི་ཚད་པ་ལ། རིགས་ཀྱི་དབྱེ་བ། སྟོབས་ཀྱི་དབྱེ་བ། བབས་སྐོར་དབྱེ་བ་དང་གསུམ། དང་པོ་རིགས་ཀྱི་དབྱེ་བ་ལ། རིམས་རྒྱས་པ་དང་། འཁྲུགས་རྒྱས་པ་གཉིས། གཉིས་པ་སྟོབས་ཀྱིས་དབྱེ་བ་ལ། སྟོབས་ཆེན་དང་། སྟོབས་ཆུང་གཉིས། གསུམ་པ་བབས་སྐོར་ཕྱེ་བ་ལ། སྤྱི་དང་། བྱེ་བྲག་གཉིས། དང་པོ་སྤྱི་ལ་གཅིག གཉིས་པ་བྱེ་བྲག་ལ། སྙིང་ལ་བབས་པ། སྲོག་རྩ་ལ་བབས་པ། གློ་བ་ལ་བབས། མཆིན་པ་

ལ་བབས་པ། མཆོར་པ་ལ་བབས་པ། མཁལ་མ་ལ་བབས་པ། ཕོ་བ་ལ་བབས་པ། མཁྲིས་པ་ལ་བབས་པ་སྟེ་དྲིལ་བས་རྒྱས་ཚད་ལ་བཅུ་གསུམ། གསུམ་པ་སྟོངས་པའི་ཚད་པ་ལ། སྤྱི་དང་། བྱེ་བྲག་གཉིས། དང་པོ་སྤྱི་ལ། ཚ་བ་སྟོངས་པ། རྩ་སྟོངས་པ། རླུང་སྟོངས་པ་དང་གསུམ། གཉིས་པ་བྱེ་བྲག་ལ། རིམས་སྟོང་པ། ཁྲག་སྟོངས་པ། མཁྲིས་པ་སྟོངས་པ། བད་ཀན་སྟོངས་པ། ཆུ་སེར་སྟོངས་པ། གློ་བ་སྟོངས་པ། སྙིང་སྟོངས་པ་དང་བདུན་སྟེ[ཏེ]། དྲིལ་བས་སྟོངས་ཚད་བཅུ། བཞི་པ་གབ་པའི་ཚ་བ་ལ། སྤྱི་དང་། བྱེ་བྲག་གཉིས། དང་པོ་སྤྱི་ལ། ཚ་སྟོབས་ཅན་དང་། གྲང་སྟོབས་ཅན་གཉིས། གཉིས་པ་བྱེ་བྲག་ལ་སྙིང་ལ་ཚ་བ་གབ་པ། ཕོ་བར་ཚ་བ་གབ་པ། མཁལ་མར་ཚ་བ་གབ་པ་དང་གསུམ་སྟེ་དྲིལ་བས་གབ་ཚད་ལྔ། ལྔ་པ་རྙིངས་པའི་ཚ་བ་ལ། སྤྱི་དང་། བྱེ་བྲག་གཉིས། དང་པོ་སྤྱི་ལ། རླུང་ལྡན་དང་། རླུང་མེད་གཉིས། གཉིས་པ་བྱེ་བྲག་པ་ལ། ཤ་ལ་རྒྱས་པ། ལྤགས་ལ་གྲམ་པ། རྩ་རུ་རྒྱུག་པ། རུས་ལ་ཞེན་པ་དང་བཞི་སྟེ་དྲིལ་བས་རྙིངས་ཚད་དྲུག དྲུག་པ་རྙོངས་པའི་ཚ་བ་ལ། སྤྱི་དང་བྱེ་བྲག་གཉིས། དང་པོ་སྤྱི་ལ། ཚ་རྙོངས་དང་། གྲང་རྙོངས་དང་། སྟོབས་ཅན། སྟོབས་མེད་དང་བཞི། གཉིས་པ་བྱེ་བྲག་ལ། ལྤགས་ལ་གྲམ་པ། ཤ་ལ་རྒྱས་པ། རྩ་ལ་གྲམ་པ། རུས་ལ་ཞེན་པ། གློ་བར་བབས་པ། སྙིང་ལ་བབས་པ། མཆིན་པར་བབས་པ། མཆོར་པར་བབས་པ། མཁལ་མར་བབས་པ། སྣོད་དུ་ལྷུང་བ་དང་བཅུ་སྟེ། དྲིལ་བས་རྙོངས་ཚད་བཅུ་བཞི།

ལྔ་པ་རིགས་ཀྱི་དབྱེ་བ་ལ། འགྲམས་ཚད། འཁྲུགས་ཚད། རིམས་ཚད་དང་གསུམ། དང་པོ་འགྲམས་ཚད་ལ། ཕྱིའི་ཡུལ་བཞི་འགྲམས་པ་དང་། ནང་གི་དོན་སྣོད་འགྲམས་པ་གཉིས། དང་པོ་ཕྱིའི་ཡུལ་འགྲམས་པ་ལ། ཤ་འགྲམས། རུས་འགྲམས། རྩ་འགྲམས། ཆུ་རྒྱུས་འགྲམས་པ་དང་བཞི། དང་པོ་ཤ་འགྲམས་པ་ལ། ཉ་འགྲམས་དང་། ཤ་གཞན་འགྲམས་པ་

གཉིས། གཉིས་པ་རྡུས་འགྲམས་ལ། ཚིགས་འགྲམས། རྐང་འགྲམས། མགོ་བོའི་སྤུབས་འགྲམས། རྩིད་[རྩིབ]མ་འགྲམས་པ་བཞི། གསུམ་པ་རྩ་འགྲམས་ལ། མགོའི་རྩ་འགྲམས། བྲང་ཁོག་གི་རྩ་འགྲམས། ཡན་ལག་གི་རྩ་འགྲམས་པ་དང་གསུམ། བཞི་པ་ཆུ་རྒྱུས་འགྲམས་པ་དང་གཅིག དྲིལ་བས་ཕྱི་ཡུལ་བཞི་འགྲམས་པ་བཅུ། གཉིས་པ་ནང་དོན་སྣོད་འགྲམས་པ་ལ། སྙིང་འགྲམས། སྲོག་རྩར་འགྲམས་པ། གློ་བར་འགྲམས་པ། མཆིན་པར་འགྲམས་པ། མཆིན་གྲི་འགྲམས་པ། མཆེར་འགྲམས་པ། མཁལ་འགྲམས། ཕོ་བ་འགྲམས་པ། ལོང་འགྲམས་པ། རྒྱུ་མ་འགྲམས་པ། མཁྲིས་པ་འགྲམས་པ། ལྒངས་[ལྒང]པ་འགྲམས་པ། སམ་སེ་[བསམ་སེའུ]འགྲམས་པ་དང་བཅུ་གསུམ་སྟེ་དྲིལ་བས་འགྲམས་ཚད་ལ་ཉེ་ཤུ་རྩ་གསུམ། གཉིས་པ་འབྲུགས་ཚད་ལ། རྒྱུས་འབྲུགས། སྡོངས་འབྲུགས། འཛམ་འབྲུགས་དང་གསུམ། དང་པོ་རྒྱུས་འབྲུགས་ལ། ནད་རིགས་ཀྱིས་དབྱེ་བ། བབས་སྟོས་དབྱེ་བ། ལུད་པས་དབྱེ་བ་དང་གསུམ། དང་པོ་ནད་རིགས་ཀྱིས་དབྱེ་བ་ལ། ཚ་འབྲུགས། ཚ་འགྲམས། ཚ་རིམས་དང་གསུམ། དང་པོ་ཚ་འབྲུགས་ལ། ཚ་རྒྱས། ཚ་ལྷགས། དུག་ཐབས་དང་གསུམ། གཉིས་པ་ཚ་འགྲམས་ལ། ཚ་རྫོལ་དང་། ཚ་སྨུགས་[རྨུགས]གཉིས། གསུམ་པ་ཚ་རིམས་ལ། གཉན་གྱི་ཚ་རིམས་དང་། འདུ་བའི་ཚ་རིམས་གཉིས། གཉིས་པ་བབས་སྟོས་དབྱེ་བ་ལ། གློ་བར་བབས་པ། སྙིང་ལ་བབས་པ། མཆིན་པར་བབས་པ། མཆེར་པར་བབས་པ། མཁལ་མར་བབས་པ། མཁྲིས་པར་བབས་པ། རྩར་བབས་པ། རླུང་ལ་བབས་པ་དང་བརྒྱད། གསུམ་པ་ལུད་པས་དབྱེ་བ་ལ། སྐྱ་སེབ། དམར་པོ། སེར་སྨུག སྨུག་ནག སྲེ་བོ། དམར་དངས། སེར་དངས། སྔོན་པོ་སྤུ་[ལྤུ]བ་ཅན་དང་བརྒྱད། གཉིས་པ་སྡོངས་འབྲུགས་ལ། ཚ་སྡོངས་དང་། གྲངས་སྡོངས་གཉིས། གསུམ་པ་འཛམ་འབྲུགས་ལ་གཅིག་སྟེ་དྲིལ་བས་འབྲུགས་ལ་ཉེ་ཤུ་

ཙ་དྲུག གསུམ་པ་རིམས་ཚད་ལ། བལ་ནད། འབྲུམ་བུ། རྒྱ་གཟེར། གག་སྙོག འཆམ་[ཚམ]པ་དང་ལྔ། དང་པོ་བལ་ནད་ལ། བབས་ས་གནས་དང་སྦྱར་ཏེ་དབྱེ་བ། རིམ་པ་དུས་དང་སྦྱར་ཏེ་དབྱེ་བ། ནད་གཞིའི་རིགས་དང་སྦྱར་ཏེ་དབྱེ་བ་དང་གསུམ། དང་པོ་བབས་ས་གནས་དང་སྦྱར་ཏེ་དབྱེ་བ་ལ། སྐྱི་དང་པ་སྤུར་བབས་པ། ལྤགས་པ་ལ་བབས་པ། ཙ་ལ་བབས་པ། ཤ་ལ་བབས་པ། སྣོད་དུ་བབས་པ། དོན་ལ་བབས་པ། རུས་ལ་བབས་པ་དང་བདུན། གཉིས་པ་རིམ་པ་དུས་དང་སྦྱར་ནས་དབྱེ་བ་ལ། བད་ཀན་གྱི་དུས། མཁྲིས་པའི་དུས། ཁྲག་གི་དུས། རླུང་ཁྲག་ཐབ་[འཐབ]པའི་དུས། རི་ཐང་འཚམས་[མཚམས]ཀྱི་དུས་དང་ལྔ། གསུམ་པ་ནད་གཞིའི་རིགས་དང་སྦྱར་ནས་དབྱེ་བ་ལ། རླུང་རིམས། མཁྲིས་རིམས། བད་ཀན་གྱི་རིམས། འདུས་པའི་རིམས། གཉན་གྱི་རིམས་དང་ལྔ། དང་པོ་རླུང་རིམས་ལ། འདར་བུ་དང་། ཡེར་བུ་གཉིས། གཉིས་པ་མཁྲིས་པའི་རིམས་ལ། ལེ་རྒན་[ལེབ་བརྒན] དང་། སླད་གཟེར་གཉིས། གསུམ་པ་བད་ཀན་གྱི་རིམས་ལ། རྫོངས་བུ་དང་། ལྐུགས་པ་གཉིས། བཞི་པ་འདུས་པའི་རིམས་ལ། རྒྱུན་རིམས། རྟག་པའི་རིམས། ཉིན་གཅིག་པ། ཉིན་གསུམ་པ། ཉིན་བཞི་པ་དང་ལྔ། ལྔ་པ་གཉན་རིམས་ལ། མཁྲིས་པ་ཙར་རྒྱུག་གི་རིམས། སླད་གཟེར། རིམས་སྨྱོན་ཇེ་ཇེ་ཧོ་དང་གསུམ་སྟེ་དྲིལ་བས་བཅུ་བཞི། སྤོམ་པས་བལ་ནད་ཉི་ཤུ་ཙ་དྲུག གཉིས་པ་འབྲུམ་པའི་ནད་ལ། ནག་པོ་དང་། དཀར་པོ་གཉིས། དང་པོ་ནག་པོ་ལ། སྲངས་[སྐྲངས]པ་སླང་གཉའ། ཁྲག་སྐམ་ཙེ་[ཙེལ]ཏེ་ཤིག ཟངས་གཟེར་སྨུ་གུ་ཅན་དང་གསུམ། གཉིས་པ་དཀར་པོ་ལ། ཤ་ར་སྐྱ་ཤར། རྫོག་མགོ་སྤྱི་ལྡུམ། སིབ་བུ་ཀོབ་ཙེ་དང་གསུམ། དྲིལ་བས་འབྲུམ་ནད་དྲུག གསུམ་པ་རྒྱ་གཟེར་ལ། སྤྱི་དང་བྱེ་བྲག་གཉིས། དང་པོ་སྤྱི་ལ། དོན་འབྲུ། སྣོད་འབྲུ། སྤོབས་ཆེན། སྤོབས་ཆུང་དང་བཞི། གཉིས་པ་བྱེ་བྲག་ལ། རྒྱུ་

གཟེར། རྒྱུ་འཐོར། རྒྱུ་ཁྲོལ[འཁྲོལ]། རྒྱུ་ཁུགས་[སྐྱུགས]དང་བཞི་སྟེ། དྲིལ་བས་རྒྱུ་གཟེར་གྱི་ནད་བརྒྱད། བཞི་པ་གག་ལྷོག་ལ། ལྷོག་པ་དང་། གག་པ་གཉིས། དང་པོ་ལྷོག་པ་ལ། འབྱུང་བས་དབྱེ་བ། ནད་གཞིས་དབྱེ་བ། རིགས་ཀྱིས་དབྱེ་བ་དང་གསུམ། དང་པོ་འབྱུང་བས་དབྱེ་བ་ལ། ས་ལྷོག ཆུ་ལྷོག མེ་ལྷོག རླུང་ལྷོག་དང་བཞི། གཉིས་པ་ནད་གཞིས་དབྱེ་བ་ལ། དཀར་པོ། ནག་པོ། ཁྲ་བོ་གསུམ། གསུམ་པ་རིགས་ཀྱིས་དབྱེ་བ་ལ། རྐོད། ཡང་རྐོད། ཡམ་བུ། ཡུམ་[ཡུ]མོ་དང་བཞི་སྟེ་དྲིལ་བས་ལྷོག་པའི་ནད་བཅུ་གཅིག གཉིས་པ་གག་པ་ལ། ཕོ་གག མོ་གག བུ་གག གཉན་གག་དང་བཞི་སྟེ་དྲིལ་བས་གག་ལྷོག་ལ་བཅོ་ལྔ། ལྔ་པ་འཆམ་[ཆམ]པའི་ནད་ལ། གྲོ་འཆམ[ཆམ]། གློ་འཆམ[ཆམ]། རིམས་འཆམ་[ཆམ]དང་གསུམ་སྟེ། སྟོམས་པས་ཚད་ནད་གསོ་བའི་སྐབས་ནས་བསྟན་པ་ལ་ཉི་བརྒྱ་དང་སོ་བདུན།

བཞི་པ་ལུས་སྟོད་གསོ་བའི་སྐབས་ནས་བསྟན་པ་ལ། མགོ་བོའི་ནད། མིག་ནད། རྣ་བའི་ནད། སྣའི་ནད། ཁའི་ནད། སྦ་[ལྦ]བའི་ནད་དང་དྲུག

དང་པོ་མགོ་བོའི་ནད་ལ། གཙོ་བོ་དང་ཕལ་བ་གཉིས། དང་པོ་གཙོ་བོ་ལ། རླུང་ནད། མཁྲིས་ནད། ཁྲག་ནད། བད་ཀན་གྱི་ནད། བད་མཁྲིས་ལྡན་པའི་ནད། བད་རླུང་ལྡན་པའི་ནད། རླུང་མཁྲིས་ལྡན་པའི་ནད། སྲིན་གྱི་ནད་དང་བརྒྱད། གཉིས་པ་ཕལ་པ་ལ། མ་རླུང་བུ་ལ་ཤོར་བ། རྨེན་འབྲས། སྨིག་[སྨྱིག]པ་ཅན། སྣ་ཁྲི་བ། སྤྱི་ཐེར། སྣ་དཀར་དང་དྲུག་སྟེ། དྲིལ་བས་མགོ་བོའི་ནད་བཅུ་བཞི།

གཉིས་པ་མིག་གི་ནད་ལ། མིག་རྒྱ། མིག་ཚག རྟུང་བ། ལྗིང་[ལིང]ཐོག རབ་རིབ། འགྲིབས་པ་དང་དྲུག དང་པོ་མིག་རྒྱ་ལ། རླུང་ནད། མཁྲིས་ནད། ཁྲག་ནད། བད་ཀན་གྱི་ནད། འདུས་པའི་ནད། སྲིན་བུའི་ནད། མིག་ནད་སྐྲ་[སྐྲ]ངན་དང་བདུན། གཉིས་པ་མིག་ཚག་ལ། སྐམ་ཚག ཤེར་[གཤེར]

ཚག དམར་ཚག་དང་གསུམ། གསུམ་པ་རྟུང་བ་ལ། རླུང་ནད། མཁྲིས་ནད། ཁྲག་ནད། བད་ཀན་གྱི་ནད་དང་བཞི། བཞི་པ་ལྷེང་[ཤིང]ཐོག་ལ། རླུང་ནད། མཁྲིས་ནད། ཁྲག་ནད། བད་ཀན་གྱི་ནད་དང་བཞི། ལྔ་པ་རབ་རིབ་ལ། རླུང་ནད། མཁྲིས་ནད། ཁྲག་ནད། བད་ཀན་གྱི་ནད་དང་བཞི། དྲུག་པ་འགྲིབས་པ་ལ། སྦྲིད་ཡོང་། ཕྱི་འགྲིབས། ནང་འགྲིབས། བར་འགྲིབས་དང་བཞི། དང་པོ་སྦྲིད་ཡོང་ལ་གཅིག གཉིས་པ་ཕྱི་འགྲིམས་[འགྲིབས]ལ། ཤ་ལྷག ཤ་མཛེར། ཟ་དྲ། སྔོ་རིབ། ཤིང་རོས་ཁེབ་པ་དང་ལྔ། གསུམ་པ་ནང་འགྲིབས་ལ། ཆུ་འཁྲུགས་དང་། ཟ་མདངས་ཉམས་པ་གཉིས། བཞི་པ་བར་འགྲིབ་ལ། རླུང་ནད། མཁྲིས་ནད། བད་ཀན་གྱི་ནད། འདུས་པའི་ནད་དང་བཞི་སྟེ་སྤོམས་པས་མིག་ནད་སུམ་ཅུ་ཛ་བཞི།

གསུམ་པ་རྣ་བའི་ནད་ལ། ན་བ་དང་། འོན་པ་གཉིས། དང་པོ་ན་བ་ལ། རླུང་གྱུར། མཁྲིས་གྱུར། བད་ཀན་ལས་གྱུར་པ། ཁྲག་ལས་གྱུར་པ། འདུས་གྱུར་རྣག་འཛག འབྲུམ་བུ་བྱུང་བ་དང་དྲུག གཉིས་པ་འོན་པ་ལ། སྐྲ་བཅས་འོན་པ། རྣ་ལྷགས་[སྐྱབས]ཀྱིས་འགགས་པ། སྐམ་འོན། མ་རླུང་བུ་ལ་ཞོར་བ་དང་བཞི་སྟེ། རྣ་བའི་ནད་བཅུ།

བཞི་པ་སྣ་ནད་ལ། སྣ་བསུབས། འབྲུམ་ཐོར་ཅན། ཤ་ལུད། རྣག་འཛག་པ། ཁྲག་འཛག་པ་དང་ལྔ།

ལྔ་པ་ཁ་ནད་ལ། མཆུ་ནད། རྙིལ་ནད། སོ་ནད། ལྕེ་ནད། གྲེ་བའི་ནད། ཀན་གྱི་ནད་དང་དྲུག དང་པོ་མཆུ་ནད་ལ། གྲེ་མཆུ། ཞོར་[ཞོ]རེ། བད་ཀན། ཅེན[གཅེན]། ཁྲག་རྒྱས། ཁ་ཤུ་དང་དྲུག གཉིས་པ་རྙིལ་ནད་ལ་གཅིག གསུམ་པ་སོ་ནད་ལ། བད་ཀན། རླུང་། ཁྲག མཁྲིས་པ། སོ་འབྲས། སྲིན་དང་དྲུག བཞི་པ་ལྕེ་ནད་ལ། རླུང་། མཁྲིས། བད་ཀན། ལྕེ་ལྷག ལྕེ་སྲུངས་[སྐྲངས] དང་ལྔ། ལྔ་པ་གྲེ་བའི་ནད་ལ། རླུང་། མཁྲིས་པ། ཁྲག བད་ཀན། འདུས་པ།

འཁྲུས། རྨེན་བུ་དང་བདུན། དྲུག་པ་ཀན་[ཁན]ནད་ལ། ལྐེ་ཆུང་བབས་པ། ལྐེ་འདྲ། ཁན་འབྲུམ། ཆུ་བུར། ཊུས་སྦྲལ། ཁན་རྨེན་དང་དྲུག་སྟེ། སྤོམས་པས་ཁའི་ནད་ལ་སུམ་ཅུ་སོ་གཅིག

དྲུག་པ་ལྷ་བའི་ནད་ལ། རླུང་ལྷ། མཁྲིས་ལྷ། ཁྲག་ལྷ། བད་ཀན་ལྷ་བ། ཚིལ་ལྷ། འདུས་ལྷ། གཡང་ལྷ། བྱུར་ལྷ་དང་བརྒྱད་དེ། སྤོམས་པས་ལུས་སྟོད་ནད་ལ་བརྒྱ་དང་གཉིས།

ལྔ་པ་དོན་སྣོད་གསོ་བའི་སྐབས་ནས་བསྟན་པ་ལ། དོན་གྱི་ནད་དང་། སྣོད་ཀྱི་ནད་གཉིས།

དང་པོ་དོན་གྱི་ནད་ལ། སྙིང་གི་ནད། གློ་བའི་ནད། མཆིན་པའི་ནད། མཆེར་པའི་ནད། མཁལ་མའི་ནད་དང་ལྔ། དང་པོ་སྙིང་གི་ནད་ལ། སྙིང་འཚོས[འཁྱོས]། སྙིང་གཟེར། སྙིང་ཚ། སྙིང་གི་ཆུ་སེར། སྙིང་ཐིབས། སྙིང་གི་སྲིན་བུ། སྙིང་ནད་ཁ་ལེ་ནག་པོ་དང་བདུན། དང་པོ་སྙིང་འཚོས་[འཁྱོས]ལ་གཅིག གཉིས་པ་སྙིང་གཟེར་ལ། རླུང་གཟེར་དང་། ཁྲག་གཟེར་གཉིས། གསུམ་པ་སྙིང་ཚད་ལ། ཚ་བ་རྒྱས་པ་དང་། འཁྲིལ་བ་གཉིས། བཞི་པ་སྙིང་གི་ཆུ་སེར་ལ་གཅིག ལྔ་པ་སྙིང་ཐིབས་ལ་གཅིག དྲུག་པ་སྙིང་གི་སྲིན་བུ་ལ་གཅིག བདུན་པ་སྙིང་ནད་ཁ་ལེ་ནག་པོ་ལ་གཅིག་སྟེ། དྲིལ་བས་སྙིང་ནད་དགུ། གཉིས་པ་གློ་བའི་ནད་ལ། ཐེང་པོ། སྐྲ་ཐབ། ཚ་བ། ཆུ་ཤོར། ཐེས་པོ། གློ་ལྷོང་[གཙོང་]། གློ་རྒྱས། བུང་ཚང་ཅན་དང་བརྒྱད། གསུམ་པ་མཆིན་པའི་ནད་ལ། ལེབ་རྒན། འདེམ་[ལྡེམ]བུ། དུག་ཐབས། ཆུ་ཤོར། རྐུན་བུ། འོར་ལྷུང་། ཁ་ལུད། གཞུང་རེངས། མཆིན་གྲུམ་ནག་པོ། མཆིན་ནད་ཏལ་སྐེམས། མཆིན་ཁྲི་དཀར་པོ། མཆིན་ཁྲི་ནག་པོ། གནད་མཆིན་རྩ་བྱེར། མཆིན་རླུང་། མཆིན་གུད[རྒྱུད]། ལྷན་གྲངས། སླང་གུར[དགུར]། གྲང་སྦྲོས་དང་བཅོ་བརྒྱད། དང་པོ་ལེབ་རྒན་ལ་གཅིག གཉིས་པ་འདེམ་[ལྡེམ]བུ་ལ་གཅིག གསུམ་པ་དུག་ཐབས་

ལ་གཅིག བཞི་པ་ཆུ་ཨེར་ལ་གཅིག ལྔ་པ་ཁུན་བུ་ལ་གཅིག དྲུག་པ་འོར་ལྷུང་ལ། མཆིན་ཁྲག་སྐྱིད་པར་ལྷུང་བ་དང་། རྐང་པར་ལྷུང་བ་གཉིས། བདུན་པ་ཁ་ལུད་ལ། སྒོ་བར་ལུད་པ་དང་། ཕོ་བར་ལུད་པ་གཉིས། བརྒྱད་པ་གཞུང་རེངས་ལ་གཅིག དགུ་པ་མཆིན་འབྲུམ་[གྲུམ]ནག་པོ་ལ་གཅིག བཅུ་པ་མཆིན་ནད་ཏལ་སྐྲིམ་ལ་གཅིག བཅུ་གཅིག་པ་མཆིན་ཁྲི་དཀར་པོ་ལ་གཅིག བཅུ་གཉིས་པ་མཆིན་ཁྲི་ནག་པོ་ལ་གཅིག བཅུ་གསུམ་པ་གནད་མཆིན་རྩ་ཐྱེར་ལ་གཅིག བཅུ་བཞི་པ་མཆིན་རླུང་ལ་གཅིག བཅོ་ལྔ་པ་མཆིན་གུད་[རྒུད]ལ་གཅིག བཅུ་དྲུག་པ་རླན་གྲངས་ལ་གཅིག བཅུ་བདུན་པ་སླང་གུར་[དགུར]ལ་གཅིག བཅོ་བརྒྱད་པ་གྲང་སྦྲོས་ལ་གཅིག་སྟེ་དྲིལ་བས་མཆིན་ནད་ཉི་ཤུ། བཞི་པ་མཆེར་ནད་ལ་མཆེར་ནད་ཚ་བ། ཁྲག་སྦྲོས། མཆེར་རླུང་། མཆེར་པའི་བད་ཀན། སླུགས་[རླུགས]པ་དང་ལྔ། ལྔ་པ་མཁལ་ནད་ལ། མཁལ་རླུང་། མཁལ་ཟྩོང་[གཙོང་]། འོར་ལྷུང་། མཁལ་ཚད། མཁལ་འགྲམས། ཆུ་ཨེར། མཁལ་གྲུམ། དར་[ད]རྐན་དང་བདུན[བརྒྱད]། དང་པོ་མཁལ་རླུང་ལ་གཅིག གཉིས་པ་མཁལ་ཟྩོང་[གཙོང]ལ་གཅིག གསུམ་པ་འོར་ལྷུང་ལ་གཅིག བཞི་པ་མཁལ་ཚད་ལ་གཅིག ལྔ་པ་མཁལ་འགྲམས། ཆུ་ཨེར་ལ། ཐྱེར་བ། རྒྱས་པ། ལྷུང་བ་གསུམ། དྲུག་པ་མཁལ་གྲུམ་ལ་གཅིག བདུན་པ་དར་[ད]རྐན་ལ་གཅིག་སྟེ། སྙོམས་པས་མཁལ་ནད་དགུ།

གཉིས་པ་སྣོད་ཀྱི་ནད་ལ། ཕོ་བའི་ནད། རྒྱུ་མའི་ནད། ལོང་གི་ནད་དང་གསུམ། དང་པོ་ཕོ་བའི་ནད་ལ། ཕོ་ནད་ཚ་བ་དང་། གྲང་བ་གཉིས། དང་པོ་ཕོ་ནད་ཚ་བ་ལ། ཕོ་བ་འགྲམས་པ། འཁྲུགས་བབས་པ། དུག་ཐབས། གཉན་ལྷུང་། ཕོ་བ་སུརྻ། མཁྲིས་པ་ལུད་པ། མཆིན་ཁྲག་ལུད་པ་དང་བདུན། དང་པོ་ཕོ་བ་འགྲམས་པ་ལ་གཅིག གཉིས་པ་འཁྲུགས་བབས་པ་ལ་གཅིག གསུམ་པ་དུག་ཐབས་ལ་གཅིག བཞི་པ་གཉན་ལྷུང་ལ་གཅིག ལྔ་པ་ཕོ་བ་སུརྻ་ལ་

གཅིག ཏྲུག་པ་མཁྲིས་པ་ལུད་པ་ལ་གཅིག བདུན་པ་མཆིན་ཁྲག་ལུད་པ་ལ། འགྲིལ་བ་དང་། མ་འགྲིལ་བ་གཉིས་ཏེ་དྲིལ་བས་བརྒྱད། གཉིས་པ་གྲང་བ་ལ། ཕོ་རླུང་། མ་ཞུ་བ། ལྷགས་དྲེག ལྷེན། མེ་མཉམ། རྗོ་སྲན[སྐྲན]། རྒྱུ་སྐྱིངས[དམུ་རྫིང་]། སྐྲན། འབྲས་དང་དགུ། སྤོམས་པས་ཕོ་ནད་བཅུ་བདུན། གཉིས་པ་རྒྱུ་མའི་ནད་ལ། རྒྱུ་ཁྲོལ། རྒྱུ་འཁྲིལ། རྒྱུ་འགྱིངས། རྒྱུ་འགགས། རྒྱུ་གཟེར་དང་ལྔ། གསུམ་པ་ཕོང་གི་ནད་ལ། ཕོང་ནད་གྲང་སྦྲིས། གྲངས་འགྱིངས། ཚ་སྐྱོངས། འཇུ་སྐེམས། སླངས་[རླངས]པ་ཅན་དང་ལྔ་སྟེ། སྤོམས་པས་དོན་སྣོད་ཀྱི་ནད་བདུན་ཅུ་དོན་བརྒྱད།

ཏྲུག་པ་གསང་ནད་གསོ་བའི་སྐབས་ནས་བསྟན་པ་ལ། ཕོ་མཚན་གྱི་ནད་དང་། མོ་མཚན་གྱི་ནད་གཉིས།

དང་པོ་ཕོ་མཚན་གྱི་ནད་ལ། སོས་ཟིན། འབྲུམ་པ་ཅན། མདུད་འདྲ། སྤུབས་འཕྱར། གྲ་མ་ཅན་དང་ལྔ། དང་པོ་སོས་ཟིན་ལ། རླུང་གྱུར། མཁྲིས་གྱུར། ཁྲག་ལས་གྱུར་པ། བད་ཀན་ལས་གྱུར་པ། འདུས་པ་ལས་གྱུར་པ་དང་ལྔ། གཉིས་པ་འབྲུམ་པ་ཅན་ལ་གཅིག གསུམ་པ་མདུད་འདྲ་ལ་གཅིག བཞི་པ་སྤུབས་འཕྱར་ལ་གཅིག ལྔ་པ་གྲ་མ་ཅན་ལ་གཅིག་དང་། དྲིལ་བས་ཕོ་མཚན་གྱི་ནད་དགུ།

གཉིས་པ་མོ་མཚན་གྱི་ནད་ལ། རླུང་གྱུར། མཁྲིས་གྱུར། ཁྲག་གྱུར། བད་ཀན་ལས་གྱུར་པ། འདུས་པ་ལས་གྱུར་པ་དང་ལྔ་སྟེ། སྤོམས་པས་གསང་བའི་ནད་བཅུ་བཞི།

བདུན་པ་ཐོར་བུའི་ནད་གསོ་བའི་སྐབས་ནས་བསྟན་པ་ལ། སྐད་འགགས། ཡི་ག་འཆུས་པ། སྐོམ་དད། སྐྱིགས་བུ། དབུགས་མི་བདེ་བ། སླང་[གླང]ཐབས། སྐྲན་ནད། སྐྱུགས་ནད། འབྲུ་ནད། དྲི་མ་འགགས་པ། གཅིན་འགགས་པ། གཅིན་གཉི་[སྙི]བ། ཚད་འབྲུ། དྲེག་ནད། གྲུམ་བུ། ཆུ་སེར། རྩ་

དཀར་གྱི་ནད། པགས་པའི་ནད། ཕྲན་བུའི་ནད་དང་བཅུ་དགུ།

དང་པོ་སྐད་འགགས་ལ། རླུང་འགྱུར། མཁྲིས་གྱུར། ཁྲག་གྱུར། བད་ཀན་ལས་གྱུར་པ། ཟད་བྱེད། ཚོལ་གྱུར། དས་ཆད་དང་བདུན།

གཉིས་པ་ཡི་ག་འཆུས་པ་ལ། རླུང་གྱུར། མཁྲིས་གྱུར། བད་ཀན་ལས་གྱུར་པ། འདུས་པ་ལས་གྱུར་པ་དང་བཞི།

གསུམ་པ་སྐོམ་དད་ལ། རླུང་གྱུར། མཁྲིས་གྱུར། བད་ཀན་ལས་གྱུར་པ། འདུས་པ་ལས་གྱུར་པ། བཙུད་ཟད་དང་ལྔ།

བཞི་པ་སྐྱིགས་བུའི་ནད་ལ། ཟས་ལས་བྱུང་བ། ཕྲན་ཚོག[ཚོགས]། ཟུངས[ཟུང]འབྱུང་། ཆེན་པོ། ཟབ་མོ་དང་ལྔ།

ལྔ་པ་དབུགས་མི་བདེ་བ་ལ་ཕྲན་ཚོགས། སུན་ཅན། དབུགས་ཆད། ཆེན་པོ། གྲེན་འབྱུང་དང་ལྔ།

དྲུག་པ་གླང་ཐབས་ལ། གནས་ཀྱི་དབྱེ་བ་དང་། རིགས་ཀྱི་དབྱེ་བ་གཉིས། དང་པོ་གནས་ཀྱི་དབྱེ་བ་ལ་དོན་གླང་། སྣོད་གླང་། རྩ་གླང་གསུམ། དང་པོ་དོན་གླང་ལ། མཆིན་གླང་དང་། མཆེར་གླང་གཉིས། གཉིས་པ་སྣོད་གླང་ལ། ཕོ་བའི་གླང་ཐབས། རྒྱ་མའི་གླང་ཐབས། ལོང་གི་གླང་ཐབས་དང་གསུམ། གསུམ་པ་རྩ་གླང་ལ། ཕྱི་རྩའི་གླང་ཐབས་དང་། ནང་རྩའི་གླང་ཐབས་གཉིས་ཏེ་དྲིལ་བས་གནས་ཀྱི་དབྱེ་བ་བདུན། གཉིས་པ་རིགས་ཀྱིས་དབྱེ་བ་ལ། ཚ་གླང་། གྲང་གླང་། སྲིན་གླང་། གཉན་གླང་དང་བཞི། དང་པོ་ཚ་གླང་ལ། མཆིན་པའི་ཁྲགས་[ཁྲག]འཁྲུགས་པ། མཆེར་པའི་ཁྲག་འཁྲུགས་པ། ཁྲག་ཕོ་ལོང་དུ་ལྷུང་བ། མཁྲིས་པ་ཕོ་ལོང་དུ་ལྷུང་བ་དང་བཞི། གཉིས་པ་གྲང་གླང་ལ། ཕོ་བར་མ་ཞུ་བ་ལྷུང་བ་དང་། རྒྱ་ལོང་དུ་ཐུར་སེལ་འཁྲིལ་བ་གཉིས། གསུམ་པ་སྲིན་གླང་ལ་གཅིག བཞི་པ་གཉན་གླང་ལ། ཕོ་བར་གཉན་བབས་པ་དང་། རྒྱ་མར་གཉན་བབས་པ་གཉིས་དང་དྲིལ་བས་

རིགས་ཀྱིས་དབྱེ་བ་དགུ། སྔོམས་པས་སླང་ཐབས་ཀྱི་ནད་བཅུ་དྲུག

བདུན་པ་སྲིན་གྱི་ནད་ལ། ཕྱིར་གནས་དང་། ནང་གནས་གཉིས། དང་པོ་ཕྱིར་གནས་ལ། ཤིག་དང་། སྲོ་མ་གཉིས། གཉིས་པ་ནང་གནས་ལ། བད་ཀན་གྱི་སྲིན། རླུང་གྱི་[གི]སྲིན། མཁྲིས་པའི་སྲིན། ཁྲག་གི་སྲིན། སྐྱད་པའི་སྲིན་དང་ལྔ། དང་པོ་བད་ཀན་གྱི་སྲིན་ལ་ཕོ་བར་གནས་པ་གཅིག གཉིས་པ་རླུང་གི་སྲིན་ལ། ལོང་ཀ་གནས་པ་གཅིག གསུམ་པ་མཁྲིས་པའི་སྲིན་ལ། སོ་ལ་གནས་པ། མིག་ལ་གནས་པ། ལྷགས་པ་ལ་གནས་པ། གཞང་ལ་གནས་པ། མཚན་མར་གནས་པ་དང་ལྔ། བཞི་པ་ཁྲག་སྲིན་ལ། ཁྲག་ལ་གནས་པ་དང་། རྩ་ལ་གནས་པ་གཉིས། ལྔ་པ་སྐྱད་སྲིན་ལ། ཡ་མ་དཀར་པོ་དང་། ནག་པོ་གཉིས་ཏེ། སྔོམས་པས་སྲིན་ནད་བཅུ་གསུམ།

བརྒྱད་པ་སྐྱུགས་པའི་ནད་ལ། མ་ཞུ་བ་ལས་གྱུར་པ། ལྷེན་ལས་གྱུར་པ། ལྕགས་དྲེག་ལས་གྱུར་པ། ཕོང་སྲན་[སྐྲན]ལས་གྱུར་པ། སྲིན་ལས་གྱུར་པ། རླུང་ལས་གྱུར་པ། མཁྲིས་པ་ལས་གྱུར་པ། བད་ཀན་ལས་གྱུར་པ། འདུས་པ་ལས་གྱུར་པ་དང་དགུ།

དགུ་པ་འཁྲུ་བའི་ནད་ལ། མ་ཞུ་བ་ལས་གྱུར་པ། ཕོ་བའི་མེ་ཉམས་པ་ལས་གྱུར་པ། རྒྱུ་ལོང་གི་གྲང་བ་ལས་གྱུར་པ། མཁྲིས་པ་སྣོད་དུ་ལྷུང་བ་ལས་གྱུར་པ། མཆིན་ནད་ཐུར་དུ་བབས་པ་ལས་གྱུར་པ། རླུང་གྱུར། མཁྲིས་གྱུར། བད་གྱུར། འདུས་གྱུར་དང་དགུ།

བཅུ་པ་དྲི་མ་འགགས་པ་ལ། རླུང་གྱུར། མཁྲིས་གྱུར། བད་ཀན་ལས་གྱུར་པ། སྲིན་གྱུར། ཐུར་སེལ་ལོག་པ་དང་ལྔ།

བཅུ་གཅིག་པ་གཅིན་འགགས་ཀྱི་ནད་ལ། གཅིན་སྲི་བ་དང་། འགགས་པ་གཉིས། དང་པོ་གཅིན་སྲི་བ་ལ། རླུང་གྱུར། མཁྲིས་གྱུར། བད་ཀན་ལས་གྱུར་པ། འདུས་པ་ལས་གྱུར་པ་དང་བཞི། གཉིས་པ་འགགས་པ་ལ། ཁ་

འཆུས། རླུང་འཁྲིལ། ཁྲག་ཤ སྐྱ་འགགས། སྲངས་[སྒྲངས]པ། ཁུ་བས་འགགས་པ། བཤང་བས་འགགས་པ། རྗེའུས་འགགས་པ་དང་བརྒྱད། དང་པོ་ཁ་འཆུས་གཅིག གཉིས་པ་རླུང་འཁྲིལ་བ་གཅིག གསུམ་པ་ཁྲག་ཤ་གཅིག བཞི་པ་སྐྱ་འགགས་གཅིག ལྔ་པ་སྲངས་[སྒྲངས]པ་གཅིག དྲུག་པ་ཁུ་བས་འགགས་པ་གཅིག བདུན་པ་གཤང་[བཤང]བས་འགགས་པ་གཅིག བརྒྱད་པ་རྗེའུས་འགགས་པ་ལ། འཕྱོ་རྗེ་དང་། ཟུག་རྗེ་གཉིས་ཏེ། དྲིལ་བས་དགུ། སྡོམས་པས་གཅིན་འགགས་ནད་ལ་བཅུ་གསུམ།

བཅུ་གཉིས་པ་གཅིན་སྙིའི་[སྙིའི]ནད་ལ། རླུང་གྱུར། མཁྲིས་གྱུར། བད་ཀན་ལས་གྱུར་པ་གསུམ། དང་པོ་རླུང་གྱུར་ལ། ཆང་། ཞག སྣང་ཆེན། སྤྲང་འདྲ་དང་བཞི། གཉིས་པ་མཁྲིས་གྱུར་ལ། ཟ་ཁུ་ནས་ཚིག་འདྲ་བ། མནག་[སྣག]ཚ་འདྲ་བ། སྔོན་པོ། སྐྱེར་པའི་ཁུ་བ་འདྲ་བ། བཙོད་ཁུ་འདྲ་བ། ཁྲག་འདྲ་བ་དང་དྲུག གསུམ་པ་བད་ཀན་ལས་གྱུར་པ་ལ། ཟ་ཁུ་ཚང་འདྲ་བ། ཆུ་འདྲ་བ། བུར་ཤིང་འདྲ་བ། གར་པོ་འདྲ་བ། འབྲས་བུ་འདྲ་བ། ཁུ་ཆུ་འདྲ་བ། བྱེ་མ་འདྲ་བ། བསིལ་བ། བགས་འཕྱང་། ཁ་ཆུ་འདྲ་བ་དང་བཅུ་སྟེ་སྡོམས་པས་གཅིན་སྙིའི་[སྙིའི]ནད་ཉི་ཤུ།

བཅུ་གསུམ་པ་རྒྱ་ནད་ཚད་ཁྲུ་[འཁྲུ]ལ། རླུང་གྱུར། མཁྲིས་གྱུར། ཁྲག་གྱུར། བད་ཀན་ལས་གྱུར་པ་དང་བཞི།

བཅུ་བཞི་པ་དྲེག་ནད་ལ། རླུང་གྱུར། མཁྲིས་གྱུར། ཁྲག་གྱུར། བད་ཀན་ལས་གྱུར་པ་དང་བཞི།

བཅོ་ལྔ་པ་གྲུམ་བུའི་ནད་ལ། ཤ་སྐྲིམ[ཏྲིམ]། རུས་སྐྲིམ[ཏྲིམ]། རྩ་སྐྲིམ[ཏྲིམ]། ཆུ་སྐྲིམ[ཏྲིམ]། སྐྲིམ་[ཏྲིམ]དཀར། སྐྲིམ་[ཏྲིམ]ནག་དང་དྲུག

བཅུ་དྲུག་པ་ཆུ་སེར་གྱི་ནད་ལ། རིགས་ཀྱི་དབྱེ་བ་དང་། འཇུག་སྒོས་དབྱེ་བ་གཉིས། དང་པོ་རིགས་ཀྱི་དབྱེ་བ་ལ། ཆུ་སེར་དཀར་པོ་དང་། ནག་པོ་

གཉིས། གཉིས་པ་འཇུག་སྒོས་དབྱེ་བ་ལ། ལྤགས་ལ་གྲམ་པ། ཤ་ལ་རྒྱས་པ། ཙ་རུ་རྒྱུག་པ། རུས་ལ་ཞེན་པ། སྙིང་ལ་བབས་པ། གློ་བར་ཞུགས་པ། མཆིན་པར་ཞུགས་པ། མཚེར་པར་ཞུགས་པ། མཁལ་མར་ཞུགས་པ། སྟོད་དུ་ཞུགས་པ་དང་བཅུ་སྟེ། སྔོམས་པས་ཆུ་སེར་གྱི་ནད་བཅུ་གཉིས།

བཅུ་བདུན་པ་ཙ་དཀར་གྱི་ནད་ལ། སྤྱི་དང་། བྱེ་བྲག་གཉིས། དང་པོ་སྤྱི་ལ། ངོ་བོ་དང་། དུས་ཀྱི་དབྱེ་བ་གཉིས། དང་པོ་ངོ་བོ་ལ། ཚ་བ་དང་། གྲང་བ་གཉིས། གཉིས་པ་དུས་ཀྱི་དབྱེ་བ་ལ། གསར་པ་དང་། རྙིང་པ་གཉིས། གཉིས་པ་བྱེ་བྲག་ལ། གནས་ཀྱི་དབྱེ་བ་དང་། འདུ་བས་[བའི]དབྱེ་བ་གཉིས། དང་པོ་གནས་ཀྱི་དབྱེ་བ་ལ། མགོ། བྱང་ཁོག ཡན་ལག་དང་གསུམ། གཉིས་པ་འདུ་བས་[བའི]དབྱེ་བ་ལ། རླུང་གྱུར། མཁྲིས་གྱུར། བད་ཀན་ལས་གྱུར་པ། འདུས་པ་ལས་གྱུར་པ་དང་བཞི་སྟེ། སྔོམས་པས་ཙ་དཀར་གྱི་ནད་བཅུ་གཅིག

བཅོ་བརྒྱད་པ་ལྤགས་པའི་ནད་ལ། ཤ་བཀྲ། སྐྱང་ཤུ། འཇེར་པ། ཟ་ཀོང་[རྐོང་]། ཟ་ཕྲུག ཤུ་བ། སྲིན་ཐོར། ངོ་ཁབས། ཁི་མ་དང་དགུ།

བཅུ་དགུ་པ་ཕྲན་བུའི་ནད་ལ། ཉ་ལོག མིས་འཚིག ཁབ་བམ་མདེའུ་ཁོང་དུ་ཤོར་བ། གྲི་བར་གྲམ་ཟུག་པ། ཤའམ་ཟན་གྱིས་བཙགས་[བཙངས]པ། གྲི་བར་རུས་རིགས་ཟུག་པ། སྡོམ་དང་སྡིག་པ་ཁོང་དུ་སོང་བ། ཆང་ནད། སྐྱིའུ་ལྐུགས་པ། གཉའ་རེངས། བསེ་དྲི། རྐང་ལག་ཁ་བས་ཕྱིད་པ། རྣ་བར་སྲོག་ཆགས་ཤོར་བ། ནུ་མའི་ནད་དང་། དྲིལ་བས་ཕྲན་བུའི་ནད་བཅུ་བཞི་སྟེ། སྔོམས་པས་ཐོར་ནད་ལ་བརྒྱ་དང་བདུན་བཅུ་[ཅུ]དོན་གཅིག

བརྒྱད་པ་ལྷན་སྐྱེས་ཀྱི་རྨ་གསོ་བའི་སྐབས་ནས་བསྟན་པ་ལ། འབྲས། གཞང་འབྲུམ། མེ་སྦྲལ[དབལ]། སུརྻ། རྨེན་བུ། རྐྱིག་ལུག རྐང་བམ། མཚན་པར་རྫོལ་བ་དང་བརྒྱད།

དང་པོ་འབྲས་ལ། གནས་དང་། རིགས་ཀྱི་དབྱེ་བ་གཉིས། དང་པོ་གནས་

ལ། ཕྱི་འབྲས་དང་། ནང་འབྲས་གཉིས། དང་པོ་ཕྱི་འབྲས་ལ། ཤ་འབྲས། རུས་འབྲས། རྩའི་འབྲས་དང་གསུམ། གཉིས་པ་ནང་འབྲས་ལ། གློ་བ། སྙིང་། མཆིན་པ། མཆེར་པ། མཁལ་མ། ཕོ་བ། རྒྱ་ལོང་། གཞང་། ལྷངས་[ལྷང]པ་དང་དགུ། གཉིས་པ་རིགས་ཀྱི་དབྱེ་བ་ལ། རླུང་གྱུར། མཁྲིས་གྱུར། ཁྲག་གྱུར། བད་ཀན་ལས་གྱུར་པ། མཚོན་འབྲས། བྱི་འབྲས་དང་དྲུག་སྟེ། སྡོམས་པས་འབྲས་ནད་བཅོ་བརྒྱད།

གཉིས་པ་གཞང་འབྲུམ་གྱི་ནད་ལ། རིགས་དང་། གནས་ཀྱི་དབྱེ་བ་གཉིས། དང་པོ་རིགས་ཀྱི་དབྱེ་བ་ལ། བད་ཀན་ལས་གྱུར་པ། རླུང་གྱུར། ཁྲག་གྱུར། མཁྲིས་གྱུར། སྨམ་པ། ཞེར་[གཞེར]བ་དང་དྲུག གཉིས་པ་གནས་ཀྱི་དབྱེ་བ་ལ། ཕྱིར་བྱུང་གསར་པ། བར་བྱུང་ཡོ་འདས། ནང་གནས་འདུས་པ་དང་གསུམ་སྟེ། སྡོམས་པས་གཞང་འབྲུམ་གྱི་ནད་དགུ།

གསུམ་པ་མེ་སྦལ་[དབལ]གྱི་ནད་ལ། རིགས་དང་། གནས་ཀྱི་དབྱེ་བ་གཉིས། དང་པོ་རིགས་ལ། རླུང་གྱུར། མཁྲིས་གྱུར། བད་ཀན་ལས་གྱུར་པ། མཚོན་ལས་བྱུང་བ་དང་བཞི། གཉིས་པ་གནས་ཀྱི་དབྱེ་བ་ལ། ལྤགས་པ་ལ་གནས་པ་དང་། དོན་སྙིང་ལ་གནས་པ་གཉིས་ཏེ་སྡོམས་པས་མེ་སྦལ་[དབལ]ཀྱི་ནད་དྲུག

བཞི་པ་སུཙྪའི་ནད་ལ། གློ་བ་སུཙྪ། མཆིན་པ་སུཙྪ། མཁལ་མ་སུཙྪ། ཕོ་བ་སུཙྪ། ལོང་གི་སུཙྪ་དང་ལྔ།

ལྔ་པ་རྨེན་བུའི་ནད་ལ། རླུང་གྱུར། མཁྲིས་གྱུར། ཁྲག་གྱུར། བད་ཀན་ལས་གྱུར་པ། ཤ་རྨེན། ཆོལ་རྨེན། རྩ་རྨེན། འབྲས་རྨེན་དང་བརྒྱད།

དྲུག་པ་ཉིག་ལུག་གི་ནད་ལ། རླུང་གྱུར། མཁྲིས་གྱུར། བད་ཀན་ལས་གྱུར་པ། ཆོལ་གྱུར། གཅིན་གྱུར། རྒྱུ་ལྷུགས་[རླུགས]དང་དྲུག

བདུན་པ་ཀང་བམ་ཀྱི་[གྱི]ནད་ལ། རླུང་གྱུར། མཁྲིས་གྱུར། བད་ཀན་

ལས་གྱུར་པ་དང་གསུམ།

རྒྱུད་[བརྒྱུད]པ་མཚན་བར་རྟོལ་བའི་ནད་ལ། རླུང་གྱུར། མཁྲིས་གྱུར། བད་ཀན་ལས་གྱུར་པ། རླུང་མཁྲིས་ལྡན་པ། བད་རླུང་ལྡན་པ། བད་མཁྲིས་ལྡན་པ། འདུས་གྱུར་དང་བདུན་སྟེ[ཏེ]། སྦོམས་པས་ལྷན་སྐྱེས་ཀྱི་རྒྱ་ལ་དྲུག་ཅུ་རེ་གཉིས།

དགུ་པ་བྱིས་པ་གསོ་བའི་སྐབས་ནས་བསྟན་པ་ལ། ལྷན་སྐྱེས་ཀྱི་ནད་དང་། གློ་བུར་གྱི་ནད་གཉིས།

དང་པོ་ལྷན་སྐྱེས་ཀྱི་ནད་ལ་མ་ནད་བུ་ལ་ལྷུང་བ་གཅིག

གཉིས་པ་གློ་བུར་གྱི་ནད་ལ། རགས་པ། ཕྲ་བ། ཞིབ་ཆེགས། གདོན་ནད་དང་བཞི། དང་པོ་རགས་པ་ལ། བྲང་ནད། གློ་ནད། མཆིན་ནད། འཁྲུ་ནད། སྐྱུག་ནད། རིམས་ནད། ལྟེ་བའི་ནད། རྟེའུའི་ནད་དང་བརྒྱད། དང་པོ་བྲང་ནད་ལ། རྐོད་ཚ་བ་དང་། གཡུང་གྲང་བ་གཉིས། གཉིས་པ་གློ་ནད་ལ། ཚ་གཟེར། ཚ་སུབས། ཐེངས་[ཐེང]པོ་གསུམ། གསུམ་པ་མཆིན་ནད་ལ། ཚ་བབས་དང་། གྲང་བབས་གཉིས། བཞི་པ་འཁྲུ་ནད་ལ། ཚ་འཁྲུ་དང་། གྲང་འཁྲུ་དང་གཉིས། ལྔ་པ་སྐྱུག་ནད་ལ། ཚ་སྐྱུག་དང་། གྲང་སྐྱུགས་གཉིས། དྲུག་པ་རིམས་ནད་ལ་གཅིག བདུན་པ་ལྟེ་བའི་ནད་ལ། ལྟེ་མཁྲང་། ལྟེ་འཕོར། ལྟེ་མཁྲིགས། ལྟེ་བརྟགས་[རྟག]དང་བཞི། བརྒྱད་པ་རྟེའུའི་ནད་ལ། ལམ་རྟེ་དང་། ཕུགས་རྟེ་གཉིས། དང་པོ་ལམ་རྟེ་ལ་གཅིག གཉིས་པ་ཕུགས་རྟེ་ལ། འཕྱོ་རྟེ་དང་། ཟུག་རྟེ་གཉིས་ཏེ། དྲིལ་བས་རགས་པའི་ནད་ལ་བཅུ་དགུ། གཉིས་པ་ཕྲ་བའི་ནད་ལ། མགོ་སྲུངས་[སྐྲངས]པ། གྲེ་བ་འགགས་པ། མཆེར་ནད། མཁྲིས་ནད། ཕོ་བའི་ནད། ལོང་གི་ནད། ཟས་ཟློས་ནད། ཞོ་རས་ནད་དང་བརྒྱད། དང་པོ་མགོ་སྲུངས་[སྐྲངས]པ་ལ་གཅིག གཉིས་པ་གྲེ་བ་འགགས་པ་ལ་གཅིག གསུམ་པ་མཆེར་ནད་ལ་གཅིག བཞི་པ་མཁྲིས་ནད་

ལ་གཅིག ལྔ་པ་ཕོ་བའི་ནད་ལ་གཅིག དྲུག་པ་ལོང་གི་ནད་ལ་གཅིག བདུན་པ་བྲམས་བྲོས་ཀྱི་ནད་ལ་གཅིག བརྒྱད་པ་ཞོ་རས་ཀྱི་ནད་ལ། རླུང་གྱུར། མཁྲིས་གྱུར། བད་ཀན་ལས་གྱུར་པ། གདོན་ལས་བྱུང་བ་བཞི་དང་དྲིལ་བས་ཕྲ་བའི་ནད་ལ་བཅུ་གཅིག གསུམ་པ་ཞིབ་ཚབས་[ཚེགས]ཀྱི་ནད་ལ། མིག་ནད། རྣ་བའི་ནད། ཁ་ནད། མཆིན་བུའི་ནད། སྲོག་རྩའི་ནད། ཤ་ནད། སྤྲིན་ནད། ཕོལ་ནད་དང་བརྒྱད། དང་པོ་མིག་ནད་ལ། སྒྲ་ངན་དང་། ཕྲན་ཚེགས་གཉིས། གཉིས་པ་རྣ་བའི་ནད་ལ། མ་རླུང་དང་། འགྲམས་རླུང་གཉིས། གསུམ་པ་ཁའི་ནད་ལ། རྩ་[བཙལ]ཕྱོར་དང་། སྤྲིན་ཕྱོར་གཉིས། བཞི་པ་མཆིན་བུའི་ནད་གཅིག ལྔ་པ་སྲོག་རྩའི་ནད་གཅིག དྲུག་པ་ཤའི་ནད་གཅིག བདུན་པ་སྤྲིན་ནད་གཅིག བརྒྱད་པ་ཕོལ་ནད་གཅིག་སྟེ་དྲིལ་བས་ཞིབ་ཚགས་[ཚེགས]ཀྱི་ནད་ལ་བཅུ་གཅིག བཞི་པ་གདོན་ནད་ལ། སྐྱེས་བུའི་གཟུགས་ཅན་དང་། བུད་མེད་ཀྱི་གཟུགས་ཅན་གཉིས། དང་པོ་སྐྱེས་བུའི་གཟུགས་ཅན་ལ་ལྔ་སྟེ། སྐྱེམ་[སྐེམ]བྱེད་ཀྱི་གདོན་དང་། ས་གའི་གདོན་དང་། ལུག་ཐུག་གདོང་གི་གདོན་དང་། ཁྱི་གདོང་གི་གདོན་དང་། ཡི་དྭགས་ཀྱི་གདོན་ནོ།། གཉིས་པ་བུད་མེད་ཀྱི་གཟུགས་ཅན་བདུན་ལ། བྱ་གདོན་དང་། སྲུལ་མོ་གྲང་བ་དང་། སྲུལ་མོ་ལོང་མོ་དང་། ལུས་སྲུལ་མོ་དང་། བཞིན་གྱི་བརྒྱན་ཅན་མ་དང་། ནམ་ཁྲུ་དང་། ནམ་ཁྲུ་སྐེམ་མོའོ།། དྲིལ་བས་བཅུ་གཉིས་སྟེ་[ཏེ]སྡོམས་པས་བྱིས་པའི་ནད་ལྔ་བཅུ་ང་བཞི།

བཅུ་པ་མོ་ནད་གསོ་བའི་སྐབས་ནས་བསྟན་པ་ལ། མོ་ནད་གཙོ་བོ་དང་། ཕལ་པ་གཉིས།

དང་པོ་མོ་ནད་གཙོ་བོ་ལ། མངལ་ནད། རྩ་ནད། སྲན་[སྲན]ནད། སྲིན་ནད་དང་བཞི། དང་པོ་མངལ་ནད་ལ། རླུང་གྱུར། མཁྲིས་གྱུར། ཁྲག་གྱུར། བད་ཀན་ལས་གྱུར་པ། འདུས་པ་དང་ལྔ། གཉིས་པ་རྩ་ནད་ལ། ཁྲག་ཚབས་

དང་། རླུང་ཚབས་གཉིས། དང་པོ་ཁྲག་ཚབས་ལ། སྙོ་བའི་ཁྲག་ཚབས། སྙིང་གི་ཁྲག་ཚབས། མཆིན་པའི་ཁྲག་ཚབས། མཚེར་པའི་ཁྲག་ཚབས། མཁྲིས་པའི་ཁྲག་ཚབས། མཁལ་མའི་ཁྲག་ཚབས། རྒྱ་མའི་ཁྲག་ཚབས། འོ་མའི་ཁྲག་ཚབས། ནུ་མའི་ཁྲག་ཚབས། ཁྲག་ཚབས་གོར་བ་དང་བཅུ། གཉིས་པ་རླུང་ཚབས་ལ། མགོ་ཡི་རླུང་ཚབས། རུས་པའི་རླུང་ཚབས། སྙིང་གི་རླུང་ཚབས། མཁལ་མའི་རླུང་ཚབས། ཕོ་བའི་རླུང་ཚབས། རྒྱ་མའི་རླུང་ཚབས་དང་དྲུག གསུམ་པ་སྤྲན་[སྐྲན]ནད་ལ། མངལ་སྤྲན་[སྐྲན]ཆུ་སྦུར་ཅན། ཁྲག་སྤྲན་[སྐྲན]རྡེམ་པོ། ཤ་སྤྲན་[སྐྲན]བེམ་པོ། རྨེན་སྤྲན[སྐྲན]། ཕོ་སྤྲན[སྐྲན]། སྲན་[སྐྲན]རོ་ནག་པོ། རྩ་སྤྲན[སྐྲན]། ས་བོན་གྱི་སྲན[སྐྲན]། ཁྲག་སྲན་[སྐྲན]ཟ་ཁུ་དང་དགུ། བཞི་པ་སྲིན་བུའི་ནད་ལ། སྲིན་བུ་ལངས་པ་དང་། ཁྲིས་པ་གཉིས།

གཉིས་པ་མོ་ནད་ཕལ་པ་ལ། མཚན་མའི་ནད། བུ་མ་ཕྱིན་པ། མགོ་འཧུག་[མཧུག]མ་ལོག་པ། རོགས་མ་ཕྱིན་པ། བུ་སྐྱོད་ལུག་པ། ཁྲག་མ་ཆོད་པ། ནད་མཧུག་ལུས་པ། དྲུག་ཐབས་དང་བརྒྱད་དེ། སྤོམས་པས་མོ་ནད་བཞི་བཅུ།

བཅུ་གཅིག་པ་གདོན་ནད་གསོ་བའི་སྐབས་ནས་བསྟན་པ་ལ། འབྱུང་པོའི་གདོན། སྨྱོ་བྱེད། བརྗེད་བྱེད། གཟའ་གདོན། ཀླུ་གདོན་དང་ལྔ།

དང་པོ་འབྱུང་པོའི་གདོན་ལ། ལྷ། ལྷ་མིན། དྲི་ཟ། ཀླུ། གནོད་སྦྱིན། ཚངས་པ། སྲིན་མོ། ཤ་ཟ། ཡི་དྭགས། གྲུལ་བུམ། བྱད་སྐྱེམས། གཡེང་བྱེད། རོ་ལངས། མཚུན་ལྷ། བླ་མ། དྲང་སྲོང་། རྒན་པོ། གྲུབ་པ་དང་བཅོ་བརྒྱད།

གཉིས་པ་སྨྱོ་བྱེད་ལ། རླུང་གྱུར། མཁྲིས་གྱུར། བད་ཀན་ལས་གྱུར་པ། འདུས་པ་ལས་གྱུར་པ། ཡིད་གདུངས་ལས་གྱུར་པ། དུག་ལས་གྱུར་པ། གདོན་ལས་གྱུར་པ་དང་བདུན།

གསུམ་པ་བརྗེད་བྱེད་ཀྱི་གདོན་ལ། རླུང་གྱུར། མཁྲིས་གྱུར། བད་ཀན་ལས་གྱུར་པ། དུག་ལས་གྱུར་པ། གདོན་ལས་གྱུར་པ་དང་ལྔ།

བཞི་པ་གཟའི་གདོན་ལ། མི་གཟའ་དང་། ཆུ་གཟའ་གཉིས།

ལྔ་པ་ཀླུའི་གདོན་ལ། གནས་ཀྱི་དབྱེ་བ་དང་། རིགས་ཀྱི་དབྱེ་བ་གཉིས། དང་པོ་གནས་ཀྱིས་དབྱེ་བ་ལ། ཀྱི[སྐྱི]། ལྤགས་པ། རྩི། མདོག སྐོབས། ཤ ཆིལ། ཆུ་བ། རྩ། ཁྲག ཆུ་སེར། རུས་པ། ཚིགས། ལྐ་བ། གློད་པ། རྐང་། ཁུ་བ། དོན་ལ་ཞུགས་པ་དང་བཅོ་བརྒྱད། གཉིས་པ་རིགས་ཀྱིས་དབྱེ་བ་ལ། རླུང་། མཁྲིས་པ། བད་ཀན། རླུང་མཁྲིས། བད་ཀན་རླུང་། བད་མཁྲིས། འདུས་པ་དང་བདུན། དང་པོ་རླུང་ལ་ཐོད་འདྲ་གཅིག གཉིས་པ་མཁྲིས་པ་ལ་ཨུ་དུམ་ཝ་ར་གཅིག གསུམ་པ་བད་ཀན་ལ། ཀླུམ་པོ་དང་། སླང་ཤུ་གཉིས། བཞི་པ་རླུང་མཁྲིས་ལ་རི་ཤའི་རྩེ་[ཙེ]གཅིག ལྔ་པ་བད་རླུང་ལ། ལྤགས་མཛེ། རྩིགས་[གཅིག]བུ། འབྲུམ་ཕྲན། ཤ་བགྲ། འབྲས་བྱེར། སེར་ཀ་དང་དྲུག དྲུག་པ་བད་མཁྲིས་ལ། ཤུ་བ། རྨ་ཁ་བརྒྱད[བརྒྱ]། པདྨ་དཀར་པོ། འབྲུམ་བུ། གཡན་པ། ལྤགས་སྨུགས་དང་དྲུག བདུན་པ་འདུས་པ་ལ་འོས་[འོལ]སེ་འདྲ་བ་གཅིག་དང་དྲིལ་བས་རིགས་ཀྱི་དབྱེ་བ་བཅོ་བརྒྱད་དེ། དྲིལ་བས་ཀླུ་གདོན་ལ་སུམ་ཅུ་སོ་དྲུག སྔོམས་པས་གདོན་ནད་ལ་དྲུག་ཅུ་རེ་བརྒྱད།

བཅུ་གཉིས་པ་མཆོན་རྨ་གསོ་བའི་སྐབས་ནས་བསྟན་པ་ལ། ལྷན་སྐྱེས་དང་། གློ་བུར་གྱི་རྨ་གཉིས།

དང་པོ་ལྷན་སྐྱེས་ལ། ཕྱི་རྨ་རྫོལ་བ། ནང་མ་[རྨ]ཟ་ཁྲུ། བར་རྨ་ཟུག་པ་དང་གསུམ།

གཉིས་པ་གློ་བུར་གྱི་རྨ་ལ། དངོས་དང་། བྱེ་བྲག་གཉིས། དང་པོ་དངོས་ལ། རིགས་ཀྱིས་དབྱེ་བ་དང་། གནས་ཀྱིས་དབྱེ་བ་གཉིས། དང་པོ་རིགས་ཀྱིས་ཕྱེ་བ་ལ། བཤུས་པ། གཤགས་པ། བཅད་པ། རྣམ་པར་བཅད་པ། རབ་

རུ་འཕྱུང་བ། ལྷུང་བ། གྲུགས་པ། ཞུག་པ་དང་བརྒྱད། གཉིས་པ་གནས་ཀྱིས་དབྱེ་བ་ལ། མགོ། བྱང་ཁོག ཡན་ལག སྙིའི་རྩ་དང་བཞི་སྟེ་དྲིལ་བས་རྩ་དངོས་ལ་བཅུ་གཉིས། གཉིས་པ་བྱེ་བྲག་ལ། རེད་པ། འགྲམས་པ། བྱེར་བ། གཞའ་བ། སྨྱོས་པ། རུས་ཟྭན་ཅན་དང་དྲུག དང་པོ་རེད་པ་ལ། འདུ་བས་རེད་པ། ཟས་ཀྱི་[ཀྱིས]རེད་པ། སྤྱོད་ལམ་གྱི་[གྱིས]རེད་པ་དང་གསུམ། དང་པོ་འདུ་བ་རེད་པ་ལ། རླུང་གིས་རེད་པ། མཁྲིས་པས་རེད་པ། ཁྲག་གིས་རེད་པ། བད་ཀན་གྱིས་རེད་པ་དང་བཞི། གཉིས་པ་ཟས་ཀྱིས་རེད་པ་ལ། ཟས་རེད་དང་། སྨན་རེད་གཉིས། གསུམ་པ་སྤྱོད་ལམ་གྱིས་རེད་པ་ལ། ཉེ་མས་རེད་པ། ལྷགས་པས་རེད་པ། གཉིད་ཀྱིས་རེད་པ། ཆགས་པས་རེད་པ། འཇིགས་པས་རེད་པ་དང་ལྔ། གཉིས་པ་འགྲམས་པ་ལ། ཞེ་སྡང་གིས་འགྲམས་པ། དྲག་ཤུལ་གྱིས་འགྲམས་པ། ཉི་མའི་དྲོད་ཀྱིས་འགྲམས་པ། རྟ་ལ་ཞོན་པས་འགྲམས་པ། ཟས་ཀྱིས་འགྲམས་པ། གདོན་གྱིས་འགྲམས་པ་དང་དྲུག གསུམ་པ་བྱེར་བ་ལ། ལྤགས་པ་བྱེར་བ། ཤ་བྱེར་བ། ཚིལ་བྱེར་བ། རྩ་བྱེར་བ། རུས་པ་བྱེར་བ། ཚིགས་བྱེར་བ་དང་དྲུག བཞི་པ་གཞའ་བ་ལ། ཤ་གཞའ། རུས་གཞའ། ཚ་བས་གཞའ་བ། གྲང་བས་གཞའ་བ་དང་བཞི། ལྔ་པ་སྨྱོས་པ་ལ། ཤ་སྨྱོས། ཁྲག་སྨྱོས། རུས་སྨྱོས། རྣག་སྨྱོས་དང་བཞི། དྲུག་པ་རུ་གཟན་[ཟན]ཅན་ལ། རུས་པ་རུལ་བ[ལས་པ]། ཟུག་ཏུ་[རྟུ]ལས་པ། རྣག་ཤ་མ་ཐོན་པ། རྩ་ཡི་རུ་ཟན་དང་བཞི་སྟེ་དྲིལ་བས་བྱེ་བྲག་ལ་སུམ་ཅུ་སོ་ལྔ། སྡོམས་པས་རྩ་ལ་ལྔ་བཅུ།

བཅུ་གསུམ་པ་དུག་ནད་གསོ་བའི་སྐབས་ནས་བསྟན་པ་ལ། སྦྱར་དུག གྱུར་པའི་དུག རང་བཞིན་གྱི་དུག་དང་གསུམ།

དང་པོ་སྦྱར་དུག་ལ། སྦྱས་[རྫས]དང་། རིགས་ཀྱི་དབྱེ་བ་གཉིས། དང་པོ་སྦྱས་[རྫས]ཀྱི་དབྱེ་བ་ལ། རིན་པོ་ཆེ། རྡོ། ཤ རྩི། སྡོ། དངོས་ལ་སྦྱར་བ་དང་དྲུག གཉིས་པ་རིགས་ཀྱིས་དབྱེ་བ་ལ། མཛེ་དུག སྐྱུ་དུག གྲི་ཐོད་དྲུག ཁ་

རྨ། རྒྱུ་སྐམ། ཟ་རེངས[རེམ]། ལྷག་དགུ། རྒྱ་ནད་རེངས་འཕྲུམས། སྲིན་པོ་སྣ་ཟན། སྨུག་པོ་འཇུག་[འཇུ]སྐེམས། མཁྲིས་ནད་མིག་སེར། རིམས་ནད་ཙ་ཙེར། ནག་པོ་ཐོག་བཟེགས། འཕྲུམས་པོ་གཟའ་ནད། གཟེར་ནད་ཆུ་འགགས་དང་བཅོ་ལྔ་སྟེ་དྲིལ་བས་སྨྱུར་དུག་ལ་ཉི་ཤུ་རྩ་གཅིག

གཉིས་པ་སྦྱར་བའི་དུག་ལ། མི་འགྲོད་པའི་དུག་དང་། ཤ་དུག་གཉིས།

གསུམ་པ་རང་བཞིན་གྱི་དུག་ལ། རྒྱུ་བའི་དུག་དང་། མི་རྒྱུ་བའི་དུག་གཉིས། སྡོམས་པས་དུག་ནད་ལ་ཉི་ཤུ་རྩ་ལྔ།

བཅུ་བཞི་པ་རྐྱས་པ་གསོ་བའི་སྐབས་ནས་བསྟན་པ་ལ་ཚེ་ཉམས་པ་གཅིག

བཅོ་ལྔ་པ་རོ་ཙ་བ་གསོ་བའི་སྐབས་ནས་བསྟན་པ་ལ་སྟོབས་ཉམས་གཅིག་སྟེ། ཐམས་ཅད་སྡོམས་པས་སྟོང་ཉིས་བརྒྱ་ལྷག་ཆད་མེད་པར་འགྲིག་པ་ཡིན་ནོ།། འདིར་ས་བཅད་པའི་ཡོངས་སུ་རེ་རེ་བ་རྣམས་ལའང་སྐྱུར་འདབ་[བསྐྱུར་ལྷབ]གསལ་བར་སྨོས་པ་ནི། སྨན་དཔྱད་པ་རྣམས་ཀྱིས་རིམ་པས་ཡི་གེ་ཉམས་སུ་དོགས་ནས་བྲིས་པ་ཡིན་ནོ།།

གསུམ། བཅོས་དགོས་བརྒྱ་རྩ་གཅིག

གསུམ་པ་ནི། མདོ་རུ་བསྡུས་པས་བཅོས་དགོས་བརྒྱ་རྩ་གཅིག། ཅེས་པ་སྟེ། འདི་ལ་བཤད་པའི་རྒྱུད་དུ། དང་པོ་ཚེ་འདིའི་ཉེས་པ་རྣམ་གཉིས་ཏེ།། རང་བཞིན་གནས་པ་ཡོང་གི་ཉེས་པ་དང་།། ཕྱི་རྐྱེན་ལས་བྱུང་བློ་བུར་ཉེས་པ་གཉིས།། དང་པོ་རླུང་མཁྲིས་བད་ཀན་གསུམ་ཡིན་ཏེ།། གཉིས་པ་དུག་མཚོན་གདོན་དང་རྣམ་པ་གསུམ།། རྟེན་གྱི་སྒོ་ནས་དབྱེ་བ་སྐྱེས་པ་དང་།། བུད་མེད་བྱིས་པ་རྒས་པའི་ནད་རིགས་བཞི།། ཀུན་ཁྱབ་ཐུན་མོང་བ་དང་རྣམ་པ་ལྔ།། སྐྱེས་པའི་ནད་ནི་ཁུ་བ་ཟད་ཀླུགས་[རླུགས]གཉིས།། ཀླིག་རླུགས་པོ་མཚན་བདུན་དགུ་བཅོ་བརྒྱད་བཤད།། བུད་མེད་ནད་ལ་ཚབས་བཅུ་མངལ་སྨན་དགུ།། ཙ་ནད་བཅོ་ལྔ་སུམ་བཅུ་[ཅུ]ཙ་བཞིའོ།། བྱིས་པའི་ནད་ལ་ཕྲ་རགས་

ཞིབས་ཚགས་[ཞིབ་ཚེགས]བརྒྱད།། རྒྱས་ནད་འབྱུང་བ་ལུས་སྟོབས་འགྲིབ་པ་ཡིན།། ཀུན་ཁྲབ་ཐུན་མོང་ནད་ལ་ཉེས་པ་དང་།། གཙོ་བོ་གནས་དང་རིགས་ཀྱིས་དབྱེ་བའོ།། ཞེས་གསུངས་པ་ལ་བརྟེན་ནས། ད་ལྟ་ཕལ་ཆེ་བས། སྐྱེས་པའི་ནད། བུད་མེད་ཀྱི་ནད། བྱིས་པའི་ནད། རྒྱས་པའི་ནད། ཀུན་ཁྲབ་ཐུན་མོང་གི་ནད་ཀྱི་སྒོ་ནས་བརྒྱ་དང་གཅིག་བསྡུ་བར་མཛད་མོད། གཞུང་གི་དངོས་བསྟན་ནི། ཀུན་ཁྲབ་ཐུན་མོང་ནད་ལ་བརྒྱ་དང་གཅིག་ཚན་པ་བཞིར་སྣང་ལ། གོང་གི་རྒྱས་པ་ཡང་མན་ངག་རྒྱུད་དང་བསྟུན་པ་བཞིན། འདིར་མན་ངག་རྒྱུད་དང་སྐབས་ནས་སྦྱར་ནས་བསྟན་ན། དང་པོ་ཉེས་གསུམ་གསོ་བའི་སྐབས།། གཉིས་པ་ཁོང་ནད་གསོ་བའི་སྐབས།། གསུམ་པ་ཚད་པ་གསོ་བའི་སྐབས།། བཞི་པ་ལུས་སྟོད་གསོ་བའི་སྐབས།། ལྔ་པ་དོན་སྣོད་གསོ་བའི་སྐབས།། དྲུག་པ་གསང་ནད་གསོ་བའི་སྐབས།། བདུན་པ་ཐོར་ནད་གསོ་བའི་སྐབས།། བརྒྱད་པ་ལྷན་སྐྱེས་རྨ་གསོ་བའི་སྐབས།། དགུ་པ་བྱིས་པ་གསོ་བའི་སྐབས།། བཅུ་པ་མོ་ནད་གསོ་བའི་སྐབས།། བཅུ་གཅིག་པ་གདོན་ནད་གསོ་བའི་སྐབས།། བཅུ་གཉིས་པ་མཚོན་རྨ་གསོ་བའི་སྐབས།། བཅུ་གསུམ་པ་དུག་ནད་གསོ་བའི་སྐབས།། བཅུ་བཞི་པ་རྒས་པ་གསོ་བའི་སྐབས།། བཅོ་ལྔ་པ་རོ་ཙ་བ་གསོ་བའི་སྐབས་ལས། དང་པོ་ཉེས་གསུམ་གསོ་བའི་སྐབས་ནས་བསྟན་པ་ལ། རླུང་ནད། མཁྲིས་ནད། བད་ཀན་གྱི་ནད། འདུས་པའི་ནད་དང་བཞི། དང་པོ་རླུང་ནད་ལ། རེངས། འབུམས། སྐམས། སྦོས། འཁྱེས། གཟེར། འཁྱོས། འཐོག་པ་བརྒྱད། གཉིས་པ་མཁྲིས་པའི་ནད་ལ། ཐང་ལྷགས། གནས་གྱུར། ཁ་ལུད། རྩ་རྒྱུག་དང་བཞི། གསུམ་པ་བད་ཀན་གྱི་ནད་ལ། ལྕེན། ལྩགས་དྲེག མེ་དྲོད་ཉམས་པ། མགུལ་འགགས། གྲུམ་བུ་དཀར་པོ། འཇུ་སྐྱེམས་དང་དྲུག བཞི་པ་འདུས་ནད་ལ། སྨུག་པོའི་ནད་གཅིག དྲིལ་བས་ཉེས་གསུམ་ལ་བཅུ་དགུ། གཉིས་པ་ཁོང་ནད་གསོ་བའི་སྐབས་ནས་བསྟན་པ་ལ། མ་ཞུ་

བ། སྲན[སྐྲན]། སྐྲ་སྲབ[ཐབ]། འོར། སྨུ་[དམུ]ཆུ། གཅོང་ཆེན་ཟད་བྱེད་དང་དྲུག གསུམ་པ་ཚད་ནད་གསོ་བའི་སྐབས་ནས་བསྟན་པ་ལ། མ་སྨིན་པ། རྒྱས་པ། སྟོངས་པ། གབ་པ། རྙིངས་པ། རྙོངས་པ། འཁྲམས་པ། འཁྲུགས་པ། བལ་ནད། འབྲུམ་བུ། རྒྱུ་གཟེར། གག་ལྷོག ཆམ་པ་དང་བཅུ་གསུམ། བཞི་པ་ལུས་སྟོད་གསོ་བའི་སྐབས་ནས་བསྟན་པ་ལ། མགོ མིག རྣ་བ། སྣ། ཁ། ལྦ་བ་དང་དྲུག ལྔ་པ་དོན་སྣོད་གསོ་བའི་སྐབས་ནས་བསྟན་པ་ལ། སྙིང་། གློ་བ། མཆིན་པ། མཆེར་པ། མཁལ་མ། ཕོ་བ། རྒྱུ་མ། ལོང་དང་བརྒྱད། དྲུག་པ་གསང་ནད་གསོ་བའི་སྐབས་ནས་བསྟན་པ་ལ། ཕོ་མཚན་གྱི་ནད་དང་། མོ་མཚན་གྱི་ནད་གཉིས། བདུན་པ་ཐོར་ནད་གསོ་བའི་སྐབས་ནས་བསྟན་པ་ལ། སྐད་འགགས། ཡི་ག་འཆུས་པ། སྐྱིགས་བུ། སྐོམ་དད། དབུགས་མི་བདེ་བ། གླང་ཐབས། སྐྲན་ནད། སྐྱུགས་ནད། འཁྲུ་ནད། དྲི་མ་འགགས་པ། གཅིན་འགགས་པ། གཅིན་རྙི་[སྙི]བ། ཚད་འཁྲུ། དྲེག་ནད། གྲུམ་བུ། ཆུ་སེར། རྩ་དཀར་ནད། ལྷགས་པའི་ནད། ཐོར་[ཕྲན]བུའི་ནད་དང་བཅོ་བརྒྱད། བརྒྱད་པ་ལྷན་སྐྱེས་ཀྱི་རྨ་གསོ་བའི་སྐབས་ནས་བསྟན་པ་ལ། འབྲས། གཞང་འབྲུམ། མེ་སྲལ[དབལ]། ཤུ་རྦ། རྨེན་བུ། རླིག་ལུག རྐང་བམ། མཚན་བར་རྡོལ་བ་དང་བརྒྱད། དགུ་པ་བྱིས་པ་གསོ་བའི་སྐབས་ནས་བསྟན་པ་ལ། ཕྲ་བ། རགས་པ། ཞིབས་ཚགས་[ཞིབ་ཚོགས]དང་གསུམ། བཅུ་པ་མོ་ནད་གསོ་བའི་སྐབས་ནས་བསྟན་པ་ལ། མངལ་ནད། རྩ་ནད། སྲན་[སྐྲན]ནད། སྲིན་ནད་དང་བཞི། བཅུ་གཅིག་པ་གདོན་ནད་གསོ་བའི་སྐབས་ནས་བསྟན་པ་ལ། འབྱུང་པོ། སྨྱོ་བྱེད། བརྗེད་བྱེད། གཟའ། ཀླུ་གདོན་དང་ལྔ། བཅུ་གཉིས་པ་མཚོན་རྨ་གསོ་བའི་སྐབས་ནས་བསྟན་པ་ལ། མགོ། བྱང་ཁོག ཡན་ལག སྐེའི་རྨ་དང་བཞི། བཅུ་གསུམ་པ་དུག་ནད་གསོ་བའི་སྐབས་ནས་བསྟན་པ་ལ། སྦྱར་དུག གྱུར་པའི་དུག རང་བཞིན་གྱི་དུག་དང་གསུམ། བཅུ་བཞི་པ་རྒས་པ་

གསོ་བའི་སྐབས་ནས་བསྟན་པ་ལ། ཚེ་ཉམས་གཅིག བཅོ་ལྔ་པ་རོ་ཙ་གསོ་བའི་སྐབས་ནས་བསྟན་པ་ལ། སྟོབས་ཉམས་གཅིག་སྟེ་སྟོམས་པས་བརྒྱ་དང་གཅིག་གོ།

གཉིས་པ། གསོ་བྱེད་གཉེན་པོ།

གཉིས་པ་གཉེན་པོ་ལ། རྒྱས་པ། བསྡུས་པ། འབྲིང་པོ་དང་གསུམ་ལས།

གཅིག རྒྱས་པའི་གཉེན་པོ།

དང་པོ་རྒྱས་པ་ནི། གསོ་བྱེད་གཉེན་པོ་སྟོང་དང་བཅུ་གཉིས་ཏེ།། ཞེས་པ་སྟེ། འདི་ལ་ཁ་ཅིག་ཏུ་རྩ་གཉིས་ཏེ་ཞེས་པ་གཞུང་མ་དག་པ་ཡིན་ལ། དེ་ཡང་མདོར་བསྡུས་ཀྱི་བརྒྱ་དང་གཅིག་ལ། འབྲིང་དུ་བཤད་པའི་གཉེན་པོ་བཅུ་བཅུ་སྒྱུར་བས་སྟོང་དང་བཅུ། དེའི་སྟེང་དུ་རྒས་པ་གསོ་བ་བཅུད་ལེན་དང་། རོ་ཙ་བའི་ཐབས་གཉིས་སྒྱུར་བས་སྟོང་དང་བཅུ་གཉིས་སོ།།

གཉིས། མདོར་བསྡུས་ཀྱི་གཉེན་པོ།

གཉིས་པ་བསྡུས་པ་ནི། མདོ་རུ་བསྡུས་པས་སྨན་དཔྱད་ཟས་སྤྱོད་བཞི། ཞེས་པ་སྟེ། གཉེན་པོ་ཐམས་ཅད་སྨན་དང་། དཔྱད་དང་། ཟས་དང་། སྤྱོད་ལམ་གྱི་སྒོ་ནས་སྒྱུར་བ་བཞིར་འདུས་པའི་དོན་ནོ།།

གསུམ། འབྲིང་པོའི་གཉེན་པོ།

གསུམ་པ་འབྲིང་ནི། སྨན་ལ་ཞི་སྦྱོངས་ཞི་ལ་བསིལ་དྲོད་གཉིས།། སྦྱོངས་བྱེད་ཀུན་ལ་དྲག་དང་འཇམ་པ་གཉིས།། དཔྱད་ལ་འཇམ་རྩུབ་ཟས་ལ་ཕན་གནོད་གཉིས།། སྤྱོད་ལམ་དྲག་དལ་ཟས་སྨན་སྤྱིར་འགྲོའོ།། དེ་ལྟར་གཉེན་པོ་བཅུ་ཡིས་ནད་ཀུན་འཛོམས།། ཤེས་[ཞེས]པ་སྟེ། སྨན། དཔྱད། ཟས། སྤྱོད་ལམ་

དང་བཞི་ལས། དང་པོ་སྨན་ལ། ཞི་བྱེད་དང་། སྦྱོངས་བྱེད་གཉིས། དང་པོ་ཞི་བྱེད་ལ། བསིལ་བ་དང་། དྲོ་བ་གཉིས། གཉིས་པ་སྦྱོང་བྱེད་ལ། དྲག་པོ་དང་། འཇམ་པ་གཉིས་ཏེ་སྨན་ལ་དབྱེ་བས་བཞི། གཉིས་པ་དཔྱད་ལ། འཇམ་པ་དང་། རྩུབ་པ་དང་གཉིས། གསུམ་པ་ཟས་ལ། ཕན་པ་དང་། གནོད་པ་གཉིས། བཞི་པ་སྤྱོད་ལམ་ལ། དྲག་པ་དང་། དལ་བ་གཉིས་ཏེ་སྡོམས་པས་གཉེན་པོ་བཅུའོ།།

གསུམ་པ། གསོ་བའི་ཐབས།

གསུམ་པ་གསོ་ཐབས་ལ། རྒྱས་པ། བསྡུས་པ། འབྲིང་དང་གསུམ།

གཅིག རྒྱས་པའི་གསོ་ཐབས།

དང་པོ་རྒྱས་པ་ནི། གསོ་ཐབས་ལག་ལེན་སུམ་བརྒྱ་དྲུག་ཅུ་ཡོད།། ཅེས་པ་སྟེ། འདི་ལ་ཕྲག་གི་འཚོ་བྱེད་མཁས་པར་གྲགས་པ་ཞིག་གིས་བཤད་རྒྱུད་དང་བསྟུན་ནས་སྦྱར་ཟེར་བ་ཞིག་སྣང་ཡང་། གྲངས་ལྷག་པའི་རྩ་བའི་བརྟག་པ། རྩ་བའི་གསོ་ཚུལ། རྩ་བའི་བཅོས་ཐབས་རྣམས་གཞག་ན་འགྲིག་ཚམ་སྣང་བས་ལེགས་པར་མ་མཐོང་ཞིང་། འདིར་བཤད་རྒྱུད་དང་མཐུན་ལ་གྲངས་འགྲིག་པ་ཞིག་བཤད་པར་བྱ་སྟེ། དེ་ལ་བརྟག་ཐབས། གསོ་ཚུལ། བཅོས་ཐབས་དང་གསུམ།

དང་པོ་བརྟག་ཐབས་ལ། རྩ་བའི་བརྟག་པ་དང་། བྱེ་བྲག་གི་བརྟག་པ་གཉིས།

དང་པོ་རྩ་བའི་བརྟག་པ་ལ། བརྟག་པའི་གཞི། བརྟག་པའི་ཡུལ། བརྟག་པའི་སྒོ། བརྟག་པའི་ཚུལ། ཕན་གནོད་ཀྱི་སྒོ་ནས་བརྟག་པ་དང་ལྔ། དང་པོ་བརྟག་པའི་བཞི་[གཞི]ལ་གཅིག གཉིས་པ་བརྟག་པའི་ཡུལ་ལ། དབང་

པོ། ཡུལ། དྲི་མ་དང་གསུམ། དང་པོ་དབང་པོ་ལ། མིག་གི་དབང་པོ་གཟུགས་ཅན་པ། རྣ་བའི་དབང་པོ་གཟུགས་ཅན་པ། སྣའི་དབང་པོ་གཟུགས་ཅན་པ། ལྕེའི་དབང་པོ་གཟུགས་ཅན་པ། ལུས་ཀྱི་དབང་པོ་གཟུགས་ཅན་པ་དང་ལྔ། གཉིས་པ་ཡུལ་ལ། གཟུགས། སྒྲ། དྲི། རོ། རེག་བྱ་དང་ལྔ། གསུམ་པ་དྲི་མ་ལ། ལུད་པ། འབྲུ་བ། རྨུགས་པ། ཁུ་བ[དྲི་ཆུ]། ཁྲག་དང་ལྔ་སྟེ་བརྟག་ཡུལ་དྲིལ་བས་བཅོ་ལྔ། གསུམ་པ་བརྟག་པའི་སྒོ་ལ་གཅིག བཞི་པ་བརྟག་པའི་ཚུལ་ལ། བལྟ་བ། རེག་པ། དྲི་བ་དང་གསུམ། ལྔ་པ་ཕན་གནོད་ཀྱི་སྒོ་ནས་བརྟག་པ་ལ། ཟས་སྤྱོད་སྨན་དཔྱད་ཕན་པ་དང་། མི་ཕན་པས་བརྟག་པ་གཉིས་ཏེ་དྲིལ་བས་རྩ་བའི་བརྟག་པ་ཉེར་གཉིས།

གཉིས་པ་བྱེ་བྲག་གི་བརྟགས་ལ། རླུང་བརྟག་པ། མཁྲིས་པ་བརྟག་པ། བད་ཀན་བརྟག་པ་དང་གསུམ། དང་པོ་རླུང་བརྟག་པ་ལ། ཟས་སྤྱོད་གང་གིས་བསླང་བ་རྒྱུན་བརྟག་པ། རྩ་སྟོང་བ། ཆུ་སྤྲི་བ། འགྲོ་འདོད་པ། བྲུས་འདེབས་པ། ཤེས་པ་ཡང་བ། མགོ་བོ་འཁོར་བ། རྣ་བ་ཝུར་བ། ལྕེ་སྐམ་པ། ཁ་སྐམ་པ། གྲི་བ་སྐམ་པ། གཟེར་འཕོ་བ། ལུས་གྲང་བ། འདར་བ། མགུལ་[འགུལ]སྐྱམ་བྱེད་པ། ཟུག་ཆེ་བ། ལུས་སྒོམ་པ། རེངས་པ། འབུམས་པ། བྱེ་སྐྱམ་བྱེད་པ། ཆག་སྐྱམ་བྱེད་པ། ཉུས་ཚིགས་འཐེན་སྐྱམ་བྱེད་པ། བགྲིས་[དགྲིས] པ་སྐྱམ་བྱེད་པ། མགུལ་[འགུལ]ན་ཟུག་ཆེ་བ། ཕྲུམ་སེར་ཁྱེར་བ། གཉིད་མེད་པ། གཡལ་མང་བ། བྱ་སྨྱོང་[རྨྱང]བྱེད་འདོད་པ། ཚིག་པ་ཟ་བ། དཔྱི་ན་བ། སྐེད་པ་ན་བ། ཉུས་ཚིགས་བྱིན་ན་བ། བྲང་གཟེར་བ། མུར་འགྲམ་གཟེར་བ། རླུང་གསང་ན་བ། སྟོངས་རྨུགས་བྱེད་པ། ཐོ་རེངས་ལུ་བ། སྐྲོ་ཁྲིག[འཁྲིག]བྱེད་པ། རྒོངས་ན་བ། ཐོ་རེངས་ན་བ། ཞུ་རྗེས་ན་བ་དང་བཞི་བཅུ་ཞེ་གཅིག གཉིས་པ་མཁྲིས་པ་ལ། མིག་སྤྲིན་སེར་བ། བཞིན་སེར་བ། ལྤགས་པ་སེར་བ། ཆུ་མདོག་སེར་བ། ལྕོ་བྱེ་[ཆེ]བ། མཁྲིས་པ་འབྲུ་བ། མཁྲིས་པ་རྨུག

པ། ཟ་ཕྲུག་བྱེད་པ། མཁྲིས་པ་ཚ་བ་ལྷག་པར་སྐོམ་དད་ཆེ་བ། རྩ་གྲིམས་པ། ཆུ་རླངས་ཆེ་བ། གུ་ཡ་འཐུག་པ། ཁ་ཁ་བ། ལུས་ཚ་བ། གཉིད་ཆུང་བ། གཤང་[བཤང]བ་སེར་བ། དྲོད་ཟས་གནོད་པ། མཁྲིས་པ་གྲང་བ་སྐོམ་དད་ཆུང་། རྩ་དལ། ཆུ་རླངས་ཆུང་། གུ་ཡ་སྲབ། ལུས་གྲང་། བསིལ་ཟས་གནོད། མེ་དྲོད་ཆུང་། གཤང་[བཤང]བ་དཀར་བ་དང་། དྲིལ་བས་མཁྲིས་པའི་རྟགས་ཉི་ཤུ་རྩ་ལྔ། གསུམ་པ་བད་ཀན་ལ། རྩ་བྱིང་། ཆུ་མདོག་དཀར། དྲི་ཆུང་། ཁ་མངལ། ལྕེ་སྐྱ། སྙིལ་[རྙིལ]སྐྱ། མིག་དཀར། རྣབས་[སྣབས]ལུད་མང་། མགོ་བོ་ཐོམས[འཐོམས]། ལུས་སེམས་ལྕི། དང་ཁ་ཞན། དྲོད་ཆུང་། འཇུ་སྟོབས་ཞན། མཁལ་སྐེད་ན། རྩ་སྦོམ། ལྦ་བ་སྐྱི། ཙམ་[རྩམ]པ་འབྲུ། སྐྱུགས་པ་མང་། བད་ཀན་སྐྱུག བད་ཀན་བེ་མནབས་[སྣབས]འབྲུ། གཏར་ཁྲག་དམར། འབྱར་བག་ཆེ། དྲན་པ་མི་གསལ། གཉིད་ཆེ། སྐྱིད་པ་སྐྱུར། ལུས་གཡའ། ལུས་མཁྲེང་[མཁྲང་]། ཚིགས་དམ། ཤ་རྒྱས། ནམ་ཞོད་དུས་ན། སྲོད་ན། སྐྱ་གྲོ་[དྲོ]ན། ཟོས་ཐོག་ལྷང་། ཟས་གོས་དྲོ་བ་འཕྲོད། བསིལ་བ་གནོད་པ་དང་སུམ་ཅུ་སོ་ལྔ་སྟེ། དྲིལ་བས་བྱེ་བྲག་གི་བརྟག་པ་བརྒྱ་དང་གཅིག སྡོམས་པས་བརྟག་ཐབས་(བརྒྱ་དང་)ཉི་ཤུ་རྩ་གསུམ།

གཉིས་པ་གསོ་ཚུལ་ལ། རྩ་བའི་གསོ་ཚུལ་དང་། བྱེ་བྲག་གི་གསོ་ཚུལ་གཉིས།

དང་པོ་རྩ་བའི་གསོ་ཚུལ་ལ། རང་གནས་སོག་པའི་དུས་སུ་བསལ་བ། ལངས་ནས་གནོད་པ་མེད་པའི་སྦྱོར་བས་གསོ་བ། བླ་བརྟན་[གཉན]བཅོས་པ། ཞི་བྱེད་ཀྱིས་བཅོས་པ། སྦྱོང་བྱེད་ཀྱིས་བཅོས་པ། སྨན་གྱི་བཏང་ཚུལ་བད་ཀན་ལ་ཟས་མ་ཞོས་པའི་དུས་སུ་བཏང་བ། ཐུར་སེལ་གྱི་རླུང་ནད་ལ་ཟས་ཀྱི་སྔོན་ཅམ་ལ་བཏང་བ། མེ་ཉམས་ཀྱི་རླུང་ནད་ལ་ཟས་ཀྱི་དབུས་སུ་བཏང་བ། ཁྱབ་བྱེད་དང་གྱེན་རྒྱུའི་རླུང་ནད་ལ་ཟས་ཞོས་རྗེས་སུ་བཏང་བ། ཡི་ག

འཆུས་པ་ལ་ཟས་ཁམ་རེ་དང་སྨན་སྦྱིལ་ཏེ་བཏང་བ། ནད་ཕལ་ཆེ་བ་ལ་ཟས་སྔ་མ་ཞུ་ཕྱི་མ་ཟོས་པའི་འཚམས་[མཚམས]སུ་བཏང་བ། འབྲུ་སྐྱུགས་ལུད་པ་སྒློ་ནད་དབུགས་མི་བདེ་བ་ཤ་དུག་རྣམས་ལ་དུས་མེད་རྩེ་[ཚེ]གུར་བཏང་བ། སྨན་གྱིས་སུན་པ་ལ་ཟས་དང་སྦྱར་ནས་བཏང་བ། སྐྱིགས་བུ་ལ་ཟས་ཀྱི་སྔོན་རྗེས་གཉིས་ཀ་སྨན་གྱིས་མནན་ལ་བཏང་བ། ནམ་ཚོང་ཡན་གྱིས་[ཀྱི]ནད་ལ་མཚན་མོ་བཏང་བ་དང་དྲིལ་བས་རྩ་བའི་གསོ་ཚུལ་བཅོ་ལྔོ།

གཉིས་པ་བྱེ་བྲག་གི་གསོ་ཚུལ་ལ། རླུང་ལ་སད་ཟླ་[མདའ]སྲེ་ལོང་ཐང་བཏང་། མཁྲིས་པ་ལ་སད་ཟླ་[མདའ]ཏིག་ཏའི་ཐང་བཏང་བ། བད་ཀན་ལ་སད་ཟླ་[མདའ]རྒྱམ་ཚ་གསུམ་པ་བཏང་བ། ཕོ་ལོག་གཞན་སྲིན་ལ་སད་ཟླ་[མདའ]བྱ་ཁྱུང་ལྔ་པ་བཏང་བ། ཁྲག་དང་རླུང་གཟེར་ལ་སད་ཟླ་[མདའ]མ་ནུ་བཞི་ཐང་བཏང་བ། སྦྱར་དུག་ལ་སད་ཟླ་[མདའ]བསྡུད་[སྡུད]སྨན་བཏང་བ། ཚ་གྲང་འདྲེས་པ་ལ་སད་ཟླ་[མདའ]གོམ་[གོམས]པ་བསྟེན་པ། བཤལ་གྱི་སད་ཟླ་[མདའ]སྣ་སེལ་བཏང་བ། མེའི་སད་ཟླ་[མདའ]སྐུམ་དུགས་བྱ་བ། དྲོད་དུག་[དུགས]བྱ་བ། གཏར་ཁའི་སད་ཟླ་[མདའ]རྗེ་གྲང་བསླན་[སླན]པ། ཆུ་ཙག་[ལྕུག]བྱ་བ། རྣག་གི་སད་ཟླ་[མདའ]མེ་ཐུར་བསྟེན་པ། སྐམ་ཚོད་ལ་སྦྱོར་བ་ཆུང་དུ་བསྟེན་པ། འདྲར་སྣང་ལ་གཉེན་པོ་གང་ལེན་བསྟེན་པ། དེ་དུས་ཁ་དམར་གསལ་པོར་མི་སྨྲ་བ། ངེས་པ་རྙེད་ནས་ནད་འདི་ཡིན་སྨྲ་བ། རྒྱུ་རྐྱེན་འདིས་བསྐྱེད་པ། ད་ལྟ་འདི་ན་བ། ཐ་མར་འདིར་འགྱུར་བ། བཅོས་འདི་འདྲ་བྱེད་པ། དུས་ཚོད་འདི་ན་གསོས་པ། མི་འཚོ་བའི་ནད་ལ་འཆི་བར་སྨྲ་བ། བད་རླུང་ཐང་གིས་དབྱེ་བ། ནད་ཟུངས་ཕྱེ་ནས་གཏར་ཁ་བྱ་བ། བད་ཀན་ཚ་བ་བྱེར་བ་བསྡུས་ནས་བསད་པ། དུག་ཚད་བྱེར་བ་བསྡུས་ནས་སྦྱང་བ། གབ་ཚད་མགོ་འཕུར་[ཕུར]བཤུ་བ། མ་ཞུ་བ་སྨིན་པར་བྱེད་པ། སྨིན་ནས་རྩེ་བཅིལ་བ། རྩེ་བཅིལ་བའི་རྟགས་ཐོབ་ནས་གང་ཉེའི་གནས་ནས་སྦྱང་བ། བཤལ་གྱི་སྔོན་

འགྲོ་སྨན་ནད་འདུལ་བ། སྔར་བཙོས་དམན་ལྷག་ལོག་པ་བརྟག་པ། དམན་ན་གཉེན་པོ་བསྐྱེད་པ། ལོག་ན་སྒྱུར་བ་སྒྱུར་བ། ལྷག་ན་ནད་སྣ་མནན་པ། ཚ་བ་ལ་ག་བུར་བཏང་བ། རྩེ་ཆུང་གཏར་བ། ཁ་ཟས་གཡེན་[ཡེན]ལ་གཏད་པ། བསིལ་སར་བསྡད་པ། དྲང་[གྲང]བ་ལ་དྲོད་སྨན་བཏང་བ། མེ་ཚ་[བཙའ]གདབ་པ། དྲོད་ཟས་བསྟེན་པ། སྤྱོ་[སྤྱོད]ལམ་དྲོ་བ་བསྟེན་པ། སྟོབས་ཆུང་ནད་ལ་སྤྱོད་ལམ་གཟོ་བས་[གཟབ་པས]བཙོས་པ། དེས་མ་ཞི་ན་ཟས་ཀྱིས་བཅོས་པ། དེས་མ་ཞི་ན་སྨན་གྱིས་བཅོས་པ། དེས་མ་ཞི་ན་དཔྱད་ཀྱིས་བཅོས་པ། རྒྱུད་པའི་ནད་ལ་དེ་ཉིད་ཞི་ཞིང་གཞན་མ་ལང་པར་བཅོས་པ། རླུང་གི་ནད་ལ་ཁ་བ་བསྟེན་དྲགས་པས་རླུང་མ་ཞི་བར་བད་ཀན་དུ་ལྡོག་པའི་ཉེས་པ་དང་བྲལ་བར་བཅོས་པ། རླུང་གི་ནད་ལ་ཚ་བ་བསྟེན་དྲགས་པས་རླུང་མ་ཞི་བར་མཁྲིས་པར་ལྡོག་པའི་ཉེས་པ་དང་བྲལ་བར་བཅོས་པ། མཁྲིས་པའི་ནད་ལ་ལན་ཚ་བསྟེན་དྲགས་པས་མཁྲིས་པ་མ་ཞི་བར་བད་ཀན་དུ་ལྡོག་པའི་ཉེས་པ་དང་བྲལ་བར་བཅོས་པ། མཁྲིས་པའི་ནད་ལ་ཚ་བ་བསྟེན་དྲགས་པས་མཁྲིས་པ་མ་ཞི་བར་རླུང་དུ་ལྡོག་པའི་ཉེས་པ་དང་བྲལ་བར་བཅོས་པ། བད་ཀན་གྱི་ནད་ལ་ཁ་བ་བསྟེན་དྲགས་པས་བད་ཀན་མ་ཞི་བར་རླུང་དུ་ལྡོག་པའི་ཉེས་པ་དང་བྲལ་བར་བཅོས་པ། བད་ཀན་གྱི་ནད་ལ་ལན་ཚ་བསྟེན་དྲགས་པས་བད་ཀན་མ་ཞི་བར་མཁྲིས་པར་ལྡོག་པའི་ཉེས་པ་དང་བྲལ་བར་བཅོས་པ། རླུང་གི་ནད་ལ་མངར་བ་བསྟེན་དྲགས་པས་རླུང་ཞི་ནས་བད་ཀན་དུ་ལྡོག་པའི་ཉེས་པ་དང་བྲལ་བར་བཅོས་པ། རླུང་གི་ནད་ལ་ལན་ཚ་བ་བསྟེན་དྲག་[དྲགས]པས་རླུང་ཞི་ནས་མཁྲིས་པར་ལྡོག་པའི་ཉེས་པ་དང་བྲལ་བར་བཅོས་པ། མཁྲིས་པའི་ནད་ལ་མངར་བ་བསྟེན་དྲགས་པས་མཁྲིས་པ་ཞི་ནས་བད་ཀན་དུ་ལྡོག་པའི་ཉེས་པ་དང་བྲལ་བར་བཅོས་པ། མཁྲིས་པའི་ནད་ལ་ཁ་(བ་)བསྟེན་དྲགས་པས་མཁྲིས་པ་ཞི་ནས་རླུང་དུ་ལྡོག་པའི་ཉེས་པ་

དང་བྲལ་བར་བཅོས་པ། བད་ཀན་གྱི་ནད་ལ་ལན་ཚྭ་བ་བསྟེན་དྲགས་པས་བད་ཀན་ཞི་ནས་རླུང་དུ་ལྡོག་པའི་ཉེས་པ་དང་བྲལ་བར་བཅོས་པ། བད་ཀན་གྱི་ནད་ལ་ཚྭ་[ཚ]བ་བསྟེན་དྲགས་པས་བད་ཀན་ཞི་ནས་མཁྲིས་པར་ལྡོག་པའི་ཉེས་པ་དང་བྲལ་བར་བཅོས་པ། ལྷན་འདུས་ཀྱི་ནད་ལ་འདུ་བ་སྙོམས་པས་བཅོས་པ། སྙིང་ལ་ཁ་འཛིན་ཧྲྀ་ཏི། གློ་བ་ལ་ཙུ་གང་། མཆིན་པ་ལ་གུར་གུམ། སྤྲིག་རྩར་ལི་ཤི། མཁལ་མར་སུག་སྨེལ། མཆེར་པར་ཀ་ཀོ་ལ། ཕོ་བར་སེ་འབྲུ་པི་པི་ལིང་། མཁྲིས་པར་ཏིག་ཏ་གསེར་མེ་ཏོག རླུང་ལ་ཧྲྀ་ཏི་སླེ་ཏྲེས་ཙུས་བཙུད་གསུམ། བད་ཀན་ལ་མ་ནུ་ཨུ་སུ་སེ་ཡབ། ཁྲག་ལ་བས་[བ]ཤ་ཀ་དང་ཧོང་ལེན། ཚ་སེར་ལ་སྤོས་དཀར་ཐལ་དཀར་རྡོ་རྗེ་སོ་མ་ར་ཙ། གཉན་དང་གདོན་ལ་སླ་རྩི་གུ་གུལ་ནག་པོ། ཐམས་ཅད་འདུས་ན་ཀུན་གྱི་ཁ་འཛིན་བཏང་བ། ལྷན་འདུས་ལ་ཉེས་པ་གང་མཐོ་མནན་པ། གཉེན་པོ་རེ་མོས་བསྟེན་པ། གཉེན་པོ་ལྷག་པ་སྦྲིད་པ། ཀུང་གཉིས་མཁྲིས་པའི་ཚ་བ་བསད་པ། བསིལ་སྨན་དེ་དུས་བསྟེན་པ། སྦྲིད་དང་སྤྲ་གྲོ་[དྲོ]ཕོ་བའི་མེ་དྲོད་གསོ་བ། དྲོད་ཀྱི་ཟས་སྨན་དེ་དུས་བསྟེན་པ། གཅོངས་དང་ཐོ་རེངས་རླུང་ལ་ཛན་པ་བྱིན་པ། དྲོད་བཙུད་ཟས་སྨན་གྱིས་རླུང་སྣ་མནན་པ། འདུ་བ་ལྷག་ཆད་མེད་པར་སྙོམས་པ། ལུས་ཟུངས་ཆུད་མི་གསན་[གཟན]པར་བྱ་བ། མེ་དྲོད་ལ་གནོད་པ་བསྲུང་བ། གནོད་བྱའི་ཡུལ། དུས། རང་བཞིན། ན་ཚོད། ནད་ཁམས། གནས། མེ་དྲོད། སྟོབས། གོམས་པ། བཙུ་པོ་མཚུངས་ན་གཉེན་པོ་ནོན་པར་བསྟེན་པ། མི་མཚུངས་ན་འཚལ་[འཚམ]པར་བསྟེན་པ་དང་དབྱེ་བས་བརྒྱ་དང་གཅིག སྡོམས་པས་གསོ་ཚུལ་ལ་བརྒྱ་དང་བཙུ་དྲུག

གསུམ་པ་བཅོས་ཐབས་ལ། རྩ་བའི་བཅོས་ཐབས་དང་། བྱེ་བྲག་གི་བཅོས་ཐབས་གཉིས།

དང་པོ་རྩ་བའི་བཅོས་ཐབས་ལ། བལྟ་[བརྟ]བར་བྱ་བ་དང་། བསྐྱུང་

[སྨྱུང]བར་བྱ་བ་གཉིས། དང་པོ་བལྟ་[བརྟ]བར་བྱ་བ་ལ། ཡུལ། ཟས། སྨན། འཇམ་རྩི། འབྲུས[བྲུས]། བསྐུ་མཉེ། ཉིན་གཉིད་ཡོག་པ། དལ་བར་བསྡད་པ། སེམས་དགའ་བསྟེན་པ། ཐལ་སྐྱོན་བཅོས་པ་དང་བཅུ། གཉིས་པ་བསྙུང་[སྨྱུང]བར་བྱ་བ་ལ། ཡུལ། ཟས། སྨན། དཔྱད། སྤྱུགས། ནེ་[ནི]རུ་ཧ། ལྟོ་བཤལ། རྩ་སྦྱོངས། སྤྱོད་ལམ། ཐལ་སྐྱོན་བཅོས་པ་དང་བཅུ་སྟེ་དྲིལ་བས་རྩ་བའི་བཅོས་ཐབས་ལ་ཉི་ཤུ།

གཉིས་པ་བྱེ་བྲག་གི་བཅོས་ཐབས་ལ། རླུང་། མཁྲིས་པ། བད་ཀན། ལྡན་འདུས་དང་བཞི། དང་པོ་རླུང་ལ། ཏིལ་མར། ཆང་། བུ་རམ། མར་རྙིང་། ལུག་ཤ ཕྱི་བའི་ཤ རྟ་ཤ བོང་ཤ མི་ཤ སྔོག་པ། ཅོང་། མུན་ཁུང་བསྡད་པ། ཉོ་སར་བསྡད་པ། ཡིད་འོང་གྲོགས་དང་འགྲོགས་པ། སླན་པའི་སྒྲ་བསྟེན་པ། གཉིད་ཡོག་པ། གོས་དྲོ་བ་གོན་པ། རུས་བཅུད་གསུམ་བསྟེན་པ། མགོ་ཁྲོལ་བསྟེན་པ། བཅུད་བཞིའི་ཐང་བསྟེན་པ། ཤིང་ཁུན་གསུམ་ཐང་བསྟེན་པ། ཛྙ་ཏིའི་ཕྱེ་མ། ཤིང་ཁུན་ཕྱེ་མ། ཨ་ཀར་[གར]ཕྱེ་མ། དཀར་འདོན། ཤ་འདོན། སྐྱུར་འདོན། སྔོག་འདོན། ཛྙ་ཏིའི་སྨན་མར། སྔོག་སྐྱའི་སྨན་མར། བཙན་དུག་གི་སྨན་མར། རུས་ཆེན་གྱི་སྨན་མར། འབྲས་བུ་གསུམ་གྱི་སྨན་མར། རྩ་བ་ལྔའི་སྨན་མར། འཇམ་རྩི། བསྐུ་མཉེ། ཧུམ་དུགས། མེ་ཚ་[བཙའ]གདབ་པ་དང་སུམ་ཅུ་སོ་བརྒྱད། གཉིས་པ་མཁྲིས་པ་ལ། མར་གསར། བའི་ཤ སྐྱང་གི་ཤ རི་དྭགས་ཤ ཆུ་བསིལ། ཇ། བའི་ཞོ། དར་བ། རའི་ཤ དར་བ། སྐྱབས། ཁུར་ཚོད། ཆག་ཚེ། ཕྱེ་ཐུག བསེར་བུ་བསྟེན་པ། ཤིང་གྲིབ་བསྟེན་པ། ནེ་སིང་བསྟེན་པ། ཆུ་འགྲམ་བསྟེན་པ། བསིལ་སར་བསྡད་པ། དར་བར་བསྡད་དེ་བསིལ་བྱུག་པ། སྤོ་སྨན་བསྟེན་པ། ཏིག་ཏའི་ཐང་། སླེ་ཏྲེས་ཐང་། འབྲས་བུ་གསུམ་གྱི་ཐང་། ག་བུར་ཕྱེ་མ། ཙན་དན་ཕྱེ་མ། གྱི་[གི]ཧང་ཕྱེ་མ། སྦྱོངས་བྱ་བ། རྟོལ་དབྱུང་བ། ཆུ་ཡི་འཕྲུལ་འཁོར། གཏར་ཁ་བྱ་བ། བསིལ་

དུགས་བྱ་བ་དང་སུམ་ཅུ་སོ་གཉིས། གསུམ་པ་བད་ཀན་ལ། སྤང་སྟེ། ཉ་ཤ ལུག་ཤ གཡག་ཤ དབྱིའི་ཤ སྤྱང་ཀིའི་ཤ བྱ་རྒོད་ཤ འབྲུ་རྙིང་ཟན། ཆང་ནར་ཕྱིན་པ། ཆུ་སྐོལ། སྣ་ཆུ། མེ་ཏྲོ་བ། ཉི་མ་ཏྲོ་བ། གོས་ཏྲོ་བ། སྐམ་སར་འདུག་པ། ལུས་སེམས་རྩོལ་བ་སྤྱད་པ། ཉིན་གཉིད་མི་ལོག་པ། ལཚྭ་[ལན་ཚྭ]བསྟེན་པ། ཚ་བའི་ཐང་། སེ་འབྲུའི་ཕྱེ་མ། ད་ཡིད་[ཡིས]ཕྱེ་མ། ཐལ་སྨན། སྐྱུགས་བྱ་བ། བོང་དུགས་བྱ་བ། སྲུ་དུགས་བྱ་བ། མེ་ཚ་[བཙའ]གདབ་པ། ཐུར་མ་བརྡེག་པ་དང་ཉི་ཤུ་རྩ་བདུན། བཞི་པ་ལྡན་འདུས་ལ། རླུང་མཁྲིས་བསིལ་བཅུད་བསྟེན་པ། བད་མཁྲིས་བསིལ་ཡང་བསྟེན་པ། བད་རླུང་དྲོད་བཅུད་བསྟེན་པ། འདུས་པ་བསིལ་བཅུད་ཡང་བ་བསྟེན་པ་དང་བཞི་སྟེ་དྲིལ་བས་བྱེ་བྲག་ལ་བརྒྱ་དང་གཅིག སོམས་པས་བཅོས་ཐབས་ལ་བརྒྱ་དང་ཉི་ཤུ་རྩ་གཅིག སྤྱིར་དྲིལ་བས་ལག་ལེན་སུམ་བརྒྱ་དྲུག་ཅུའོ།།

དེ་ལ་དབང་པོ་གཟུགས་ཅན་པ་ལྔ་ནི། མདོན་པ་ལས། མིག་གི་དབང་པོ་ཟར་མའི་མེ་ཏོག་ལྟ་བུ། རྣ་བའི་དབང་པོ་གྲོ་གའི་མཛེར་པ་གཅུས་པ་ལྟ་བུ། སྣའི་དབང་པོ་ཟངས་ཁབ་གཤིབས་པ་ལྟ་བུ། ལྗེའི་དབང་པོ་ཟླ་བ་ཕྱེད་བགས་པ་ལྟ་བུ། ལུས་ཀྱི་དབང་པོ་བྱ་རེག་ན་འཇམ་གྱི་ལྤགས་པ་ལྟ་བུ་ཞེས་གསུངས་ཀྱང་། འདིར་དེ་དང་རྗེས་སུ་འབྲེལ་བ། ནད་པའི་མིག་གི་མདོག་དང་། མིག་ཁྲིན་བརྟག་པ་དང་། རྣ་བའི་དབྱིབས་དང་། སྒྲ་ལ་བརྟག་པ་དང་། སྣའི་དབྱིབས་དང་འགགས་པའི་ཚུལ་སོགས་ལ་བརྟག་པ་དང་། ལྗེའི་མདོག་ལ་བརྟག་པ་དང་། ལུས་ཀྱི་རེག་བྱ་ལ་བརྟག་པའོ།། ཡུལ་ལྔ་ནི། སྨན་པའི་མིག་གིས་ནད་པའི་གཟུགས་ཀྱི་མདོག་དང་སྐྱ་སྐྲུམ་སོགས་བལྟ་བ་དང་། སྨན་པའི་རྣ་བས་ནད་པའི་སྐད་ཀྱི་སྒྲ་ལ་བལྟ་བ་དང་། སྨན་པའི་སྣས་ནད་པའི་ལུས་ཀྱི་དྲི་ལ་བལྟ་བ་དང་། སྨན་པའི་ལྗེས་ནད་པའི་དྲི་ཆུ་སོགས་ཀྱི་རོ་བལྟ་ཞིང་། ནད་པའི་ལྗེ་ལ་རོ་གང་བྲོ་དྲི་བ་དང་། སྨན་པའི་ལུས་ཀྱིས

ནད་པའི་རིག་བྱ་བརྟག་པའོ།། བལྟ་རིག་དྲི་བའི་བལྟ་བ་ནི་ཚུ་མདོག་བལྟ་བ་དང་། རིག་པ་རྩ་ལ་བལྟ་བ་དང་། དྲི་བ་ནལུགས་དྲི་བའོ།། བརྟག་པ་བྱེ་བྲག་པ་མན་ངག་རྒྱུད་ནས་ཁ་བསྐང་བ་ཡིན་པས། རྒྱུད་ཀྱི་དགོངས་དོན་དང་མཐུན་པར་ཤེས་པར་བྱའོ།།

གཉིས། མདོར་བསྡུས་ཀྱི་གསོ་ཐབས།

གཉིས་པ་བསྡུས་པ་ལ། མདོར་བསྡུས་བརྟག་ཐབས་གསོ་ཚུལ་བཅོས་ཐབས་གསུམ།། ཞེས་པ་སྟེ། བརྟག་ཐབས་དང་། གསོ་ཚུལ་དང་། བཅོས་ཐབས་གསུམ་དུ་བསྡུས་ནས་བསྟན་པའོ།།

གསུམ། འབྲིང་པོའི་གསོ་ཐབས།

གསུམ་པ་འབྲིང་ལ། བརྟག་ཐབས་རིག་མཐོང་གཉིས་ཀྱིས་ནད་ངོས་བཟུང་།། འབྲུལ་གཞི་གལ་འགགས་བཞི་ཡིས་བཅད་[དཔྱད]འཕྲང་བསལ།། གསོ་ཚུལ་དགུ་ཡིས་ནད་དང་གཉེན་པོར་སྦྲད།། བཅོས་ཐབས་ལག་ལེན་བཅོ་བརྒྱད་ནད་དཔུང་འཇོམས།། སུམ་ཅུ་རྩ་གསུམ་ལག་ལེན་སྙིང་པོར་དྲིལ།། འདི་དག་ཕྱི་མའི་རྒྱུད་ཀྱི་སྡོམས་ཚིག་ཡིན།། ཞེས་པ་སྟེ། འབྲིང་ལ། བརྟག་ཐབས། གསོ་ཚུལ། བཅོས་ཐབས་དང་གསུམ།

དང་པོ་བརྟག་ཐབས་ལ། རིག་པ་རྩ། མཐོང་བ་ཆུ། རྟགས་དང་ངོ་བོ་གཉིས་ཀ་གྲང་བ། རྟགས་དང་ངོ་བོ་གཉིས་ཀ་ཚ་བ། ངོ་བོ་ཚ་ལ་རྟགས་གྲང་བ། ངོ་བོ་གྲང་ལ་རྟགས་ཚ་བའི་འབྲུལ་སོ་བསལ་བ་དང་དྲུག

གཉིས་པ་གསོ་ཚུལ་ལ། གདེང་མ་ཐོབ་པའི་ནད་ལ་བྱི་ལ་འཇབ་པ་ལྟ་བུར་བཅོས་པ། གདེང་ཐོབ་པ་ལ་དར་འཕྱུར་བ་ལྟ་བུར་བཅོས་པ། གཉེན་པོ་ཐོག་ཏུ་མི་འབབ་པ་ལ་ནད་ལམ་དུ་གཟུད་པ་རྟ་རྒོད་དགྲུས་སུ་འཇུག་པ་ལྟ་བུར་བཅོས་པ། སྔ་རྩེས་[བཅོས]ནད་ལ་དམན་ལྷག་ལོག་གསུམ་བརྟགས་ལ་སྐྱུར་མོ་

ཉ་ལེན་ལྷ་བུར་བཅོས་པ། སྟོབས་ཆེན་ནད་ལ་སྨན་དཔྱད་ཟས་སྤྱོད་བཞི་མི་ཤ་ཆགས་པའི་ལག་གཏོད་ཕྲང་[འཕྲང]ལ་སྐྱུག་པ་ལྷ་བུར་བཅོས་པ། སྟོབས་ཆུང་ནད་ལ་སྤྱོད་ལམ་ཟས་སྨན་དཔྱད་རྣམས་སྐས་གདང་མས་འཛེག་ལྷ་བུར་རིམ་གྱིས་བཅོས་པ། རྒྱང་པའི་ནད་ལ་དཔའ་བོ་དགྲ་འདུལ་བ་བཞིན་དེ་ཞི་གཞན་ལ་གནོད་པ་མེད་པའི་སྦྱོར་བས་བཅོས་པ། ལྷན་འདུས་ནད་ལ་འདུ་བ་ཆ་སྙོམས་པ་གཙོ་བོ་རྩེ་ཤོར་འཕྲུག་པ་འདྲུམས་པ་ལྟར་བཅོས་པ། ཀུན་ལ་གནོད་བྱེ་བཙུ་སྦྱར་བས་མཛེ་ཁལ་ལུག་ཁལ་ལྟར་འཚམ་པས་བཅོས་པ་དང་དགུ།

གསུམ་པ་བཅོས་ཐབས་ལ། ཞི་བྱེད། སྦྱོང་བྱེད། དཔྱད་དང་གསུམ། དང་པོ་ཞི་བྱེད་ལ། ཐང་། ཕྱེ་མ། རིལ་བུ། ལྡེ་གུ། སྨན་མར། ཡོག་གནོན་རིན་པོ་ཆེའི་སྦྱོར་བ་དང་དྲུག གཉིས་པ་སྦྱོང་བྱེད་ལ། བཤལ། སྐྱུགས། འཇམ་རྩི། སྣ་སྨན། ནེ་རུ་[ནི་རུ]ཧ། ཡོག་གནོན་རྩ་སྦྱོངས་དང་དྲུག གསུམ་པ་དཔྱད་ལ། གཏར། བསྲེག དུགས། ལུམས། བྱུག་པ། ཡོག་གནོན་ཐུར་མ་དང་དྲུག དྲིལ་བས་བཅོས་ཐབས་བཅོ་བརྒྱད། སྡོམས་པས་འབྲིང་ལ་སུམ་ཅུ་སོ་གསུམ་སོ།། འོ་ན་ལེའུ་ཉི་ཤུ་རྩ་ལྔའི་ནང་ནས་ཉི་ཤུས་བསྟན་པ་གྲངས་ལ། ལྔས་བསྟན་པ་མི་འདྲེན་པའི་རྒྱུ་མཚན་ཅི་ཞེ་ན། ཐལ་སྨན། ཁནྡྷ། སྨན་ཆང་། ཐོ་སྦྱོར་རྣམས་ཞི་བྱེད་ཀྱི་ཆ་ལག་ཡིན་ལ། སྣུམ་བཅོས་ནི། སྦྱོངས་ཀྱི་ཆ་ལག་ཡིན་པས་མ་གྲངས་[བགྲངས]པའོ།། ༎

ས་བཅད་བཞི་པ། ནད་ཀྱི་དབྱེ་བ།

འདིར་བཞི་བརྒྱ་རྩ་བཞིའི་གཞིར་གྱུར་པའི་ཉེས་པ་དང་། གཙོ་བོ་དང་། གནས་དང་། རིགས་ཀྱི་དབྱེ་བ་བཞི་ལས།

དང་པོ། ཉེས་པའི་དབྱེ་བ།

དང་པོ་ཉེས་པས་དབྱེ་བ་ལ། རླུང་ནད། མཁྲིས་ནད། བད་ཀན་ནད་དང་གསུམ།

གཅིག རླུང་ནད།

དང་པོ་རླུང་ནད་ལ། སྤྱི་དང་། བྱེ་བྲག་གཉིས།

དང་པོ་སྤྱི་ལ། རིགས་དང་། གནས་ཀྱི་དབྱེ་བ་གཉིས། དང་པོ་རིགས་ལ། ཨ་ཥ་ཊ། ད་ཀན་ཕྱི་དགྱེ། ད་ཀན་ནང་གུག འགྲམ་པ་ཉམས་པ། ལྟེ་དིབ། ཕྱོགས་གཅིག་གུག་པ། རྩ་འཛིན། ཕྱོགས་གཅིག་སྐམས་པ། ལུས་ཀུན་སྐམས་པ། ཤིང་རེངས། དཔུང་འཛའ། བི་ཤ་རྩི། སྦ་ཐེང་[འཐེང་]། བརླ་རེངས། ལྟེ་སྦྲུང་མགོ། ཚེར་མ། གཟུགས་འབུམས། ཁ་ཡི། རྐང་པ་རྩེ་[བརྩེ]བ། རྐང་པ་ཚ་བ་དང་ཉི་ཤུ། གཉིས་པ་གནས་ཀྱི་དབྱེ་བ་ལ། ལྤགས་ལ་གྲམ་པ། ཤ་ལ་རྒྱས་པ། རྩ་རུ་རྒྱུག་པ། རུས་ལ་ཞེན་པ། དོན་ལ་བབས་པ། སྣོད་དུ་ལྷུང་བ། དབང་པོ་ལྔ་ལ་མི་ཏོག་ཤར་བ་དང་བདུན།

གཉིས་པ་བྱེ་བྲག་ལ། སྲོག་འཛིན། གྱེན་རྒྱུ། ཁྱབ་བྱེད། མེ་མཉམ། ཐུར་སེལ་དང་ལྔ། བད་ཀན་དང་འདྲེས་པ་ལྔ། མཁྲིས་པ་དང་འདྲེས་པ་སྟེ་བྱེ་བྲག

བཅོ་ལྔ་སྟེ་དྲིལ་བས་རླུང་ནད་བཞི་བཅུ་ཞེ་གཉིས།

གཉིས། མཁྲིས་ནད།

གཉིས་པ་མཁྲིས་ནད་ལ། སྤྱི་དང་། བྱེ་བྲག་གཉིས།

དང་པོ་སྤྱི་ལ། རིགས་དང་གནས་ཀྱི་དབྱེ་བ་གཉིས། དང་པོ་རིགས་ཀྱི་དབྱེ་བ་ལ། ཐང་ལྷགས། གནས་གྱུར། ཁ་ལུད། ཚ་རྒྱུག་དང་བཞི། གཉིས་པ་གནས་ཀྱི་དབྱེ་བ་ལ། ལྤགས་ལ་གྲམ་པ། ཤ་ལ་རྒྱས་པ། ཚ་རུ་རྒྱུག་པ། རུས་ལ་ཞེན་པ། དོན་ལ་བབས་པ། སྣོད་དུ་ལྷུང་བ། དབང་པོ་ལྔ་ལ་མེ་ཏོག་ཤར་བ་དང་བདུན།

གཉིས་པ་བྱེ་བྲག་ལ། འཇུ་བྱེད། མདངས་བསྒྱུར། སྒྲུབ་བྱེད། མཐོང་བྱེད། མདོག་གསལ་དང་ལྔ། རླུང་དང་འདྲེས་པ་ལྔ། བད་ཀན་དང་འདྲེས་པ་ལྔ་སྟེ་བྱེ་བྲག་བཅོ་ལྔ། དྲིལ་བས་མཁྲིས་ནད་ཉི་ཤུ་ཚ་དྲུག

གསུམ། བད་ཀན་ནད།

གསུམ་པ་བད་ཀན་གྱི་ནད་ལ། རང་རྒྱུད་ཅན་དང་། གཞན་རྒྱུད་ཅན་གཉིས།

དང་པོ་རང་རྒྱུད་ཅན་ལ། སྤྱི་དང་། བྱེ་བྲག་གཉིས། དང་པོ་སྤྱི་ལ། རིགས་ཀྱིས་དབྱེ་བ། གནས་ཀྱིས་དབྱེ་བ་གཉིས། དང་པོ་རིགས་ཀྱིས་དབྱེ་བ་ལ། ལྷེན། ལྷགས་དྲེག མེ་ཉམས། འཇུ་སྙེམས། གྲུམ་བུ་དཀར་པོ། མགུལ་འགགས་དང་དྲུག གཉིས་པ་གནས་ཀྱིས་དབྱེ་བ་ལ། ལྤགས་ལ་གྲམ་པ། ཤ་ལ་རྒྱས་པ། ཚ་རུ་རྒྱུག་པ། རུས་ལ་ཞེན་པ། དོན་ལ་བབས་པ། སྣོད་དུ་ལྷུང་བ། དབང་པོ་ལྔ་ལ་མེ་ཏོག་ཤར་བ་དང་བདུན། གཉིས་པ་བྱེ་བྲག་ལ། རྟེན་བྱེད། མྱག་བྱེད། མྱོང་བྱེད། ཚིམ་བྱེད། འབྱོར་བྱེད་དང་ལྔ། རླུང་དང་འདྲེས་པ་ལྔ། མཁྲིས་པ་དང་འདྲེས་པ་ལྔ་སྟེ་བྱེ་བྲག་བཅོ་ལྔ།

གཉིས་པ་གཞན་རྒྱུད་ཅན་ལ། སྨུག་པོ་དང་། སེར་པོ་གཉིས། དང་པོ་སྨུག་པོ་ལ། བྱེར། རྒྱས། རྫོལ། འཁྱིངས་པ་དང་བཞི། གཉིས་པ་སེར་པོ་ལ་གཅིག་སྟེ་གཞན་རྒྱུད་ཅན་ལྔ། དྲིལ་བས་བད་ཀན་གྱི་ནད་སུམ་ཅུ་སོ་གསུམ། སྡོམས་པ་[པས]ཉེས་པས་དབྱེ་བ་བརྒྱ་དང་གཅིག

གཉིས་པ། གཙོ་བོའི་དབྱེ་བ།

གཉིས་པ་གཙོ་བོས་དབྱེ་བ་ལ། རང་རྒྱུད་ཅན་དང་། གཞན་རྒྱུད་ཅན་གཉིས།

གཅིག རང་རྒྱུད་ཅན།

དང་པོ་རང་རྒྱུད་ཅན་ལ། རླུང་འཕེལ། རླུང་རབ་ཏུ་འཕེལ། རླུང་མཆོག་ཏུ་འཕེལ། མཁྲིས་པ་འཕེལ། མཁྲིས་པ་རབ་ཏུ་འཕེལ། མཁྲིས་པ་མཆོག་ཏུ་འཕེལ། བད་ཀན་འཕེལ། བད་ཀན་རབ་ཏུ་འཕེལ། བད་ཀན་མཆོག་ཏུ་འཕེལ་བ་སྟེ་རྐྱང་པའི་འཕེལ་བ་དགུ། རླུང་ཟད། རླུང་རབ་ཏུ་ཟད། རླུང་མཆོག་ཏུ་ཟད། མཁྲིས་པ་ཟད། མཁྲིས་པ་རབ་ཏུ་ཟད། མཁྲིས་པ་མཆོག་ཏུ་ཟད། བད་ཀན་ཟད། བད་ཀན་རབ་ཏུ་ཟད། བད་ཀན་མཆོག་ཏུ་ཟད་པ་སྟེ་རྐྱང་པའི་ཟད་པ་དགུ། དྲིལ་བས་རྐྱང་པའི་འཕེལ་ཟད་བཅོ་བརྒྱད།

གཉིས། གཞན་རྒྱུད་ཅན།

གཉིས་པ་གཞན་རྒྱུད་ཅན་ལ། ལྡན་པ། འདུས་པ། ཞར་ལ་འཕེལ་ཟད་འདྲེས་པ། ༡༢་བརྟན་[གཏན]དང་བཞི།

དང་པོ་ལྡན་པ་ལ། རླུང་མཁྲིས་མཉམ་པར་འཕེལ་བ། བད་རླུང་མཉམ་པར་འཕེལ་བ། བད་མཁྲིས་མཉམ་པར་འཕེལ་བ་སྟེ་མཉམ་འཕེལ་གསུམ། རླུང་མཁྲིས་ལྡན་པ་ལ་རླུང་འཕེལ་མཁྲིས་པར་རབ་ཏུ་འཕེལ་བ་

དང་། མཁྲིས་པ་འཕེལ་རླུང་རབ་ཏུ་འཕེལ་བ་གཉིས། བད་མཁྲིས་ལྡན་པ་ལ་བད་ཀན་འཕེལ་མཁྲིས་པ་རབ་ཏུ་འཕེལ་བ་དང་། མཁྲིས་པ་འཕེལ་བད་ཀན་རབ་ཏུ་འཕེལ་བ་གཉིས། བད་རླུང་ལྡན་པ་ལ་བད་ཀན་འཕེལ་རླུང་རབ་ཏུ་འཕེལ་བ་དང་། རླུང་འཕེལ་བད་ཀན་རབ་ཏུ་འཕེལ་བ་གཉིས་ཏེ་གཅིག་རབ་ལྷག་པ་དྲུག་སྟེ། ལྡན་པའི་འཕེལ་བ་དགུ། རླུང་མཁྲིས་མཉམ་པར་ཟད་པ། བད་རླུང་གཉིས་མཉམ་པར་ཟད་པ། བད་མཁྲིས་གཉིས་མཉམ་པར་ཟད་པ། རླུང་ཟད་མཁྲིས་པ་རབ་ཏུ་ཟད། མཁྲིས་པ་ཟད་རླུང་རབ་ཏུ་ཟད། བད་ཀན་ཟད་མཁྲིས་པ་རབ་ཏུ་ཟད། མཁྲིས་པ་ཟད་བད་ཀན་རབ་ཏུ་ཟད། བད་ཀན་ཟད་རླུང་རབ་ཏུ་ཟད། རླུང་ཟད་བད་ཀན་རབ་ཏུ་ཟད་པ་སྟེ་ཟད་པ་དགུ་དྲིལ་བས་ལྡན་པ་བཅོ་བརྒྱད།

གཉིས་པ་འདུས་པ་ལ། རླུང་མཁྲིས་བད་ཀན་མཚུངས་པར་འཕེལ་བ་གཅིག རླུང་འཕེལ་མཁྲིས་པ་རབ་ཏུ་འཕེལ་བད་ཀན་མཆོག་ཏུ་འཕེལ་བ་དང་། རླུང་འཕེལ་བད་ཀན་རབ་ཏུ་འཕེལ་མཁྲིས་པ་མཆོག་ཏུ་འཕེལ་བ་གཉིས། མཁྲིས་པ་འཕེལ་རླུང་རབ་ཏུ་འཕེལ་བད་ཀན་མཆོག་ཏུ་འཕེལ་བ་དང་། མཁྲིས་པ་འཕེལ་བད་ཀན་རབ་ཏུ་འཕེལ་རླུང་མཆོག་ཏུ་འཕེལ་བ་གཉིས། བད་ཀན་འཕེལ་མཁྲིས་པ་རབ་ཏུ་འཕེལ་རླུང་མཆོག་ཏུ་འཕེལ་བ་དང་། བད་ཀན་འཕེལ་རླུང་རབ་ཏུ་འཕེལ་མཁྲིས་པ་མཆོག་ཏུ་འཕེལ་བ་གཉིས་ཏེ་རབ་འབྲིང་གསུམ་སྦྱར་དྲུག རླུང་འཕེལ་བད་མཁྲིས་གཉིས་ལྷག་པར་འཕེལ། བད་མཁྲིས་གཉིས་འཕེལ་རླུང་ལྷག་པར་འཕེལ། མཁྲིས་པ་འཕེལ་བད་རླུང་གཉིས་ལྷག་པར་འཕེལ། བད་རླུང་གཉིས་འཕེལ་མཁྲིས་པ་ལྷག་པར་འཕེལ། བད་ཀན་འཕེལ་མཁྲིས་རླུང་གཉིས་ལྷག་པར་འཕེལ། མཁྲིས་རླུང་གཉིས་འཕེལ་བད་ཀན་ལྷག་པར་འཕེལ་བ་སྟེ་གཉིས་གཅིག་ལྷག་པ་དྲུག་དྲིལ་བས་འདུས་པའི་འཕེལ་བ་བཅུ་གསུམ། རླུང་མཁྲིས་བད་ཀན་གསུམ་

མཚུངས་པར་ཟད་པ་གཅིག རླུང་ཟད་མཁྲིས་པ་རབ་ཏུ་ཟད་བད་ཀན་མཆོག་ཏུ་ཟད། རླུང་ཟད་བད་ཀན་རབ་ཏུ་ཟད་མཁྲིས་པ་མཆོག་ཏུ་ཟད། མཁྲིས་པ་ཟད་རླུང་རབ་ཏུ་ཟད་བད་ཀན་མཆོག་ཏུ་ཟད། མཁྲིས་པ་ཟད་བད་ཀན་རབ་ཏུ་ཟད་རླུང་མཆོག་ཏུ་ཟད། བད་ཀན་ཟད་མཁྲིས་པ་རབ་ཏུ་ཟད་རླུང་མཆོག་ཏུ་ཟད། བད་ཀན་ཟད་རླུང་རབ་ཏུ་ཟད་མཁྲིས་པ་མཆོག་ཏུ་ཟད། རླུང་ཟད་བད་མཁྲིས་གཉིས་ལྷག་པར་ཟད། བད་མཁྲིས་གཉིས་ཟད་རླུང་ལྷག་པར་ཟད། མཁྲིས་པ་ཟད་བད་རླུང་གཉིས་ལྷག་པར་ཟད། བད་རླུང་གཉིས་ཟད་མཁྲིས་པ་ལྷག་པར་ཟད། བད་ཀན་ཟད་མཁྲིས་རླུང་གཉིས་ལྷག་པར་ཟད། མཁྲིས་རླུང་གཉིས་ཟད་བད་ཀན་ལྷག་པར་ཟད་པ་སྟེ་འདུས་པའི་ཟད་པ་བཅུ་གསུམ་དྲིལ་བས་འདུས་པའི་འཕེལ་ཟད་ཉི་ཤུ་རྩ་དྲུག་གོ།

གསུམ་པ་ཞར་ལ་འཕེལ་ཟད་འདྲེས་པ་ལ། རླུང་མཉམ་མཁྲིས་པ་འཕེལ་བད་ཀན་ཟད་པ་དང་། རླུང་མཉམ་བད་ཀན་འཕེལ་མཁྲིས་པ་ཟད་པ་གཉིས། མཁྲིས་པ་མཉམ་བད་ཀན་འཕེལ་རླུང་ཟད་པ་དང་། མཁྲིས་པ་མཉམ་རླུང་འཕེལ་བད་ཀན་ཟད་པ་གཉིས། བད་ཀན་མཉམ་མཁྲིས་པ་འཕེལ་རླུང་ཟད་པ་དང་། བད་ཀན་མཉམ་རླུང་འཕེལ་མཁྲིས་པ་ཟད་པ་གཉིས་ཏེ་མཉམ་འཕེལ་ཟད་སྦྱོར་དྲུག རླུང་ཟད་བད་མཁྲིས་གཉིས་འཕེལ། མཁྲིས་པ་ཟད་བད་རླུང་གཉིས་འཕེལ། བད་ཀན་ཟད་མཁྲིས་རླུང་གཉིས་འཕེལ་བ་སྟེ་གཅིག་ཟད་གཉིས་འཕེལ་གསུམ། བད་མཁྲིས་གཉིས་ཟད་རླུང་འཕེལ། བད་རླུང་གཉིས་ཟད་མཁྲིས་པ་འཕེལ། མཁྲིས་རླུང་གཉིས་ཟད་བད་ཀན་འཕེལ་བ་སྟེ་གོ་བཟློག་[ལྡོག]གཉིས་ཟད་གཅིག་འཕེལ་གསུམ་དང་དྲུག་དྲིལ་བས་འཕེལ་ཟད་འདྲེས་པ་བཅུ་གཉིས། སྤྱིར་བསྡོམས་པས་འཕེལ་ཟད་དབྱེ་བ་བདུན་བཅུ་[རྩ]་རྩ་བཞི།

བཞི་པ་བླ་བརྟན་[གཉན]ནད་ལ། ཞུགས་པ། ལོག་པ། འདོམ་པ་དང་གསུམ། དང་པོ་ཞུགས་པ་ལ། རླུང་གི་གནས་སུ་མཁྲིས་པ་ཞུགས་པ། བད་ཀན་

ཞུགས་པ། བད་མཁྲིས་གཉིས་ཀ་ཞུགས་པ་དང་གསུམ། མཁྲིས་པའི་གནས་སུ་རླུང་ཞུགས་པ། བད་ཀན་ཞུགས་པ། བད་རླུང་གཉིས་ཀ་ཞུགས་པ་དང་གསུམ། བད་ཀན་གྱི་གནས་སུ་རླུང་ཞུགས་པ། མཁྲིས་པ་ཞུགས་པ། མཁྲིས་རླུང་གཉིས་ཀ་ཞུགས་པ་དང་གསུམ་སྟེ་དྲིལ་བས་ཞུགས་པ་དགུ། གཉིས་པ་ལོག་པ་ལ། རླུང་མ་ཞི་བར་མཁྲིས་པར་ལོག་པ། བད་ཀན་དུ་ལོག་པ། བད་མཁྲིས་གཉིས་ཀར་ལོག་པ་དང་གསུམ། མཁྲིས་པ་མ་ཞི་བར་བད་ཀན་ལོག་པ། རླུང་དུ་ལོག་པ། བད་རླུང་གཉིས་ཀར་ལོག་པ་དང་གསུམ། བད་ཀན་མ་ཞི་བར་རླུང་དུ་ལོག་པ། མཁྲིས་པར་ལོག་པ། མཁྲིས་རླུང་གཉིས་ཀར་ལོག་པ་དང་གསུམ་སྟེ་དྲིལ་བས་ལོག་པ་དགུ། གསུམ་པ་འདོམ་པ་ནད་སྣ་གཉིས་སུ་འཕབ་པ་ལ། རླུང་གིས་མཁྲིས་ཡུལ་འཁྲོགས་ནས་བད་ཀན་དང་འཕབ་པ། བད་ཀན་གྱི་ཡུལ་འཁྲོགས་ནས་མཁྲིས་པར་འཕབ་པ། རང་ཡུལ་གཟུང་ནས་གཉིས་ཀར་འཕབ་པ་དང་གསུམ། མཁྲིས་པས་རླུང་གི་ཡུལ་གཟུང་ནས་བད་ཀན་དང་འཕབ་པ། བད་ཀན་གྱི་ཡུལ་གཟུང་ནས་རླུང་དང་འཕབ་པ། རང་ཡུལ་གཟུང་ནས་གཉིས་ཀ་དང་འཕབ་པ་དང་གསུམ། བད་ཀན་གྱིས་རླུང་གི་ཡུལ་འཁྲོགས་ནས་མཁྲིས་པ་དང་འཕབ་པ། མཁྲིས་པའི་ཡུལ་གཟུང་ནས་རླུང་དང་འཕབ་པ། རང་ཡུལ་གཟུང་ནས་གཉིས་ཀ་དང་འཕབ་པ་དང་གསུམ་སྟེ་དྲིལ་བས་འདོམ་པ་དགུ། སྡོམས་པས་ཟླ་བརྟན་[གཏན]ཉི་ཤུ་རྩ་བདུན། སྤྱིར་སྡོམས་པས་གཙོ་བོས་དབྱེ་བ་བརྒྱ་དང་གཅིག

གསུམ་པ། གནས་ཀྱི་དབྱེ་བ།

གསུམ་པ་གནས་ཀྱིས་དབྱེ་བ་ལ། སེམས་ལ་གནས་པ་དང་། ལུས་ལ་གནས་གཉིས།

གཅིག སེམས་ལ་གནས་པ།

དང་པོ་སེམས་ལ་གནས་པ་ལ། སྨྱོ་བྱེད་དང་། བརྗེད་བྱེད་གཉིས།

གཉིས། ལུས་ལ་གནས་པ།

གཉིས་པ་ལུས་ལ་གནས་པ་ལ། སྟོད་ལ་གནས་པ། སྨད་ལ་གནས་པ། ཕྱི་ལ་གནས་པ། ནང་ལ་གནས་པ་བཞི།

དང་པོ་སྟོད་ལ་གནས་པ་ལ། མགོ་ལ་གནས་པ་དང་། དོན་སྣོད་ལ་གནས་པ་གཉིས། དང་པོ་མགོ་ལ་གནས་པ་ལ། མགོ་བོའི་ནད། མིག་ནད། རྣ་བའི་ནད། སྣའི་ནད། (མཆུའི་ནད།) སོའི་ནད། ལྕེའི་ནད། ཊན་གྱི་ནད། གྲེ་བའི་ནད། ལྷ་བའི་ནད། ནམ་སྒྲོང་[ཚོང]གི་ནད་དང་བཅུ་གཅིག དང་པོ་མགོ་བོའི་ནད་གཅིག གཉིས་པ་མིག་ནད་གཅིག གསུམ་པ་རྣ་བའི་ནད་གཅིག བཞི་པ་སྣའི་ནད་གཅིག ལྔ་པ་མཆུའི་ནད་གཅིག དྲུག་པ་སོའི་ནད་གཅིག བདུན་པ་ལྕེའི་ནད་གཅིག བརྒྱད་པ་ཊན་གྱི་ནད་གཅིག དགུ་པའི་གྲེ་བའི་ནད་ལ། ན་བ། གག་པ། མགུལ་འགགས། སྐད་འགགས་དང་བཞི། བཅུ་པ་ལྷ་བའི་ནད་གཅིག བཅུ་གཅིག་པ་ནམ་སྒྲོང་[ཚོང]ནད་ལ། སྐེམ་དང་། སྐྲིགས་བུ། དབུགས་མི་བདེ་བ། ཡི་ག་འཆུས་པ། ཆམ་པ་དང་ལྔ་སྟེ་དྲིལ་བས་མགོ་བོའི་ནད་ལ་བཅོ་བརྒྱད། གཉིས་པ་དོན་སྣོད་ལ་གནས་པ་ལ། སོ་སོར་གནས་པ་དང་། སྤྱིར་གནས་པ་གཉིས། དང་པོ་སོ་སོར་གནས་པ་ལ། སྙིང་ལ་གནས་པ། གློ་བར་གནས་པ། མཆིན་པར་གནས་པ། མཆེར་པར་གནས་པ། མཁལ་མར་གནས་པ། ཕོ་བར་གནས་པ། མཁྲིས་པར་གནས་པ། རྒྱུ་ལོང་ལ་གནས་པ། ལྒང་[ལྒང]པར་གནས་པ། མངལ་ན་གནས་པ། སམ་[བསམ]སེའུར་གནས་པ་དང་བཅུ་གཅིག གཉིས་པ་སྤྱིར་གནས་པ་ལ། དོན་སྣོད་སྤྱིར་གནས་པ་དང་། སྣོད་སྤྱིར་གནས་པ་གཉིས། དང་པོ་དོན་སྣོད་སྤྱིར་གནས་པ་ལ། མ་ཞུ་བ། སྐྲང་

ཐབས། སྨན[སྐྲན]། སུཀྵ། ཚད་འབྲུ། རྒྱ་གཟེར་དང་དྲུག གཉིས་པ་སྣོད་སྙིང་གནས་པ་ལ། འབྲུ་བ་དང་། སྐྱུག་པ་གཉིས་ཏེ་དྲིལ་བས་དོན་སྣོད་ལ་གནས་པ་བཅུ་དགུ།

གཉིས་པ་སྨད་ལ་གནས་པ་ལ། གཞང་འབྲུམ། མཚན་བར་རྫོལ་བ། སྨུག་[རྨུག]འགགས། གཅིན་འགགས། གཅིན་སྙི་[སྙི]དང་ལྔ།

གསུམ་པ་ཕྱིར་གནས་པ་ལ། ལྤགས་པ་ལ་གནས་པ། རྩ་ལ་གནས་པ། ཤ་ལ་གནས་པ། རུས་ལ་གནས་པ། ཀུན་ལ་གནས་པ་དང་ལྔ། དང་པོ་ལྤགས་པ་ལ་གནས་པ་ལ། ཤ་བཀྲ། བལ་འདགས[ལྡགས]། གཡན་པ། སླང་བུ། ཟ་ཀོང་[རྐོང་]། ཤུ་བ། རིག་པའི་དྲུག མཛེར་པ། ངོ་ཁབས། ནད་གཞན་ལྤགས་ལ་གྲམ་པ་དང་བཅུ། གཉིས་པ་རྩ་ལ་གནས་པ་ལ། རྩ་དཀར་ནད། རྩ་ནག་ནད། ནད་གཞན་རྩ་ལ་གྲམ་པ་དང་གསུམ། གསུམ་པ་ཤ་གནས་ལ། ལྷྭ་བ། རྨེན་བུ། ནད་གཞན་ཤ་ལ་རྒྱས་པ་དང་གསུམ། བཞི་པ་རུས་གནས་ལ། དྲེག རྐང་བམ། ནད་གཞན་རུས་ལ་ཞེན་པ་དང་གསུམ། ལྔ་པ་ཀུན་ལ་གནས་པ་ལ་གྲུམ་བུའི་ནད་གཅིག་སྟེ་དྲིལ་བས་ཕྱིར་གནས་ཉེ་ཤུ།

བཞི་པ་ཕྱི་ནང་གནས་པ་ལ། མཁྲིས་པ། སྨུག་པོ། སྨུ་[དམུ]ཆུ། འོར། སྐྲ་སྨབ[རྣབ]། གཙོང་ཆེན་ཟད་བྱེད། ཚ་བ་མ་སྨིན་པ། རྒྱས་པ། སྟོངས་པ། གབ་པ། རྙིངས་པ། རྙོངས་པ། འགྲམས། འཁྲུགས། རིམས་ཀྱི་ཚ་བ་བལ་ནད། འབྲུམ་བུ། ལྟོག་པ། སྦུར་དུག སྦྱི་[སྦྱི]དུག གཟེར་[ཟེར]དུག རྡངས་དུག ཤ་དུག མི་འཕྲོད་པའི་དུག བཙན་དུག ཁྱི་དུག སྲིན་བུའི་དུག སྦྲུལ་དུག འབྱུང་པོ། གཟའ། མཛེ། འབྲས། མེ་སྦལ[དབལ]། སྲིན། མགོ་རྨ། བྱང་ཁོག་རྨ། ཡན་ལག་རྨ། སྐྱེ་ཡི་དང་སུམ་ཅུ་སོ་བདུན་ཏེ། སྤོམས་པས་གནས་ཀྱི་དབྱེ་བ་བརྒྱ་དང་གཅིག

བཞི་པ། རིགས་ཀྱི་དབྱེ་བ།

བཞི་པ་རིགས་ཀྱིས་དབྱེ་བ་ལ། སོང་ནད། རྨ་ནད། ཚད་ནད། ཕོར་བུའི་ནད་དང་བཞི།

གཅིག སོང་ནད།

དང་པོ་སོང་ནད་ལ། རྒྱུ་མ་ཞུ་བ་དང་། འབྲས་བུ་གཅོང་ནད་གཉིས།

དང་པོ་རྒྱུ་མ་ཞུ་བ་ལ། ངོ་བོ། རིགས། གྲོགས། དུས་ཀྱི་དབྱེ་བ་བཞི།

གཉིས་པ་འབྲས་བུ་གཅོང་ནད་ལ། གསར་པ་དང་། རྙིང་པ་གཉིས། དང་པོ་གསར་པ་ལ། བད་ཀན་སྐྱ་བོ། སྨུག་པོ། མཁྲིས་ནད། དུག་གཅོང་དང་བཞི། དང་པོ་བད་ཀན་སྐྱ་བོ་ལ། ལྕེན། ལྷུགས་དྲེག མེ་ཉམས། མགུལ་འགགས། གྲུམ་བུ་དཀར་པོ། འཇུ་སྐེམས་དང་དྲུག གཉིས་པ་སྨུག་པོ་ལ། བྱེར། རྒྱས། རྗོལ། རལ། འཁྱིངས། འདྲིལ། གབ། འཐབ། འོར་ལྷུང་། གྲང་བ་ལྕིང་ཚད་དང་བཅུ། གསུམ་པ་མཁྲིས་པ་ལ། ཐང་ལྷགས། གནས་གྱུར། ཁ་ལུད། རྩ་རྒྱུག་དང་བཞི། བཞི་པ་དུག་གཅོང་ལ། ཚ་སྦྱོར་དང་། གྲང་སྦྱོར་གཉིས་ཏེ་དྲིལ་བས་གསར་པ་ཉི་ཤུ་རྩ་གཉིས། གཉིས་པ་རྙིང་པ་ལ། སྲུན[སྐྲན]། སྐྱུ་[དམུ]ཆུ། འོར། སྐྱ་སྦབ[ཐབ]། གཅོང་ཆེན་ཟད་བྱེད་དང་ལྔ། དང་པོ་སྲུན་[སྐྲན]ལ། ཁྲག་སྲུན[སྐྲན]། མཁྲིས་སྲུན[སྐྲན]། ལྕེན་སྲུན[སྐྲན]། རྗོ་སྲུན[སྐྲན]། རླུང་སྲུན[སྐྲན]། སྲིན་སྲུན[སྐྲན]། རྩ་སྲུན[སྐྲན]། ཆུ་སྲུན་[སྐྲན]དང་བརྒྱད། གཉིས་པ་སྐྱུ་[དམུ]ཆུ་ལ། བྱེར་ཆུ། ཟགས་ཆུ། འཁྲིམས་ཆུ་དང་གསུམ། གསུམ་པ་འོར་ལ། ཚ་འོར་དང་། གྲང་འོར་གཉིས། བཞི་པ་སྐྱ་སྦབ་[ཐབ]ལ། སྐྲོ་བ་སྐྱ་སྦབ[ཐབ]། སྙིང་གི་སྐྱ་སྦབ[ཐབ]། མཆིན་པ་སྐྱ་སྦབ[ཐབ]། མཆེར་པ་སྐྱ་

སྤབ[རྦབ]། ཆུ་སེར་སྐྱ་སྤབ་[རྦབ]དང་ལྔ། ལྔ་པ་གཙོང་ཆེན་ཟད་བྱེད་ལ། རླུང་གྱུར། མཁྲིས་གྱུར། བད་ཀན་ལས་གྱུར་པ། གཙོང་ཆེན་ནད་ཀྱི་ལྷ་བརྙན་[གཉན]དང་བཞི་སྟེ་དྲིལ་བས་སྙིང་པ་ལ་ཉི་ཤུ་རྩ་གཉིས། སྤོམས་པས་ཕོང་ནད་བཞི་བཅུ་ཞེ་བརྒྱད།

གཉིས། རྨ་ནད།

གཉིས་པ་རྨ་ནད་ལ། ལྷན་སྐྱེས་ཀྱི་རྨ་དང་། གློ་བུར་གྱི་རྨ་གཉིས།

དང་པོ་ལྷན་སྐྱེས་རྨ་ལ། འབྲས། རྨེན་བུ། སུཨྱ། ཁང་བམ། མེ་སྤལ[དབལ]། གཞང་འབྲུམ། ཀླིག་ལུག མཚན་བར་རྫོལ་བ་དང་བརྒྱད།

གཉིས་པ་གློ་བུར་གྱི་རྨ་ལ། གནས་ཀྱི་དབྱེ་བ་དང་། རིགས་ཀྱི་དབྱེ་བ་གཉིས། དང་པོ་གནས་ཀྱི་དབྱེ་བ་ལ། མགོ། བྱང་ཁོག ཡན་ལག་གི་རྨ་དང་གསུམ། གཉིས་པ་རིགས་ཀྱི་དབྱེ་བ་ལ། བཤུས། བཅད། རྣམ་པར་བཅད། འཕྱང་། ལྷུང་། ཕུག གཤགས། གྲུགས་པ་དང་བརྒྱད་དེ་དྲིལ་བས་རྨ་ལ་བཅུ་དགུ།

གསུམ། ཚད་པའི་ནད།

གསུམ་པ་ཚད་ནད་ལ། མ་སྨིན། རྒྱས། སྟོངས། གབ། སྙིངས། རྙོངས། འཁྲམས། འཁྲུགས། རིམས་ཚད་དང་དགུ། དང་པོ་མ་སྨིན་པ་གཅིག གཉིས་པ་རྒྱས་པ་གཅིག གསུམ་པ་སྟོངས་པ་གཅིག བཞི་པ་གབ་པ་གཅིག ལྔ་པ་སྙིངས་པ་གཅིག དྲུག་པ་རྙོངས་པ་གཅིག བདུན་པ་འཁྲམས་པ་ལ། ཕྱི་འཁྲམས་དང་། ནང་འཁྲམས་གཉིས། བརྒྱད་པ་འཁྲུགས་ལ། རྒྱས་འཁྲུགས། སྟོངས་འཁྲུགས། འཛམ་འཁྲུགས་དང་གསུམ། དགུ་པ་རིམས་ལ། བལ་ནད། རྒྱུ་གཟེར། འབྲུམ་བུ། གག་ལྷོག ཆམ་པ་དང་ལྔ་སྟེ་དྲིལ་བས་ཚད་ནད་བཅུ་དྲུག

བཞི། ཐོར་བུའི་ནད།

བཞི་པ་ཐོར་བུའི་ནད་ལ། སྐད་འགགས། སྐྱིགས་བུ། ཡི་ག་འཆུས་

པ། སྐོམ་ནད། དབུགས་མི་བདེ་བ། སྐྲང་ཐབས། སྲིན། འབྲུ་ནད། སྐྱུག་ནད། དྲི་མ་འགགས་པ། གཅིན་འགགས་པ། གཅིན་སྙི་[སྙི]བ། ཚད་འབྲུ། དྲེག་ནད། གྲུམ་བུ། ཆུ་སེར། རྩ་དཀར་ནད། ལྷགས་ནད་དང་བཅོ་བརྒྱད། སྟོམས་པས་རིགས་ཀྱི་དབྱེ་བ་བརྒྱ་དང་གཅིག་ཡིན་ནོ།། །།

ས་བཅད་ལྔ་པ། ནད་ཀྱི་མཚན་ཉིད།

དེ་ལ་འཕེལ་ཟད་སྐབས་སུ་དཔྱད་པར་བྱ་སྟེ། གྲངས་ལ་དཔྱད་པ་དང་། ནད་ལ་དཔྱད་པ་གཉིས།

དང་པོ། འཕེལ་ཟད་ཀྱི་གྲངས།

དང་པོ་ནི་ཟླ་ཟེར་ལས། དེ་ཡང་རླུང་འཕེལ་བ་དང་མཁྲིས་པ་འཕེལ་བ་དང་བད་ཀན་འཕེལ་བ་སྟེ། དེ་ལྟར་ནད་ཀྱི་དབྱེ་བ་རྣམ་པ་གསུམ་དུ་ཤེས་པར་བྱ་བ་དང་། ཞེས་དང་། དེ་ཡང་ནད་གཞིའི་གསུམ་པོ་སོ་སོ་ཟད་པ་ལས་གསུམ་དུ་འགྱུར་ཏེ། རླུང་ཟད་པ་དང་། མཁྲིས་པ་ཟད་པ་དང་། བད་ཀན་ཟད་པ་སྟེ། དེ་ལྟར་ནད་ཀྱི་དབྱེ་བ་གསུམ་དུ་ཤེས་པར་བྱའོ།། ཞེས་དང་། དེ་ལྟར་རླུང་ལ་སོགས་པ་ནད་གཞིའི་དབྱེ་བ་ནི་ སྤྱིར་དྲུག་ཅུ་རྩ་གཉིས་སུ་བསྟན་ཅིང་བཤད་པའམ། དྲུག་ཅུ་རྩ་གསུམ་དུ་བསྟོན་[བསྟན]ཏོ།། དེ་ཅིའི་ཕྱིར་ཞེ་ན། བདེར་གནས་རྒྱུ་ཞེས་བྱ་སྟེ། བདེ་བའི་རྒྱུར་གྱུར་པ་ཉིད་ཀྱི་ཕྱིར་རོ།། ཞེས་གསུངས་པས། ཡན་ལག་བརྒྱད་པ་རྩ་འགྲེལ་དུ། འཕེལ་ཟད་དངོས་སུ་དྲུག་ཅུ་རྩ་གཉིས་དང་། བདེ་བར་གནས་པ་དང་དྲུག་ཅུ་རྩ་གསུམ་གསུངས་པ་དང་། འདིར་བདུན་བཅུ་[ཅུ]རྩ་བཞིར་གསུངས་པ་དང་གྲངས་མ་མཐུན་ཞིང་། དེ་ཡང་། རྒྱུད་པའི་ཉེས་གསུམ་ལ་འཕེལ་བ་རེ། ཟད་པ་རེ་གྲངས་[བགྲངས]པས་དྲུག་ཁུ་ཡན་ལག་བརྒྱད་པ་རྩ་འགྲེལ་དུ་བྱུང་ལ། འདིར་དེའི་སྟེང་དུ། རབ་འཕེལ་མཆོག་འཕེལ་རེ། རབ་ཟད། མཆོག་ཟད་རེ་གྲངས་[བགྲངས]པས་བཅོ་བརྒྱད་བྱུང་བས་བཅུ་གཉིས་ལྷག་པའི་སྐྱོན་དུ་འགྱུར་རམ་

སླམ་ན། སྐྱོན་མེད་དེ། ཡན་ལག་བརྒྱད་པ་རྩ་འགྲེལ་དུ། རོ་སྡེབས་སྦྱོར་བ་ལྔ་བཅུ་རྩ་བདུན་དང་། རྐྱང་པ་དྲུག་སྦྱར་བས་དྲུག་ཅུ་རྩ་གསུམ་དང་ནད་དང་གཉེན་པོ་སྦྱད་པའི་དབང་དུ་མཛད་ནས། རྐྱང་པའི་འཕེལ་ཟད་བཅུ་གཉིས་འདུས་པའི་རབ་འཕེལ་མཆོག་འཕེལ་དང་རབ་ཟད་མཆོག་ཟད་ཀྱི་ཁོངས་སུ་བསྡུས་ནས་བསྟན་ལ། འདིར་དེ་དག་ལ་རྐྱང་པ་དང་འདུས་པའི་ཆ་སོ་སོ་བ་ཡོད་པའི་དབང་དུ་བྱས་ནས་བསྟན་པའི་ཕྱིར་དང་། ཟླ་ཟེར་དུའང་དྲུག་ཅུ་རྩ་གསུམ་ལས་ལྷག་པར་སྦྱར་ཅུང་བར་བསྟན་པའི་ཕྱིར་ཏེ། དེ་ཉིད་ལས། ནད་ཀྱི་དབྱེ་བ་འདི་དག་དང་དངས་མ་ལ་སོགས་པ་འདྲེས་ཤིང་འདུས་པ་དང་། དེ་བཞིན་དུ་ཟད་པ་དང་། མཉམ་པ་དང་། རྣམ་པར་འཕེལ་བའི་དབྱེ་བས། རབ་དང་རབ་མཆོག་ཏུ་སྦྱར་བ་ལ། མཐའ་ཡས་པ་ཉིད་དུ་འགྱུར་བ་ཉིད་ལ། རང་བཞིན་ཅི་འདྲ་བ་ཡིན་པ་སྨན་པས་མ་ཡེངས་ཤིང་གཞན་དུ་གཡེང་བ་མེད་པས། སེམས་དེར་གཏོད་པས་ཤེས་ཤིང་རྟོགས་པར་གྱིས་ཤིག་པའོ།། དེ་ལ་དངས་མ་ལ་རླུང་དང་མཁྲིས་པ་དང་། བད་ཀན་རེ་རེ་ཞིག་འབྲུགས་པ་ལས་དབྱེ་བ་གསུམ་དུ་འགྱུར་ཏེ་ཐ་དད་པ་ལས་གསུམ་ཞེས་བྱ། ཞེས་བྱ་བའི་ཚུལ་གྱིས་སོ།། དངས་མ་ལྡན་པ་འབྱུང་བས་ན། རླུང་ལ་སོགས་པ་འཕེལ་བ་ལས། དེར་ཆ་མཉམ་པའམ། ལྷག་[ལྷག]པ་ལས་སྔ་མ་བཞིན་དུ་དགུར་ཤེས་པར་བྱ་སྟེ། དེ་ལྟར་ཐམས་ཅད་སྔ་མ་ལས་རྫེས་སུ་དཔག་པར་བྱའོ།། ཞེས་མཐའ་ཡས་པ་སྦྱར་བར་གསུངས་པས་སོ།།

གཉིས་པ། འཕེལ་ཟད་ཀྱི་ནད།

གཉིས་པ་ནད་ལ་དཔྱད་པ་ནི། འཕེལ། རབ་འཕེལ། མཆོག་འཕེལ་གསུམ་གྱི་དོན་ནི། འཕེལ་བའི་རྟགས་སུམ་ཆ་ཡོད་པ་འཕེལ་བ་དང་། སུམ་

གཉིས་ཡོད་པ་རབ་འཕེལ་དང་། ཐམས་ཅད་སྨོགས་[རྫོགས]པ་མཆོག་འཕེལ་དུ་བཤད་ལ། ཟད་པ་ཡང་ཟད་པའི་རྟགས་གསུམ་ཆ་ཡོད་པ་ཟད་པ་དང་། གསུམ་གཉིས་ཡོད་པར་རབ་ཟད་དང་། ཐམས་ཅད་སྨོགས་[རྫོགས]པ་མཆོག་ཟད་ཡིན་པས། རྒྱུད་པ་ལ་ནད་ངོས་བཟུང་བ་དང་། བཅོས་བཏང་ཚུལ་བདེ་བར་སྣང་ཙུང་། རླུང་ཟད་པ་རླུང་གི་ནད་ཡིན་ནམ་མིན། ཡིན་ན་རླུང་གི་གཉེན་པོ་གཏོང་དགོས་པར་འགྱུར་བས་སླར་ཟད་པར་བྱེད་ཀྱིས་འཕེལ་བར་མི་འགྱུར་རོ།། མིན་ན་དེ་མཁྲིས་ནད་དམ། ཁྲག་ནད་དམ། བད་ཀན་གྱི་ནད་གང་ཡིན་ཚ་གྲང་གང་དུ་གཏོགས་ཤེས་དགོས་པར་འགྱུར་ཏེ། མཁྲིས་ནད་མ་ཡིན་ཏེ། བད་ཀན་གྱི་རྟགས་འབྱུང་བར་གསུངས་པ་དང་། རླུང་ཟད་པ་དང་མཁྲིས་པ་ཟད་པ་གཉིས་ཀ་སྲིད་པར་འགྱུར་བའི་ཕྱིར། བད་ཀན་གྱི་ནད་མ་ཡིན་ཏེ། རླུང་དང་བད་ཀན་གཉིས་ཀ་ཟད་པ་སྲིད་པའི་ཕྱིར། ཚ་བ་མ་ཡིན་ཏེ། ཁྲག་མཁྲིས་ཀྱི་ནད་མ་ཡིན་པའི་ཕྱིར། གྲང་བ་མ་ཡིན་ཏེ། བད་རླུང་གི་ནད་མ་ཡིན་པའི་ཕྱིར་ཞེས་བརྗོད་པར་འགྱུར་རོ།། དེས་ན་རང་གི་ལན་ནི། རླུང་ཟད་པ་རླུང་མཁྲིས་ཁྲག་བད་ཀན་གྱི་ནད་གང་ཡང་མ་ཡིན་ཀྱང་ཚ་བ་ཡིན་ཏེ། གཉེན་པོ་ཡང་རྩུབ་བསིལ་བ་བསྟེན་དགོས་པའི་ཕྱིར། མཁྲིས་པ་ཟད་པ་ཡང་ཉེས་གསུམ་གང་ཡང་མ་ཡིན་ཀྱང་གྲང་བ་ཡིན་ཏེ། ཚ་སྙོ་སྣུམ་པའི་གཉེན་པོ་བསྟེན་དགོས་པའི་ཕྱིར། བད་ཀན་ཟད་པ་ཉེས་གསུམ་གང་ཡང་མ་ཡིན་ཀྱང་ཚ་བ་ཡིན་ཏེ། གཉེན་པོ་ལྗི་སྣུམ་བསིལ་བཏུལ་བསྟེན་དགོས་པའི་ཕྱིར། དེས་ན་ལྡན་པའི་བད་རླུང་ཟད་པ་ནི་རྒྱུ་ལྡན་པ་ཟད་པ་དང་ཟད་པ་གཉིས་ལྡན་པར་ལྡན་པར་བརྗོད་ཀྱི་ནད་ངོ་བོ་ཚ་བ་ཡིན་ཏེ། ཡང་རྩུབ་ལྗི་བཏུལ་བས་བཅོས་དགོས་པའི་ཕྱིར། བད་མཁྲིས་དང་མཁྲིས་རླུང་ཟད་པ་ནི་ཚ་གྲང་གཉིས་ལྡན་ནོ།། འདུས་པའི་མཚུངས་པར་ཟད་པ་ནི་ཟད་པ་གསུམ་ལྡན་ཞིང་ཚ་གྲང་གཉིས་ལྡན་ཡིན་པས་འདུས་པ་སྟེ། གཉེན་པོ་ནི། ཡང་རྩུབ་བསིལ། ཚ་སྙོ་སྣུམ། ལྗི་བཏུལ་བརྒྱད་

ཀ་གཏོང་དགོས་སོ།། འོ་ན་དེ་དག་ཡང་ལྡི་རྡོ་བཙུལ་ཚ་བསིལ་ནུས་པ་འཐབས་ཏེ་སོ་སོའི་ནུས་པ་མི་འབྱིན་ནོ་ཞེ་ན། མ་ཡིན་ཏེ། འདུས་པ་ལ། རླུང་གི་མཚན་ཉིད་རྩུབ་ཡང་གྲང་བསྲ[སྲ]ཕྲ་གཡོ། མཁྲིས་པའི་མཚན་ཉིད་སྣུམ་རྣོ་ཚ་ཡང་དྲི་མནམ་འཁྲུ་གཤེར། བད་ཀན་གྱི་མཚན་ཉིད་སྣུམ་བསིལ་ལྡི་བཙུལ་འཇམ་བརྟན་འབྱར་བག་ཅན་རྣམས་དང་ལྡན་ཀྱང་། འཇམ་རྩུབ་གྲང་ཚ་སྲ་ཕྲ་སྣུམ་པ་ཡང་ལྡི་གཡོ་བརྟན་རྣོ་བཙུལ་ཚ་བསིལ་སོགས་གཅིག་ནུས་གཅིག་གིས་མི་འཇོམས་པར་ནུས་པ་འབྱིན་པ་བཞིན། དེ་སྐད་དུ་ཡང་རླ་ཟེར་ལས། འདིར་འདི་ལྟར་རླུང་དང་མཁྲིས་པ་དང་། བད་ཀན་གྱི་ནུས་པ་མི་མཐུན་པ་ཡིན་དུ་ཟིན་ཀྱང་། སེམས་ཅན་གྱི་ནང་གི་མི་དགེ་བའི་ལས་ལ་སོགས་པའི་དབང་གིས་གནོད་པ་བསྐྱེད་ཅིང་འདུས་པའི་ནད་བྱེད་ཀྱི། གཅིག་ལ་གཅིག་ཉེ་བར་ཞི་བའི་ཅིའི་ཕྱིར་མི་བྱེད་ཅེས་བརྟག་པར་མི་བྱ་སྟེ། འདི་དག་གི་རང་བཞིན་འདི་ཉིད་ཡིན་པའི་ཕྱིར་དང་། འབྱུང་བ་ཆེན་པོ་ལྟར་ཅིག་གིས་ཅིག་ཟིལ་གྱིས་གནོན་པ་ཡིན་ཡང་། སྔུས་[རྔས]དང་རོ་ལ་སོགས་པའི་བྱ་བ་ལྷན་ཅིག་རྫོམ་པ་དང་འདྲའོ།། དེ་བས་ན་འདི་དག་གི་རང་བཞིན་ནི་མི་འགྱུར་བ་ཉིད་ཡིན་ནོ།། ཞེས་གསུངས་སོ།། འཕེལ་ཟད་འདྲེས་པའི་གཅིག་ཟད་གཉིས་འཕེལ་དང་། གཉིས་ཟད་གཅིག་འཕེལ་ལས། མཁྲིས་པ་ཟད་བད་རླུང་འཕེལ་བ་ནི་ནད་ངོ་བོ་གྲང་བ་འབའ་ཞིག་ཡིན་ལ། མཉམ་འཕེལ་ཟད་སྦྱོར་ཀྱང་། རླུང་མཁྲིས་བད་ཀན་མཉམ་པ་ནི་སྐབས་འདིར་བསྟན་གྱི་ནད་མ་ཡིན་ཏེ། འཕེལ་ཟད་ཀྱི་ནད་འཆད་པའི་སྐབས་ཡིན་པའི་ཕྱིར། དེས་ན་རླུང་མཉམ་མཁྲིས་པ་ཟད་བད་ཀན་འཕེལ་བ་གྲང་བ་དང་། རླུང་མཉམ་བད་ཀན་ཟད་མཁྲིས་པ་འཕེལ་བ་ནི་ཚ་བ་དང་། བད་ཀན་མཉམ་མཁྲིས་པ་ཟད་རླུང་འཕེལ་བ་ནི་གྲང་བ་དང་། བད་ཀན་མཉམ་རླུང་ཟད་མཁྲིས་པ་འཕེལ་བ་ནི་ཚ་བ་དང་། མཁྲིས་པ་མཉམ་བད་ཀན་ཟད་རླུང་འཕེལ་བ་ནི་ཚ་གྲང་གི་ལྡན་པ་དང་། མཁྲིས་པ་མཉམ་རླུང་

ཟད་བད་ཀན་འཁྱིལ་བ་ཡང་ཚ་གྲང་གི་ལྡན་པ་ཡིན་པས། གཞུང་གི་དངོས་བསྟན། གཞན་རྒྱུད་ཅན་ལ། ལྡན། འདུས། ཟླ་བརྟན་[གཏན]གསུམ་དུ་བསྡུས་ནས། འཁྱིལ་ཟད་འདྲེས་པ་འདུས་པར་གྲངས་[བགྲངས]པ་འདྲ་བ་ཞིག་འདུག་ཅང་། འབུམ་ནག་ཏུ། རྐྱང་པ་བཅོ་བརྒྱད། ལྡན་པ་བཅོ་བརྒྱད། འདུས་པ་ཉི་ཤུ་རྩ་དྲུག འཁྱིལ་ཟད་འདྲེས་པ་བཅུ་གཉིས་སུ་བཤད་པ་ལེགས་པར་སེམ་མོ[སེམས་སོ]།། དེ་ལ་བད་རླུང་གཉིས་ཀ་མཆོག་ཏུ་ཟད་པའི་ཚེ་ན་བད་ཀན་གྱི་རྟགས་དང་ལྡན་ཅིང་བད་ཀན་ཟད་པའི་རྟགས་ཀྱང་འབྱུང་བས་བད་ཀན་གྱི་ནད་རྟགས་ལ་མ་འཁྲུལ་བ་ཤིན་ཏུ་གལ་ཆེ་བར་སྣང་། ད་ལྟ་ནི། རླུང་ཁ་མཐོ་བ་དང་། མཁྲིས་པ་ཁ་མཐོ་བ་དང་། བད་ཀན་ཁ་མཐོ་བ་དང་། བད་མཁྲིས། བད་རླུང་། མཁྲིས་རླུང་། འདུས་ནད་ཁ་མཐོ་བ་མ་གཏོགས། འདི་འདྲ་ཟད་པས་འདི་འདྲ་བཅོས་དགོས་ཟེར་བའི་སྨན་པ་དཀོན་པར་སྣང་བས། ཐམས་ཅད་ཀྱི་ཐུགས་རྟོག་ཞིབ་ཏུ་འཇུག་པའི་གཞིར་ཆེ་ལོང་ཙམ་བཀོད་པའོ།། །།

ས་བཅད་དྲུག་པ། སྨན་གྱི་སྦྱོར་ཐབས།

འཕེལ་ཟད་དང་རོ་སྡེབས་སྦྱོར་བ་ལྔ་བཅུ་རྩ་བདུན་དང་། རྐྱང་པ་དྲུག་སྟེ། དྲུག་ཅུ་རྩ་གསུམ་འཐབ་དགོས་པའི་ཐོག་མར་རོ་སྡེབས་སྦྱོར་བ་ལྔ་བཅུ་རྩ་བདུན་ལ། གཉིས་པར་སྦྱར་བ། གསུམ་དུ་སྦྱར་བ། བཞི་པར་སྦྱར་བ། ལྔ་པར་སྦྱར་བ། དྲུག་པར་སྦྱར་བ་དང་ལྔ།

དང་པོ། རོ་སྡེབས་གཉིས་སྦྱར།

དང་པོ་གཉིས་པར་སྦྱར་བ་ལ། མངར་བ་ལྔ། སྐྱུར་བ་བཞི། ལན་ཚྭ་བ་གསུམ། ཁ་བ་གཉིས། ཚ་བ་གཅིག་སྟེ་ཉིལ་བས་བཅོ་ལྔ། དང་པོ་མངར་བ་ལྔ་ལ། མངར་བ་དང་སྐྱུར་བ་སྦྱར་བ། མངར་བ་དང་ལན་ཚྭ་བ་སྦྱར་བ། མངར་བ་དང་ཁ་བ་སྦྱར་བ། མངར་བ་དང་ཚ་བ་སྦྱར་བ། མངར་བ་དང་བསྐ་བ་སྦྱར་བ་དང་ལྔ། གཉིས་པ་སྐྱུར་བ་བཞི་ལ། སྐྱུར་བ་དང་ལན་ཚྭ་བ་སྦྱར་བ། སྐྱུར་བ་དང་ཁ་བ་སྦྱར་བ། སྐྱུར་བ་དང་ཚ་བ་སྦྱར་བ། སྐྱུར་བ་དང་བསྐ་བ་སྦྱར་བ་དང་བཞི། གསུམ་པ་ལན་ཚྭ་བ་གསུམ་ལ། ལན་ཚྭ་བ་དང་ཁ་བ་སྦྱར་བ། ལན་ཚྭ་བ་དང་ཚ་བ་སྦྱར་བ། ལན་ཚྭ་བ་དང་བསྐ་བ་སྦྱར་བ་གསུམ། བཞི་པ་ཁ་བའི་སྦྱོར་བ་གཉིས་ལ། ཁ་བ་དང་ཚ་བ་སྦྱར་བ་དང་། ཁ་བ་དང་བསྐ་བ་སྦྱར་བ་གཉིས། ལྔ་པ་ཚ་བའི་སྦྱོར་བ་གཅིག་ནི། ཚ་བ་དང་བསྐ་བ་སྦྱར་བའོ།།

གཉིས་པ། རོ་སྤེལ་བས་གསུམ་སྦྱར།

གཉིས་པ་གསུམ་དུ་སྦྱར་བ་ལ། མངར་བ་བཅུ། སྐྱུར་བ་དྲུག ལན་ཚ་གསུམ། ཁ་བ་གཅིག་དང་བཞི་སྟེ་ཉི་ཤུ། དང་པོ་མངར་བ་བཅུ་ལ། མངར་བ་དང་སྐྱུར་བ་དང་ལན་ཚ་སྦྱར་བ། མངར་བ་དང་སྐྱུར་དང་ཁ་བ་སྦྱར་བ། མངར་བ་དང་སྐྱུར་བ་དང་ཚ་བ་སྦྱར་བ། མངར་བ་དང་སྐྱུར་བ་དང་བསྐ་བ་སྦྱར་བ། མངར་བ་དང་ལན་ཚ་བ་དང་ཁ་བ་སྦྱར་བ། མངར་བ་དང་ལན་ཚ་བ་དང་ཚ་བ་སྦྱར་བ། མངར་བ་དང་ལན་ཚ་དང་བསྐ་བ་སྦྱར་བ། མངར་བ་དང་ཁ་བ་དང་ཚ་བ་སྦྱར་བ། མངར་བ་དང་ཁ་དང་བསྐ་བ་སྦྱར་བ། མངར་བ་དང་ཚ་བ་དང་བསྐ་བ་སྦྱར་བ་དང་བཅུ། གཉིས་པ་སྐྱུར་བ་དྲུག་ལ། སྐྱུར་བ་དང་ལན་ཚ་དང་ཁ་བ་སྦྱར་བ། སྐྱུར་བ་དང་ལན་ཚ་དང་ཚ་བ་སྦྱར་བ། སྐྱུར་བ་དང་ལན་ཚ་དང་བསྐ་བ་སྦྱར་བ། སྐྱུར་བ་དང་ཁ་བ་དང་ཚ་བ་སྦྱར་བ། སྐྱུར་བ་དང་ཁ་བ་དང་བསྐ་བ་སྦྱར་བ། སྐྱུར་བ་དང་ཚ་བ་དང་བསྐ་བ་སྦྱར་བ་དང་དྲུག གསུམ་པ་ལན་ཚ་གསུམ་ལ། ལན་ཚ་དང་ཁ་བ་དང་ཚ་བ་སྦྱར་བ། ལན་ཚ་དང་ཁ་བ་དང་བསྐ་བ་སྦྱར་བ། ལན་ཚ་དང་ཚ་བ་དང་བསྐ་བ་སྦྱར་བ་དང་གསུམ། བཞི་པ་ཁ་བའི་སྦྱོར་བའི་སྦྱོར་བ་གཅིག་ནི། ཁ་བ་དང་ཚ་བ་དང་བསྐ་བའོ།།

གསུམ་པ། རོ་སྤེལ་བས་བཞི་སྦྱར།

གསུམ་པ་བཞི་པར་སྦྱར་བ་ལ། མངར་བཅུ། སྐྱུར་བ་བཞི། ལན་ཚ་གཅིག་སྟེ་བཅོ་ལྔ། དང་པོ་མངར་བ་བཅུ་ལ། མངར་བ་དང་སྐྱུར་བ་དང་ལན་ཚ་དང་

ཁ་བ་སྦྱར་བ། མངར་བ་དང་སྐྱུར་བ་དང་ལན་ཚ་དང་ཚ་བ་སྦྱར་བ། མངར་བ་དང་སྐྱུར་བ་དང་ལན་ཚ་བ་དང་བསྐ་བ་སྦྱར་བ། མངར་བ་དང་སྐྱུར་བ་དང་ཁ་བ་དང་ཚ་བ་སྦྱར་བ། མངར་བ་དང་སྐྱུར་བ་དང་ཁ་བ་དང་བསྐ་བ་སྦྱར་བ། མངར་བ་དང་སྐྱུར་བ་དང་ཚ་བ་དང་བསྐ་བ་སྦྱར་བ། མངར་བ་དང་ལན་ཚ་བ་དང་ཁ་བ་དང་ཚ་བ་སྦྱར་བ། མངར་བ་དང་ལན་ཚ་བ་དང་ཁ་བ་དང་བསྐ་བ་སྦྱར་བ། མངར་བ་དང་ལན་ཚ་བ་དང་ཚ་བ་དང་བསྐ་བ་སྦྱར་བ། མངར་བ་དང་ཁ་བ་དང་ཚ་བ་དང་བསྐ་བ་སྦྱར་བ་དང་བཅུ། གཉིས་པ་སྐྱུར་བ་བཞི་ལ། སྐྱུར་བ་དང་ལན་ཚ་བ་དང་ཁ་བ་དང་ཚ་བ་སྦྱར་བ། སྐྱུར་བ་དང་ལན་ཚ་བ་དང་ཁ་བ་དང་བསྐ་བ་སྦྱར་བ། སྐྱུར་བ་དང་ལན་ཚ་བ་དང་ཚ་བ་དང་བསྐ་བ་སྦྱར་བ། སྐྱུར་བ་དང་ཁ་བ་དང་ཚ་བ་དང་བསྐ་བ་སྦྱར་བ་དང་བཞི། གསུམ་པ་ལན་ཚ་བ་གཅིག་ནི། ལན་ཚ་བ་ཁ་བ་ཚ་བ་བསྐ་བ་སྦྱར་བའོ།།

བཞི་པ། རོ་སྤེལ་བས་ལྔ་སྦྱར།

བཞི་པ་ལྔ་པར་སྦྱར་བ་ལ། མངར་བ་ལྔ་དང་། སྐྱུར་བ་གཅིག་སྟེ་གཉིས་དྲིལ་བས་དྲུག དང་པོ་མངར་བ་ལྔ་ལ། མངར་བ་དང་སྐྱུར་བ་དང་ལན་ཚ་བ་དང་ཁ་བ་དང་ཚ་བ་སྦྱར་བ། མངར་བ་དང་སྐྱུར་བ་དང་ལན་ཚ་བ་དང་ཁ་བ་དང་བསྐ་བ་སྦྱར་བ། མངར་བ་དང་ལན་ཚ་བ་དང་ཁ་བ་དང་ཚ་བ་དང་བསྐ་བ་སྦྱར་བ། མངར་བ་དང་སྐྱུར་བ་དང་ཁ་བ་དང་ཚ་བ་དང་བསྐ་བ་སྦྱར་བ། མངར་བ་དང་སྐྱུར་བ་དང་ལན་ཚ་བ་དང་ཚ་བ་དང་བསྐ་བ་སྦྱར་བ་ལྔ། གཉིས་པ་སྐྱུར་བ་གཅིག་ནི། སྐྱུར་བ་དང་ལན་ཚ་བ་དང་ཁ་བ་དང་ཚ་བ་དང་བསྐ་བ་སྦྱར་བའོ།།

ལྔ་པ། རོ་སྡེབས་དྲུག་སྦྱར།

ལྔ་པ་དྲུག་པར་སྦྱར་བ་གཅིག་ནི། མངར་བ་དང་སྐྱུར་བ་དང་ལན་ཚ་དང་ཁ་བ་དང་ཚ་བ་དང་བསྐ་བ་སྦྱར་བའོ།། རྐྱང་པར་སྦྱར་བ་དྲུག་ནི། མངར་བ་དང་མངར་བ་སྦྱར་བ། སྐྱུར་བ་དང་སྐྱུར་བར་སྦྱར་བ། ལན་ཚ་དང་ལན་ཚར་སྦྱར་བ། ཁ་བ་དང་ཁ་བར་སྦྱར་བ། ཚ་བ་དང་ཚ་བར་སྦྱར་བ། བསྐ་བ་དང་བསྐ་བར་སྦྱར་བ་དང་དྲུག་གོ།

དེ་ཡང་འཕེལ་ཟད་བདུན་བཅུ་[ཙུ]ཙ་བཞི་དྲུག་ཅུ་ཙ་གཉིས་སུ་བསྡུ་བ་ནི། རྐྱང་པའི་རབ་འཕེལ། མཆོག་འཕེལ་དྲུག རབ་ཟད། མཆོག་ཟད་དྲུག་སྟེ་བཅུ་གཉིས་གཞག་པས་འགྲིག་ལ། སྦྱོར་བ་དྲུག་ཅུ་ཙ་གསུམ་བྱུང་བས་གཅིག་ལྷག་པས་ཇི་ལྟར་བྱ་ཞེ་ན། མངར་བ་འབའ་ཞིག་པ། བདེར་གནས་རྒྱུ་བའི་སྟོབས་བསྐྱེད་པ་ལ་སྦྱར་ཞིང་། ལན་ཚ་བ་འབའ་ཞིག་སྦྱར་བས་རླུང་རྐྱང་པ་འཕེལ་བ་སེལ། ཁ་བ་འབའ་ཞིག་སྦྱར་བས་མཁྲིས་པ་རྐྱང་པ་འཕེལ་བ་སེལ། ཚ་བ་འབའ་ཞིག་སྦྱར་བས་བད་ཀན་རྐྱང་པ་འཕེལ་བ་སེལ། བསྐ་བ་འབའ་ཞིག་སྦྱར་བས་རླུང་ཟད་པ་སེལ། སྐྱུར་བ་འབའ་ཞིག་སྦྱར་བས་མཁྲིས་པ་ཟད་པ་སེལ། གཉིས་པའི་མངར་བ་དང་ཁ་བ་སྦྱར་བས་བད་ཀན་ཟད་པ་སེལ། གཉིས་པའི་སྐྱུར་བ་དང་ལན་ཚ་སྦྱར་བས་བད་རླུང་མཉམ་འཕེལ་སེལ། གཉིས་པའི་ཁ་བ་དང་ཚ་བ་སྦྱར་བས་བད་མཁྲིས་མཉམ་འཕེལ་སེལ། གཉིས་པའི་ལན་ཚ་དང་བསྐ་བ་སྦྱར་བས་མཁྲིས་རླུང་མཉམ་འཕེལ་སེལ། གཉིས་པའི་ཁ་བ་དང་བསྐ་བ་སྦྱར་བས་བད་རླུང་མཉམ་ཟད་སེལ། གཉིས་པའི་སྐྱུར་བ་དང་བསྐ་བ་སྦྱར་བས་མཁྲིས་རླུང་མཉམ་ཟད་སེལ། གཉིས་པའི་ལན་ཚ་དང་ཁ་བ་སྦྱར་བས་

བད་མཁྲིས་མཉམ་ཟད་སེལ། གཉིས་པའི་སྐྱུར་བ་དང་ཁ་བ་སྦྱར་བས་རླུང་འཕེལ་མཁྲིས་པ་ལྷག་པར་འཕེལ་བ་སེལ། གཉིས་པའི་ཚ་བ་དང་སྐ་བ་སྦྱར་བས་བད་ཀན་འཕེལ་མཁྲིས་པ་ལྷག་པར་འཕེལ་བ་སེལ། གཉིས་པའི་ལན་ཚ་དང་ཚ་བ་སྦྱར་བས་རླུང་འཕེལ་བད་ཀན་ལྷག་པར་འཕེལ་བ་སེལ། གསུམ་པའི་མངར་བ་དང་སྐྱུར་བ་དང་ཚ་བ་སྦྱར་བས་མཁྲིས་པ་འཕེལ་རླུང་ལྷག་པར་འཕེལ་བ་སེལ། གསུམ་པའི་མངར་བ་དང་ལན་ཚ་བ་དང་ཚ་བ་སྦྱར་བས་མཁྲིས་པ་འཕེལ་བད་ཀན་ལྷག་པར་འཕེལ་བ་སེལ། གསུམ་པའི་སྐྱུར་བ་དང་ལན་ཚ་བ་དང་ཚ་བ་སྦྱར་བས་བད་ཀན་འཕེལ་རླུང་ལྷག་པར་འཕེལ་བ་སེལ། གསུམ་པའི་སྐྱུར་བ་དང་ལན་ཚ་བ་དང་སྐ་བ་སྦྱར་བས་རླུང་ཟད་མཁྲིས་པ་ལྷག་པར་ཟད་པ་སེལ། གསུམ་པའི་སྐྱུར་བ་དང་ཁ་བ་དང་སྐ་བ་སྦྱར་བས་མཁྲིས་པ་ཟད་རླུང་ལྷག་པར་ཟད་པ་སེལ། གཉིས་པའི་མངར་བ་དང་ཚ་བ་སྦྱར་བས་བད་ཀན་ཟད་མཁྲིས་པ་ལྷག་པར་ཟད་པ་སེལ། གཉིས་པའི་མངར་བ་དང་ལན་ཚ་བ་སྦྱར་བས་མཁྲིས་པ་ཟད་བད་ཀན་ལྷག་པར་ཟད་པ་སེལ། གཉིས་པའི་མངར་བ་དང་སྐ་བ་སྦྱར་བས་རླུང་ཟད་བད་ཀན་ལྷག་པར་ཟད་པ་སེལ། གསུམ་པའི་མངར་བ་དང་ཁ་བ་དང་སྐ་བ་སྦྱར་བས་བད་ཀན་ཟད་རླུང་ལྷག་པར་ཟད་པ་སེལ། དྲུག་པའི་མངར་སྐྱུར་ལན་ཚ་ཁ་ཚ་སྐ་བ་སྦྱར་བས་ཉེས་གསུམ་མཚུངས་པར་འཕེལ་བ་སེལ། བཞི་པའི་སྐྱུར་བ་དང་ལན་ཚ་བ་དང་ཁ་བ་དང་སྐ་བ་སྦྱར་བས་རླུང་འཕེལ་བད་ཀན་རབ་ཏུ་འཕེལ་མཁྲིས་པ་མཆོག་ཏུ་འཕེལ་བ་སེལ། གསུམ་པའི་སྐྱུར་བ་དང་ཁ་བ་དང་ཚ་བ་སྦྱར་བས་རླུང་འཕེལ་མཁྲིས་པ་རབ་ཏུ་འཕེལ་བད་ཀན་མཆོག་ཏུ་འཕེལ་བ་སེལ། གསུམ་པའི་མངར་བ་དང་སྐྱུར་བ་དང་ལན་ཚ་སྦྱར་བས་མཁྲིས་པ་འཕེལ་བད་ཀན་རབ་ཏུ་འཕེལ་རླུང་མཆོག་ཏུ་འཕེལ་བ་སེལ། གསུམ་པའི་སྐྱུར་བ་དང་ཚ་བ་དང་སྐ་བ་སྦྱར་བས་མཁྲིས་པ་འཕེལ་རླུང་རབ་ཏུ་འཕེལ་བད་ཀན་མཆོག་ཏུ་

འཕེལ་བ་སེལ། གསུམ་པའི་ལན་ཚ་བ་དང་ཚ་བ་དང་སྐ་བ་སྦྱོར་བས་བད་ཀན་འཕེལ་རླུང་རབ་ཏུ་འཕེལ་མཁྲིས་པ་མཆོག་ཏུ་འཕེལ་བ་སེལ། གསུམ་པའི་ལན་ཚ་དང་ཁ་བ་དང་ཚ་བ་སྦྱོར་བས་བད་ཀན་འཕེལ་མཁྲིས་པ་རབ་ཏུ་འཕེལ་རླུང་མཆོག་ཏུ་འཕེལ་བ་སེལ། གསུམ་པའི་ཁ་བ་དང་ཚ་བ་དང་སྐ་བ་སྦྱོར་བས་རླུང་ཟད་མཁྲིས་པ་རབ་ཏུ་ཟད་བད་ཀན་མཆོག་ཏུ་ཟད་པ་སེལ། གསུམ་པའི་མངར་བ་དང་སྐྱུར་བ་དང་ཁ་བ་སྦྱོར་བས་རླུང་ཟད་བད་ཀན་རབ་ཏུ་ཟད་མཁྲིས་པ་མཆོག་ཏུ་ཟད་པ་སེལ། གསུམ་པའི་མངར་བ་དང་སྐྱུར་བ་དང་སྐ་བ་སྦྱོར་བས་བད་ཀན་ཟད་མཁྲིས་པ་རབ་ཏུ་ཟད་རླུང་མཆོག་ཏུ་ཟད་པ་སེལ། བཞི་པའི་མངར་བ་དང་སྐྱུར་བ་དང་ལན་ཚ་དང་སྐ་བ་སྦྱོར་བས་བད་ཀན་ཟད་རླུང་རབ་ཏུ་ཟད་མཁྲིས་པ་མཆོག་ཏུ་ཟད་པ་སེལ། གསུམ་པའི་མངར་བ་དང་ལན་ཚ་བ་དང་ཁ་བ་སྦྱོར་བས་མཁྲིས་པ་ཟད་བད་ཀན་རབ་ཏུ་ཟད་རླུང་མཆོག་ཏུ་ཟད་པ་སེལ། གསུམ་པའི་མངར་བ་དང་ལན་ཚ་བ་དང་སྐ་བ་སྦྱོར་བས་མཁྲིས་པ་ཟད་རླུང་རབ་ཏུ་ཟད་བད་ཀན་མཆོག་ཏུ་ཟད་པ་སེལ། ལྔ་པའི་མངར་བ་དང་སྐྱུར་བ་དང་ལན་ཚ་དང་ཁ་བ་དང་སྐ་བ་སྦྱོར་བས་ཉེས་གསུམ་མཚུངས་པར་ཟད་པ་སེལ། ལྔ་པའི་མངར་བ་དང་སྐྱུར་བ་དང་ཁ་བ་དང་ཚ་བ་དང་སྐ་བ་སྦྱོར་བས་བད་རླུང་འཕེལ་མཁྲིས་པ་ལྷག་པར་འཕེལ་བ་སེལ། ལྔ་པའི་མངར་བ་དང་སྐྱུར་བ་དང་ལན་ཚ་དང་ཁ་བ་དང་ཚ་བ་སྦྱོར་བས་མཁྲིས་པ་འཕེལ་བད་རླུང་ལྷག་པར་འཕེལ་བ་སེལ། ལྔ་པའི་མངར་བ་དང་ལན་ཚ་དང་ཁ་བ་དང་ཚ་བ་དང་སྐ་བ་སྦྱོར་བས་བད་མཁྲིས་འཕེལ་རླུང་ལྷག་པར་འཕེལ་བ་སེལ། ལྔ་པའི་སྐྱུར་བ་དང་ལན་ཚ་དང་ཁ་བ་དང་ཚ་བ་དང་སྐ་བ་སྦྱོར་བས་རླུང་འཕེལ་བད་མཁྲིས་ལྷག་པར་འཕེལ་བ་སེལ། ལྔ་པའི་མངར་བ་དང་སྐྱུར་བ་དང་ལན་ཚ་བ་དང་ཚ་བ་དང་སྐ་བ་སྦྱོར་བས་མཁྲིས་རླུང་འཕེལ་བད་ཀན་ལྷག་པར་འཕེལ་བ་སེལ། བཞི་པའི་ལན་ཚ་

དང་ཚ་བ་དང་ཁ་བ་དང་སྐ་བ་སྦྱོར་བས་བད་ཀན་འཁྱིལ་མཁྲིས་རླུང་ལྷག་པར་འཁྱིལ་བ་སེལ། བཞི་པའི་སྐྱུར་བ་དང་ཁ་བ་དང་ཚ་བ་དང་སྐ་བ་སྦྱོར་བས་བད་རླུང་ཟད་མཁྲིས་པ་ལྷག་པར་ཟད་པ་སེལ། བཞི་པའི་མངར་བ་དང་ཁ་བ་དང་ཚ་བ་དང་སྐ་བ་སྦྱོར་བས་མཁྲིས་པ་ཟད་བད་རླུང་ལྷག་པར་ཟད་པ་སེལ། བཞི་པའི་སྐྱུར་བ་དང་ལན་ཚ་དང་ཁ་བ་དང་སྐ་བ་སྦྱོར་བས་བད་མཁྲིས་ཟད་རླུང་ལྷག་པར་ཟད་པ་སེལ། བཞི་པའི་མངར་བ་དང་སྐྱུར་བ་དང་ཁ་བ་དང་སྐ་བ་སྦྱོར་བས་རླུང་ཟད་བད་མཁྲིས་ལྷག་པར་ཟད་པ་སེལ། བཞི་པའི་མངར་བ་དང་ལན་ཚ་དང་ཁ་བ་དང་སྐ་བ་སྦྱོར་བས་མཁྲིས་རླུང་ཟད་བད་ཀན་ལྷག་པར་ཟད་པ་སེལ། གསུམ་པའི་ལན་ཚ་དང་ཁ་བ་དང་སྐ་བ་སྦྱོར་བས་བད་ཀན་ཟད་མཁྲིས་རླུང་ལྷག་པར་ཟད་པ་སེལ། བཞི་པའི་མངར་བ་དང་སྐྱུར་བ་དང་ལན་ཚ་དང་ཚ་བ་སྦྱོར་བས་རླུང་མཉམ་མཁྲིས་པ་ཟད་བད་ཀན་འཁྱིལ་བ་སེལ། གསུམ་པའི་མངར་བ་དང་ཁ་བ་དང་ཚ་བ་སྦྱོར་བས་རླུང་མཉམ་བད་ཀན་ཟད་མཁྲིས་པ་འཁྱིལ་བ་སེལ། བཞི་པའི་མངར་བ་དང་ལན་ཚ་བ་དང་ཚ་བ་དང་སྐ་བ་སྦྱོར་བས་མཁྲིས་པ་མཉམ་བད་ཀན་ཟད་རླུང་འཁྱིལ་བ་སེལ། བཞི་པའི་སྐྱུར་བ་དང་ལན་ཚ་དང་ཁ་བ་དང་ཚ་བ་སྦྱོར་བས་མཁྲིས་པ་མཉམ་རླུང་ཟད་བད་ཀན་འཁྱིལ་བ་སེལ། བཞི་པའི་མངར་བ་དང་སྐྱུར་བ་དང་ཚ་བ་དང་སྐ་བ་སྦྱོར་བས་བད་ཀན་མཉམ་རླུང་ཟད་མཁྲིས་པ་འཁྱིལ་བ་སེལ། གཉིས་པའི་སྐྱུར་བ་དང་ཚ་བ་སྦྱོར་བས་བད་ཀན་མཉམ་མཁྲིས་པ་ཟད་རླུང་འཁྱིལ་བ་སེལ། བཞི་པའི་མངར་བ་དང་སྐྱུར་བ་དང་ལན་ཚ་དང་ཁ་བ་སྦྱོར་བས་རླུང་ཟད་བད་མཁྲིས་འཁྱིལ་བ་སེལ། བཞི་པའི་མངར་བ་དང་སྐྱུར་བ་དང་ལན་ཚ་དང་སྐ་བ་སྦྱོར་བས་བད་མཁྲིས་ཟད་རླུང་འཁྱིལ་བ་སེལ། བཞི་པའི་སྐྱུར་བ་དང་ལན་ཚ་བ་དང་ཚ་བ་དང་སྐ་བ་སྦྱོར་བས་མཁྲིས་པ་ཟད་བད་རླུང་འཁྱིལ་བ་སེལ། བཞི་པའི་མངར་བ་དང་སྐྱུར་བ་དང་

ཁ་བ་དང་ཚ་བ་སྦྱོར་བས་བད་རླུང་ཟད་མཁྲིས་པ་འཕེལ་བ་སེལ། བཞི་པའི་མངར་བ་དང་ལན་ཚ་བ་དང་ཁ་བ་དང་ཚ་བ་སྦྱོར་བས་བད་ཀན་ཟད་མཁྲིས་རླུང་འཕེལ་བ་སེལ། གསུམ་པའི་སྦྱོར་བ་དང་ལན་ཚ་བ་དང་ཁ་བ་སྦྱོར་བས་མཁྲིས་རླུང་ཟད་བད་ཀན་འཕེལ་བ་སེལ་བས་ནད་དང་གཉེན་པོ་དྲུག་ཅུ་རྩ་གསུམ་འགྲིག་པ་ཡིན་ནོ།། །།

ས་བཅད་བདུན་པ། སྨན་གྱི་རོ་ནུས་དང་ངོས་འཛིན།

འདིར་སྨན་གྱི་སྐབས་སུ། སྤྱིར་བསྟན་པ་རོ་ནུས་ཞུ་རྗེས་ཀྱི་རྣམ་གཞག་དང་། སྨན་སོ་སོའི་ངོས་འཛིན་གཉིས།

དང་པོ། རོ་ནུས་ཞུ་རྗེས།

དང་པོ་ལ་རོ་བསྟན་པ། ནུས་པ་བསྟན་པ། ཞུ་རྗེས་བསྟན་པ། ནད་སེལ་བའི་ཚུལ་དཔྱད་པ་དང་གསུམ[བཞི]།

གཅིག རོ།

དང་པོ་ལ་གཞན་ལས་བསྟན་ཚུལ་དང་། རྒྱུད་འདིར་བཤད་ཚུལ་གཉིས།

དང་པོ་ནི། བསྟན་བཅོས་ཡན་ལག་བརྒྱད་པ་ལས། རོ་ནི་མངར་སྐྱུར་ལན་ཚྭ་དང་།། ཚ་དང་ཁ་དང་སྐ་བ་སྟེ།། སྡུས་[རྫས]དྲུག་ལ་གནས་དེ་རྣམས་ཀྱང་།། གོ་རིམ་བཞིན་དུ་སྟོབས་ཆེན་ཡིན།། ཅེས་[ཞེས]དང་། དེ་ལས་རོ་ནི་མངར་བ་དག། གང་ཞིག་མྱངས་པའི་ཚེ་ན་ནི།། ཁ་ལ་ཆགས་ཤིང་ལུས་དང་ནི།། ཚིམ་བྱེད་དབང་པོ་རབ་དང་བྱེད།། གྲོག་མ་ལ་སྩོགས་དགའ་བ་ཡིན།། སྐྱུར་བ་ཁ་ནས་ཆུ་འཛག་ཅིང་།། སོ་རྩེ་[བརྩེ]སྤྱུ་ནི་ལྷང་བ་དང་།། མིག་དང་སྨིན་མ་འཇུམས་པར་བྱེད།། ལན་ཚ་ཁར་ནི་ཆིལ་[མཆིལ]མ་འདུ།། འཁུར་[མཁུར]བ་གྲོ་བ་ཚ་བར་བྱེད།། ཁ་བ་ཁའི་དྲི་མ་སྦྱོང་།། ལྕེ་ནི་འཇོམས་པར་བྱེད་པ་ཡིན།། ཚ་བ་ལྕེ་རྩེ་སྐྲོད་[སྐྲོ]བྱེད་ཅིང་།། ཙག་ཙག་བྱེད་པར་འགྱུར་བ་དང་།། ཁ་མིག་སྣ་ལས་འཛག་བྱེད་ཅིང་།། འཁུར་[མཁུར]བ་སྲེག་པར་བྱེད་

པ་ཡིན།། སྐྱ་བས་ལྐེ་ནི་བེམས་པོར་བྱེད།། གྲི་བ་རྩ་སྤུམས་[སྤུབས]འགག་པར་བྱེད།། རོ་ཡི་ཚུལ་ནི་དེ་དག་སྟེ།། ལས་ནི་རོ་མངར་བ་དག་གིས།། སྐྱེས་ནས་འཕྲོད་པར་བྱེད་པ་དང་།། ལུས་ཟུངས་མཐུ་སྟོབས་རབ་བསྐྱེད་ཅིང་།། བྱིས་པ་རྒན་པོ་བློ་[སློ]རྗོལ་སྐེམ།། མདོག་མདངས་སྐད་དང་དབང་པོ་བཟང་།། ལུས་རྨས་སྐད་འགགས་པན་ཞིང་ལྟེ།། ནུ་ཞོ་སྐྱེད་ཅིང་རྨ་འབྱོར་བྱེད།། ཚེ་རིང་འཚོ་བྱེད་སྙུམ་པར་བྱེད།། རླུང་དང་མཁྲིས་པ་དུག་རྣམས་སེལ།། ཧ་ཅང་གྲགས་[དྲགས]ན་ཚིལ་བཙས་དང་།། བད་ཀན་ལས་བྱུང་ནད་སྐྱེད་ཅིང་།། ལུས་སྦོམ་དྲོད་འབར་ཆང་ནད་དང་།། གཅིན་ནད་གཅི་[ལྐྱ]བ་རྨེན་རྫོགས་[སྐྱོགས]བྱེད[སྐྱེད]།།། སྐྱུར་བ་མེ་དྲོད་སྐྱེད་བྱེད་སྙུམ།། ཞིམ་ཞིང་འཇུ་བྱེད་ཡི་ག་དབྱེ[འབྱེ]།།། སྲོ་[དྲོ]བའི་ནུས་སྐྱེད་རེག་པ་སེལ[བསིལ]།།། ཆོམ་བྱེད་འདུལ་བྱེད་ཡང་བ་སྟེ།། བད་ཀན་ཁྲག་མཁྲིས་རྒྱས་པར་བྱེད།། རླུང་འགགས་རྒྱུ་བར་བྱེད་པ་ཡིན།། དེ་ནི་ཤིན་ཏུ་བསྟེན་གྲགས་[དྲགས]ན།། ལུས་ལྷོད་རབ་རིབ་མགོ་འཁོར་དང་།། གཡན་པ་སྐྲ་སྤབ་[རྦབ]མེ་དབལ་དང་།། ཝེར་ནད་ཐོར་བུ་སྐོམ་རིམས་སྐྱེད།། ལན་ཚ་སྲ་དང་འཁྲིལ་བ་དང་།། འགགས་པ་འབྱེད་ཅིང་དྲོད་སྐྱེད་བྱེད།། སྙུམ་དང་དུགས་ཀྱིས་རྔུལ་ཞིང་རྗེ།། ཡི་ག་འབྱེ་ཞིང་གཙོང་འབྱུང་[གཙོད་འབྱེད]བྱེད།། དེ་ནི་གྲགས་[དྲགས]པས་རླུང་ཁྲག་དང་།། སྐྲ་འབྱི་སྐྲ་དཀར་གཉེར་མ་དང་།། སྐོམ་མཛེ་དུག་དང་མེ་དབལ་རྣམས།། སྐྱེད་ཅིང་སྟོབས་ནི་འབྲི་བར་བྱེད།། ཁ་བ་རང་ཉིད་ཞིམ་མིན་ཞིང་།། ཡི་ག་འཆུས་དང་སྲིན་སྐོམ་དུག། མཛེ་དང་བརྒྱལ་དང་རིམ་[རིམས]སློན་བྲོ།། ཚ་དང་མཁྲིས་པ་བད་ཀན་འཛོམས།། འདུལ་དང་ཚིལ་དང་ཞག་དང་ཆང་།། གཤང་[བཤང]དང་གཅི་བ་སྐེམས་པ་དང་།། ཡང་ཞིང་ཡིད་གཞུང་[གཞུངས]བསིལ་ཞིང་རྩུབ།། ནུ་མའི་ནད་དང་སྐད་འགགས་སེལ།། དེ་ནི་ཤིན་ཏུ་གྲགས་[དྲགས]འགྱུར་ན།། ལུས་ཟུངས་ཟད་ཅིང་རླུང་ནད་སྐྱེད།། ཚ་བས་སྐྱོག་ནད་འགགས་

པ་དང་།། མཛེ་དང་མ་ཞུ་འོར་ནད་སེལ།། རྨ་འཛིགས་[འཛིག]བྱེད་ཅིང་སྐྲུམ་པ་དང་།། ཚོལ་དང་འབྲུལ་བག་སྐེམས་པར་བྱེད།། དྲོད་སྐྱེད་འཇུ་བྱེད་ཡི་ག་འབྱེད།། སྦྲང་ཞིང་ཟས་ནི་འཛིག་པར་བྱེད།། འཆིང་བ་གཅོད་ཅིང་རྩ་སྦུབས་དག། རྣམ་པར་འབྱེད་ཅིང་བད་ཀན་སེལ།། དེ་ནི་ཤིན་ཏུ་གྲགས་[དྲགས]འགྱུར་བས།། སྐོམ་བྱེད་ཁུ་བ་སྟོབས་ཟད་ཅིང་།། བརྒྱལ་ཞིང་ལུས་འཁུམས་འདར་བ་དང་།། རྐེད་པ་རྒྱབ་སོགས་ན་བར་བྱེད།། སྐྲ་བས་མཁྲིས་པ་བད་ཀན་སེལ།། ལྷི་ཞིང་ཁྲག་ནད་རྣམ་པར་སྦྱོང་།། སྐེམ་ཞིང་རྨ་འཚོ་བསིལ་བ་དང་།། འབྲུལ་དང་ཚོལ་ནི་རྣམ་པར་སྐེམས།། བའུ་སྤབས་འཁྱིལ་ཞིང་སྒྲི་བར་བྱེད།། རྩུབ་ཅིང་པགས་མདོག་རབ་དང་[དྭངས]བྱེད།། དེ་ནི་ཤིན་ཏུ་བསྟེན་གྲགས་[དྲགས]ན།། གཤང་[བཤང]འགགས་ལྟོ་སྦོས་སྐྱིང་ནད་དང་།། སྐོམ་དད་སྐེམ་ཞིང་སྐྱེས་མཐུ་ཉམས།། རྩ་སྐོ་འགགས་ཤིང་དྲི་མ་སྒྲི།། ཞེས་རོའི་བྱེད་ལས་དང་བཅས་པ་གསུངས་ཤིང་། ཟླ་ཟེར་ལས། དེ་ལ་སྨན་ནམ་སྦྱས་[སྦྱར]ནི་རོ་ལས་[ལ]སྟོགས་པ་ལས་མཆོག་ཏུ་གྱུར་པ་ཡིན་པས་དང་པོར་བསྟན་པ་ཡིན་ཏེ། སྨན་རྣམས་ཉིད་ཀྱི་རོ་ལ་སྟོགས།། དེ་ནི་དེ་ལ་བརྟེན་པས་མཆོག། ཅེས་བྱ་བ་ལ་སྨན་རྣམས་ཉིད་ནི་རོ་དང་ནུས་པ་ལ་སྟོགས་པ་རྣམས་ཀྱི་ནང་ན་མཆོག་ཡིན་ཏེ། ཅིའི་ཕྱིར་ཞེ་ན། རོ་ལ་སྟོགས་པ་དེ་རྣམས་ནི་སྨན་དེ་ལ་བརྟེན་ཅིང་གནས་པ་ཡིན་གྱི་རོ་ལ་སོགས་པ་འབའ་ཞིག་ཅིག་[གཅིག]རྐྱར་གནས་པ་ནི་མ་ཡིན་ཏེ་དེ་བས་ནད་[ན]དེ་ནི་མཆོག་ཡིན་ནོ།། དེ་ཡང་འབྱུང་ལྔའི་བདག་ཉིད་ཅན།། ཞེས་བྱ་བ་ལ་སྨན་དེ་ཡང་འབྲས་བུའི་རང་བཞིན་རྒྱུ་བ་དང་། མི་རྒྱུ་བ་ལ་སྟོགས་པའི་ཚུལ་དུ་གནས་པ་གང་ཡིན་པ་དེ་ནི་འབྱུང་བ་ལྔའི་བདག་ཉིད་ཅན་སྟེ[ཏེ]། འབྱུང་བ་ཆེན་པོ་རྣམ་པ་ལྔས་བསྐྱེད་པ་ཡིན་ནོ།། ཞེས་རྟེན་སྨན་འབྱུང་བ་ལྔ་ལས་བྱུང་བར་བཤད་ནས། བརྟེན་པ་རོའི་རྒྱུ་ནི་ཤས་ཆེ་བས་འབྱུང་བ་གཉིས་གཉིས་

ལས་བྱུང་བ་དང་། ཤས་ཆེ་བ་སྨོས་པས་འབྱུང་བ་ལྔ་ལས་བྱུང་ཚུལ་ནི། དེ་ཉིད་ལས། དེས་ན་འབྱུང་བ་ཆེན་པོ་ཤས་ཆེ་བའི་ཁྱད་པར་ལས་རོ་འབྱུང་བའི་ཚུལ་སྨྲས་པ་ནི། མངར་ལས་[ལ]སྩོགས་པའི་རོ་སྐྱེ་བ།། ས་ཆུ་མེ་ས་ཆུ་དང་མེ།། མཁའ་རླུང་མེ་རླུང་ས་དང་རླུང་།། གཉིས་གཉིས་ཤས་ཆེ་ལས་རིམ་འབྱུང་།། ཞེས་བྱ་བ་ལ། རོ་མངར་བ་དང་། སྐྱུར་བ་ལ་སོགས་དྲུག་པོ་རྣམས་ནི་སྐྱེ་ཞིང་འབྱུང་བ་ནི་འབྱུང་བ་གཉིས་གཉིས་ཤས་ཆེ་ཞིང་ལྷག་པ་ལས་གོ་རིམས་ཇི་ལྟ་བ་བཞིན་དུ་བསྟན་པ་དང་། བཤད་པའི་ཚུལ་གྱིས་འབྱུང་སྟེ། འབྱུང་བ་གཉིས་གཉིས་གང་ལ་ཤས་ཆེ་བར་གྱུར་པ་དེ་ལས་འབྱུང་བའོ།། དེ་ལས་འབྱུང་བ་ཆེན་པོ་གང་དག རོ་གང་ཞིག་སྩོམ་པ་ལ་ལྷག་པར་འགྱུར་བ་ཡིན་ཞེ་ན། དེ་དག་གྲངས་ཇི་ལྟ་བ་བཞིན་དུ་སྨྲས་པ་ནི། ས་ཆུ་ཞེས་བྱ་བ་ལ་སྩོགས་པ་སྟེ། ས་ཆུ་ཞེས་པ་ས་དང་ཆུའི་འབྱུང་བ་ཤས་ཆེ་བ་ལས་ནི། རོ་མངར་བ་འབྱུང་ལ། མེ་ས་ཞེས་བྱ་བ་མེ་དང་སའི་ཤས་ཆེ་བ་ལས་ནི་སྐྱུར་བ་འབྱུང་ངོ་།། ཆུ་དང་མེ་ཞེས་བྱ་བ་འབྱུང་བ་ཆུ་དང་མེའི་ཤས་ཆེ་བ་ལ་ནི་ལན་ཚའི་རོ་འབྱུང་ངོ་།། མཁའ་རླུང་ཞེས་བྱ་བ་ལ། ནམ་མཁའ་རླུང་གི་ཤས་ཆེ་བ་ལས་ནི་རོ་ཁ་བ་འབྱུང་ངོ་།། མེ་རླུང་ཞེས་བྱ་བ་མེ་དང་རླུང་ཤས་ཆེ་བ་ལས་ནི་རོ་ཚ་བ་འབྱུང་ངོ་།། ས་རླུང་ཞེས་བྱ་བ་འབྱུང་བ་ས་དང་རླུང་གི་ཤས་ཆེ་བ་ལས་ནི་རོ་སྐ་བ་འབྱུང་ངོ་།། དེ་ལྟར་ན་གཉིས་གཉིས་ལས་འབྱུང་བ་ཡིན་ནོ།། ཤས་ཆེ་ཞེས་སྨོས་པས་ན། རོ་ཐམས་ཅད་ཀྱང་འབྱུང་བ་ལས་གྱུར་པ་ཡིན་པར་སྟོན་ཏོ།། ཞེས་གསུངས་པའི་ཤས་ཆེར་རྒྱུད་བཞི་དང་མཐུན་པར་སྣང་ཀྱང་[ཡང]རྒྱུད་བཞིར་ཆུ་རླུང་ཤས་ཆེ་བས་རོ་ཁ་བ་བསྐྱེད་པ་དང་། འདིར་མཁའ་རླུང་ཤས་ཆེ་བས་ཁ་བ་བསྐྱེད་པའི་ཁྱད་པར་སྣང་ཞིང་། བཤད་རྒྱུད་དུ། ནམ་མཁའ་འབྱུང་བཞིའི་སྨན་ལ་ཁྱབ་སྟེ།། ཁོང་སྟོང་ཡངས་པས་གོ་འབྱེད་འདུས་ནད་སེལ།། ཅེས་འབྱུང་བཞི་ལ་

ནམ་མཁའ་སྤྱི་ཁྱབ་ཏུ་བཏང་བ་ཙམ་མ་གཏོགས་མ་བྱུང་བས་འོག་ཏུ་དཔྱད་པར་བྱའོ།།

གཉིས་པ་རྒྱུད་འདིར་བཤད་ཚུལ་ནི། བཤད་རྒྱུད་ལས། རོ་ནི་མངར་སྐྱུར་ལན་ཚྭ་ཁ་ཚ་སྐ།། གོ་རིམ་བཞིན་དུ་འཚོ་བྱེད་སྟོབས་ཆེ་ཡིན།། ངར་ཐོ་ལྡེ་ལ་གསལ་བས་རོ་ཞེས་བྱ།། དེ་ཡང་མངར་བའི་རོ་དེ་མྱུངས་པའི་ཚེ།། ཁ་ལ་ཆགས་ཤིང་ཞིམ་པས་སྲིད་པ་སྐྱེ།། སྐྱུར་བས་སོ་རྩེ་[བརྩེ]གཞིན་[བཞིན]བསྟུད་[སྟུད]ཁ་ཆུ་འབྱུང།། ལན་ཚྭ་རེག་བྱ་ཚ་ཞིང་མཆིལ་མ་ལུད།། ཁ་བས་ཁ་ཡི་དྲི་སྦྱོང་ཡི་ག་བཟློག། ཚ་བས་ཁ་ལྡེ་བསྲེག་ཅིང་མིག་ཆུ་འཛག། སྐ་བས་ལྡེ་ཏན་ལ་ཆགས་རྩུབ་སླམ་བྱེད།། ཅེས་དང་། ནད་གང་སེལ་བ་རོ་ཡི་ལས་བསྟན་པ།། མངར་སྐྱུར་ལན་ཚ་ཚ་བས་རླུང་འཇོམས་ཤིང་།། ཁ་དང་མངར་དང་སྐ་བས་མཁྲིས་པ་སེལ།། ཚ་སྐྱུར་ལན་ཚྭས་བད་ཀན་སེལ་བར་བྱེད།། ཁྱད་པར་མངར་བ་འཕྲོད་ཅིང་ཟུངས་སྟོབས་བསྐྱེད།། རྒས་བྱིས་སྐེམ་པོ་གྲི་བ་སྒྲོ་ལ་ཕན།། ལུས་བརྟས་རྨ་འབྱོར་མདངས་བཀྲ་དབང་པོ་བཟང་།། ཚེ་རིང་འཚོ་བྱེད་དུག་དང་རླུང་མཁྲིས་སེལ།། བརྟེན་གྲགས་[བསྟེན་དྲགས]བད་ཀན་ཚིལ་བསྐྱེད་མེ་དྲོད་འགྲིབ།། ལུས་སྦོམ་གཅིན་ནད་ལྦ་བ་རྨེན་བུ་བསྐྱེད།། སྐྱུར་བས་དྲོད་བསྐྱེད་ཡི་ག་འབྱེད་པ་དང་།། ཚིལ་འདུལ་གཙོད་བྱེད་འཇུ་ཞིང་རླུང་པ་བསེལ།། རླུང་འགགས་རྒྱུ་ཞིང་བརྟེན་[བསྟེན]དྲགས་ཁྲག་མཁྲིས་བསྐྱེད།། ལུས་ལྷོད་རབ་རིབ་མགོ་འཁོར་སྐྲ་སྐྲབ་[རྐབ]འོར།། མེ་སྦལ་[དབལ]གཡན་པ་ཐོར་བུ་སྐེམ་རིམས་བསྐྱེད།། ལན་ཚྭ་སྲ་འཁྱིལ་འགགས་པ་འབྱེད་པར་བྱེད།། དུགས་ཀྱིས་རྔུལ་དང་དྲོད་བསྐྱེད་ཡི་ག་འབྱེད།། བརྟེན་གྲགས་[བསྟེན་དྲགས]སྐྲ་འབྱི་ཤ་སྐེམ་གཉེར་མ་མང་།། སྟོབས་འགྲིབ་སྐེམ་མཛེ་མེ་སྦལ་[དབལ]ཁྲག་མཁྲིས་བསྐྱེད།། ཁ་བས་ཡི་ག་འཆུས་དང་སྲིན་སྐེམ་དུག། མཛེ་དང་བརྒྱལ་དང་རིམས་སློན་མཁྲིས་པ་འཇོམས།། འདུལ་

དང་ཆོལ་དང་ཞག་རྐང་གཤང་[བཤང]གཅི་སྐེམ།། ཡིད་གཞུངས་ནུ་མའི་ནད་དང་སྐད་འགགས་སེལ།། བརྟེན་གྲགས་[བསྟེན་དྲགས]ཟུངས་ཟད་རླུང་དང་བད་ཀན་བསྐྱེད།། ཚ་བས་སྐྲོག་ནད་གག་པ་མཛེ་འོར་སེལ།། རྨ་འཛིག་དྲོད་བསྐྱེད་འཇུ་བྱེད་ཡི་ག་འབྱེད།། ཆོལ་དང་འདྲུལ་བག་སྐེམ་སྦྱོང་རྩ་སྤྲུགས་འབྱེད།། བརྟེན་[བསྟེན]དྲགས་ཁུ་བ་སྟོབས་ཟད་ལུས་འཁུམས་འདར།། བརྒྱལ་ཞིང་སྙིང་པ་རྒྱབ་སོགས་ན་བར་བྱེད།། སྐ་བས་ཁྲག་མཁྲིས་ཆོལ་དང་འདྲུལ་བག་སྐེམ།། རྨ་འཚོ་བསིལ་དང་པགས་མདོག་དངས་པར་བྱེད།། བརྟེན་[བསྟེན]དྲགས་བེ་སྣབས་འཁྱིལ་དང་གཤང་[བཤང]བ་སྲི།། ལྟོ་སྦོ་སྙིང་ནད་སྐེམ་དང་རྩ་སྐྱོ་འགག། ཅེས་དང་། ས་ཆུ་མེ་ས་ཆུ་མེ་ཆུ་དང་རླུང་།། མེ་རླུང་ས་རླུང་གཉིས་ཀྱིས་རོ་དྲུག་བསྐྱེད།། ཅེས་གསུངས་པས། རོའི་ངོ་བོ་ལྕེ་ལ་གསལ་བ་ལ་འཛོག་པ་དང་། དབྱེ་བ། མངར་བ། སྐྱུར་བ། ལན་ཚ་བ། ཁ་བ། ཚ་བ། སྐ་བ་དང་དྲུག་ཏུ་བཤད་པ་དང་། དེའི་བྱེད་ལས་དང་། རྒྱུའི་ཁྱད་པར་བསྟན་ནོ།། རོའི་དབྱེ་བ་རྒྱས་པར་ནི་རེ་རེ་ལ་དྲུག་ཏུ་ཕྱེ་བས་སུམ་བཅུ་[ཅུ]སོ་དྲུག་དང་། དེ་ལ་རོ་ནུས་ཞུ་རྗེས་གསུམ་དུ་ཕྱེ་བས་བརྒྱ་དང་བརྒྱད་དུ་སྨན་པ་རྣམས་འདོད་པ་ཡིན་ནོ།།

གཉིས། ནུས་པ།

གཉིས་པ་ནུས་པ་བསྟན་པ་ལ། རོའི་ནུས་པ། ནུས་པའི་ནུས་པ། ཞུ་རྗེས་ཀྱི་ནུས་པ་བསྟན་པ་དང་གསུམ།

དང་པོ་ལ་གཞན་ལས་བཤད་ཚུལ་དང་། རྒྱུད་འདིར་བསྟན་ཚུལ་གཉིས། དང་པོ་ལ་སྟོས་[རྟོས]ཀྱི་ནུས་པ། རོའི་ནུས་པ། སྟོས་[རྟོས]ཀྱི་ནུས་པ་རོ་ལ་བཏགས་ཚུལ་དང་གསུམ། དང་པོ་ནི། ཡན་ལག་བརྒྱད་པ་ལས། དེ་ལས་ས་སྨན་ལྕི་དང་སྟོམ།། སྲ་ཞིང་དྲི་ཡི་ཤས་རབ་ཆེ།། ལྕི་ཞིང་བརྟན་དང་འདུས་པ་དང་།། ཉེ་བར་འཕེལ་བར་བྱེད་པ་ཡིན།། ཆུ་ཡི་གཤེར་དང་ལྕི་བསིལ་སྣུམ།།

རྩུལ་ཞིང་སྣ་ལ་རོ་ཤས་ཆེ།། འཇམ་ཞིང་བད་ཀན་འདྲ་བ་ལ།། འདྲུལ་ཞིང་ཆོམ་བྱེད་སྐྱུད་པར་བྱེད།། མེ་ཡི་རྩུབ་རྣོ་ཚ་ཞིང་སྣམ།། ཕྲ་ཞིང་གཟུགས་ཀྱི་ཡོན་ཏན་ཆེ།། ཚ་ཞིང་འབར་ལ་མདོག་བསྐྱེད་ཅིང་།། གསལ་ཞིང་སྨིན་པའི་བདག་ཉིད་ཅན།། རླུང་གི་རྩུབ་ཅིང་ཁྱབ་པ་ལ།། རེག་པའི་ཡོན་ཏན་ཤས་ཆེ་ཡིན།། རྩུབ་ཅིང་ཡང་ལ་དྲི་མ་སེལ།། རྣམ་དཔྱོད་ན་བར་བྱེད་པ་ཡིན།། ནམ་མཁའི་ཕྲ་ཞིང་དང་[དྭངས]ལ་ཡང་།། སྒྲ་ཡི་ཡོན་ཏན་ཤས་ཆེ་སྟེ།། ཁོང་སྟོང་ཡང་བར་བྱེད་པ་ཡིན།། ཞེས་གསུངས་པས། ས་སྨན་གྱི་ནུས་པ་ལྕི་བ་དང་། སྟོམ་པ་དང་། སྲ་བ་དང་། དྲིའི་ཡོན་ཏན་ཤས་ཆེ་བ་བཞི་དང་། དེའི་བྱེད་ལས་འཇུ་དཀའ་ཞིང་ལུས་ལྕི་བ་དང་། ལུས་བརྟས་པ་མཁྲེགས་པ་དང་། འདུས་པའི་ཡན་ལག་མཁྲེགས་པ་དང་། ལུས་ཟུངས་རྣམས་འཕེལ་བར་བྱེད་པའོ།། ཆུ་སྨན་གྱི་ནུས་པ་གཤེར་བ་དང་། ལྕི་བ་དང་། བསིལ་བ་དང་། སྣུམ་པ་དང་། རྩུལ་བ་དང་། སྣ་བ་དང་། རོའི་ཡོན་ཏན་ཤས་ཆེ་བ་བདུན་དང་། དེའི་བྱེད་ལས། ལུས་འཇམ་ཞིང་སྣུམ་པ་དང་། རྩ་སྦྱུབས་གཉེན་[མཉེན]ཞིང་བད་ཀན་དང་འདྲ་བ་འཛག་པ་དང་། ཟས་འདྲུལ་ཞིང་མྱུགས་པ་དང་། སེམས་ཆོམ་ཞིང་རོམས་པ་དང་། ཚིགས་དང་རྐང་ལག་བསྐྱུད་[སྐྱུད]ཅིང་འགྱོར་བར་བྱེད་པའོ།། མེ་སྨན་གྱི་ནུས་པ་རྩུབ་པ་དང་། རྣོ་བ་དང་། ཚ་བ་དང་། སྣམ་པ་དང་། ཕྲ་བ་དང་། གཟུགས་ཀྱི་ཡོན་ཏན་ཤས་ཆེ་བ་དྲུག་དང་། དེའི་བྱེད་ལས་ལུས་ཚ་བ་དང་། མདངས་འབར་བ་དང་། མདོག་སྐྱེད་པ་དང་། གསལ་ཞིང་སྣང་བ་དང་ལྡན་པ་དང་། ཟས་སྨིན་ཅིང་འཇུ་བའི་བདག་ཉིད་ཅན་དུ་བྱེད་པའོ།། རླུང་སྨན་གྱི་ནུས་པ་རྩུབ་པ་དང་། ལུས་ཐམས་ཅད་ལ་ཁྱབ་པ་དང་རེག་པའི་ཡོན་ཏན་ཤས་ཆེ་བ་གསུམ་དང་། དེའི་བྱེད་ལས་ལུས་རྩུབ་པ་དང་། ཡང་བ་དང་། དྲི་མ་སེལ་བར་བྱེད་པ་ཡིན་ནོ།། ནམ་མཁའི་སྨན་གྱི་ནུས་པ་ཕྲ་བ་དང་། དང་[དྭངས]བ་དང་། ཡང་བ་དང་། སྒྲའི་ཡོན་ཏན་ཤས་ཆེ་བ་

བཞི་དང་། དེའི་བྱེད་ལས། ལུས་ཀྱི་ནང་སྟོང་བར་བྱེད་པ་དང་། ལུས་ཡང་བར་བྱེད་པ་ཡིན་པར་བཤད་དོ།།

གཉིས་པ་རོའི་ནུས་པ་ནི། ཡན་ལག་བརྒྱད་པ་ལས། སྐམ་སའི་ཤ་རྣམས་མ་གཏོགས་པའི།། མངར་བ་ཕལ་ཆེར་བད་ཀན་བསྐྱེད།། སྐྱུ་རུ་སེའུ་འབྲུ་མ་གཏོགས་པ།། སྐྱུར་བ་ཕལ་ཆེར་མཁྲིས་པ་སྐྱེད།། རྒྱམ་ཚྭ་ལྒེ་མྱངས་[མྱང]མ་གཏོགས་པ།། ལན་ཚྭ་ཕལ་ཆེར་མིག་ལ་གནོད།། སློ་ཏྲིས་པ་ཧོ་ལ་བཅའ་སྒ།། སྒོག་སྐྱ་པི་པི་ལིང་མ་གཏོགས་པ།། ཁ་དང་ཚ་བ་ཕལ་ཆེར་ནི།། རོ་རྩ་[ཙ]འབྲི་ཞིང་ཁྲུང་སྐྱེད་ཡིན།། སྐ་ལས་ཨ་རུ་ར་དང་མ་གཏོགས།། ཕལ་ཆེར་བསིལ་ཞིང་སྲི་བར་བྱེད།། རོ་ཚ་སྐྱུར་དང་ལན་ཚྭ་རྣམས།། གོ་རིམས་བཞིན་དུ་དྲོད་ནུས་ལྡན།། ཁ་དང་སྐ་དང་མངར་བ་རྣམས།། དེ་བཞིན་དུ་ནི་བསིལ་བ་ཡིན།། ཁ་དང་ཚ་དང་སྐ་བ་རྣམས།། དེ་བཞིན་རྩུབ་ཅིང་དྲི་མ་སྲི།། ལན་ཚྭ་སྐྱུར་མངར་སྣུམ་པ་དང་།། གཤང་ལྒི་[བཤང་གཅི]ཐུར་གྱི་དབུགས་འབྱིན་བྱེད།། ལན་ཚྭ་ལས་སྐ་དེ་བས་ཀྱང་།། མངར་བ་མཆོག་ཏུ་ལྗི་བ་ཡིན།། སྐྱུར་ལས་ཚྭ་དང་དེ་བས་ཀྱང་།། ཁ་བ་དག་ནི་ཡང་བ་ཡིན།། ཞེས་འབྲས་སྙིངས་པ་དང་། གྲོ་སྙིང་པ་དང་། སྲན་མ་དང་། མོན་སྲན་དང་། སྦྲང་རྩི་དང་། ཤ་ཁ་ར་དང་། སྐམ་སའི་ཤ་མ་གཏོགས་པའི་མངར་བ་ཕལ་ཆེ་བས་བད་ཀན་བསྐྱེད་པ་དང་། སྐྱུ་རུ་ར་དང་སེ་འབྲུ་མ་གཏོགས་སྐྱུར་བ་ཕལ་ཆེ་བས་མཁྲིས་པ་བསྐྱེད་པ་དང་། རྒྱམ་ཚྭ་ལྒེ་མྱངས་[མྱང]ཚ་མ་གཏོགས་ལན་ཚྭ་ཕལ་ཆེར་མིག་ལ་གནོད་པ་དང་། སློ་ཏྲིས་དང་། པ་ཧོ་ལ་མ་གཏོགས་ཁ་བ་དང་། བཅལ་[བཅའ]སྒ་དང་། སྒོག་སྐྱ་དང་། པི་པི་ལིང་མ་གཏོགས་ཚ་བ་ཕལ་ཆེར་རོ་ཙ་བ་འབྲི་བ་སྡེ་ཁུ་བ་ཉམས་པ་དང་ཁྲུང་བསྐྱེད་པ་དང་། ཨ་རུ་ར་མ་གཏོགས་སྐ་བ་ཕལ་ཆེར་བསིལ་ཞིང་གཤང་[བཤང]བ་སྲི་བར་བྱེད་པར་བཤད་དོ།།

གསུམ་པ་སྦྱས་[སྦྱས]ཀྱི་ནུས་པ་རོ་ལ་བཏགས་ཚུལ་ནི། བླ་ཟེར་ལས། དྲིས་པ་མངར་བ་ལ་སྩོགས་པའི་རོ་ལྡི་བ་དང་ཡང་བ་ལ་སྩོགས་པའི་ཡོན་ཏན་དང་ལྡན་པར་སྨྲ་བར་མི་རིགས་ཏེ། གང་གི་ཕྱིར་མངར་བ་ལ་སྩོགས་པའོ།། རོ་རྣམས་ནི་ཡོན་ཏན་ཉིད་ཡིན་ལ། ལྡི་བ་ལ་སྩོགས་པ་ཡང་དེ་བཞིན་དུ་ཡོན་ཏན་ཡིན་ཏེ། དེས་ན་ལྡི་བ་ལ་སྩོགས་པའི་ཡོན་ཏན་རྣམས་ཀྱི་གནས་[ནང་ནས]མངར་བ་ལ་སྩོགས་པའི་ཡོན་ཏན་བཤད་པ་ནི་མི་རིགས་ཏེ། གང་གི་བྱེ་བྲག་པ་དག་གིས་ཡོན་ཏན་ལ་ནི་ཡོན་ཏན་མེད་པ་ཞེས་བཤད་པ་ཡིན་པའི་ཕྱིར་རོ།། ཞེ་ན་དེའི་ཕྱིར་སྨྲས་པ་ནི། སྨན་གྱི་ཡོན་ཏན་ལྡི་བ་སོགས་དང་།། རོ་ནི་ས་ལ་སྩོགས་བརྟེན་པས།། མཚུངས་པར་སྤྱོད་པར་ཉེར་གདགས་པས།། རོ་ལ་མིང་དུ་བཏགས་པ་ཡིན།། ཞེས་བྱ་བ་ལ། རོའི་གནས་པ་ལ་སྩོགས་པ་ལ་ཡང་དག་པར་ན་སྨན་གྱི་ཡོན་ཏན་ལྡི་བ་ལ་སྩོགས་པ་ཡང་གནས་པ་ཡིན་པར་ནི་འབྲས་བུ་ལས་དཔག་པར་བྱའོ།། དེས་ན་སྨན་གྱི་ཡོན་ཏན་ལྡི་བ་ཡིན་ལ། ལྡི་བ་དེ་རྟེན་པའི་རོ་ཡང་ཡོན་ཏན་ལྡི་བ་ཡིན་པར་མཚུངས་ཤིང་ཐུན་མོང་དུ་སྤྱོད་པ་ཡིན་ཏེ། ལྷན་ཅིག་སྤྱོད་པས་ན་མཚུངས་པར་སྤྱོད་པ་ཞེས་བྱའོ།། ཉེ་བར་གདགས་པ་ནི་ཆ་འདྲ་བར་སྤྱོད་པ་སྟེ། གཞན་གྱི་ཆོས་དང་མཚུངས་པར་བསྒྲེའོ།། དེ་ལྟར་ན་མཚུངས་པར་སྤྱོད་པའི་ཉེ་བར་གདགས་པ་ཆ་འདྲ་བས་ལྡི་བ་ལ་སྩོགས་པའི་ཡོན་ཏན་ནི་རོ་ལ་སྩོགས་པ་ལ་ཡོད་པར་གདགས་པར་ཡིན་གྱི་ཡང་དག་པར་ནི་རོ་ལ་ལྡི་བ་ལ་སྩོགས་པའི་ཡོན་ཏན་ཡོད་པ་ནི་མ་ཡིན་ནོ།། དེ་བས་རོ་གཙོ་བོར་གྱུར་པ་ལས་མིང་དུ་སྒྲོ་བཏགས་པ་ཡིན་ནོ།། ཞེས་ལྡི་བ་ལ་སོགས་པ་དོན་ལ་སྨན་ལ་ཡོད་ཀྱི་རོ་ལ་མེད་ཀྱང་རོ་གཙོ་བོར་གྱུར་པའི་སྐབས་འདིར་ཆ་འདྲ་བས་སྨན་སྦྱས་[སྦྱས]ཀྱི་ཡོན་ཏན་རོ་ལ་ཡོད་པར་བཏགས་སོ་ཞེས་བཞེད་པས། སྦྱས་[སྦྱས]ངོ་བོའི་ནུས་པ་དང་། རོའི་ཏུས་[ནུས]པ་དང་། ནུས་པའི་ནུས་པ་དང་། ཞུ་རྗེས་ཀྱི་ནུས་

པ་བཞིར་དབྱེ་བར་རིགས་པར་སྣང་ངོ་།། དེ་ཡང་ཤིང་མངར་ལྷ་བུ་ལ། ཤིང་མངར་རང་གི་ནུས་པ། སྤྱུས་[ཛྲས]ངོ་བོའི་ནུས་པ། མངར་བའི་ནུས་པ། རོའི་ནུས་པ། སྤྱུས་[ཛྲས]ཀྱི་ནུས་པ་དང་རོའི་ནུས་པ་ལས་མཐུར་གྱུར་པ་ནུས་པའི་ནུས་པ། ཞུ་བའི་རྗེས་སུ་མངར་བའི་ནུས་པ་ཞུ་རྗེས་ཀྱི་ནུས་པའོ།།

གཉིས་པ་རྒྱུད་འདིར་བསྟན་ཚུལ་ལ། སྤྱུས་[ཛྲས]ཀྱི་ནུས་པ་འབྱུང་བའི་ཡོན་ཏན་རྒྱུའི་ནུས་པ། དེ་ལས་འབྱུང་བ་རོའི་ཡོན་ཏན་འབྲས་བུའི་ནུས་པ། དེའི་བྱེད་ལས་དང་གསུམ། དང་པོ་ནི་བཤད་རྒྱུད་ལས། ས་སྨན་ལྕི་བརྟན་བརྟུལ་འཇམ་སྣུམ་ལ་སྐམ།། མཁྲིང་[མཁྲང]ཞིང་བརྟན་དང་འདུས་བྱེད་རླུང་ནད་སེལ།། ཆུ་སྨན་སླ་བསིལ་ལྕི་བརྟུལ་སྣུམ་འཇམ་མཉེན།། བརླན་ཞིང་འཇམ་ལ་བསྡུད་[སྡུད]བྱེད་མཁྲིས་ནད་སེལ།། མེ་སྨན་ཚ་རྣོ་སྐམ་རྩུབ་ཡང་སྣུམ་གཡོ།། དྲོད་བསྐྱེད་སྨིན་ཞིང་མདོག་བྱེད་བད་ཀན་སེལ།། རླུང་སྨན་ཡང་རྩུབ་གྲང་གཡོ་སྐྱ་ལ་སྐམ།། སྲ་ཞིང་བསྐྱེད་[བསྐྱོད]དང་ཁྲབ་བྱེད་བད་མཁྲིས་སེལ།། ནམ་མཁའ་འབྱུང་བཞིའི་སྨན་ལ་ སྤྱིར་ཁྲབ་སྟེ།། ཁོང་སྟོང་ཡངས་པས་གོ་འབྱེད་འདུས་ནད་སེལ།། ཞེས་གསུངས་པས་རྒྱུ་འབྱུང་བ་ལྔའི་ནང་ནས་ས་ལས་གཙོ་བོར་བྱུང་བའི་སྨན་ལ་ནུས་པ་ལྕི་བ། བརྟན་པ། བརྟུལ་བ། འཇམ་པ། སྣུམ་པ། སྐམ་པ་དྲུག་དང་ལྡན། ཆུ་ལས་གཙོ་བོར་བྱུང་བའི་སྨན་ལ་ནུས་པ་སླ་བ། བསིལ་བ། ལྕི་བ། བརྟུལ་བ། སྣུམ་པ། འཇམ་པ། མཉེན་པ་བདུན་དང་ལྡན། མེ་ལས་གཙོ་བོར་བྱུང་བའི་སྨན་ལ་ནུས་པ་ཚ་བ། རྣོ་བ། སྐམ་པ། རྩུབ་པ། ཡང་བ། སྣུམ་པ། གཡོ་བ་བདུན་དང་ལྡན། རླུང་ལས་གཙོ་བོར་བྱུང་བའི་སྨན་ལ། ནུས་པ་ཡང་བ། རྩུབ་པ། གྲང་བ། གཡོ་བ། སྐྱ་བ། སྐམ་པ་དྲུག་དང་ལྡན། ནམ་མཁའ་ནི་འབྱུང་བཞི་ལ་སྤྱི་ཁྲབ་དུ་[ཏུ]གནས་པས་འབྱུང་བཞིས་བསྐྱེད་པའི་སྨན་ཐམས་ཅད་ལ་སྟོང་བ་དང་ཡངས་པའི་ཆ་ཤས་གནས་པར་བཞེད་ཀྱི་ནམ་མཁས་གཙོ་བོར་བསྐྱེད་པའི་སྨན་རྒྱུད་བཞིར་མི་བཞེད་

པར་སྣང་ངོ་།། དེ་ཡང་ཡན་ལག་བརྒྱད་པར་སྨྲའི་ཡོན་ཏན་གཙོ་བོར་གྱུར་པའི་དབང་དུ་མཛད་ནས་ཁ་བ་མཁའ་ལྡང་གིས་བསྐྱེད་པར་བཞེད་ལ། འདིར་འབྱུང་བཞིའི་རྒྱུ་ཁོ་ནའི་དབང་དུ་མཛད་ནས་ཁ་བ་ཆུ་ལྡང་གིས་བསྐྱེད་པར་བཞེད་དེ། ནམ་མཁའ་ནི་བྱེད་རྒྱུ་བྱེད་པས་སྟོང་བའི་རྒྱུར་མངོན་པ་ནས་བཤད་ཀྱང་། འདིར་རྒྱུ་འབྲས་བྱེད་པ་དང་བཅས་པ་དགོས་པའི་ཕྱིར།

གཉིས་པ་དེ་ལས་བྱུང་བ་རོའི་ཡོན་ཏན་འབྲས་བུའི་ནུས་པ་བཤད་པ་ནི། མངར་བའི་སྨན་ས་ཆུའི་ནུས་པ་གཉིས་ལྡན་གྱི་སྨན་དེ་ལ་ས་ལས་བྱུང་བའི་ནུས་པ་དྲུག ཆུ་ལས་བྱུང་བའི་ནུས་པ་བདུན་ཏེ་རྒྱུའི་ནུས་པ་བཅུ་གསུམ་དུ་ཡོད་ལ། དེ་ལས་བྱུང་བའི་རོ་མངར་བ་ལ་འབྲས་བུའི་ནུས་པ་བརྒྱད་དེ། ས་ཆུ་ལས་བྱུང་བའི་ལྕི་བ་ནང་ཕྲད་ཤིན་ཏུ་ལྕི་བ་གཅིག་སྟེ། ལྕི་བའི་སྤྱས[རྗས]གཉིས་གཅིག་ཏུ་དྲིལ་བ་བཞིན། བརྟུལ་བ་ནང་ཕྲད་ཤིན་ཏུ་བརྟུལ་བ་གཅིག་སྟེ། བརྟུལ་བའི་སྤྱས[རྗས]གཉིས་གཅིག་ཏུ་དྲིལ་བ་བཞིན། སྣུམ་པ་ནང་ཕྲད་ཤིན་ཏུ་སྣུམ་པ་གཅིག་སྟེ། སྣུམ་པའི་སྤྱས[རྗས]གཉིས་གཅིག་ཏུ་དྲིལ་བ་བཞིན། འཇམ་པ་ནང་ཕྲད་ཤིན་ཏུ་འཇམ་པ་གཅིག་སྟེ། འཇམ་པའི་སྤྱས[རྗས]གཉིས་གཅིག་ཏུ་དྲིལ་བ་བཞིན། ཆུ་ལས་བྱུང་བའི་སླ་བ་དང་ས་ལས་བྱུང་བའི་སྐམ་པ་འཐབས་པས་སྐམ་པའི་ནུས་པ་ཞི་ནས་སླ་བའི་ནུས་པ་གཅིག་སྟེ། འདི་ལ་འབུམ་ནག་ཏུ་སླ་བ་ཆུའི་ནུས་པ་དང་པོ་ཡིན་པ་རྒྱུ་མཚན་དུ་མཛད་ཀྱང་དེ་ལའང་རྒྱུ་མཚན་དགོས་པར་སྣང་བས། ཆུ་ནི་སླ་བ་གཙོ་ཆེ་ཞིང་དེ་ལས་བྱུང་བའི་ནུས་པ་ཡང་སླ་བ་གཙོ་ཆེ་བས་ཆུ་མང་པོ་དང་ས་བསྲེས་ན་ས་ཡང་སླ་བར་འགྱུར་བ་བཞིན། ས་ལས་བྱུང་བའི་བརྟན་པ་དང་། ཆུ་ལས་བྱུང་བའི་བསིལ་བ་དང་། མཉེན་པོ་ནུས་པ་སོ་སོར་འབྱིན་པས་བརྒྱད་དོ།། སྐྱུར་བའི་སྨན་མེ་སའི་ནུས་པ་གཉིས་ལྡན་གྱི་སྨན་དེ་ལ་ས་ལས་བྱུང་བའི་ནུས་པ་དྲུག མེ་ལས་བྱུང་བའི་ནུས་པ་བདུན་ཏེ་བཅུ་གསུམ་

ཡོད་ལ། དེ་ལས་བྱུང་བའི་རོ་སྦྱར་བ་ལ་འབྲས་བུའི་ནུས་པ་བརྒྱད་ཡོད་དེ། ས་ལས་བྱུང་བའི་ལྕི་བ་དང་མེ་ལས་བྱུང་བའི་ཡང་བ་འཐབས་པས་ཡང་བའི་ནུས་པ་ཞི་ནས་ལྕི་བའི་ནུས་པ་འཕྱིན་ཏེ། ཤོག་བུ་རྡོ་བས་མནན་པ་བཞིན། ས་ལས་བྱུང་བའི་བརྟུལ་བ་དང་། མེ་ལས་བྱུང་བའི་རྣོ་བ་འཐབས་པས་བརྟུལ་བའི་ནུས་པ་ཞི་ནས་རྣོ་བའི་ནུས་པ་འཕྱིན་ཏེ། སྣལ་མ་དང་ཁབ་སྦྲད་པ་བཞིན། ས་ལས་བྱུང་བའི་འཇམ་པ་དང་མེ་ལས་བྱུང་བའི་རྩུབ་པ་གཉིས་འཐབས་པས་ཡང་[འཇམ]བའི་ནུས་པ་ཞི་ནས་རྩུབ་པའི་ནུས་པ་འཕྱིན་ཏེ། དར་འཇམ་པོ་ལ་ཚེར་མས་བྲད་པ་བཞིན། ས་མེ་ལས་བྱུང་བའི་སྣུམ་པ་ནང་སྦྲད་ཤིན་ཏུ་སྣུམ། སྐམ་པ་ནང་སྦྲད་ཤིན་ཏུ་སྐམ། ས་ལས་བྱུང་བའི་བརྟན་པ་དང་། མེ་ལས་བྱུང་བའི་ཚ་བ་དང་། གཡོ་བའི་ནུས་པ་སོ་སོར་འཕྱིན་པས་བརྒྱད་དོ།། ལན་ཚྭའི་སྨན་ཆུ་མེའི་ནུས་པ་གཉིས་ལྡན་གྱི་སྨན་དེ་ལ་ཆུ་ལས་བྱུང་བའི་ནུས་པ་བདུན། མེ་ལས་བྱུང་བའི་ནུས་པ་བདུན་ཏེ་བཅུ་བཞི་ཡོད་ལ། དེ་ལས་བྱུང་བའི་རོ་ལན་ཚ་བ་ལ་འབྲས་བུའི་ནུས་པ་བརྒྱད་ཡོད་དེ། ཆུ་ལས་བྱུང་བའི་སླ་བ་དང་མེ་ལས་བྱུང་བའི་སྐམ་པ་འཐབས་པས་སླ་བའི་ནུས་པ་འཕྱིན། ཆུ་ལས་བྱུང་བའི་བསིལ་བ་དང་། མེ་ལས་བྱུང་བའི་ཚ་བ་གཉིས་འཐབས་པས་བསིལ་བའི་ནུས་པ་ཞི་ནས་ཚ་བའི་ནུས་པ་འཕྱིན་ཏེ། མེ་དང་ཆུ་སྦྲད་པ་བཞིན། ཆུ་ལས་བྱུང་བའི་ལྕི་བ་དང་མེ་ལས་བྱུང་བའི་ཡང་བ་གཉིས་འཐབས་པས་ལྕི་བའི་ནུས་པ་འཕྱིན། ཆུ་ལས་བྱུང་བའི་བརྟུལ་བ་དང་མེ་ལས་བྱུང་བའི་རྣོ་བ་འཐབས་པས་རྣོ་བའི་ནུས་པ་འཕྱིན། ཆུ་མེ་ལས་བྱུང་བའི་སྣུམ་པ་ནང་སྦྲད་ཤིན་ཏུ་སྣུམ། ཆུ་ལས་བྱུང་བའི་འཇམ་པ་དང་། མེ་ལས་བྱུང་བའི་རྩུབ་པ་འཐབས་པས་རྩུབ་པའི་ནུས་པ་འཕྱིན། ཆུ་ལས་བྱུང་བའི་འཇམ་པ་དང་། མེ་ལས་བྱུང་བའི་གཡོ་བ་ནུས་པ་སོ་སོར་འཕྱིན་པས་བརྒྱད་དོ།། ཁ་བའི་སྨན་ཆུ་རླུང་གི་ནུས་པ་གཉིས་ལྡན་གྱི་

སྨན་དེ་ལ་ཆུ་ལས་བྱུང་བའི་ནུས་པ་བདུན། རླུང་ལས་བྱུང་བའི་ནུས་པ་དྲུག་སྟེ་བཅུ་གསུམ་ཡོད་ལ། དེ་ལས་བྱུང་བའི་རོ་ཁ་བ་ལ་འབྲས་བུའི་ནུས་པ་བདུན་ཡོད་དེ། ཆུ་ལས་བྱུང་བའི་སླ་བ་དང་། རླུང་ལས་བྱུང་བའི་སྐམ་པ་འཐབས་པས་སླ་བའི་ནུས་པ་འཛིན། ཆུ་ལས་བྱུང་བའི་བསིལ་བ་དང་། རླུང་ལས་བྱུང་བའི་གྲང་བ་ནང་ཕྲད་ཤིན་ཏུ་བསིལ། ཆུ་ལས་བྱུང་བའི་ལྕི་བ་དང་། རླུང་ལས་བྱུང་བའི་ཡང་བ་ཐབས་[འཐབ]པས་ལྕི་བའི་ནུས་པ་འཛིན། ཆུ་ལས་བྱུང་བའི་སྣུམ་པ་དང་། རླུང་ལས་བྱུང་བའི་སྐྱ་བ་ཐབས་[འཐབ]པས་གཉིས་ཀའི་ནུས་(པ་)ཞི་ཏེ[སྟེ]། གོས་ལ་སྣུམ་ཞེན་པ་ལས་ཐལ་བ་སོགས་སྐྱ་བའི་སྤྲུས་[རྫས]བསྐུས་ཏེ་བསིལ་སར་གཞག་ན་སྣུམ་ཀྱང་འཛིན་པར་མི་ནུས་ཤིང་སྐྱ་བའི་སྤྲུས་[རྫས]ཀྱང་སྣུམ་པར་མི་འགྱུར་བ་བཞིན། ཆུ་ལས་བྱུང་བའི་འཇམ་པ་དང་རླུང་ལས་བྱུང་བའི་རྩུབ་པ་འཐབས་པས་རྩུབ་པའི་ནུས་པ་འཛིན། ཆུ་ལས་བྱུང་བའི་བརྟུལ་བ་དང་། མཉེན་པ་དང་། རླུང་ལས་བྱུང་བའི་གཡོ་བ་སོ་སོར་ནུས་པ་འཛིན་པ་བདུན་ནོ།། ཚ་བའི་སྨན་མེ་རླུང་གི་ནུས་པ་གཉིས་ལྡན་གྱི་སྨན་དེ་ལ་མེ་ལས་བྱུང་བའི་ནུས་པ་བདུན། རླུང་ལས་བྱུང་བའི་ནུས་པ་དྲུག་སྟེ་བཅུ་གསུམ་ཡོད་ལ། དེ་ལས་བྱུང་བའི་རོ་ཚ་བ་ལ་འབྲས་བུའི་ནུས་པ་བདུན་ཡོད་དེ། མེ་ལས་བྱུང་བའི་ཚ་བ་དང་རླུང་ལས་བྱུང་བའི་གྲང་བ་ཐབས་[འཐབ]པས་ཚ་བའི་ནུས་པ་འཛིན། མེ་རླུང་ལས་བྱུང་བའི་སྐམ་པ་ནང་ཕྲད་ཤིན་ཏུ་སྐམ། རྩུབ་པ་ནང་ཕྲད་ཤིན་ཏུ་རྩུབ། ཡང་བ་ནང་ཕྲད་ཤིན་ཏུ་ཡང་། མེའི་སྣུམ་པ་དང་རླུང་གི་སྐྱ་བས་[བ]འཐབས་པས་སྐྱ་བའི་ནུས་པ་འཛིན་ཏེ། གོས་ལ་སྣུམ་ཞེན་པ་ལ་ཐལ་བ་སོགས་སྐྱ་བའི་སྤྲུས་[རྫས]བསྐུས་ཏེ་ཉི་མ་ལ་བསྐྱེགས་ན་སྐྱ་བའི་ནུས་པས་གོས་ཀྱི་སྣུམ་འཛིན་ནུས་པ་བཞིན། མེ་ལས་བྱུང་བའི་རྣོ་བས་ནུས་པ་འཛིན། མེ་རླུང་ལས་བྱུང་བའི་གཡོ་བ་ནང་ཕྲད་ཤིན་ཏུ་གཡོ་བ་དང་བདུན་ནོ།། འདིར་སྐྱ་བ་དང་སྣུམ་

པ་ནང་ཕྲད་སྐྱ་བའི་ནུས་པ་འཕྲིན་པ་ནི་གྲོགས་མེའི་ནུས་པ་ཚ་བ་ཡོད་པས་ཡིན་ལ། གོང་དུ་ཁ་བའི་སྐབས་སུ་སྐྱ་སྨུམ་འཐབས་པས་གཉིས་ཀའི་ནུས་པ་ཞི་བ་ནི་གྲོགས་ཆུ་རླུང་གི་གྲང་བ་ཡོད་པའི་དབང་ལས་ཡིན་ནོ།། སྐ་བའི་སྨན་ས་རླུང་གི་ནུས་པ་གཉིས་ལྡན་གྱི་སྨན་དེ་ལ། ས་ལས་བྱུང་བའི་ནུས་པ་དྲུག རླུང་ལས་བྱུང་བའི་ནུས་པ་དྲུག་སྟེ་བཅུ་གཉིས་ཡོད་ལ། དེ་ལས་བྱུང་བའི་རོ་སྐ་བ་ལ་འབྲས་བུའི་ནུས་པ་བདུན་ཡོད་དེ། ས་ལས་བྱུང་བའི་ལྗི་བ་དང་རླུང་ལས་བྱུང་བའི་ཡང་བ་འཐབས་པས་ལྗི་བའི་ནུས་པ་འཕྲིན། ས་ལས་བྱུང་བའི་འཇམ་པ་དང་། རླུང་ལས་བྱུང་བའི་རྩུབ་པ་འཐབས་པས་རྩུབ་པའི་ནུས་པ་འཕྲིན། ས་ལས་བྱུང་བའི་སྨུམ་པ་དང་རླུང་ལས་བྱུང་བའི་སྐྱ་བ་འཐབས་པས་གཉིས་ཀའི་ནུས་པ་ཞི། ས་རླུང་ལས་བྱུང་བའི་སྐམ་པ་ནང་ཕྲད་ཤིན་ཏུ་སྐམ། ས་ལས་བྱུང་བའི་བརྟན་པ་དང་། བརྟུལ་བ་དང་། རླུང་ལས་བྱུང་བའི་གྲང་བ་དང་། གཡོ་བ་ནུས་པ་སོ་སོར་འཕྲིན་པས་བདུན་ནོ།། འབྲུམ་ནག་དང་དེའི་རྗེས་སུ་འབྲང་བ་ཕལ་ཆེར། གནས་གོང་འོག་ལ་བསམས་ནས། རླུང་གི་གཞི་ས་གཡོ་བ་བས། སའི་གཉིས་པ་བརྟན་པ་སྟོབས་ཆེ་བས་བརྟན་པའི་ནུས་པ་གཅིག་ཏུ་བཤད་སྣང་ནའང་། གནས་ཀྱི་ནུས་པ་ཆེ་ཆུང་ཡོད་པ་ལ་རྒྱུ་མཚན་འགོད་དགོས་སྣང་ཞིང་། གྲོགས་ལ་སའི་ལྗི་བརྟན་གཉིས། རླུང་གི་ཡང་གཡོ་གཉིས་ལ་ཁྱད་པར་མི་འདུག་པ་ནུས་པ་སོ་སོར་འཕྲིན་པ་ཐད་[འཐད]དོ།། དེ་ལྟ་མ་ཡིན་ན་སྨྱུར་བ་ལའང་བརྟན་གཡོ་གཉིས་འཐབས་པས་གཅིག་ཏུ་བྱེད་དགོས་སྣང་སྟེ། ཁྱོད་རང་གི་ལུགས་ལ་གནས་མཐོ་བ་ནུས་པ་ཆེ་བ་དང་དམའ་བ་ནུས་པ་ཆུང་བར་འདོད་པ་གང་ཞིག བརྟན་པ་སའི་ནུས་པ་གཉིས་པ་དང་། གཡོ་བ་མེའི་བདུན་པ་ཡིན་པའི་ཕྱིར། རྗེས་འཇུག་རྣམས་ཀྱིས་ཀྱང་རིག་པས་བརྟག་ཤེས་པར་གྱིས་ཤིག དེ་དག་ནི་རྒྱང་པའི་རོ་ཡིན་པས། འབྲུམ་ནག་ནས་ལྡན་པའི་རོ་ཞེས་པ་ཐ་སྙད་ནོར་

རོ།། འདིར་ལྡན་པའི་རོ་བསྟན་ན། མངར་བ་དང་སྐྱུར་བ་ལྡན་པའི་སྨན་དེ་ས་ཆུ་མེའི་ནུས་པ་གསུམ་ལྡན་ཡིན་པས། མངར་སྐྱུར་ལྡན་པའི་རོ་དེ་ལ། ས་ལས་བྱུང་བའི་ནུས་པ་དྲུག ཆུ་དང་མེ་ལས་བྱུང་བའི་ནུས་པ་བདུན་བདུན་ཏེ་རྒྱུའི་ནུས་པ་ཉི་ཤུ་ཡིན་ལ། དེ་ལ་འབྲས་བུའི་ནུས་པ་བཅུ་གཉིས་ཏེ། ས་ཆུ་ལས་བྱུང་བའི་ལྕི་བ་ནང་སྲིད་ཤིན་ཏུ་ལྕི་བས་མེ་ལས་བྱུང་བའི་ཡང་བ་ནུས་མེད་དུ་བྱས་ནས་ལྕི་བའི་ནུས་པ་གཅིག ཆུ་ལས་བྱུང་བའི་བརྟན་པའི་ནུས་པ་གཅིག ས་ཆུ་ལས་བྱུང་བའི་བརྟུལ་བ་ནང་སྲིད་ཤིན་ཏུ་བརྟུལ་བ་གཅིག འཇམ་པ་ནང་སྲིད་ཤིན་ཏུ་འཇམ་པ་གཅིག ས་ཆུ་མེ་ལས་བྱུང་བའི་སྣུམ་པ་ནང་སྲིད་ཤིན་ཏུ་སྣུམ་པ་གཅིག ས་མེ་ལས་བྱུང་བའི་སྐམ་པ་ནང་སྲིད་ཤིན་ཏུ་སྐམ་པ་གཅིག ཆུ་ལས་བྱུང་བའི་སླ་བ་གཅིག ཆུ་ལས་བྱུང་བའི་བསིལ་བ་དང་མེ་ལས་བྱུང་བའི་ཚ་བ་འཐབས་པས་ཚ་བ་གཅིག མེ་ལས་བྱུང་བའི་རྣོ་བ་གཅིག་དང་། རྩུབ་པ་གཅིག་དང་། ཆུ་ལས་བྱུང་བའི་མཉེན་པ་དང་། མེ་ལས་བྱུང་བའི་གཡོ་བ་ནུས་པ་སོ་སོར་འབྱིན་པས་བཅུ་གཉིས་སོ།། མངར་བ་དང་ལན་ཚྭ་ལྡན་པའི་སྨན་དེ་ས་ཆུ་མེའི་ནུས་པ་གསུམ་ལྡན་ཡིན་པས་སྔ་མ་དང་མཚུངས། མངར་བ་དང་ཁ་བ་ལྡན་པའི་སྨན་དེ་ས་ཆུ་རླུང་གི་ནུས་པ་གསུམ་ལྡན་ཡིན་པས་མངར་ཁ་ལྡན་པའི་རོ་དེ་ལ། ས་ལས་བྱུང་བའི་ནུས་པ་དྲུག ཆུ་ལས་བྱུང་བའི་ནུས་པ་བདུན། རླུང་ལས་བྱུང་བའི་ནུས་པ་དྲུག་སྟེ་རྒྱུའི་ནུས་པ་བཅུ་དགུ་ཡིན་ལ། དེ་ལ་འབྲས་བུའི་ནུས་པ་བཅུ་གཉིས་ཏེ། ས་ཆུ་ལས་བྱུང་བའི་ལྕི་བ་ནང་སྲིད་ཤིན་ཏུ་ལྕི་བས་རླུང་གི་ཡང་བའི་ནུས་པ་ཞི་ནས་ལྕི་བ་གཅིག ས་ལས་བྱུང་བའི་བརྟན་པ་གཅིག ས་ཆུ་ལས་བྱུང་བའི་བརྟུལ་བ་ནང་སྲིད་ཤིན་ཏུ་བརྟུལ་བ་གཅིག འཇམ་པ་ནང་སྲིད་ཤིན་དུ་འཇམ་པ་གཅིག སྣུམ་པ་ནང་སྲིད་ཤིན་ཏུ་སྣུམ་པ་གཅིག ས་རླུང་ལས་བྱུང་བའི་སྐམ་པ་ནང་སྲིད་ཤིན་ཏུ་སྐམ་པ་གཅིག ཆུ་ལས་བྱུང་བའི་སླ་བ་གཅིག ཆུ་ལས་བྱུང་བའི་བསིལ་བ་དང་རླུང་ལས་བྱུང་བའི་གྲང་

བ་འཐབས་པས་ཤིན་ཏུ་གྲང་བ་གཅིག ཆུ་ལས་བྱུང་བའི་མཉེན་པ་དང་། རླུང་ལས་བྱུང་བའི་རྩུབ་པ་དང་། གཡོ་བ་དང་། སྐྱ་བ་ནུས་པ་སོ་སོར་འབྱིན་པས་བཅུ་གཉིས་སོ།། མངར་བ་དང་ཚ་བ་ལྡན་པའི་སྨན་དེ་ས་ཆུ་མེ་རླུང་གི་ནུས་པ་བཞི་ལྡན་ཡིན་པས་མངར་ཚ་ལྡན་པའི་རོ་དེ་ལ་ས་རླུང་ལས་བྱུང་བའི་ནུས་(པ་)དྲུག་དྲུག ཆུ་མེ་ལས་བྱུང་བའི་ནུས་པ་བདུན་བདུན་ཏེ་རྒྱུའི་ནུས་པ་ཉི་ཤུ་རྩ་དྲུག་ཡིན་ལ། དེ་ལ་འབྲས་བུའི་ནུས་པ་བཅུ་གསུམ་སྟེ་ས་ཆུ་ལས་བྱུང་བའི་ལྗི་བ་ནང་ཕྲད་ཤིན་ཏུ་ལྗི་བས་མེ་རླུང་ལས་བྱུང་བའི་ཡང་བ་ནང་ཕྲད་ཤིན་ཏུ་ཡང་བའི་ནུས་པ་ཞི་ནས་ལྗི་བ་གཅིག ས་ལས་བྱུང་བའི་བརྟན་པ་གཅིག ས་ཆུ་ལས་བྱུང་བའི་བརྟུལ་བ་ནང་ཕྲད་ཤིན་ཏུ་བརྟུལ་བ་གཅིག ས་ཆུ་མེ་ལས་བྱུང་བའི་སྣུམ་པ་ནང་ཕྲད་ཤིན་ཏུ་སྣུམ་པ་གཅིག ས་མེ་ལས་བྱུང་བའི་སྐམ་པ་ནང་ཕྲད་ཤིན་ཏུ་སྐམ་པ་གཅིག ཆུ་ལས་བྱུང་བའི་སླ་བ་གཅིག ཆུ་རླུང་ལས་བྱུང་བའི་བསིལ་གྲང་འཐབས་པས་ཤིན་ཏུ་བསིལ་བ་གཅིག ཆུ་ལས་བྱུང་བའི་མཉེན་པ་གཅིག མེ་རླུང་ལས་བྱུང་བའི་གཡོ་བ་ནང་ཕྲད་ཤིན་ཏུ་གཡོ་བ་གཅིག རྩུབ་པ་ནང་ཕྲད་ཤིན་ཏུ་རྩུབ་པས་ས་ཆུ་ལས་བྱུང་བའི་འཇམ་པ་ནང་ཕྲད་ཤིན་ཏུ་འཇམ་པའི་ནུས་པ་ཞི་སྟེ་རྩུབ་པ་གཅིག མེ་ལས་བྱུང་བའི་ཚ་བ་དང་། རྣོ་བ་དང་། རླུང་ལས་བྱུང་བའི་སྐྱ་བ་ནུས་པ་སོ་སོར་འབྱིན་པས་བཅུ་གསུམ་སོ།། མངར་བ་དང་སྐ་བ་ལྡན་པའི་སྨན་དེ་ས་ཆུ་རླུང་གི་ནུས་པ་གསུམ་ལྡན་ཡིན་པས་མངར་སྐ་ལྡན་པའི་རོ་དེ་ལ་མངར་ཁ་བཞིན་ཤེས་པར་བྱའོ།། སྐྱུར་བ་དང་ལན་ཚྭ་ལྡན་པའི་སྨན་དེ་མེ་ས་ཆུའི་ནུས་པ་གསུམ་ལྡན་ཡིན་པས། སྐྱུར་བ་དང་ལན་ཚྭ་ལྡན་པའི་རོ་དེ་མངར་སྐྱུར་ལྡན་པ་བཞིན་ཡིན་ལ། སྐྱུར་བ་དང་ཁ་བ་ལྡན་པའི་སྨན་དེ་མེ་ས་ཆུ་རླུང་གི་ནུས་པ་བཞི་ལྡན་ཡིན་པས་མངར་ཚ་ལྡན་པ་བཞིན་ཡིན་ཞིང་སྐྱུར་བ་དང་ཚ་བ་ལྡན་པའི་སྨན་དེ་མེ་ས་རླུང་གི་ནུས་པ་གསུམ་ལྡན་ཡིན་པས། སྐྱུར་ཚ་ལྡན་པའི་རོ་དེ་ལ་མེའི་ནུས་པ་བདུན། ས་རླུང་

གི་ནུས་པ་དྲུག་དྲུག་སྟེ་བཅུ་དགུ་ལས། འབྲས་བུའི་ནུས་པ་བཅུ་སྟེ། ས་ལས་བྱུང་བའི་ལྗི་བ་གཅིག བརྟན་པ་གཅིག ས་ལས་བྱུང་བའི་བརྟུལ་བ་དང་མེ་ལས་བྱུང་བའི་རྣོ་བ་འཐབས་པས་རྣོ་བ་གཅིག ས་ལས་བྱུང་བའི་འཇམ་པ་དང་མེ་རླུང་ལས་བྱུང་བའི་རྩུབ་པ་ནང་ཕྲད་ཤིན་ཏུ་རྩུབ་པ་གཅིག་འཐབས་པས་རྩུབ་པ་གཅིག ས་མེ་ལས་བྱུང་བའི་སྣུམ་པ་ནང་ཕྲད་ཤིན་ཏུ་སྣུམ་པ་གཅིག ས་མེ་རླུང་ལས་བྱུང་བའི་སྐམ་པ་ནང་ཕྲད་ཤིན་ཏུ་སྐམ་པ་གཅིག མེ་ལས་བྱུང་བའི་ཚ་བ་དང་རླུང་ལས་བྱུང་བའི་གྲང་བ་འཐབས་པས་ཚ་བའི་ནུས་པ་གཅིག མེ་རླུང་ལས་བྱུང་བའི་ཡང་བ་ནང་ཕྲད་ཤིན་ཏུ་ཡང་བ་གཅིག མེ་རླུང་ལས་བྱུང་བའི་གཡོ་བ་ནང་ཕྲད་ཤིན་ཏུ་གཡོ་བ་གཅིག རླུང་ལས་བྱུང་བའི་སྐྱ་བ་གཅིག་དང་བཅུའོ།། སྐྱུར་བ་དང་སྐ་བ་ལྡན་པའི་སྨན་དེ་མེ་ས་རླུང་གི་ནུས་པ་གསུམ་ལྡན་ཡིན་པས་སྦ་མ་དང་འདྲའོ།། ལན་ཚྭ་དང་ཁ་བ་ལྡན་པའི་སྨན་དེ་ཆུ་མེ་རླུང་གི་ནུས་པ་གསུམ་ལྡན་ཡིན་པས་ལན་ཚྭ་དང་ཁ་བ་ལྡན་པའི་རོ་དེ་ལ་ཆུ་མེའི་ནུས་པ་བདུན་བདུན་རླུང་གི་ནུས་པ་དྲུག་སྟེ་ཉི་ཤུ་ལ། འབྲས་བུའི་ནུས་པ་བཅུ་གཉིས་ཏེ། ཆུ་ལས་བྱུང་བའི་སླ་བ་གཅིག ཆུ་ལས་བྱུང་བའི་བསིལ་བ་དང་རླུང་ལས་བྱུང་བའི་གྲང་བ་གཉིས་འཐབས་པས་ཤིན་ཏུ་བསིལ་བ་གཅིག ཆུ་ལས་བྱུང་བའི་ལྗི་བ་གཅིག ཆུ་ལས་བྱུང་བའི་བརྟུལ་བ་དང་མེ་ལས་བྱུང་བའི་རྣོ་བ་འཐབས་པས་རྣོ་བའི་ནུས་པ་གཅིག ཆུ་མེ་ལས་བྱུང་བའི་སྣུམ་པ་ནང་ཕྲད་ཤིན་ཏུ་སྣུམ། ཆུ་ལས་བྱུང་བའི་འཇམ་པ་དང་མེ་རླུང་ལས་བྱུང་བའི་རྩུབ་པ་ནང་ཕྲད་ཤིན་ཏུ་རྩུབ་པ་འཐབས་པས་རྩུབ་པའི་ནུས་པ་གཅིག ཆུ་ལས་བྱུང་བའི་མཉེན་པ་གཅིག མེ་ལས་བྱུང་བའི་ཚ་བ་གཅིག མེ་རླུང་ལས་བྱུང་བའི་སྐམ་པ་ནང་ཕྲད་ཤིན་ཏུ་སྐམ། ཡང་བ་ནང་ཕྲད་ཤིན་ཏུ་ཡང་། གཡོ་བ་ནང་ཕྲད་ཤིན་ཏུ་གཡོ། རླུང་གི་སྐྱ་བའི་ནུས་པ་གཅིག་སྟེ་བཅུ་གཉིས་སོ།། ལན་ཚྭ་དང་ཚ་བ་ལྡན་པའི་སྨན་དེ་ཆུ་མེ་རླུང་གི་ནུས་པ་གསུམ་ལྡན་ཡིན་པས་ལན་ཚ་

དང་ཁ་བ་ལྡན་པ་བཞིན་ནོ།། ལན་ཚ་དང་སྐ་བ་ལྡན་པའི་སྨན་དེ་ས་ཆུ་མེ་རླུང་གི་ནུས་པ་བཞི་ལྡན་ཡིན་པས་མངར་ཚ་ལྡན་པ་བཞིན་ནོ།། ཁ་བ་དང་ཚ་བ་ལྡན་པའི་སྨན་དེ་ཆུ་མེ་རླུང་གི་ནུས་པ་གསུམ་ལྡན་ཡིན་པས་ལན་ཚྭ་དང་ཚ་བ་ལྡན་པ་བཞིན་ནོ།། ཁ་བ་དང་སྐ་བ་ལྡན་པའི་སྨན་དེ་ས་ཆུ་རླུང་གི་ནུས་པ་གསུམ་ལྡན་ཡིན་པས་མངར་ཁ་ལྡན་པའི་རོ་བཞིན་ནོ།། ཚ་བ་དང་སྐ་བ་ལྡན་པའི་སྨན་དེ་ས་མེ་རླུང་གི་ནུས་པ་གསུམ་ལྡན་ཡིན་པས་སྐྱུར་ཚ་ལྡན་པ་བཞིན་ནོ།། ཨ་རུ་ར་ལ། རྩ་རྒྱུད་དུ་རོ་དྲུག་དང་ལྡན་པར་བཤད་ཅིང་། བཤད་རྒྱུད་དུ། ཨ་རུ་ལན་ཚྭ་མ་གཏོགས་རོ་ལྔ་ལྡན་ཞེས་རོ་ལྔ་ལྡན་དུ་བཤད་པས་མི་འགལ་ལམ་སྙམ་ན་མི་འགལ་ཏེ། རྩ་རྒྱུད་དུ་སྟོང་པོའི་དབང་དུ་བྱས་པས་རོ་དྲུག་ལྡན་དུ་གསུངས་ལ། བཤད་རྒྱུད་དུ་འབྲས་བུ་ཕོ་ནའི་དབང་དུ་བྱས་ནས་རོ་ལྔར་བཤད་པས་སོ།། དེ་ཡང་འབྲས་བུ་ལ་རོ་ལྔ་ལྡན་ཚུལ་ནི། སྦྱོར་བ་བརྒྱ་པར། རྩེ་མོ་གཉིས་ན་[ནི]ཁ་ཞིང་ཚ།། སྐྱུར་བ་དབུས་ལ་མངར་བ་རུས།། སྐ་བ་ཕྱི་ཤུན་དག་ལ་གནས།། ཞེས་བཤད་པས། ཤ་འབའ་ཞིག་བཏང་ན་ཁ་ཚ་སྐ་བ་གསུམ་ལྡན་དང་། རྩེ་མོ་མཆུའི་ཕྱོགས་ཚ་བ་དང་། གཞན་ཕྱོགས་ཁ་བ་དང་། ཤ་རུས་ཐམས་ཅད་བཏང་ན་རོ་ལྔ་ལྡན་པ་ཡིན་པས། རོ་ལྔ་ལྡན་གྱི་ཨ་རུ་རར་དེ་རྒྱུ་ས་ཆུ་མེ་རླུང་ལས་བྱུང་བའི་ནུས་པ་ཉི་ཤུ་རྩ་དྲུག་ལས་འབྲས་བུའི་ནུས་པ་བཅུ་གསུམ་དང་ལྡན་པ་མངར་ཚ་ལྡན་པ་རོ་དང་འདྲ་ཡང་། རོ་ལྔ་ལྡན་གྱི་དབང་གི་[གིས]ནུས་པ་ལྷག་པར་ཆེ་སྟེ། ས་དང་རླུང་གཉིས་གསུམ་གསུམ་དྲིལ་བ་དང་། མེ་དང་ཆུ་གཉིས་གཉིས་གཉིས་དྲིལ་བས་སོ་སོའི་ནུས་པ་ཡང་ལྷག་པར་འགྱུར་བའི་ཕྱིར། འདིས་རྒྱུད་པའི་རོ་དང་ལྡན་པའི་རོའི་ཁྱད་པར་ཤེས་པར་བྱ་ཞིང་། རྒྱུ་འབྲས་ཀྱི་ནུས་པ་མཚུངས་ཀྱང་ནད་སེལ་ཚུལ་མི་འདྲ་བ་ནི་འོག་ཏུ་འཆད་དོ།།

གསུམ་པ་དེའི་བྱེད་ལས་བསྟན་པ་ནི། མངར་བས་རླུང་མཁྲིས་སེལ།

སྐྱུར་བས་བད་རླུང་སེལ། ལན་ཚྭས་བད་རླུང་སེལ། ཁ་བ་དང་སྐ་བས་མཁྲིས་པ་སེལ། ཚ་བས་ཀྱང་བད་རླུང་སེལ་ཞིང་། མངར་བ་བསྟེན་དྲགས་ན་བད་ཀན་བསྐྱེད་པ་དང་། སྐྱུར་བ་བསྟེན་དྲགས་ན་ཁྲག་མཁྲིས་བསྐྱེད་པ་དང་། ལན་ཚྭ་བསྟེན་དྲགས་ན་ཁྲག་མཁྲིས་བསྐྱེད་པ་དང་། ཁ་བ་བསྟེན་དྲགས་ན་བད་ཀན་བསྐྱེད་པ་དང་། གཞན་ཡང་སོ་སོའི་བྱེད་ལས་གཞུང་ལས་གསལ་བ་ལྟར་ཡིན་ཞིང་། ལྡོག་རྒྱུ་བཅུ་གཉིས་སྐབས་སུ་མངར་བ་བསྟེན་དྲགས་པས་བད་ཀན་བསྐྱེད་པ་དང་། ལན་ཚྭ་བསྟེན་དྲགས་པས་མཁྲིས་པ་བསྐྱེད་པ་དང་། ཚ་བ་བསྟེན་དྲགས་པས་རླུང་མཁྲིས་བསྐྱེད་པ་དང་། མངར་བ་བསྟེན་དྲགས་པས་བད་རླུང་བསྐྱེད་པར་བཤད་ཅིང་། འགྲེལ་པ་རྣམས་སུ་མངར་བ་བསྟེན་དྲགས་པས་མཁྲིས་པ་ཞི་ནས་བད་ཀན་དུ་ལྡོག་པ་དང་། ཁ་བ་བསྟེན་དྲགས་པས་རླུང་དུ་ལྡོག་པར་བཤད། བྱང་པས། མངར་སྐ་ཁ་བ་མཁྲིས་ཞི་བད་རླུང་བསྐྱེད།། གསུང་ཡང་སྔ་མ་རྣམས་ཀྱི་རིགས་པས་འགྲེལ་པར་བཤད་པ་བཞིན་འཐད་པར་མཐོང་ངོ་།། ཟླ་ཟེར་ལས། རོ་དྲུག་པོ་འབའ་ཞིག་ལ་རབ་དང་མཆོག་རབ་ལ་སྩོགས་པའི་བརྟག་པ་ལས་གྲངས་མེད་པར་འགྱུར་བ་ལ་ལྟ་ཞིག་སུ་ཞིག་འགོག དེ་ཉིད་ཀྱིས་ན་རབ་དང་། རབ་མཆོག་བརྟག་པ་ལས་ཞེས་བྱ་བ་སྨོས་པ་ཡིན་ཏེ། རོ་སྦྱར་བ་དང་། མ་སྦྱར་བའི་དབྱེ་བ་མཆོག་དང་རབ་མཆོག་དག་ཏུ་བརྟག་པ་ནི་འདི་ལྟར་མངར་བ་དང་། རབ་ཏུ་མངར་བ་དང་། རབ་མཆོག་ཏུ་མངར་བ་དང་། ཅུང་ཟད་མངར་བ་དང་། ཅུང་ཟད་རབ་ཏུ་མངར་བ་དང་། ཅུང་ཟད་རབ་མཆོག་ཏུ་མངར་བ་སྟེ། དེ་བཞིན་དུ་གཞན་དག་ལ་ཡང་སྦྱར་བར་བྱའོ།། ཡང་རོའི་དབྱེ་བ་དེ་རྣམས་ནད་ཀྱི་སྨན་གྱི་དབང་གིས་ཉེ་བར་སྦྱར་བར་བྱ་སྟེ། དེ་ལ་ནད་ནི་རླུང་ལ་སྩོགས་པའོ།། སྨན་ནི་ཨ་རུ་ར་ལ་སྩོགས་པའོ།། ནད་དང་སྨན་གྱི་དབང་ནི། དེའི་ཆེད་དམ། དབང་དུ་བྱ་བའམ། དེ་ལས་ལྟོས་པ་སྟེ། དེའི་དབང་དུ་བྱས་པ་ལས་

ཡོངས་སུ་བརྟགས་ཏེ་སྦྱར་བར་བྱའོ།། བབ་བབ་དུས་འཚོལ་བར་བྱ་བ་ནི་མ་ཡིན་ནོ།། ཞེས་བྱ་བའི་དོན་ཏོ།། ནད་དང་སྨན་ཞེས་སྨོས་པ་ནི་ཉེ་བར་མཚོན་པ་ཙམ་ཡིན་པར་ཤེས་པར་བྱའོ།། ཞེས་གསུངས་པས། མངར་བའི་སྨན་གཅིག་ཡོད་པ་མངར་བ་དང་། གཉིས་སྦྱར་བ་རབ་ཏུ་མངར་བ་དང་། གསུམ་སྦྱར་བ་རབ་མཆོག་ཏུ་མངར་བ་དང་། སའི་ལྕི་བརྟུལ་ཆུའི་ལྕི་བརྟུལ་བསིལ་བའི་རྒྱུའི་ནུས་པ་ལྔ་ལས་ལྕི་བ་ནང་ཕྲད་ཤིན་ཏུ་ལྕི་བརྟུལ་བ་ནང་ཕྲད་ཤིན་ཏུ་བརྟུལ་ཆུའི་བསིལ་བ་སྟེ་འབྲས་བུའི་ནུས་པ་གསུམ་ལྡན་ནི་ཙུང་ཟད་མངར་བ་དང་། སའི་ལྕི་བརྟུལ་འཇམ་སྙུམ་བརྟན་ཆུའི་ལྕི་བརྟུལ་སྙུམ་འཇམ་བསིལ་བ་སྟེ་རྒྱུའི་ནུས་པ་བཅུ་ལ་ལྕི་བ་ནང་ཕྲད་ནི་ཤིན་ཏུ་ལྕི་བརྟུལ་བ་ནང་ཕྲད་ཤིན་ཏུ་བརྟུལ་འཇམ་པ་ནང་ཕྲད་ཤིན་ཏུ་འཇམ་སྙུམ་པ་ནང་ཕྲད་ཤིན་ཏུ་སྙུམ་བརྟན་བསིལ་ནུས་པ་སོ་སོར་འཕྱིན་པས་འབྲས་བུའི་ནུས་པ་དྲུག་ལྡན་ནི་ཙུང་ཟད་རབ་ཏུ་མངར་བ་དང་། ས་ཆུའི་རྒྱུའི་ནུས་པ་བཅུ་གསུམ་ལས་འབྲས་བུའི་ནུས་པ་བརྒྱད་ལྡན་དེ་ཙུང་ཟད་རབ་མཆོག་ཏུ་མངར་བ་སྟེ་དྲུག་མངར་བའི་བསྐོར་དྲུག དེ་བཞིན་དུ་སྐྱུར་བ་དང་། རབ་ཏུ་སྐྱུར་བ་དང་། རབ་མཆོག་ཏུ་སྐྱུར་བ་དང་། མེའི་ཚ་སྣུམ་རྩུབ་ཆུའི་འཇམ་སྣུམ་སྟེ་རྒྱུའི་ནུས་པ་ལྔ་ལས་སྣུམ་པ་ནང་ཕྲད་ཤིན་ཏུ་སྣུམ་འཇམ་རྩུབ་འཐབས་པས་རྩུབ་པ་གཅིག ཚ་བའི་ནུས་པ་གཅིག་སྟེ་འབྲས་བུའི་ནུས་པ་གསུམ་ལྡན་ཙུང་ཟད་སྐྱུར་བ་དང་། མེའི་ཚ་སྣུམ་རྩུབ་ཡང་སྙུམ་ཆུའི་ལྕི་བརྟན་འཇམ་སྙུམ་སྣུམ་པ་སྟེ། རྒྱུའི་ནུས་པ་བཅུ་ལས་ལྕི་ཡང་འཐབས་པས་ལྕི་བ་གཅིག་སྣུམ་པ་ནང་ཕྲད་ཤིན་ཏུ་སྣུམ་འཇམ་རྩུབ་འཐབས་པས་རྩུབ་པ་གཅིག་སྙུམ་པ་ནང་ཕྲད་ཤིན་ཏུ་སྙུམ་ཚ་བརྟན་ནུས་པ་སོ་སོར་འཕྱིན་པས་འབྲས་བུའི་ནུས་པ་དྲུག་ལྡན་དེ་ཙུང་ཟད་རབ་ཏུ་སྐྱུར་བ་དང་། ས་མེའི་རྒྱུའི་ནུས་པ་བཅུ་གསུམ་ལས་འབྲས་བུའི་ནུས་པ་བརྒྱད་ལྡན་དེ་ཙུང་ཟད་རབ་ཏུ་སྐྱུར་བ་དང་། ལན་ཚྭ་བ་དང་། རབ་ཏུ་ལན་ཚྭ་བ་

དང་། རབ་མཆོག་ཏུ་ལན་ཚྭ་བ་དང་། ཆུའི་སླ་བསིལ་མེའི་ཚ་རྡོ་སྐམ་པ་སྐྱེ་རྒྱུའི་ནུས་པ་ལྔ་ལས་སླ་བ་དང་སྐམ་པ་འཐབས་པས་སླ་བའི་ནུས་པ་གཅིག་བསིལ་ཚ་འཐབས་པས་བསིལ་བ་གཅིག་མེའི་རྡོ་བའི་ནུས་པ་གཅིག་འབྲས་བུའི་ནུས་པ་གསུམ་ལྡན་ནི་ཙུང་ཟད་ལན་ཚྭ་བ་དང་། ཆུའི་སླ་བསིལ་ལྗི་བརྟུལ་སྣུམ་མེའི་ཚ་རྡོ་སྐམ་རྩུབ་ཡང་བ་སྐྱེ་རྒྱུའི་ནུས་པ་བཅུ་ལས་སླ་སྐམ་འཐབས་པས་སླ་བ་གཅིག་བསིལ་ཚ་འཐབས་པས་ཚ་བ་གཅིག་ལྗི་ཡང་འཐབས་པས་ལྗི་བ་གཅིག་རྡོ་བརྟུལ་འཐབས་པས་བརྟུལ་བ་གཅིག་སྣུམ་པ་དང་རྩུབ་པ་སོ་སོར་ནུས་པ་འཕྲིན་པས་འབྲས་བུའི་ནུས་པ་དྲུག་ལྡན་དེ་ཙུང་ཟད་རབ་ཏུ་ལན་ཚྭ་བ་དང་། ཆུ་མེའི་རྒྱུའི་ནུས་པ་བཅུ་བཞི་ལས་འབྲས་བུའི་ནུས་པ་བརྒྱད་ལྡན་དེ་རབ་མཆོག་ལན་ཚྭ་བ་དང་། ཁ་བ་དང་། རབ་ཏུ་ཁ་བ་དང་། རབ་མཆོག་ཁ་བ་དང་། ཆུའི་སླ་བསིལ་ལྗི་བ་མེའི་སྐམ་ཡང་སྐྱེ་རྒྱུའི་ནུས་པ་ལྔ་ལས་སླ་སྐམ་འཐབས་པས་སྐམ་པ་གཅིག་ལྗི་ཡང་འཐབས་པས་ལྗི་བ་གཅིག་ཆུའི་བསིལ་བ་གཅིག་སྐྱེ་འབྲས་བུའི་ནུས་པ་གསུམ་ལྡན་དེ་ཙུང་ཟད་ཁ་བ་དང་། ཆུའི་སླ་བསིལ་ལྗི་བརྟུལ་སྣུམ་མེའི་ཚ་རྡོ་སྐམ་རྩུབ་ཡང་བ་སྐྱེ་རྒྱུའི་ནུས་པ་བཅུ་ལས་སླ་སྐམ་འཐབས་པའི་སྐམ་པ་གཅིག་ལྗི་ཡང་འཐབས་པའི་ལྗི་བ་གཅིག་རྡོ་བརྟུལ་འཐབས་པའི་རྡོ་བ་གཅིག་ཚ་བསིལ་འཐབས་པའི་ཚ་བ་གཅིག་སྣུམ་རྩུབ་ནུས་པ་སོ་སོར་འཕྲིན་པས་འབྲས་བུའི་ནུས་པ་དྲུག་ལྡན་དེ་ཙུང་ཟད་རབ་ཏུ་ཁ་བ་དང་། ཆུ་རླུང་གི་རྒྱུའི་ནུས་པ་བཅུ་གསུམ་ལས་འབྲས་བུའི་ནུས་པ་བདུན་ལྡན་དེ་རབ་མཆོག་ཁ་བ་དང་། ཚ་བ་དང་། རབ་ཏུ་ཚ་བ་དང་། རབ་མཆོག་ཚ་བ་དང་། མེའི་ཚ་སྐམ་རྩུབ་རླུང་གི་རྩུབ་སྐམ་སྐྱེ་རྒྱུའི་ནུས་པ་ལྔ་ལས་སྐམ་པ་ནང་ཕྲད་ཤིན་ཏུ་སྐམ་རྩུབ་པ་ནང་ཕྲད་ཤིན་(ཏུ་)རྩུབ་མེའི་ཚ་བའི་ནུས་པ་གཅིག་སྐྱེ་འབྲས་བུའི་ནུས་པ་གསུམ་ལྡན་དེ་ཙུང་ཟད་ཚ་བ་དང་། མེའི་ཚ་རྡོ་སྐམ་རྩུབ་ཡང་རླུང་གི་ཡང་རྩུབ་གྲང་གཡོ་སྐམ་པ་སྐྱེ་རྒྱུའི་ནུས་པ་བཅུ་ལས

ཚ་གྲང་འཐབས་པས་ཚ་བ་གཅིག་ཡང་བ་ནང་ཕྲད་ནི་ཤིན་ཏུ་ཡང་རྩུབ་པ་ནང་ཕྲད་ཤིན་ཏུ་རྩུབ་སྐམ་པ་ནང་ཕྲད་ཤིན་ཏུ་སྐམ་མེའི་རྫི་བ་དང་རླུང་གི་རྩུབ་པ་ནུས་པ་སོ་སོར་འཁྱིན་པས་འབྲས་བུའི་ནུས་པ་དྲུག་ལྡན་དེ་ཙུང་ཟད་རབ་ཏུ་ཚ་བ་དང་། མེ་རླུང་གི་རྒྱུའི་ནུས་པ་བཅུ་གསུམ་ལས་འབྲས་བུའི་ནུས་པ་བདུན་ལྡན་དེ་ཙུང་ཟད་རབ་མཆོག་ཚ་བ་དང་། སྐ་བ་དང་། རབ་ཏུ་སྐ་བ་དང་། རབ་མཆོག་སྐ་བ་དང་། སའི་ལྗི་འཇམ་རླུང་གི་ཡང་རྩུབ་གྲང་བ་སྟེ་རྒྱུའི་ནུས་པ་ལྔ་ལས་ལྗི་ཡང་འཐབས་པས་ལྗི་བ་གཅིག་འཇམ་རྩུབ་འཐབས་པས་འཇམ་པ་གཅིག་རླུང་གི་གྲང་བ་གཅིག་སྟེ་འབྲས་བུའི་ནུས་པ་གསུམ་ལྡན་དེ་ཙུང་ཟད་སྐ་བ་དང་། སའི་ལྗི་བརྟན་འཇམ་སྙུམ་སྐམ་རླུང་གི་ཡང་རྩུབ་གྲང་སྐམ་སྟེ་རྒྱུའི་ནུས་པ་དགུ་ལས་ལྗི་ཡང་འཐབས་པས་ལྗི་བ་གཅིག་འཇམ་རྩུབ་འཐབས་པས་རྩུབ་པ་གཅིག་སྐམ་པ་ནང་ཕྲད་ཤིན་ཏུ་སྐམ་པ་གཅིག་སའི་བརྟན་སྙུམ་དང་རླུང་གི་གྲང་བ་ནུས་པ་སོར་སོར་[སོ་སོར]འཁྱིན་པས་འབྲས་བུའི་ནུས་པ་དྲུག་ལྡན་དེ་ཙུང་ཟད་རབ་ཏུ་སྐ་བ་དང་། ས་རླུང་གི་རྒྱུའི་ནུས་པ་བཅུ་གཉིས་ལས་འབྲས་བུའི་ནུས་པ་བདུན་ལྡན་དེ་ཙུང་ཟད་རབ་མཆོག་སྐ་བ་སྟེ། དྲུག་དྲུག་སུམ་ཅུ་སོ་དྲུག་གོ། མངར་བའི་མངར་བ་ནི་ས་ཆུའི་ནུས་པ་ཕུལ་དུ་བྱུང་བ་དང་། མངར་བའི་སྐྱུར་བ་ནི་ས་ཆུའི་ནུས་པའི་སྟེང་དུ་མེའི་ཚ་རྫི་དང་ལྡན་པ་དང་། མངར་བའི་ལན་ཚྭ་བ་ཡང་མེའི་ཚ་རྫི་ཅན་དང་། མངར་བའི་ཁ་བ་རླུང་གི་ཡང་རྩུབ་ཅན་དང་། མངར་བའི་ཚ་བ་མེའི་ཚ་རྫི་རླུང་གི་ཡང་རྩུབ་ཅན་དང་། མངར་བའི་སྐ་བ་རླུང་གི་ཡང་རྩུབ་ཅན་དང་། སྐྱུར་བའི་སྐྱུར་བ་མེ་སའི་ནུས་པ་ཕུལ་དུ་བྱུང་བ་དང་། སྐྱུར་བའི་མངར་བ་ཆུའི་སླ་བསིལ་ཅན་དང་། སྐྱུར་བའི་ལན་ཚྭ་བ་ཡང་ཆུའི་སླ་བསིལ་ཅན་དང་། སྐྱུར་བའི་ཁ་བ་ནི་ཆུའི་སླ་བསིལ་རླུང་གི་ཡང་རྩུབ་ཅན་དང་། སྐྱུར་བའི་ཚ་བ་ནི་རླུང་གི་ཡང་རྩུབ་ཅན་དང་། སྐྱུར་བའི་སྐ་བ་ནི་རླུང་གི་ཡང་རྩུབ་ཅན་དང་། ལན་ཚྭ་

བའི་ལན་ཚྭ་བ་ནི་ཆུ་མེའི་ནུས་པ་ཕུལ་བྱུང་དང་། ལན་ཚྭ་བའི་མངར་བ་ནི་སའི་བརྟན་པའི་ནུས་པ་ཅན་དང་། ལན་ཚ་བའི་སྐྱུར་བ་ནི་མེའི་ཚ་ཚོ་ཅན་དང་། ལན་ཚྭ་བའི་ཁ་བ་ནི་རླུང་གི་ཡང་རྩུབ་ཅན་དང་། ལན་ཚྭ་བའི་ཚ་བ་ནི་རླུང་གི་ཡང་རྩུབ་ཅན་དང་། ལན་ཚྭ་བའི་སྐ་བ་ནི་སའི་བརྟན་པ་དང་རླུང་གི་ཡང་རྩུབ་ཅན་དང་། ཁ་བའི་ཁ་བ་ནི་ཆུ་རླུང་གི་ནུས་པ་ཕུལ་དུ་བྱུང་བ་དང་། ཁ་བའི་མངར་བ་ནི་སའི་བརྟན་པའི་ནུས་པ་ཅན་དང་། ཁ་བའི་སྐྱུར་བ་ནི་སའི་བརྟན་པ་དང་མེའི་ཚ་ཚོ་ཅན་དང་། ཁ་བའི་ལན་ཚྭ་བ་ནི་མེའི་ཚ་ཚོ་ཅན་དང་། ཁ་བའི་ཚ་བ་ནི་མེའི་ཚ་ཚོ་ཅན་དང་། ཁ་བའི་སྐ་བ་ནི་སའི་བརྟན་པའི་ནུས་པ་ཅན་དང་། ཚ་བའི་ཚ་བ་ནི་མེ་རླུང་གི་ནུས་པ་ཕུལ་དུ་བྱུང་བ་དང་། ཚ་བའི་མངར་བ་ནི་སའི་བརྟན་པ་དང་ཆུའི་སླ་བསིལ་ཅན་དང་། ཚ་བའི་སྐྱུར་བ་ནི་སའི་བརྟན་པའི་ནུས་པ་ཅན་དང་། ཚ་བའི་ལན་ཚྭ་བ་ནི་ཆུའི་སླ་བསིལ་ཅན་དང་། ཚ་བའི་ཁ་བ་ནི་ཆུའི་སླ་བསིལ་ཅན་དང་། ཚ་བའི་སྐ་བ་ནི་སའི་བརྟན་པའི་ནུས་པ་ཅན་དང་། སྐ་བའི་སྐ་བ་ནི་ས་རླུང་གི་ནུས་པ་ཕུལ་དུ་བྱུང་བ་དང་། སྐ་བའི་མངར་བ་ནི་ཆུའི་སླ་བསིལ་ཅན་དང་། སྐ་བའི་སྐྱུར་བ་ནི་མེའི་ཚ་ཚོ་ཅན་དང་། སྐ་བའི་ལན་ཚྭ་བ་ནི་ཆུའི་སླ་བསིལ་མེའི་ཚ་ཚོ་ཅན་དང་། སྐ་བའི་ཁ་བ་ནི་ཆུའི་སླ་བསིལ་ཅན་དང་། སྐ་བའི་ཚ་བ་ནི་མེའི་ཚ་ཚོ་ཅན་དེ་[ཏེ]སུམ་ཅུ་སོ་དྲུག་གོ། དེ་ལྟར་སོ་སོའི་ནུས་པའི་སྟེང་དུ་ལྡན་པའི་བགས་ཀྱི་ནུས་པ་ཅན་དུ་གྱུར་པས་རོ་སྦྱོར་བསྟན་གཅིག་ཀྱང་ཞུ་རྗེས་དང་ནུས་པ་ཐ་དད་པ་ནི་འདི་དག་གི་དབང་ལས་ཤེས་པར་བྱའོ།།

གཉིས་པ་ནུས་པ་བསྟན་པ་ལ། འདི་ཉིད་ནས་བསྟན་ཚུལ་དང་། གཞན་ལས་བཤད་ཚུལ་གཉིས།

དང་པོ་ནི། བཤད་རྒྱུད་ལས། སྨན་གྱི་ནུས་པ་རོ་ནུས་ངོ་བོ་གཉིས།། སྤྱི་དང་བྱེ་བྲག་ཞེས་[ཅེས]སུ་གསུངས་པ་ཡིན།། དང་པོ་ནུས་སྟོབས་ཡོན་ཏན་

གསུམ་དུ་བཤད།། ནུས་པ་ཡི་བསྡུམ་[སྡུམ]བསིལ་དང་བརྩུབ་བ་དང་།། ཡང་རྩུབ་ཚ་དང་རྣོ་བ་རྣམ་པ་བརྒྱད།། དང་པོ་བཞི་པོས་རླུང་དང་མཁྲིས་པ་སེལ།། འོག་མ་བཞི་ཡིས་བད་ཀན་སེལ་བར་བྱེད།། ཡང་རྩུབ་བསིལ་བ་གསུམ་གྱིས་རླུང་བསྐྱེད་ཅིང་།། ཚ་རྣོ་བསྡུམ་[སྡུམ]པ་གསུམ་གྱིས་མཁྲིས་པ་བསྐྱེད།། ཡི་བསྡུམ་[སྡུམ]བསིལ་བརྩུབ་བཞི་ཡིས་བད་ཀན་བསྐྱེད།། ཡོན་ཏན་མ་ལུས་སྙིང་པོར་གྱུར་པ་དང་།། ནུས་པའི་ཁྱད་པར་ལྡན་པས་མཐུ་ཞེས་བརྗོད།། གངས་ཅན་འབིགས་བྱེད་ཉི་ཟླའི་སྟོབས་ལྡན་ལས།། ཚ་བསིལ་ཐུལ་དུ་བྱུང་བ་[བས]སྟོབས་ཞེས་བྱ།། དེ་ལ་ཚ་བས་གྲང་པའི་ནད་རྣམས་སེལ།། བསིལ་བས་ཚ་བའི་ནད་རྣམས་སེལ་བར་བྱེད།། ཡོན་ཏན་འཇམ་དང་སྲི་[ཡི]དྲོ་བསྡུམ་[སྡུམ]དང་བརྟན།། གྲང་དང་བརྩུབ་བ་བསིལ་མཉེན་སླ་དང་སྐམ།། སྐྱ་དང་ཚ་བ་ཡང་དང་རྣོ་རྩུབ་གཡོ།། བཅུ་དང་བདུན་གྱི་[གྱིས]མཚན་ཉིད་ཉེ་ཤུ་འཛོམས།། དེ་ཕྱིར་ཡོན་ཏན་ཞེས་སུ་བཤད་པ་ཡིན།། དེ་དག་ཕལ་ཆེར་རོ་ལས་རྗེས་འབྱུང་སྟེ།། རོ་ནི་ས་སྔོགས་རྣམས་ལ་བརྟེན་པའི་ཕྱིར།། ཡི་བསྡུམ་[སྡུམ]ལ་སོགས་དེ་ལས་བྱུང་པ་ཡིན།། མངར་སྐྱུར་ལན་ཚ་རྣམ་གསུམ་རིམ་བཞིན་ཡི།། དེ་བཞིན་མངར་སྐྱུར་ལན་ཚ་སྡུམ་པ་ཡིན།། སྐ་མངར་ཁ་བསིལ་ཁ་སྐ་མངར་བ་བརྩུལ།། སྐྱུར་ཚ་ཁ་བ་རྣམ་གསུམ་ཡང་ལ་རྩུབ།། སྐྱུར་དང་ལན་ཚྭ་ཚ་གསུམ་ཚ་ལ་རྣོ།། ཞེས་གསུངས་པས།

སྨན་གྱི་ནུས་པ་ལ། རོ་ལ་བརྟེན་པའི་ནུས་པ་དང་། ངོ་བོའི་ནུས་པ་གཉིས། དང་པོ་ལ། ནུས་པ། སྟོབས། ཡོན་ཏན་དང་གསུམ། དང་པོ་ལ། སྤྱིར་བསྟན་པ་དང་། སོ་སོར་བཤད་པ་གཉིས། དང་པོ་ནི། ཡི་བསྡུམ་[སྡུམ]བསིལ་བརྩུལ་ཡང་རྩུབ་ཚ་རྣོ་བརྒྱད་དོ།། དེ་ཡང་ཡི་བསྡུམ་[སྡུམ]གྱིས་རླུང་སེལ། བསིལ་བརྩུལ་གྱིས་མཁྲིས་པ་སེལ། ཡང་རྩུབ་ཚ་རྣོས་བད་ཀན་སེལ་ལོ།། ཡང་རྩུབ་བསིལ་བས་རླུང་བསྐྱེད་པ་དང་། ཚ་རྣོ་བསྡུམ་[སྡུམ]པས་

མཁྲིས་པ་བསྐྱེད་པ་དང་། ཟླི་བསྐུམ་[སྐུམ]བསིལ་བརྟུལ་བཞིས་བད་ཀན་བསྐྱེད་དོ།། དེ་ལྟར་བརྒྱད་པོ་སྦྱོམས་པ་ལ་མཐུ་ཞེས་བྱ་སྟེ། ཡོན་ཏན་གྱི་ནང་ནས་ནད་སེལ་བར་བྱེད་པ་ལ་སྙིང་པོར་གྱུར་པ་དང་མཐུ་ལྷག་པར་ལྡན་པའི་ཕྱིར། གཉིས་པ་སོ་སོར་བཤད་པ་ནི། ཡོན་ཏན་བརྒྱད་ཀྱི་ནང་ནས་ཀྱང་། མངར་བ་ལ་ཟླི་བསྐུམ་[སྐུམ]བསིལ་བརྟུལ་བཞི་གཙོ་བོར་གྱུར་པ་དང་། སྐྱུར་བ་ཟླི་བསྐུམ་[སྐུམ]ཚ་རྣོ་ཡང་རྩུབ་གཙོ་བོར་གྱུར་པ་དང་། ལན་ཚྭ་ལ་ཟླི་བསྐུམ་[སྐུམ]ཚ་རྣོ་བཞི་གཙོ་བོར་གྱུར་པ་དང་། ཁ་བ་བསིལ་བརྟུལ་གཙོ་བོར་གྱུར་པ་དང་། ཁ་བ་བསིལ་བརྟུལ་ཡང་རྩུབ་གཙོ་བོར་གྱུར་པ་དང་། ཚ་བ་ཡང་རྩུབ་ཚ་རྣོ་གཙོ་བོར་གྱུར་པའོ།།

གཉིས་པ་སྟོབས་ནི། གངས་ཅན་སྟེ་[ཏེ]བསིལ་བའི་གནས་ནས་བྱུང་བ་ཟླ་བ་སྟེ་བསིལ་བའི་སྟོབས་དང་ལྡན་པ་ནི་བསིལ་བ་ཕུལ་དུ་བྱུང་བ་དང་། འབིགས་བྱེད་དེ་དྲོ་བའི་གནས་ནས་བྱུང་བ་ཉི་མ་སྟེ་ཚ་བའི་སྟོབས་དང་ལྡན་པ་ནི་ཚ་བ་ཕུལ་དུ་བྱུང་ཞེས་བྱ་ཞིང་། དེ་ཡང་ཚ་བས་གྲང་བའི་ནད་སེལ་བ་དང་། བསིལ་བས་ཚ་བའི་ནད་སེལ་ལོ།།

གསུམ་པ་ཡོན་ཏན་ལ། བསལ་བྱ་ནད་ཀྱི་མཚན་ཉིད། སེལ་བྱེད་ཡོན་ཏན་བཅུ་བདུན། དེ་དག་གིས་ཇི་ལྟར་སེལ་བའི་ཚུལ་དང་གསུམ། དང་པོ་ནི། བཤད་རྒྱུད་ལས། རླུང་གི་མཚན་ཉིད་རྩུབ་ཅིང་ཡང་བ་ལ།། གྲང་ཞིང་སྲབ་ལ་སྲ་ཞིང་གཡོ་བ་ཡིན།། མཁྲིས་པའི་མཚན་ཉིད་བསྣུམ་[སྣུམ]བཅས་རྣོ་ཞིང་ཚ།། ཡང་ཞིང་དྲི་མནམ་འཁྲུ་ཞིང་གཤེར་བ་ཡིན།། བད་ཀན་མཚན་ཉིད་བསྣུམ་[སྣུམ]ཞིང་བསིལ་བ་དང་།། ཟླི་བརྟུལ་འཇམ་བརྟན་འབྱར་བག་ཅན་དུ་གནས།། ཤེས་[ཞེས]པས། རླུང་གི་མཚན་ཉིད། རྩུབ། ཡང་། གྲང་། སྲ། སྲ། གཡོ་བ་དང་དྲུག མཁྲིས་པའི་མཚན་ཉིད། བསྣུམ[སྣུམ]། རྣོ། ཚ། ཡང་། དྲི་མནམ་པ། འཁྲུ་བ། གཤེར་བ་དང་བདུན། བད་ཀན་གྱི་

མཚན་ཉིད། སྣུམ། བསིལ། ལྗི། བརྟུལ། འཇམ། བརྟན། འབྱར་བག་ཅན་དང་བདུན་ཏེ་དྲིལ་བས་ཉེ་ཤུ། དེ་ལ་རླུང་ལ་རྩུབ་པ་ཡོད་པས་ནད་ཤིན་ཏུ་དྲག་པ་དང་ཟུག་ཟེར་[གཟེར]ཆེ་བའོ།། རྟགས་ལྡེ་ལྷུགས་པ་རྩུབ། གོས་འཇམ་པོ་གོན་ཀྱང་རྩུབ་ཉམས་ཡོད་པའོ།། ཡང་བ་ནི་རང་གི་ངོ་བོ་དང་གཉེན་པོའི་ཁ་ན་ཡང་བས་ནད་སེལ་སླ་བའོ།། རྟགས་ལུས་དང་ཤེས་པ་ཡང་སྣུམ་བྱུག་ཙམ་གྱིས་ཀྱང་སེལ་ནུས་པའོ།། གྲང་བ་ནི་དྲོད་ཆུང་བའོ།། རྟགས་གྲང་ཤུམ་བྱེད། ཟས་སྤྱོད་དྲོ་བ་ལ་སྲེད་པའོ།། སྲ་བ་ནི་ཕིགས་པར་དཀའ་བ་སྟེ། རྟགས་སྲངས་[སྲང་ས]པ་རྣག་ཏུ་སྨིན་དཀའ། ལྡོ་བ་སྲ་བས་སྦྱོངས་མྱུར་དུ་མི་འབྱུང་བའོ།། བྲ་བ་ནི། བ་སྤུའི་བུ་ག་བྲ་མོ་ལ་ཡང་འཇུག་པ་སྟེ། རྟགས་བ་སྤུ་རྩེ་བའི་[བརྩེ་བས]ཕྲུམ་སེར་ཁྲེར་བའོ།། གཡོ་བ་ནི་ལུས་སེམས་བསྐྱོད་པ་སྟེ། རྟགས་འགྲོ་འདོད། སྨྲ་བ་མང་། ནད་འཕེལ་འགྲིབ་ཆེ། སྟོང་སྐྱུགས་བྱེད། རྩ་སྟོད་ཕིང་སྐྱོལ་[རྐྱལ]བའོ།། མཁྲིས་པ་ལ་སྣུམ་པ་ཡོད་པས། རྟགས་གདོང་སྣུམ། བ་སྤུའི་སྔོ་སྣུམ་པའོ།། རྣོ་བ་ནི་བྱེད་ལས་མྱུར་བ་སྟེ། སྲོག་ལ་རྒོལ་རྐྱེན་[སྐྱེན]པའོ།། རྟགས་སྲངས་[སྐྲངས]པ་སྨིན་སླ། ཚ་བ་སྨིན་པར་སླ་བའོ།། ཚ་བ་ནི། ལུས་ཟུངས་སྲེག་པར་བྱེད་པའོ།། རྟགས་ལུས་དྲོད་ཚ་བ་སོགས་སོ།། ཡང་བ་ནི་རང་གི་ངོ་བོ་ཡང་བ་ཡང་ཡིན་ཏེ། སྨད་ན་གནས་ཀྱང་སྟོད་དུ་འབར་བར་བྱེད་པའི་ཕྱིར། གཉེན་པོའི་ཁ་ན་ཡང་བ་ཡིན་ཏེ། གཉེན་པོས་བཟློག་སླ་བའོ།། དྲི་མནམ་པ་ནི། ལུས་དྲི་ང་བ་དང་། དྲི་ཆུ་གཤང་[བཤང]བ་དྲི་ཆེ་བའོ།། འཁྲུ་བ་ནི་ཟས་སྐོམ་གྱི་རྐྱེན་བག་རེས་འཁྲུ་བའོ།། གཤེར་བ་ནི། འཁྲུ་བ། ལུད་པ། གཏར་ཁྲག་སླ་བའོ།། བད་ཀན་ལ་སྣུམ་པ་ཡོད་པས་འཁྲུ་སྐྱུག་གཏར་ཁྲག་རྣམས་སྣུམ་པའོ།། བསིལ་བ་ཡོད་པས་ལུས་དྲོད་ཆུང་བའོ།། ལྗི་བ་ནི་ངོ་བོ་དང་གཉེན་པོའི་ཁ་ན་ལྗི་བ་སྟེ། རྟགས་ལུས་སེམས་ལྗི། གཉེན་པོས་གཞོམ་དཀའ་བའོ།། བརྟུལ་བ་ནི་གཞོམ་བྱ་སྲོག་ལ་རྒོལ་བ་བུལ་བ་དང་། བུ

ག་སྤྲ་མོར་མི་འཇུག་པའོ།། འཇམ་པ་ནི་དེའི་མཚན་ཉིད་ཅན་ཏེ། ལྡེ་ལྷུགས་ཤ་དང་ནད་འཇམ་པས་ནད་ཟུག་ཆུང་བའོ།། བརྟན་པ་ནི་དེའི་མཚན་ཉིད་ཅན་དེ[ཏེ]། གཟེར། སྲངས་[སྐྲངས]པོ་སོགས་ནད་གང་ཡང་བརྟན་པའོ།། འབྱར་བག་ནི་ནལ་ནལ་པོ་སྟེ། འབྲུ་སྐྱུགས་ལུད་པ་གཏར་ཁྲག་རྣམས་ལ་འབྱར་བག་འབྱུང་བའོ།། གཉིས་པ་སེལ་བྱེད་ཡོན་ཏན་བཅུ་བདུན་ལ། རླུང་སེལ་བའི་ཡོན་ཏན་ལྔ། མཁྲིས་པ་སེལ་བའི་ཡོན་ཏན་དྲུག བད་ཀན་སེལ་བའི་ཡོན་ཏན་དྲུག་ཡོད་པ་ལས། རླུང་སེལ་བ་ལྔ་ནི། འཇམ། ལྡི། དྲོ། སྣུམ། བརྟན་པའོ།། མཁྲིས་པ་སེལ་བ་དྲུག་ནི། གྲང་། བསྙུལ། བསིལ། མཉེན། སླ། སྐམ་མོ།། བད་ཀན་སེལ་བ་དྲུག་ནི། སྐྱ། ཚ། ཡང་། རྣོ། རྩུབ། གཡོ་བའོ།། གསུམ་པ་དེ་དག་གིས་ཇི་ལྟར་སེལ་བའི་ཚུལ་ནི། རླུང་གི་མཉེན་[གཉེན]པོ་ལྔ་ལས། འཇམ་པས་རླུང་གི་རྩུབ་པ་སེལ་ཏེ། དཔེར་ན་བདར་འཇམ་པོས་རྡོ་རྩུབ་པ་ཡང་འཇམ་པོར་བྱེད་པ་བཞིན། ལྡི་བས་རླུང་གི་ཡང་བ་སེལ། དྲོ་བས་རླུང་གི་གྲང་བ་སེལ། སྣུམ་པ་ནི་རླུང་གི་སྲ་བ་དང་ཕྲ་བ་སེལ་ཏེ། ཀོ་བ་སྲ་བ་སྣུམ་གྱིས་མཉེན་པར་བྱེད་པ་བཞིན་དང་། སྣུམ་བུ་ག་ཕྲ་མོར་ཞུགས་ཏེ་འཛག་པས་ཕྲ་མོར་ཡང་འཇུག་པའོ།། དེ་ཡང་། སྲ་བ་སྣུམ་གྱིས་མཉེན་པར་འདུལ།། ཕྲ་བའི་བུག་སྒོ་སྣུམ་གྱིས་འགེངས།། དེ་ཕྱིར་སྲ་ཕྲ་ཐ་དད་ཀྱང་།། གཉེན་པོ་སྣུམ་པ་གཅིག་གིས་འཛོམས།། ཤེས་[ཞེས]སོ།། བརྟན་པས་རླུང་གི་གཡོ་བ་སེལ་ལོ།། མཁྲིས་པའི་གཉེན་པོ་དྲུག་ལས། གྲང་བས་མཁྲིས་པའི་སྣུམ་པ་སེལ་ཏེ། མི་གདོང་སྣུམ་པ་ཡང་བསིར་[བསེར]བུས་གདུངས་པ་ན་སྣུམ་བག་དང་བྲལ་བར་འགྱུར་བ་བཞིན། འབུམ་ནག་ཏུ་སྣུམ་པའི་ཚབ་ཏུ་སྐྱ་བ་འཇུག་པར་བཞེད། བསྙུལ་བས་མཁྲིས་པའི་རྣོ་བ་སེལ་ཏེ། དཔེར་ན་མཚོན་གྱི་རྣོ་བ་གོ་ཆ་བསྙུལ་བས་འཛོམས་པ་དང་། གྲིའི་རྣོ་བ་རྡོ་བ་བསྙུལ་བས་འཛོམས་པ་བཞིན་ནོ།། བསིལ་བས་མཁྲིས་པའི་ཚ་བ་

སེལ། མཉེན་པས་མཁྲིས་པའི་ཡང་བ་སེལ་ཏེ། གཉེན་པོའི་ཁ་ན་ཡང་བ་མཉེན་པ་ཙམ་གྱིས་སེལ་ཞིང་། ངོ་བོ་ཡང་བ་ཀོ་བ་མཉེན་པ་ལ་ལྕི་བའི་ཆ་ཤས་ཡོད་པ་འདྲ་བས་སེལ་ལོ།། འབུམ་ནག་ཏུ་མཉེན་པའི་ཚབ་ཏུ་གྲང་བ་འཇུག་པར་བཞེད། སྣུ་བས་མཁྲིས་པའི་དྲི་མནམ་པ་སེལ་ཏེ། གོས་ལ་ཞེན་པའི་དྲི་ང་བ་ཆུས་དག་པར་བྱེད་པ་བཞིན། སྐམ་པས་མཁྲིས་པའི་འཕྲུ་བ་དང་གཞེར་བ་སེལ་ཏེ། ཆུར་པ་དང་ཙམ་[རྩམ]པ་སོགས་སྐམ་པའི་སྤྲུས་[རྫས]བཏབ་ན་གཞེར་བ་ལས་སྐམ་པར་འགྱུར་བ་བཞིན། འཕྲུ་བ་ཡང་སྐམ་པས་གཅོད་དོ།། དེ་ཕྱིར་འཕྲུ་གཞེར་སོ་སོ་ཡང་།། གཉེན་པོ་སྐམ་པ་གཅིག་གིས་འཇོམས།། ཤེས་[ཞེས]སོ།། བད་ཀན་གྱི་གཉེན་པོ་དྲུག་ལས། སྣུ་བས་བད་ཀན་གྱི་སྣུམ་པ་སེལ་ཏེ། གྲོགས་ཚ་བ་ཡོད་པས་སོ།། ཚ་བས་བད་ཀན་གྱི་སིལ་[བསིལ]བ་སེལ། ཡང་བས་བད་ཀན་གྱི་ལྕི་བ་སེལ་ཏེ། མེའི་རང་བཞིན་ཅན་གྱི་ཟས་སྨན་ནི་ཡང་བ་དང་ལྡན་ལ་དེས་སེལ་ཞིང་། རླུང་སྟོབས་ཆེ་བས་རྗེ་བ་སོགས་ཀྱང་བསྐྱོད་པར་ནུས་པ་བཞིན། རྣོ་བས་བད་ཀན་གྱི་བརྟུལ་བ་སེལ། རྩུབ་པས་བད་ཀན་གྱི་འཇམ་པ་འབྲད་ཅིང་། འབྱར་བག་གཅོད་པར་བྱེད་དོ།། འཇམ་པ་རྩུབ་པས་འབྲད་པར་བྱེད།། འབྱར་བག་རྩུབ་པས་དྲུམ་བུར་གཅོད།། དེ་ཕྱིར་འཇམ་འབྱར་སོ་སོར་ཡང་།། གཉེན་པོ་རྩུབ་པ་གཅིག་གིས་འཇོམས།། ཤེས་[ཞེས]སོ།། གཡོ་བས་བད་ཀན་གྱི་བརྟན་པ་སེལ་ཏེ། དུས་ཀྱི་རླུང་གིས་རི་རབ་ཀྱང་འཇིག་པ་བཞིན། འདིར་རྒྱུའི་ནུས་པའི་དུས་སུ། རྣོ་བརྟུལ་རྣོ་བས་འཇོམས་པ་དང་། ལྕི་ཡང་ལྕི་བས་འཇོམས་པ་དང་། ཚ་བསིལ་ཚ་བས་འཇོམས་པ་སོགས་བཤད་ལ། འདིར་དེ་དག་གོ་བཟློག་པ་འགལ་མཉམ་ན་མི་འགལ་ཏེ། གོང་རྒྱུའི་སྐབས་སུ་སྤྲུས་[རྫས]ཀྱི་ནུས་པ་སྟོབས་ཆེ་ཆུང་སྙོམས་པ་ལ། རང་གི་ངོ་བོའི་ནུས་པ་རྣོ་བ་སོགས་སྟོབས་ཆེ་བའི་དབང་དུ་བྱས་ལ། འདིར་གཉེན་པོ་རྣམས་སྤྲུས་[རྫས]ཀྱི་ནུས་པ་སྟོབས་ཆེ་བས། རང་གི་ངོ་བོའི་ནུས་པ་ཟིལ་གྱིས་མནན་པའི་དོན་ཡིན་པའི་ཕྱིར།

གཉིས་པ་ངོ་བོའི་ནུས་པ་ནི། ངོ་བོ་སྨྲས་[སྲས]རེའི་ནུས་པ་བསྟན་པ་ནི། ཞེས་སོགས་ནུས་པ་རྒྱང་སེལ་ནས་བཤད་པ་ཡིན་ལ། འདི་དག་ལའང་རོ་ལ་བརྟེན་པ་དང་། རོ་མེད་ཀྱང་སྨྲས་[སྲས]ངོ་བོའི་ནུས་པ་དང་། ག་བུར་ཙནྡན་སོགས་དྲི་ཁོ་ནས་ནུས་པ་འབྱིན་པ་དང་། ཁྲུ་གང་འོག་ས་དང་ཐོད་རུས་སོགས་རྟེན་འབྲེལ་གྱིས་ནུས་པ་སོགས་མདོར་བཤད་དོ།། གཉིས་པ་གཞན་ལས་བཤད་ཚུལ་ནི། ཡན་ལག་བརྒྱད་པ་ལས། སྨན་མཐུ་ལ་ལས་བཤད་པ་ནི།། ཀླུ་སྐྱམ་བསིལ་དང་འཇམ་པ་དང་།། ཡང་རྩུབ་ཚ་དང་རྣོ་བ་སྟེ།། དེ་ལྟར་རྣམ་པ་བརྒྱད་དུ་འདོད།། སྨན་མཐུ་ཅ་རཀས་བཤད་པ།། གང་གི་བྱ་བ་གང་བྱེད་པ།། མཐུ་མིན་ཅི་ཡང་མི་བྱེད་ཀྱི།། དེ་དག་ཐམས་ཅད་མཐུ་ཡིས་བྱེད།། དེས་ན་ཀླུ་ལ་སྟོགས་པ་ཉིད།། ནུས་པའི་ཁྱད་པར་ལྡན་པ་དང་།། ཡོན་ཏན་མ་ལུས་སྙིང་པོར་ནི།། གྱུར་པས་མཐུའ་ཞེས་བཤད་པ་དག། དོན་དང་མཐུན་པར་བཏགས་པ་ཡིན།། གཅེས་པ་མང་དུ་ཡོད་ན་ཡང་།། ཐ་སྙད་གཙོ་བོ་ཉིད་ཀྱིས་ཡིན།། དེ་བས་གོ་ནི་བཟློག་པའི་ཕྱིར།། དེ་ནི་རོ་ལ་སྟོགས་པ་ལ།། སྲིད་དུ་ཟིན་ཀྱང་མ་བཤད་དེ།། དེ་བས་ཀླུ་བ་ལ་སྟོགས་ཡིན།། གཞན་དག་ཚ་དང་བསིལ་ཉིད་གཉིས།། སྟོབས་ཡིན་ཞེས་ཀྱང་སྟོན་པར་བྱེད།། སྨན་ནི་སྣ་ཚོགས་བདག་ཉིད་ཅན།། ཉི་མ་ཟླ་བའི་སྟོབས་ཅན་ཡིན།། འགྲོ་འདི་གསལ་དང་མི་གསལ་ལས།། ནམ་ཡང་འདའ་བར་མི་འགྱུར་རོ།། ཞེས་དང་། ཟླ་ཟེར་ལས། ད་ནི་སྨན་གྱི་ནུས་པ་བཤད་པ་རྩོམ་པར་བྱེད་དེ། དེ་ནི་སྨན་མཐུའ་ལ་ལས་བཤད་པ་ནི། ཀླུ་སྐྱམ་བསིལ་དང་འཇམ་པ་དང་།། ཡང་རྩུབ་ཚ་དང་རྣོ་བ་སྟེ།། དེ་ལྟར་རྣམ་པ་བརྒྱད་དུ་འདོད།། ཞེས་[ཅེས]བྱ་བ་ལ་སྨན་གྱི་མཐུན་[མཐུ]ནི་ཐམས་ཅད་དུ་ཐོགས་པ་དང་། སྟུགས་[རྟུགས]པ་མེད་པར་འགྲོ་བ་ཡིན་པས་སྨན་གང་ལ་ཡོན་ཏན་གྱི་རིགས་གང་ཅུང་ཟད་ཡོད་པ་དེ་ཐམས་ཅད་ལ་མཐུའ་འམ་ནུས་པ་ཞེས་བྱའོ།། དེ་ལ་སློབ་དཔོན་གཞན་དག་གིས་བཤད་པ་ནི། སྨན་

གྱི་མཐུ་ལྔི་བ་ལ་སྟོགས་པའི་ཡོན་ཏན་གྱི་དབྱེ་བས་རྣམ་པ་བརྒྱད་དུ་འཆད་དེ། དེ་ལྟར་རྣམ་པ་འདི་ནི་གྲངས་ཀྱི་རྣམ་པ་བརྒྱད་ཡིན་པར་སློབ་དཔོན་དག་འདོད་ཅིང་འཆད་ཀྱི། རྣམ་པ་གཞན་གྱིས་ནི་རྣམ་གྲངས་འདི་ངེས་པ་ཅན་དུ་འདོད་དོ།། སྨན་མཐུ་ཙ་ར་ཀས་བཤད་པ། གང་གིས་བྱ་བ་གང་བྱེད་པ།། མཐུ་མིན་ཅིར་[ཅི]ཡང་མི་བྱེད་ཀྱི།། དེ་དག་ཐམས་ཅད་མཐུ་ཡིས་བྱེད།། ཞེས་[ཅེས]བྱ་བ་ལ། དྲང་སྲོང་ཙ་ར་ཀས་སྨན་གྱི་མཐུ་འམ། ནུས་པ་བཤད་ཅིང་བསྟན་པ་ནི། དངོས་པོ་གང་གིས་བྱེད་པ་གང་ལ་ཞུགས་ཤིང་བྱ་བ་གང་ཞིག་སྒྲུབས་[རྫོགས]པར་འགྱུར་བའི་དངོས་པོའི་རང་བཞིན་ཏེ[དེ]། དེའི་མཐུ་ཡིན་ནོ།། ཞེས་གསུངས་པས། སྨན་གྱི་མཐུ་ནི་ནད་ལ་ཐོགས་པ་མེད་པ་དང་སྟུགས་[རྟུགས]པ་མེད་པའི་ཚུལ་གྱིས་གསོམ་པ་ལ་བྱ་ཞིང་། དེ་ཡང་འགའ་ཞིག་གིས། ལྔི་སོགས་བརྒྱད་པོ་རྣམ་གྲངས་པར་འདོད་པ་དང་། འགའ་ཞིག་བརྒྱད་ཀ་ཚང་བ་ལ་འདོད་པ་དང་། འགའ་ཞིག་སྨན་གྱི་ནུས་པ་སྒྲུབས་[རྫོགས]དུས་མཐུར་འདོད་པའི་ན་ཡམས་མཛད་པར་གནང་[སྣང]ཞིང་། མཚན་ཉིད་ཉི་ཤུ་ཡོན་ཏན་ཉི་ཤུས་འཇོམས་པར་ཡང་བཤད་དོ།། དཔེར་ན་རླུང་གི་ཕྲ་བའི་གཉེན་པོར་ནུས་པ་སྙོམ་པ་གཏོང་བ་སོགས་ཅུང་ཟད་མི་མཐུན་པར་གནང་[སྣང]ངོ་།།

གསུམ། ཞུ་རྗེས།

གསུམ་པ་ཞུ་རྗེས་བསྟན་པ་ནི། བཤད་རྒྱུད་ལས། ཞུ་རྗེས་ཕོ་བའི་མེ་དང་འཕྲད་པ་ལས།། བད་མཁྲིས་རླུང་གིས་རིམ་པས་[པར]ཞུ་རྗེས་ལ།། མངར་དང་ལན་ཚྭའི་ཞུ་རྗེས་མངར་བར་ཞུ།། སྐྱུར་བའི་རོར་[རོ]མཚུངས་ཁ་ཚ་སྐ་གསུམ་ཁ།། ཉེས་པ་གསུམ་གྱི་གཉིས་གཉིས་རེ་རེས་སེལ།། ཞེས་པས། དེ་ཡང་ཇི་ལྟར་ཞུ་ཚུལ་ནི། དང་པོ་རོ་དྲུག་ཟས་སྐོམ་གང་ཟོས་པ།། བད་ཀན་སྨྱུགས་བྱེད་དག་གིས་སྨྱུགས་པར་བྱེད།། རོ་མངར་ལྦུ་བ་ཅན་གྱུར་བད་ཀན་བསྐྱེད།། བར་

ཏུ་མཁྲིས་པ་འཇུ་བྱེད་ཀྱིས་བཞུ་བས།། རྣམ་པར་ཚ་བས་རོ་སྐྱུར་མཁྲིས་པ་བསྐྱེད།། མཐའ་མར་མེ་མཉམ་རླུང་གིས་དངས་སྙིགས་[སྙིགས]འབྱེད།། ཁ་བར་གྱུར་ཏེ་དེ་ཡིས་རླུང་བསྐྱེད་འགྱུར།། ཞེས་དང་། བད་མཁྲིས་རླུང་གི་[གིས]རིམ་པས་[པར]ཤེས་[ཞེས]པ་མཐུན་པས། སྦྱོར་བསྟན་ཟས་སྐོམ་གང་ཟོས་ཀྱང་ཐོག་མར་བད་ཀན་མྱགས་བྱེད་ཀྱི་མྱགས་པས་རོ་མངར་བ་དང་། བར་དུ་མཁྲིས་པ་འཇུ་བྱེད་ཀྱིས་བཞུ་བས་རོ་སྐྱུར་བ་དང་། མཐའ་མར་མེ་མཉམ་རླུང་གི་[གིས]དངས་སྙིགས་ཕྱེ་བས་ཁ་བར་འགྱུར་བའི་རིམ་པ་གསུམ་པ་ཡོད་ཀྱང་། སྨན་སྦྱོར་བསྟན་ལ། མངར་བ་དང་ལན་ཚྭའི་ཞུ་རྗེས་མངར་བ་དང་། སྐྱུར་བའི་རྗེས་སྐྱུར་བ་དང་། ཁ་ཚ་སྐ་གསུམ་གྱི་ཞུ་རྗེས་ཁ་བར་ཞུ་བར་བཞེད་དོ།། འོ་ན་དེ་དག་ལ་རླུང་མཁྲིས་བད་ཀན་ཡོད་མེད་ཀྱི་ཁྱད་པར་ཡོད་དམ་མེད། ཡོད་ན་སྐྱུར་ཁ་ཚ་སྐ་བཞི་ལ་མཁྲིས་པ་འཇུ་བྱེད་དང་། རླུང་མེ་མཉམ་གྱི་ལས་མི་འཇུག་པར་གྱུར་ལ། མེད་ན་རོ་ཐམས་ཅད་ལ་ཡང་ཞུ་རྗེས་ཀྱི་སྐབས་གསུམ་དུ་འགྱུར་བས་སྨན་སྦྱོར་བསྟན་གྱི་ཞུ་རྗེས་དང་འགལ་ལོ་ཞེ་ན། སྐྱོན་མེད་དེ། རོ་ཐམས་ཅད་ལ་བད་ཀན་མྱགས་བྱེད་དང་། མཁྲིས་པ་འཇུ་བྱེད་དང་། མེ་མཉམ་རླུང་གསུམ་ཀའི་བྱ་བ་འཇུག་ཀྱང་། ལན་ཚྭ་དང་མངར་བ་ལ་བད་ཀན་མྱགས་བྱེད་ཀྱི་ལས་གཙོ་ཆེ་བ་དང་། སྐྱུར་བ་ལ་མཁྲིས་པ་འཇུ་བྱེད་ཀྱི་ལས་གཙོ་ཆེ་བ་དང་། ཁ་ཚ་སྐ་གསུམ་ལ་མེ་མཉམ་རླུང་གི་ལས་གཙོ་ཆེ་བའི་ཁྱད་པར་ཡོད་པའི་ཕྱིར། དེས་ན་བད་ཀན་ཟོས་ཐོག་ལྷང་བ་དང་། རླུང་ཞུ་རྗེས་ལྷང་བ་དང་། དེ་གཉིས་ཀྱི་རིགས་པས་མཁྲིས་པ་ཞུ་དུས་ལྷང་བའི་ཁྱད་པར་ཀྱང་འཐད་པ་ཡིན་ནོ།། བྱེ་བྲག་ཏུ་ཞུ་རྗེས་དེ་དག་ཏུ་མ་ངེས་ཏེ། ཟླ་ཟེར་ལས། ད་ནི་ཞོ་བའི་ཞེས་བྱ་བ་ལ་སྟོགས་པའི་ཚིག་ཏུ་བཅས་པས་[ཚིགས་སུ་བཅད་པའི]འཇུ་བ་སྨྲས་པ་ཡིན་ཏེ། ཞོ་བའི་མེ་དང་ཕྲད་པ་ལས།། གང་ཞིག་རོ་གཞན་འབྱུང་འགྱུར་བའི།། རོ་རྣམས་ཀྱི་ནི་མཐར་ཞུ

བ།། དེ་ནི་ཞུ་བ་ཞེས་བཤད་དོ།། ཞེས་བྱ་བ་ལ། ཕོ་བའི་མེ་དང་སྨན་ཕྲད་ཅིང་འདུས་པ་ལས་གང་རོ་གཞན་དུ་གྱུར་པ་སྟེ་དངར་བ་ལས་[ལ]སྔོགས་པའི་རོ་གཞན་དག་ཏུ་འགྱུར་བར་གྱུར་པ་ཟས་ཀྱི་ལས་ཀྱི་མཐར་ཐུག་པ་ན་མངར་བ་དང་། སྐྱུར་བ་དང་། ཚ་བའི་རོ་རྣམས་ཀྱི་ཞུ་བའི་མཐའ་མར་གང་ཞིག་ཞུ་ཞིང་སྨིན་པར་འགྱུར་བ་དེ་ནི་ཞུ་བ་ཞེས་བྱའོ།། ཞེས་དྲང་སྲོང་དག་གིས་བཤད་དེ། ཅི་ལྟར་མངར་བའི་རོ་ཟོས་པས་ན་མངར་བར་རོ་ཁྱད་པར་འབྱུང་བ་དེའི་བསྟན་བཅོས་ཤེས་པ་དག་གིས་ཞུ་བ་ཡིན་ནོ་ཞེས་བཤད་དོ།། དེ་ཉིད་ཀྱི་ཕྱིར་སྨྲས་པ་ནི། མངར་དང་ལན་ཚྭའི་ཞུ་རྗེས་མངར།། སྐྱུར་བའི་ཞུ་རྗེས་སྐྱུར་བ་ཡིན།། ཁ་དང་ཚ་དང་སྐ་བ་རྣམས།། ཞུ་རྗེས་ཕལ་ཆེར་ཁ་བ་ཡིན།། ཞེས་བྱ་བ་ལ། མངར་བ་ནི་དྲི་ཞིམ་པའོ།། ལན་ཚྭ་ནི་ཚ་[ཚྭ]རྣམས་ཏེ། དེ་གཉིས་ནི་ཞུ་བའི་རྗེས་མངར་བར་འགྱུར་བའོ།། རོ་སྐྱུར་བ་ཟོས་པའི་ཞུ་རྗེས་ཀྱང་སྐྱུར་བར་བསྟན་པ་ཡིན་ནོ།། རོ་ཁ་བ་དང་ཚ་བ་དང་སྐ་བ་རྣམས་ནི་ཕལ་ཆེར་ཁ་བར་འཇུ་བ་ཡིན་ནོ།། དེ་ལ་ཕལ་ཆེར་ཞེས་སྨོས་པ་ནི། ཁ་ཅིག་ཏུ་འདིར་སྨོས་པ་དང་མི་མཐུན་པ་ཡོད་དེ། འབྲུ་ལ་གནས་པའི་རོ་མངར་བ་ནི་ཞུ་བའི་རྗེས་སྐྱུར་བར་འགྱུར་བ་དེས་ན་འབྲུ་ནི་རོ་མངར་ཡང་ཞུ་རྗེས་སྐྱུར་བ་ཡིན་པས་མཁྲིས་པ་བསྐྱེད་ཅིང་ལྕི་བ་ཡིན་ནོ།། དེ་བཞིན་དུ་ཨ་རུ་ར་དང་བཙྭ་[བཙའ]སྐ་དང་སྐེའུ་གཤེར་དང་། པི་པི་ལིང་ལ་སྔོགས་པ་ཡང་སྨྲར་བར་བྱའོ།། དེ་ཡང་བསྡུས་པ་ལས། འབྲུ་ནི་མངར་ཡང་སྐྱུར་བ་ཉིད།། དེ་བཞིན་སེའུ་སྐྱུར་ཡང་མངར།། ཏིལ་མར་ཁ་བར་གྱུར་པ་དང་།། པི་པི་ལིང་ཡང་སྐ་བར་འགྱུར།། ཞེས་བཤད་པ་ཡིན་ནོ།། དེ་ལྟར་ན། འབྲུ་ནི་མངར་དུ་ཟིན་ཀྱང་ཞུ་བའི་རྗེས་སྐྱུར་བར་འགྱུར་བ་དང་། ཏིལ་མར་སྐྱུར་དུ་ཟིན་ཀྱང་ཁ་བར་འཇུ་བ་དང་། པི་པི་ལིང་ཚ་ཡང་ཞུ་རྗེས་སྐ་བར་འགྱུར་བ་ཡིན་ནོ།། དེས་ན་འདི་ལྟར་མི་མཐུན་པ་དག་ཀྱང་ཡོད་པས་ཕལ་ཆེར་ཞེས་སྨོས་པ་ཡིན་ནོ།། ཞེས་གསུངས་པས། ཕྱིར་མངར་བའི་ཞུ

རྗེས་མངར་བ་ཡིན་ཀྱང་། འབྲུ་མངར་ཡང་ཞུ་རྗེས་སྐྱུར་བ་ནི། མཁྲིས་པ་འཇུ་བྱེད་ཀྱི་ལས་གཙོ་ཆེ་བ་དང་། སྐྱུར་བའི་ཞུ་རྗེས་སྐྱུར་བ་ཡིན་ཡང་། ཏིལ་མར་སྐྱུར་ཡང་ཞུ་རྗེས་ཁ་བ་ནི། རླུང་མེ་མཉམ་གྱི་ལས་གཙོ་ཆེ་བ་དང་། ཚ་བའི་ཞུ་རྗེས་ཁ་བ་ཡིན་ཀྱང་། པི་པི་ལིང་ཚ་ཡང་ཞུ་རྗེས་སྣ་བ་ནི། རླུང་མེ་མཉམ་གྱི་ལས་གཉིས་སུ་འགྱུར་བའི་དོན་དང་། སེའུ་སྐྱུར་ཡང་ཞུ་རྗེས་མངར་བ་ནི། བད་ཀན་སྨུགས་བྱེད་ཀྱི་ལས་གཙོ་ཆེ་བའི་དོན་དང་། ཨ་རུ་ར་དང་བཙྭ[བཙལ]སྣ་དང་སྐྱེའུ་གཞེར་སོགས་རང་རང་གི་རོའི་ཞུ་རྗེས་སྤྱི་དང་མི་མཐུན་པར་ཞུ་བ་རྣམས་གོང་གི་རིགས་པས་དཔྱད་དགོས་པའི་དོན་ནོ།། འབུམ་ནག་ཏུ། མངར་ཁ་སྣ་གསུམ་བད་ཀན་ལ་མི་གནོད་ན་ཚ་བར་ཞུ་བ་དང་། ཚ་སྐྱུར་སྣ་གསུམ་བད་ཀན་ལ་མི་ཕན་ན་མངར་བར་ཞུ་བ་དང་། མངར་སྐྱུར་ལན་ཚྭ་རླུང་ལ་མི་ཕན་ན་ཁ་བར་ཞུ་བ་དང་། ཁ་སྣ་ཚ་གསུམ་རླུང་ལ་མི་གནོད་ན་ལན་ཚྭར་ཞུ་བ་དང་། ཁ་མངར་སྣ་བས་མཁྲིས་པ་ལ་མི་ཕན་ན་ཚ་བར་ཞུ་བ་དང་། ཚ་སྐྱུར་ལན་ཚྭས་མཁྲིས་པ་ལ་མི་གནོད་ན་སྣ་བར་ཞུ་བ་སྟེ། དེའི་རྒྱུ་མཚན་ཕན་གནོད་ནུས་པའི་ཞུ་རྗེས་མངར་སྐྱུར་ཁ་གསུམ་དུ་འདུས་པ་བཀོད་སྣང་བས། ཞུ་ཚུལ་འདི་རྣམས་ཀྱིས་ཉེས་གསུམ་ལ་ཕན་གནོད་མེད་པར་བཞེད་པ་འདྲ་ཞིང་། ཟླ་ཟེར་དང་ཅུང་ཟད་མི་མཐུན་པར་སྣང་ངོ་།།

བཞི། ནད་སེལ་ཚུལ།

བཞི་པ་དེ་དག་གི་[གིས]ནད་སེལ་ཚུལ་ལ་དཔྱད་པ་ནི། འོ་ན་རོ་ནུས་ཞུ་རྗེས་གང་གིས་ནད་སེལ་ཞེ་ན། བཤད་རྒྱུད་ལས། རོ་སོགས་མ་བཅོས་གང་ཡང་སྟོབས་ཅན་ཡིན།། རོ་མཉམ་ནུས་པ་སོ་སོ་བརྟེན་སྟོབས་དང་།། གྱུར་པ་སྦྱར་བའི་དབང་ལས་འབྱུང་བར་འགྱུར།། མི་མཐུན་འོག་མས་གོང་མ་ཟིལ་གྱིས་གནོན།། ཐམས་ཅད་མཐུན་ན་རོ་ཡིས་ལས་བྱེད་ལ།། རོ་བཞིན་མི་གནོད་ཞུ་རྗེས་ལས་བྱེད་དེ།། རོ་ལས་གོ་བཟློག་ནུས་པས

ལས་བྱེད་པས།། རོ་སྟོབས་ནུས་སྟོབས་ཞུ་རྗེས་སྟོབས་ཏེ་སྦྱར།། ཞེས་གསུངས་པས། རོས་ལས་བྱེད་པ་ཡང་ཡོད། ནུས་པས་ལས་བྱེད་པ་ཡང་ཡོད། ཞུ་རྗེས་ཀྱི་ལས་བྱེད་པ་ཡང་ཡོད་ལ། དེ་ཡང་རོ་ནུས་པ་ཞུ་རྗེས་གསུམ་ཀ་ནད་སེལ་བའི་བྱ་བ་ལ་མཐུན་ན་མ་བཅོས་པ་ཡིན་པ་སྟོབས་ཆེ་ལ། རོ་མཉམ་པ་ལ་ནུས་པ་སོ་སོར་བརྟེན་པ། ཀ་ར་བུ་རམ་རྣིང་པ་མངར་བར་མཚུངས་ཀྱང་ཀ་ར་བསིལ་བུ་རམ་དྲོ་བ་ལྟ་བུ་དང་། གྱུར་པ་སྦྱར་བའི་དབང་ལས་གྲོགས་ཀྱི་རོ་མཉམ་པ་ཡང་ནུས་པ་སོ་སོར་འགྱུར་བ་དང་། རོ་ནུས་ཞུ་རྗེས་གསུམ་མི་མཐུན་ན། ནུས་པས་ཞུ་རྗེས་ཟིལ་གྱིས་གནོན། ཞུ་རྗེས་ཀྱིས་རོ་ཟིལ་གྱི་[གྱིས] གནོན་ཏེ་ནུས་པ་གཙོ་ཆེ་བ་དང་། རོ་ནུས་ཞུ་རྗེས་གསུམ་ཀ་མཐུན་ན་རོས་ལས་བྱེད་དེ། རོའི་ལས་ལས་གཞན་གཉིས་ལ་ནུས་པ་ཁྱད་པར་དུ་བྱར་མེད་པའི་ཕྱིར། རོ་བཞིན་མི་གནོད་ན་ཞུ་རྗེས་ཀྱིས་ལས་བྱེད་དེ། སེའུ་སྐྱུར་ཡང་ཞུ་རྗེས་མངར་བས་བད་ཀན་བསྐྱེད་པ་ལྟ་བུའོ།། རོ་ལས་གོ་བཟློག་ནུས་པས་ལས་བྱེད་དེ། ནུས་པ་གཙོ་ཆེ་བའི་ཕྱིར། དེས་ན་རོ་ནུས་ཞུ་རྗེས་མཐུན་པའི་རོ་སྟོབས་དང་། ཞུ་རྗེས་མཐུན་པའི་ཞུ་རྗེས་སྟོབས་པ་དང་། ནུས་པ་མཐུན་པའི་ནུས་སྟོབས་བྱས་ཏེ་སྦྱར་རོ།། འདིར་ཟླ་ཟེར་ལས། རོ་ནུས་ཞུ་རྗེས་ལས་གང་སྟོབས་དང་ལྡན་པས་བྱ་བ་བྱེད་པར་བཤད་དེ། སྨན་གྱི་རོ་སོགས་གང་དང་གང་།། སྟོབས་ལྡན་ཉིད་ཀྱིས་གནས་བྱེད་དེ།། ཤིན་ཏུ་ཟིལ་མནན་དེ་དང་དེ།། སྒྲུབ་བྱེད་རྒྱུ་ནི་ཉིད་དུ་གནས།། ཞེས་བྱ་བ་ལ། སྨན་གྱི་རིགས་སུ་གཏོགས་པའི་རོ་དང་ནུས་པ་དང་། འཇུ་བ་དང་མཐུ་རྣམས་གང་དང་གང་ཡིན་པ་དེ་དག་གི་ནང་ནས་སྟོབས་དང་ལྡན་པ་ཉིད་ཀྱིས་སྨན་ལ་གནས་པར་བྱེད་པ་དེས་ནི་སྨན་གྱི་རིགས་དེ་ཉིད་དུ་ཟིལ་གྱིས་མནན་ཅིང་སྟོབས་ཆུང་བ་བཞིན་[གཞན]དག་ཕམ་པར་བྱས་ནས། གནས་པ་དེ་དང་དེ་ནི་བྱ་བ་གང་སྒྲུབ་པར་བྱེད་པ་དེ་དག་ནི་རྒྱུ་ཉིད་དུ་གནས་པར་འགྱུར་ཞིང་བསྒྲུབ་

པར་བྱ་བ་ཉིད་སྒྲུབ་པར་བྱེད་པ་ཡིན་ནོ།། དེ་ཡང་རོ་ཡིས་ནི་འདི་བྱས་སོ།། ནུས་པས་ནི་འདི་བྱས་སོ།། སྟོབས་ཀྱིས་ནི་འདི་བྱས་སོ།། ཞེས་པ་ལྟ་བུའོ།། ཞེས་གསུངས་པས། རོས་བྱ་བ་བྱེད་པ་ནི་རོ་སྟོབས་དང་ལྡན་པ་དང་། ཞུ་རྗེས་ཀྱིས་བྱ་བ་བྱེད་པ་ནི་ཞུ་རྗེས་སྟོབས་དང་ལྡན་པ་དང་། ནུས་པས་བྱ་བ་བྱེད་པ་ནི་ནུས་པ་སྟོབས་དང་ལྡན་པའི་དོན་ནོ།། དེས་ན་རོ་ནུས་ཞུ་རྗེས་གསུམ་ག་ལས་མཐུན་ན་རོ་སྟོབས་དང་ལྡན་པ་དང་། རོ་བཞིན་མི་གནོད་ན་ཞུ་རྗེས་སྟོབས་དང་ལྡན་པ་དང་། རོ་ལས་གོ་བཟློག་ནུས་པ་སྟོབས་དང་ལྡན་པ་སྟེ། མངར་བ་སྤྱིར་བསྟན་དུ་རོ་མངར། ཞུ་རྗེས་མངར་བར་ཞུ། ནུས་པ་ལྕི་སྣུམ་བསིལ་བརྟུལ་དང་ལྡན་པ་ནི། ཐམས་ཅད་མཐུན་པས་རོས་ལས་བྱེད་པ་སྟེ། རོ་དང་ཞུ་རྗེས་མངར་བས་མཁྲིས་རླུང་སེལ་བད་ཀན་བསྐྱེད། ནུས་པ་བཞི་གས་བད་ཀན་བསྐྱེད། ལྕི་སྣུམ་གྱི་[གྱིས]རླུང་སེལ། ལྕི་བསིལ་བརྟུལ་བས་མཁྲིས་པ་སེལ་བས་གསུམ་ག་མཚུངས་ཀྱང་། རོ་ལས་གཞན་གཉིས་ལ་ནུས་པ་ཁྱད་པར་དུ་བྱར་མེད་པའོ།། ཚ་བས་མཁྲིས་པ་བསྐྱེད་ཀྱང་པི་པི་ལིང་གིས་མཁྲིས་པ་མི་བསྐྱེད་པ་ནི་ཞུ་རྗེས་སྐྱ་བས་ལས་བྱས་པ་སྟེ། རྒྱ་མི་རླུང་ལས་བྱུང་པའི་རོ་ཚ་བ་སའི་ལྕི་བརྟན་བརྟུལ་བ་དང་ལྡན་པས་སྐྱ་བར་ཞུ་བས་མཁྲིས་པ་མི་བསྐྱེད་ཚ་རྡོ་རྩུབ་ཡང་གི་[གིས]བད་ཀན་སེལ་ལྕི་སྣུམ་གྱི་[གྱིས]རླུང་སེལ་བསྙེན་དྲགས་ན་ཡང་རྩུབ་ཀྱིས་རླུང་བསྐྱེད་པའོ།། དེས་ན་རོ་དང་ནུས་པ་ལས་མཁྲིས་པ་མི་བསྐྱེད་པས་ཁྱད་པར་དུ་བྱས་པའོ།། རོ་ལས་གོ་བཟློག་པ་སྐྱུར་བས་མཁྲིས་པ་བསྐྱེད་ཀྱང་སྐྱུ་རུ་རས་ཁྲག་མཁྲིས་སེལ་བ་ལྟ་བུ་སྟེ། རྒྱུ་ས་མེ་ལས་སྐྱུ་རུ་རའི་སྐབས་འདིར་ཆུའི་ཤས་དང་ལྡན་པས་རོ་དང་ཞུ་རྗེས་སྐྱུར་ཀྱང་ནུས་པའི་སྐབས་སུ་བསིལ་བས་ཚ་བའི་ནུས་པ་བཅོམ་ནས་བསིལ་བརྟུལ་གྱིས་ཁྲག་མཁྲིས་སེལ་བས་རོ་དང་ཞུ་རྗེས་ལས་ནུས་པ་ཁྱད་པར་དུ་གྱུར་པའོ།། འདི་དག་གིས་མཚོན་ནས་རོ་སྤྱི་བྱེ་བྲག་མི་

མཁྲུན་པ་རྣམས་ལ་རྒྱུའི་ཁྱད་པར་ཅུང་ཟད་ཡོད་པར་ཤེས་པར་བྱའོ།། འབྲུམ་ནག་ཏུ། ཀླི་སྨུམ་གྱིས་[གྱི]དྲོ་བ་མེད་ན་རླུང་སེལ་མི་ནུས་པས། གྲོགས་དྲོ་བ་དང་ལྡན་ན་བད་རླུང་སེལ་བ་དང་། གྲོགས་བསིལ་བ་དང་ལྡན་ན་མཁྲིས་རླུང་སེལ་བར་བཤད་པ་ནི། རོ་རེ་རེས་ལྡན་པའི་ནད་སེལ་བའི་དབང་དུ་མཛད་ལ། ནུས་པའི་ཀླི་སྨུམ་གྱིས་རླུང་སེལ་བ་ནི་ནད་རྒྱུད་པའི་དབང་དུ་བྱེད་དགོས་པས་གྲོགས་དང་སྦྱིབ་མི་དགོས་པར་སྣང་ངོ་།། གཞན་ཡང་ནད་སེལ་ཚུལ། ཟླ་ཟེར་ལས། དེ་ལ་སྨན་ནི་བཟང་ངན་དང་།། ལ་ལ་རོ་ཡིས་ལས་བྱེད་པ།། གཞན་དག་འཇུ་བར་བྱེད་པ་ཡོད།། ཡོན་ཏན་གཞན་དག་ནུས་པ་དང་།། མཐུ་ཡིས་ལ་ལ་བྱེད་པ་ཡིན།། ཞེས་བྱ་བ་ལ། དེ་ལ་ཞེས་བྱ་བ་ནི་ངེས་པར་གཟུང་བ་སྟེ། སྨན་དང་། རོ་དང་། ནུས་པ་དང་། མཐུ་སྟོབས་ཀྱི་ནང་ནས་སྨན་ནི་བཟང་དང་ངན་ཞེས་བྱ་བ་སྟེ། ཡོད་པ་དང་མེད་པའི་ལས། སྨན་ལ་ལའི་[ལས]རོ་ཡིས་བྱེད་པ་དང་། གཞན་དག་ནི་འཇུ་བས་ལས་བྱེད་པ་དང་། ལས་བཟང་ངན་གཞན་དག་ནུས་པས་བྱེད་པ་དང་། ལས་གཞན་དང་གཞན་དག་མཐུ་ཡིས་བྱེད་པ་ཡིན་ནོ།། འདི་དག་ནི་བསྡུས་པ་ལས་རྒྱ་ཆེར་བཤད་དེ་དཔེར་ན་སྦྲང་རྩི་ནི་རོ་མངར་དུ་ཟིན་ཀྱང་འཇུ་བའི་རྗེས་ཁ་བ་དང་། སྐ་བ་དང་བཅས་པས་བད་ཀན་ཞི་བར་བྱེད་ཅིང་ནུས་པ་བསིལ་བར་བྱེད་པས་རླུང་བསྐྱེད་པར་བྱེད་དོ།། ལྷན་ཅན་གྱི་སའི་ཆུ་ནི་ནུས་པ་དྲོ་བ་ཡིན་པས་མཁྲིས་པ་བསྐྱེད་པར་བྱེད་དོ།། དེ་བཞིན་དུ་ཏིལ་མར་ནི་ཞུ་རྗེས་ཁ་བ་ཉིད་ཀྱིས་གཤང་ཀླི་[བཤང་གཅི]བསྐྱེད་ལ། རང་སྐྱུར་ཡང་རྩུབ་ཅིང་དྲོ་བ་ཡིན་པ་དང་། བིལ་བའི་ཁང་ནི་རྩུབ་པས་མཁྲིས་པ་སྐྱེད་པ་དང་། སྐྱུ་རུ་ར་ནི་ནུས་པ་བསིལ་བ་དང་། ཞུ་རྗེས་མངར་བས་བད་ཀན་སྐྱེད་པ་དང་། ཡང་ཞིང་རྩུབ་ཀྱང་རླུང་མི་སྐྱེད་པ་དང་། ལན་ཚྭ་ཀླེ་མྱངས་[མྱང]ཚ་ནི་ཞུ་རྗེས་མངར་བས་མཁྲིས་པ་སེལ་ཞིང་ཡང་བས་བད་ཀན་ལ་ཕན་པ་དང་། པུ་ཤེལ་རྩེ་དང་བཙྭ་[བཙལ]སྐ་ནི་སྨུམ་པ་

དང་། དྲོ་བ་དང་། ཞུ་རྗེས་མངར་བས་རླུང་སེལ་བ་དང་། པི་པི་ལིང་ཡང་དེ་དང་འདྲ་བས་རླུང་སེལ་བ་དང་། སྨོག་སྐྱ་དང་སྐྱུན་[ཀུན]དོང་དག་ནི་སྣུམ་པ་དང་ཚ་བ་དང་། ལྕི་བས་རླུང་སེལ་བར་བྱེད་ལ། དེ་དག་ནི་སྣུམ་པ་དང་ལྕི་བས་བད་ཀན་སྐྱེད་པར་བྱེད་པ་ཡིན་ནོ།། ལ་ཕུག་རྐན་པོ་ཡང་ཞུ་རྗེས་མངར་བས་བད་ཀན་སྐྱེད་དོ།། བྲི་ཧ་ཏི་དང་། གཉྫ་ཀྣ་རྣི་དང་། བྱི་ཤ་ཁ་ནི་ནུས་པ་ཚ་བས་མཁྲིས་པ་བསྐྱེད་པ་དང་། ཤ་ནི་ནུས་པ་དྲོ་བས་རླུང་སེལ་ཅིང་མཁྲིས་པ་བསྐྱེད་པ་དང་། ཀུ་ལད་ཐ་ནི་རོ་སྐ་ཡང་ཞུ་རྗེས་བསིལ་བས་རླུང་སེལ་ཅིང་མཁྲིས་པ་སྐྱེད་པ་ཡིན་ནོ།། དེ་ལྟར་ན་དེ་དག་ནི་ཕྱོགས་ཅིག་ཙམ་གྱི་དཔེ་བསྟན་པ་ཡིན་ནོ།། ཞེས་དང་། དེ་ལྟར་སྦྱས་[རྫས]ནི་རྣམ་པ་གསུམ།། ཞི་འབྲུགས་ཐ་མལ་གནས་པ་ཕན།། ཞེས་སྨོས་པ་ཡིན་ཏེ། དེ་ལྟར་ཞེས་པའི་ཚུལ་འདིས། སྦྱས་[རྫས]ཞི་བ་ལ་སྩོགས་པའི་དབྱེ་བས་རྣམ་པ་གསུམ་དུ་འགྱུར་བ་ཡིན་གྱི། རྣམ་པ་གཞན་གྱིས་ནི་གཉིས་སམ། ཡང་ན་རྣམ་པ་དུ་མ་ཉིད་ཡིན་ནོ་ཞེས། དེ་ལྟར་གྱི་སྐྲས་རྣམ་པའི་དོན་དུ་བཤད་པ་ཡིན་ནོ།། དེ་ལ་གནོད་པ་གང་ཞུགས་པར་གྱུར་པ། ཞི་བར་གྱུར་པ་དེ་ནི་ཞི་བ་སྟེ། དཔེར་ན་ཏིལ་མར་དང་། མར་དང་། སྦྲང་རྩི་ལྟ་བུའོ།། དེ་ལ་ཏིལ་མར་ནི་སྣུམ་པ་དང་། དྲོ་བ་དང་། ལྕི་བ་དང་ལྡན་པས། རླུང་གི་དེ་དང་མི་མཐུན་པའི་མཚན་ཉིད་ཞི་བར་བྱེད་པ་ཡིན་ལ། མར་གསར་ནི་མངར་བ་དང་། བསིལ་བ་དང་། བརྟན་པའི་ཡོན་ཏན་དང་ལྡན་པས། དེ་དང་མི་མཐུན་པའི་མཚན་ཉིད་དང་ལྡན་པའི་མཁྲིས་པ་སེལ་བ་ཡིན་ནོ།། སྦྲང་རྩི་ནི་རྩུབ་པ་དང་། རྣོ་བ་དང་། བསྐ་བ་དང་ལྡན་པས་དེ་དང་མི་མཐུན་པའི་མཚན་ཉིད་བད་ཀན་ཞི་བར་བྱེད་པ་ཡིན་ནོ།། དེ་ལ་འབྲུགས་པ་ནི་གོང་རླུང་ལ་སྩོགས་པའི་གནོད་པ་རྣམས་དང་། བཙུད་ཀྱི་དངས་མ་ལ་སྩོགས་པའི་ལུས་ཟུངས་རྣམས་དང་། གཅིན་ལ་སྩོགས་པའི་དྲི་མ་རྣམས་འབྲུགས་པར་བྱེད་པ་ནི་

འབྲུག་པའོ།། དེ་ནི་དཔེར་ན་ནས་ཐུག་དང་། པ་ཏ་ལ་དང་། མ་ཤ་དང་། ཤ་དང་། ཏྲ་ཀུ་རྣོན་པ་དང་། ཡུངས་ཀར་དང་། ཨོ་གསར་པ་དང་། འཕྱུམ་[ཕྱུམ]དང་། མི་མཐུན་པའི་ཁ་ཟས་ཉ་དང་འོ་མ་ལྷན་ཅིག་བཟའ་བ་ལྟ་བུ་ལ་སྩོགས་པའོ།། ཐ་མལ་པར་གནས་པ་ལ་ཕན་པ་ནི། གནོད་པ་ནས་དྲི་མའི་མཐར་ཐུག་གི་བར་དུ་རང་གི་ཚད་དང་ལྡན་པར་གནས་པ་ནི། མཉམ་པར་འཇུག་ཅིང་ཐ་མལ་པར་གནས་པ་སྟེ། དེ་ལ་ཕན་པའི་སྦྱོས་[ཛྱོས]གང་ཡིན་པ་དེ་ནི་ཐ་མལ་གནས་ལ་ཕན་ཞེས་བྱ་སྟེ། དེ་ནི་དུས་སུ་སྤྱོད་པ་ལ་བསྟེན་པའི་སྐབས་སུ་འོག་ནས་བཤད་པ་དང་། དེ་བཞིན་དུ་ཟས་ཀྱི་ཚོད་རན་པར་བཟའ་བའི་ལེའུ་ལས་བཤད་པ་དང་། ས་ལུ་ཙ་སྣར་དང་། དྲུག་ཅུ་པ་དང་། ནས་དང་། གྲོ་དང་། སྲོག་ཆགས་སྐམ་ས་ལ་གནས་པའི་ཤ་དང་། འཚོ་བྱེད་ཀྱི་ཚོད་མ་ལ་སྩོགས་པ་དང་། དེ་བཞིན་དུ་གང་སྟོབས་སྐྱེད་ཅིང་བཅུད་ཀྱིས་ལེན་དང་། རོ་ཙ་བར་བྱེད་པ་དང་། རྣམ་པ་ཐམས་ཅད་དུ་བཟའ་བར་བྱ་བ་ཉིད་དུ་བསྟན་པ་རྣམས་སོ།། དེའི་ནུས་པ་བཤད་པ་ནི། དེ་ལ་ཚ་བསིལ་ཡུལ་ཕྱུང་[བྱུང]བས།། ནུས་པ་རྣམ་པ་གཉིས་སུ་བཤད།། ཅེས་བྱ་བ་ཡིན་ཏེ། དེ་ལ་ཞེས་པ། སྦྱོས་[ཛྱོས]དེ་ལ་ནུས་པ་རྣམ་པ་ཉི་ཤུ་ཡོད་པའི་ནང་ནས། ཚ་བ་དང་བསིལ་བ་དག་ནི་ཡུལ་དུ་ཕྱུང་[བྱུང]བ་ཡིན་པས། ནུས་པ་ཞེས་བྱ་སྟེ། ཚོའི་རིག་བྱེད་ཐམས་ཅད་ལས། ཚ་བ་དང་བསིལ་བའི་ནུས་པ་གཉིས་པོ་ཉིད་དུ་བཤད་པ་ནི། རྒྱུ་དང་འབྲས་བུའི་དོན་ཡིན་នོ།། དེ་ལ་ནུས་པ་ནི་ཡོན་ཏན་ལ་བྱ་ལ། ཚ་བ་དང་བསིལ་བ་ཡུལ་དུ་ཕྱུང་[བྱུང]བ་ནི། ཚ་བ་དང་བསིལ་བ་ཁྱད་དུ་འཕགས་པ་ཉིད་དེ། ལ་ལ་ནི་ཚ་བའི་ནུས་པས་ཡུལ་དུ་ཕྱུང་[བྱུང]བས་ཚ་བའི་ནུས་པའི་མིང་ཐོབ་ལ། དེ་བཞིན་དུ་བསིལ་བའི་ནུས་པས་ཡུལ་དུ་ཕྱུང་[བྱུང]ཞིང་། བསིལ་བའི་ནུས་པས་ཁྱད་པར་དུ་འཕགས་པ་ཉིད་ཀྱིས་བསིལ་བའི་ནུས་པའི་མིང་ཐོབ་

པོ།། གལ་ཏེ་སྫས་[རྫས]རྣམ་པ་སྣ་ཚོགས་པ་ཡོད་མོད་ཀྱི། འོན་ཀྱང་འགྲོ་བ་ནི། མི་དང་ལྷ་བའི་བདག་ཉིད་ཅན་ཡིན་པའི་ཕྱིར། ནུས་པ་རྣམ་པ་གཉིས་ཁོ་ནར་བཤད་དོ།། ཞེས་སོགས་མཚོན་པས་གསུངས་པ་དང་། ནུས་པ་རྒྱང་སེལ་རྣམས་ཀྱིས་ཞིབ་ཏུ་རྟོགས་པར་བྱ་ཞིང་ཡོན་ཏན་ཉི་ཤུ་ནི། ལྷ་ཟེར་ལས། སྫས་[རྫས]ཀྱི་ཡོན་ཏན་རྣམས་བཤད་པ་ནི། ཡོན་ཏན་ལྕི་བརྟུལ་བསིལ་དང་སྣུམ།། འཇམ་དང་སྐ་བ་མཉེན་དང་བརྟན།། ཕྲ་དང་བཅས་ཤིང་སྐྱ་བག་ཅན།། དེ་བཟློག་པ་ནི་ཉི་ཤུ་ཡིན།། ཞེས་བྱ་བ་ནི། དེ་ལ་སྫས་[རྫས]ཀྱི་ཡོན་ཏན་ནི། ལྕི་བ་ལ་སྩོགས་པ་བཅུ་ཡིན་ལ། དེ་ལས་བཟློག་པ་དང་། ཉི་ཤུ་ཡིན་པར་ཤེས་པར་བྱ་སྟེ། དེ་དག་རིམ་གྱིས་བཟློག་པ་ནི། ཡང་བ་དང་། རྣོ་བ་དང་། ཚ་བ་དང་། རྐྱ་བ། རྩུབ་པ་དང་། སླ་བ་དང་། སྲ་བ་དང་། གཡོ་བ་དང་། སྦོམ་པ་དང་། སླ་བག་ནལ་ནལ་པོ་ཡིན་ནོ།། དེ་ལྟར་ན་གོ་བཟློག་པ་ནི། དེ་དག་ཡིན་པས་ཕྱིར་ཉི་ཤུར་འགྱུར་རོ།། ཞེས་གསུངས་པ་ལྟར་རོ།། ལྷ་ཟེར་ལས། སྐྱུར་བས་བད་ཀན་སྐྱེད་པར་བཤད་པ་ནི། སྐྱུར་བ་ལ་བསིལ་བའི་བག་ཡོད་པའི་དབང་དུ་མཛད་པའོ།།

གཉིས་པ། སྨན་སོ་སོའི་ངོས་འཛིན།

གཉིས་པ་སྨན་སོ་སོའི་ངོས་འཛིན་ནི། རྩ་རྒྱུད་དུ། ཨ་རུ་ར་རོ་དྲུག་ལྡན་དུ་བཤད་པའི་དགོངས་པ་འཆད་པ་ལ། དྲང་སྲོང་ཙ་ར་ཀས་མཛད་ཟེར་བའི་བདུད་རྩི་བམ་པོ་བཞི་པར། ལྷ་མིན་གྱིས་བརྐུས་བདུད་རྩིའི་ཟེགས་མ་ནི།། ས་ལ་ལྷུང་བ་ཧ་ལུང་གིས་བརྒྱད་དུ་ཕྱེ།། དེ་ནི་ཧ་རི་ཏ་ཀ་བརྒྱད་གྱུར་པ།། རྣམ་པར་རྒྱལ་དང་བདུད་རྩི་གསེར་མདོག་ཅན།། འཆི་བ་མེད་པ་ཀུན་ནས་ཤ་རྒྱས་དང་།། འཇིགས་མེད་འཕེལ་བྱེད་སྐེམ་པོ་མཆུ་རིང་བརྒྱད།། དེ་ཡང་རྣམ་པར་

རྒྱལ་བ་རོ་ལྔ་ལྡན།། ཅུང་ཟད་ཙམ་ནི་ལན་ཚྭའི་བག་དང་བཅས།། བཀྲ་ཤིས་དོན་ལྡན་འདུ་བའི་ནད་རྣམས་སེལ།། བདུད་རྩི་སྒྱུར་ཞིང་དྲོད་བསྐྱེད་གསེར་མདོག་འཕྱིན།། འཆི་མེད་མངར་ཁ་འཁྲིས་[མཁྲིས]སེལ་རིང་དུ་གནས།། ཤ་ཆེན་མངར་སྒྱུར་ལུས་ཀྱི་ཤ་ཚོལ་བསྐྱེད།། འཇིགས་མེད་ཚ་ཁ་གདོན་དང་མིག་ནད་སེལ།། འཕེལ་བྱེད་མངར་བག་རྫ་རྣམས་འགྲུབ་[འདྲུབ]ཅིང་བརྟས།། སྐེམ་པོ་ཁ་སྐ་བྱིས་པའི་ནད་གདོན་འཇོམས།། མཆུ་རིང་མཆུ་ནི་མངར་ཁ་ནད་རྣམས་འཕྲོ།། རྩ་བ་སྐ་ཚ་སྒྱུར་བས་འབྲུ་བ་གཅོད།། ཅེས་གསུངས་པས། ཨ་རུ་རའི་འབྲས་བུ་ལ་རྣམ་རྒྱལ། བདུད་རྩི་གསེར་མདོག འཆི་མེད། ཤ་ཆེན། འཇིགས་མེད། འཕེལ་བྱེད། སྐེམ་པོ། མཆུ་རིངས་བརྒྱད་དུ་ཕྱེ་བའི་རྣམ་པར་རྒྱལ་བ་ལ་ལན་ཚྭའི་རོའི་བག་ཙམ་ཡོད་པར་བཤད། འགའ་ཞིག རོ་ལྔའི་རྒྱུའི་བསེབ་[གསེབ]ན་ཆུ་མེ་ཡོད་པས་ལན་ཚྭའི་རོ་འབྱུང་བར་འདོད་པ་ལ། སྨྲ་མ་ནི། རྩ་བ་ནས་འབྲས་བུ་རྣམ་པ་ལྔའི་བར་སྨོམས་པ་ལ་རོ་དྲུག ནུས་པ་བརྒྱད། ཡོན་ཏན་བཅུ་བདུན་ཡོད་པར་བཤད་ཀྱི་འབྲས་བུ་བྱེ་བྲག་པའི་དབང་དུ་བྱས་ནས་བཤད་པ་མ་ཡིན་པས་མི་ཐད་[འཐད]ལ། གཉིས་པ་ཡང་རོ་མངར་ཚ་ལྡན་པ་ལ་རྒྱུ་ཆུ་མེ་ཡོད་པས་ལན་ཚྭ་ལྡན་པ་དང་། རྒྱུ་ཆུ་རླུང་ཡོད་པས་ཁ་བ་ལྡན་པ་དང་། རྒྱུ་ས་རླུང་ཡོད་པས་སྐ་བ་ལྡན་པ་དང་། རྒྱུ་ས་མེ་ཡོད་པས་སྒྱུར་བ་དང་ལྡན་པར་འགྱུར་བས་རོ་དྲུག་ལྡན་དུ་འགྱུར་རོ།། དེས་ན་རང་གི་བསམ་པས། རྩ་བ་ནས་འབྲས་བུ་ལྔའི་བར་ཐམས་ཅད་ལ་རོ་དྲུག་ཚང་བར་ཡོད་ཀྱང་། འབྲས་བུ་ཁོ་ན་ལ་རོ་ལྔ་ལྡན་གྱི་སྐ་བ་གཙོ་ཆེ་བ་ཡིན་ཏེ། ཡན་ལག་བརྒྱད་པ་ལས། ཨ་རུ་ར་སྐ་ཁུ་རྗེས་མངར།། རྩུབ་ཅིང་ལན་ཚྭའི་རོ་མེད་ཡང་[ཀྱང་]།། དྲོད་ཆེ་ཟས་འཇུ་ཡིད་གཞུངས་བྱེད།། ན་ཚོད་ལ་འཛོག་དམ་པ་ནི།། དྲོ་ཞིང་འབྲུ་ལ་ཚེ་ལ་ཕན།། བློ་དང་དབང་གསལ་སྟོབས་རབ་བསྐྱེད།། མཛེ་དང་བཞིན་ལུས་མདོག་མི་སྡུག སྐད་འགགས་རིམ་

[རིམས]རྙིང་མི་བཟད་རིམས།། གློད་པ་མིག་ནད་སྐྱ་སྤབ་[ཐབ]དང་།། མིག་སེར་ཕོ་བའི་ནད་རྣམས་དང་།། སྐྱེམ་[སྐེམ]བཅས་འོར་ནད་གཅིན་ནད་དང་།། ཚ་འགྲུ་རྫོངས་བག་སྨྱོས་སྨྱོན་སྲིན།། མཆིལ་མང་ལུད་པ་དབུགས་མི་བདེ།། གཞང་འབྲུམ་འཚོར་[ཚོར]བ་ལྷོ་སྦོས་དུག། གསུས་འཕེལ་རྒྱུན་འགགས་སྲན་[སྐྲན]དང་ནི།། ད་རྐན་ན་དང་ཡི་ག་འཆུས།། རླུང་དང་བད་ཀན་ལས་གྱུར་ནད།། དེ་དང་དེ་ནི་སེལ་བྱེད་ཡིན།། ཞེས་དང་། ཟླ་ཟེར་ལས། ཨ་རུ་རའི་རོ་རབ་ཏུ་བསྐ་བ་ཡིན་ལ་ཞུ་བའི་རྗེས་མངར་བ་ཡིན་ཞིང་རྩུབ་པའི་ཡོན་ཏན་དང་ལྡན་པ་ཡིན་པས་ན་རྩུབ་པ་ཡིན་ལ། ལན་ཚྭའི་རོ་མེད་པ་ནི་ལན་ཚྭའི་རོ་དང་བྲལ་བ་སྐྱེ་རོ་ལྔ་དང་ལྡན་པ་ཞེས་བྱ་བའི་དོན་ཏོ།། སྔར་བསྐ་བ་ཞེས་སྨོས་པ་ནི་དེར་ཤས་ཆེ་བར་བསྟན་པའི་ཕྱིར་ཡིན་ནོ།། དེ་ལྟར་ཨ་རུ་ར་ནི་མངར་བ་དང་། སྐྱུར་བ་དང་། ཁ་བ་དང་། ཚ་བ་དང་། བསྐ་བ་སྐྱེ་རོ་ལྔ་དང་ལྡན་པ་ཡིན་པར་ཤེས་པར་བྱའོ།། ནྲོད་ཆེ་བ་ལ་སྩོགས་པའི་ཡོན་ཏན་དང་ལྡན་པ་ཡང་ཡིན་ཏེ་ན་ཚོད་ལ་འཇོག་པ་ནི་གཞོན་ནུ་མ་ཡིན་པ་དག་ཀྱང་རྒས་པ་ལས་བཟློག་ནས་མཆོག་ཏུ་གཞོན་པ་ལ་འཇོག་པ་ཡིན་པ་དང་བློ་ཞེས་བྱ་བ་ཕྲལ་[འཕྲལ]གྱི་དོན་འཛིན་པར་ནུས་པ་དང་། མིག་ལ་སྩོགས་པའི་དབང་པོ་གསལ་བར་བྱེད་ཅིང་དེ་རྣམས་ཀྱི་སྟོབས་རང་གི་ཡུལ་ལ་འཇུག་པར་ནུས་པ་རབ་ཏུ་བསྐྱེད་པ་ཡིན་ནོ།། དེ་བཞིན་དུ་དེ་མཛེ་ནས་ཡི་ག་འཆུས་པའི་བར་གྱི་ནད་དང་རླུང་དང་བད་ཀན་ལས་གྱུར་པའི་ནད་གཞན་གང་དག་ཡོད་པ་དེ་དང་དེ་ཐམས་ཅད་སེལ་བར་བྱེད་པ་ཡིན་ནོ།། རིམས་རྙིང་པ་ནི་ཡུན་རིང་དུ་ལོན་པའོ།། མི་ཟད་པའི་རིམས་ནི་རྟག་པའི་རིམས་ལ་སྩོགས་པ་རྣམ་པ་བཞི་ཉིད་དོ།། གཞན་དག་ནི་གོ་བར་ཟད་དོ།། ཞེས་གསུངས་པས། རོ་སྐ་བ་གཙོ་བོར་གྱུར་པ་དང་། ཞུ་རྗེས་མངར་བ་དང་། ལན་ཚྭའི་རོ་མེད་པ་དང་། རོ་ལྔ་དང་ལྡན་པ་དང་། མིག་ལ་ཕན་པ་དང་། མཛེ་ནད་སོགས་དང་

བད་ཀླུང་སེལ་བ་དང་། ནུས་པ་རྩུབ་ལ་དྲོ་བར་བཤད་པའི་ཕྱིར། དྲང་སྲོང་གྲུབ་པས་གསུངས་པར་འདོད་པའི་བདུད་རྩི་སྙིང་པོ་ལས། ཨ་རུ་ར་ནི་རྣམ་པ་བདུན།། རྣམ་པར་རྒྱལ་དང་སུམ་སྒྲིམས་དང་།། གསོ་བྱེད་བདུད་རྩི་འཇིགས་མེད་དང་།། འཕེལ་བྱེད་སྐེམ་བྱེད་རྣམ་བདུན་ནོ།། ཞེས། རྣམ་རྒྱལ། སུམ་སྒྲིམས། གསོ་བྱེད། བདུད་རྩི། འཇིགས་མེད། འཕེལ་བྱེད། སྐེམས་བྱེད་དང་བདུན་དུ་བཤད་ལ། རྒྱུད་འདིར་ལྔར་བཤད་པ་ནི་འོག་ཏུ་འཆད་དོ།།

ཙོང་[ཅོང]ཞི་རིགས་ལྔ་ནི་ཕོ་ཙོང་[ཅོང་]། མོ་ཙོང་[ཅོང་]། མ་ནིང་གི་ཙོང་[ཅོང]ཞི། ཙོང་[ཅོང]ཞི་སེར་པོ། ཙོང་[ཅོང]ཞི་དཀར་པོ་ལྔའོ།། བྲག་ཞུན་རིགས་ལྔ་ནི། གསེར། དངུལ། ཟངས། ལྕགས། ཞ་ཉེ་སྟེ་མདོག་གིས་ཕྱེ་བས་ལྔའོ།། དེ་ཡང་བདུད་རྩི་བུམ་པས། ལྷ་བུ་ཡིད་བཞིན་ནོར་བུ་དེས།། འཛིང་བྲག་དཀར་པོའི་སྟེང་དུ་བྱོན།། ལྷ་སྲུ་སྲེ་བརྒྱད་བུ་མོས་མཐོང་།། ཡིད་འགྲུར་ཆགས་སྐྱེས་མགུལ་ལ་མཁྲུད[འཁྲུད]།། ཞལ་གྱིས་ཞལ་གྱི་ལྷགས་ལ་འཇིབས།། དགའ་བའི་སྐད་དང་མཛེས་པའི་མདངས།། ནུ་མའི་གར་དང་པདྨའི་འགྲོས།། ཀུན་ནས་ཡིད་གཡོས་དཀར་དམར་ཤོར།། དཀར་པོ་འཛིང་བྲག་སྟེང་དུ་བབས།། རྗོ་ལ་དྲོད་སྐྱེས་ཚིལ་བུར་ཆགས།། དམར་པོ་ངོ་ཚ་བྲག་དམར་ཐྲོས།། བྲག་ལ་དྲོད་སྐྱེས་བྲག་ཞུན་གྱུར།། ཅེས་པ་དང་། སྙིང་པོ་བསྡུས་པར། སོས་ཁ་ཚ་བས་གདུངས་བྲག་ལ[ལས]།། གསེར་སོགས་འབྱུངས་[འབྱུང]ཁུངས་དྲུག་གི་བཅུད།། རྒྱ་སྐྱུག་[སྐྱིགས]ཁུ་བ་ལྟར་འཛག་གང་།། བྲག་ཞུན་ཞེས་ནི་བཤད་པ་ཡིན།། ཅེས་པ་དང་། ཁ་ར་ཏའི་གཞུང་ལས། བྲག་ལ་སོས་ཀ་ཉི་མས་རབ་གདུངས་ནས།། གསེར་དང་དངུལ་ཟངས་ལྕགས་དང་མཚན་མོ་ལྷིང་།། ཞ་ཉེ་དང་ནི་རྣམ་པ་དྲུག་ཡིན་ཏེ།། ཁམས་རྣམས་ལ་ནི་རང་རང་ཁུ་བ་འཛག། ཅེས་གསུངས་པས། གཙོང་ཞི་ནི་ཁམས་དཀར་ཆ་ལས་འབྱུང་བ་དང་། བྲག་ཞུན་ནི་དམར་ཆ་ལ་[ལས]བྱུང་བར་བཤད་ཅིང་། བྲག་ཞུན་

དྲུག་ཏུ་བཤད་པ་ནི། ཞ་ཉེ་ལ་དཀར་ནག་གཉིས་སུ་ཕྱེ་ནས། དཀར་པོ་ནི་མཚན་མོ་ལྡིང་སྟེ་ཤ་དཀར་དང་། ནག་པོ་ནི་ཞ་ཉེ་ཉིད་དུ་མཛད་པ་ཡིན་ནོ།། ཆུ་ཚན་རིགས་ལྔ་ནི། རྡོ་སོལ་དང་མུ་ཟི་འདྲེས་པ། རྡོ་སོལ་དང་མུ་ལྷང་འདྲེས་པ། རྡོ་སོལ་འབའ་ཞིག་པ། རྡོ་སོལ་དང་རྡོ་ཞོ་འདྲེས་པ། རྡོ་སོལ་དང་ཅོང་ཞིའམ་རྡོ་ཆུ་འདྲེས་པ་ལྔའོ།། སྨན་ཆུ་རིགས་ལྔ་ནི། རླུང་སེལ་བ་མདོག་སྔོ་ར་མངར། མཁྲིས་པ་སེལ་བ་སེར་ཁ། བད་ཀན་སེལ་བ་སྐྱ་སྐྱུར། ཁྲག་སེལ་བ་དམར་སྐ། ཆུ་སེར་སེལ་བ་སྨུག་ཚའོ།། འདིར་བདུད་རྩིའི་ཆུ་རྒྱུན་དུ། ཅོང་[ཅོང]ཞི་རིགས་ལྔ་ལ་སེར་པོ་དང་དཀར་པོའི་ཚབ་དུ[ཏུ]། སྨན་ཅོང་[ཅོང]དང་དུག་ཅོང་[ཅོང]འདྲེན་ཀྱང་དུག་ཅོང་[ཅོང]འདྲེན་པ་ནི་མི་འཐད་དེ། སྨན་ཅོང་[ཅོང]ཁོ་ན་འཆད་བྱེད་ཡིན་པའི་ཕྱིར། སྨན་ཅོང་[ཅོང]ནི་དབྱེ་གཞི་ཡིན་པས་ཡོགས་སུ་བགྲང་བ་མི་འཐད་དོ།། བྲག་ཞུན་ལའང་ཞ་ཉེའི་ཚབ་ཏུ་གཡུ་ཞུན་འཇུག་ཀྱང་། ཞ་ཉེའི་བྲག་ཞུན་ཉིད་འཐད་དེ། གོང་གི་ལུང་གིས་གྲུབ་པས་སོ།། ཆུ་ཚན་རིགས་ལྔ་ལ། རྡོ་སོལ་དང་མུ་ཟི་འདྲེས་པ། རྡོ་སོལ་དང་ཅུང་ཞི་འདྲེས་པ། རྡོ་སོལ་དང་བྲག་ཞུན་འདྲེས་པ། རྡོ་སོལ་དང་མུ་ཟི་དང་ཅོང་ཞི་འདྲེས་པ། རྡོ་སོལ་དང་མུ་ཟི་དང་བྲག་ཞུན་འདྲེས་པ་འདྲེན་པར་མཛད་པ་ནི་འདམ་ཁར་ཉུང་བར་སྣང་ངོ་།། སྨན་ཆུ་ལ། མངར། སྐྱུར། ལན་ཚྭ། ཁ། ཚ་བ་ལྔར་འདྲེན་པས་ཡང་[ཀྱང]འདམ་ཁར་ཉུང་ངོ་།།

འདིར་བཤད་རྒྱུད་ཀྱི་སྨན་ལ། རིན་པོ་ཆེ། རྡོ། ས། ཤིང་། རྩི། ཐང་། སྔོ། སྲོག་ཆགས་ཀྱི་སྨན་བརྒྱད་ལས།

གཅིག རིན་པོ་ཆེའི་སྨན།

དང་པོ་རིན་པོ་ཆེའི་སྨན་ལས། གསེར་གྱི་ངོ་བོ་བསྲེག་བཅད་བདར་བ་གང་གིས་ཀྱང་གཞན་དུ་འགྱུར་མི་ནུས་པའོ།། དབྱེ་བ་ལ། བྲ་ཚེ་རིངས་ཀྱི་[གིས]ཐོས་པའི་བྲུན་ལས་བྱུང་བའི་གསེར་ཁྱད་པར་བ་དང་། རྒྱ་མཚོའི་ནང་

གི་ཉམས་ཛམྦུ་ཧྲི་ཤའི་ཤིང་ཐོག་ཐྲོས་པའི་བྲུན་ལས་གསེར་དུ་གྱུར་པ་རྒྱ་མཚོའི་ནང་ནས་བྱུང་བ་ཛམྦུ་ཆུ་བོའི་གསེར་དང་། གློག་མའི་ཚང་གི་གསེར་ཤིན་ཏུ་དམར་ངམས་[ངམ]ཆེ་བ་དང་། གར་ལོག་གི་གསེར་ཅུང་ཟད་དམར་བ་དང་། གསེར་རང་བཞིན་པའོ།། འདིར་ནི་ཐམས་ཅད་གཟུང་ངོ་།། མིང་གི་རྣམ་གྲངས། སུ་ཕརྣ། ཀ་ན་ཀ ཀཉྩ་ན། ཙམྦྷ། ཧེ་ལ། ཧཱ་ཊ། ཤ་ཏ། ཀུམྦྷ་ཞེས་པ་རྣམས་སོ།། ཕྲ་[ཕྲལ]སྐད་དུ་སུ་ན་ཡང་ཟེར་རོ།། དངུལ་ལ་དཀར་སྒོ་གཉིས་ལྷད་མེད་ཡིན་ལ། འཁར་དངུལ་འཁར་བ་དང་འདྲེས་པ་དང་། ཏ་ཡང་ཏ་ལི་དང་འདྲེས་པ་སོགས་འབྱུང་ཀྱང་[ཡང]དང་པོ་གཉིས་གཟུང་ངོ་།། མིང་རུ་པྱཾ། ཡུལ་སྐད་དུ་རུ་པ། མིང་གཞན་མཆུ་ཞེས་པའོ།། ཟངས་ལ། གསེར་ཟངས་དང་། ལྕགས་ཟངས་གཉིས། མིང་གི་རྣམ་གྲངས། ཏཱམྲ། ཡུལ་སྐད་དུ་ཏཾ་བ་ཟེར། ལྕགས་ལ། ཕོ་ལྕགས། མོ་ལྕགས། མ་ནིང་གི་ལྕགས། ཤེལ་རྗེ། མཐིང་ཁྲ་ལྡི། མིང་ཨ་ཡ། ཡུལ་སྐད་དུ་ལོ་ཏ་ཟེར། གཡུ་རྙིང་ནི་དངོས་སོ།། མུ་ཏིག་ལ། གླང་པོའི་སྤྱི་བོ་ལས་བྱུང་བ། སྦྲུལ་གྱི་སྤྱི་བོ་ལས་བྱུང་བ། ཉ་ལྟེབས་ལས་བྱུང་བ། ཉ་ལས་བྱུང་བ། མུ་ཏིག་དམར་པོ། ཆུ་ལས་བྱུང་བའོ།། མིང་ལ་མུཀྟི་ཀ གླང་པོའི་སྤྱི་བོ་ལས་བྱུང་བ་ལ་ག་ཛ་མུཀྟི། སྦྲུལ་གྱི་སྤྱི་བོ་ལས་བྱུང་བ་ལ་སརྦ་མུཀྟི་ཀ། མུ་ཏིག་དམར་པོ་ལ་རཀྟ་མུཀྟི་ཀ། ཆུ་ལས་བྱུང་བ་ལ་པུཥྐ་ཊི་ཕ་ལ། ཉ་ལས་བྱུང་བ་ལ་རོ་ཧི་མུཀྟི་ཀ་ཟེར། ཉ་སྤྱིབས་[ལྟེབས]ནི་དངོས་སོ།། དུང་ལ་གཡས་འཁྱིལ་དང་། ཐལ་པ་གཉིས། མིང་ཤཾ་ཁ་ཟེར། བྱི་རུ་ལ་དཀར་དམར་གཉིས། མིང་པྲ་ཝཱ་ལ་དང་། བི་དྲུ་མ། ཡུལ་སྐད་དུ་ས་ཕ་ར། མུཏྣ་ཕ་བྱི་རུའི་སྡོང་པོ་ལ་ཟེར། མུ་མེན་ལ། གསེར་མུ་མེན་དང་། གཡུ་མུ་མེན་གཉིས། མིང་ཏཱ་ཛྙ་ཕཏྣ། ཏཱ་ཛ་མུ་ཀུ་ཏ། ཡུལ་སྐད་དུ་ར་ཕེ་ཏ་ཟེར། རྒྱས་པར་རྗེ་རང་བྱུང་པའི་སྨན་གྱི་བསྟན་བཅོས་ལས། རྒྱལ་བའི་རིང་བསྲེལ་ནོར་བུའི་མཆོག། དགོས་འདོད་ཐམས་ཅད་འབྱུང་བར་བྱེད།། ཉན་ཐོས་རང་རྒྱལ་བྱང་ཆུབ་སེམས།། དེ་

བཞིན་རྣལ་འབྱོར་ལྡན་པའི་གདུང་།། མཆོད་ཅིང་འདུས་ལ་བཅངས་པ་ཡིས།། གདོན་ཀུན་ཕྱོགས་སུ་ཉེ་མི་ནུས།། ནོར་བུ་རིན་ཆེན་བཻ་དུཪྻ[ཌཱུཪྻ]།། འོད་ཀྱིས་ནད་ཀུན་སེལ་བར་བྱེད།། ཨིནྡྲ་ནཱི་ལ་ནད་ཀུན་སེལ།། རྡོ་རྗེས་ཐོག་ཀུན་བཟློག་པར་བྱེད།། པདྨ་རཱ་གས་དུག་ཀུན་འཇོག། མར་གད་ནད་རྣམས་ཀུན་ལ་ཕན།། བྱི་ལའི་མིག་འདྲ་སྲུལ་ཆེན་བཟློག། ཆུ་ཤེལ་ཚད་པ་ཞི་བར་བྱེད།། མེ་ཤེལ་གྲང་བའི་ནད་ཀུན་འཇོམས།། གཀྲེ་ཏ་ཡིས་གཟེར་བ་སེལ།། སྨུར་ལེན་དུག་ཚད་ཐམས་ཅད་འཇོམས།། དེ་ལྟར་རྡོ་ཡི་ནོར་བུ་བཅུ།། བྱ་ཁྲུང་སྐྱུགས་པས་ནད་ཀུན་ཕན།། དེ་བཞིན་གཡུ་རྙིང་ནུས་པ་མཚུངས།། མུ་མེན་དུག་དང་སྐྲ་དཀར་འཇོམས།། མུ་ཏིག་དུག་སེལ་གླད་པ་གསོ།། འཕྲ་[ཕྲ]མེན་གཟའ་ནད་མ་ལུས་སེལ།། བྱུ་རུ་འདུས་པའི་ནད་ལ་ཕན།། ག་ཤེ་ལ་ཡིས་གདོན་ཀུན་བསྲུང་།། ཕལ་པའི་དུང་བསྲེགས་འདྲིལ་ཀུན་འཇིག། གཟི་རྙིང་མིག་ནད་སེལ་བར་བྱེད།། མཆིང་དང་མེ་ཏོག་དེ་དང་འདྲ།། རྡོ་དང་སྲོག་ཆགས་ལས་བྱུང་བཅུ།། ལྡེ་སྒྱིང་ར་ཡིས་ནོར་རྣམས་བསྲུང་།། སྲུལ་གྱི་ནོར་བུས་དུག་ལ་ཕན།། ཀུ་ཤ་ཟླན་རྐྱས་རིམས་ནད་སེལ།། གསེར་ལེན་དབྱིག་དུག་བསྡུད[སྡུད]ཅིང་སེལ།། རེག་ཚོད་སྐྲན་ནད་འཇོམས་པར་བྱེད།། གླ་བའི་ནོར་བུས་སྲུལ་དུག་ཕན།། ཉ་སོགས་སྲོག་ཆགས་གླད་པའི་ནང་།། རྡོ་བ་འཆར་[ཆར]འབེབས་སོ་སོར་ཕན།། ཆུ་ཚན་རིང་བསྲེལ་གདོན་ནད་སེལ།། ཉ་ལྟེབས་གླད་པ་འཇོག་པ་གཅོད།། འཇུ་བྱེད་ཤེལ་རྡོ་དུག་ལ་ཕན།། དེ་ལྟར་ནོར་བུའི་ཚ་གཏོགས་བཅུ།། རོ་བཅུད་རྒྱལ་པོ་དངུལ་ཆུ་ནི།། གཉེན་པོ་གྲོགས་སྦྱར་ནད་ཀུན་སེལ།། ཚེ་རིང་ནོར་རྣམས་ཀུན་འགྲུབ་བྱེད།། གསེར་གྱིས་རྒས་པ་རྣམ་པར་འཇོམས།། དངུལ་གྱིས་སོ་ནི་བཟང་པོར་འགྱུར།། ལྕགས་ཀྱིས་ཆུ་དང་མཆིན་རྣམས་འཇོམས།། ཟངས་ཀྱིས་དམུ་སྦྲིང་[རྦྲིང]སྐེམས་པར་བྱེད།། ཁབར་བ་ར་གན་མིག་ནད་སེལ།། ཏྲུ་ནི་ནག་དང་དཀར་བ་གཉིས།། གདོན་བསྲུངས་སྲུ་

རྣམས་ནག་པོར་བྱེད།། འདི་རྣམས་ལྟུགས་བརྒྱད་གཉེན་པོས་བསད།། ཡོན་ཏན་ཀུན་སྟེར་ཤེས་པར་བྱ།། ཞེས་གསུངས་པས། ཡང་དག་པར་སྦྱོགས་[རྫོགས]པའི་སངས་རྒྱས་ཀྱི་རིང་བསྲེལ་ནི་ནོར་བུའི་མཆོག་དགོས་འདོད་ཐམས་ཅད་འབྱུང་བར་བྱེད་པ་དང་། དེ་འོག་བྱང་སེམས། དེ་འོག་རང་རྒྱལ། དེ་འོག་ཉན་ཐོས་ཀྱི་རིང་བསྲེལ་ཡིན་ལ། རྣལ་འབྱོར་ལྡན་པ་ནི་བྱང་སེམས་རང་རྒྱལ་ཉན་ཐོས་གང་ཡང་རུང་བ་དང་འདྲ་བས། དེ་རྣམས་གདོན་བསྲུང་བ་སོགས་ཀྱི་ཕན་ཡོན་དང་ལྡན་པའོ།།

དེ་ནས་ནོར་བུ་རྣམས་ལ། ཤེལ་རིགས། རྡོ་རིགས། བཙོས་མ་གསུམ་གསུམ་ལས། དང་པོ་ལ་ནོར་བུ་རིན་པོ་ཆེ། གཉིས་པ་མཆིང་བུ། གསུམ་པ་བཙོས་བུ་ཞེས་ཐ་སྙད་འདོགས་ལ། བཙོས་བུ་ནི་ལུགས་སུ་བླུག་པའོ།། བཻ་ཊཱརྱ[ཊཱུརྱ]ནི་སྔོ་ཤིན་ཏུ་དངས་པས་ནམ་མཁའ་ལ་ཁྱེར་ན་མི་མངོན་པ་ཡིན་ལ་དེ་ནི་ཤེལ་རིགས་སོ།། མཆིང་བུ་ནི་རྡོ་རིགས་ཙུང་ཟད་སྔོ་སྐྱ་ནམ་མཁའ་ལ་ཁྱེར་ཀྱང་སྣང་བའོ།། བཻ་ཊཱརྱ[ཊཱུརྱ]ཡང་ཟེར། བཙོས་བུ་ནི་ཤེལ་བླུག་པར་དེ་དང་མཐུན་པའི་ཁ་དོག་བསྒྱུར་བའོ།། ཨིནྡྲ་ནཱི་ལ་ནི་དེ་བས་ཙུང་ཟད་སྔོ་ཁ་ཁེངས་ཅམ་མོ།། ཨརྞ་ཀྨེལ་ཀྱང་དེ་དང་དོན་གཅིག་པར་བཞེད་དོ།། བསྒྱུར་ན་དབང་པོ་སྔོན་པོ་ཞེས་བྱ་བར་འགྱུར་རོ།། རྡོ་རྗེ་ནི་ཕ་ལམ་ཏེ་[སྟེ]དཀར་གྱི་བརྒྱད་གཞོགས་ཀྱི་རྣམ་པར་རང་གྲུབ་ཏུ་ཡོད་པའོ།། བཛྲ་ཧི་ར་ཟེར་རོ།། པདྨ་རཱ་ག་ནི་དམར་དངས་ཏེ་པདྨ་དམར་པོའམ་ཆགས་པའི་པདྨའོ།། མརྒད་ནི་ལྗང་གུ་སྟེ་མརྒ་ཏ་ཞེས་པའོ།། བྱི་ལའི་མིག་ནི་གསེར་སྨུག་ཏེ་[སྟེ]གོ་མེ་ད་ཞེས་སོ།། ཆུ་ཤེལ་ནི་ཤེལ་ཤིན་ཏུ་དངས་པ་ཟླ་བ་དང་ཕྲད་ན་ཆུ་འབྱུང་བའོ།། ཙནྡྲ་ཀཱནྟ་ཞེས་སོ།། མེ་ཤེལ་ཀྱང་ཤེལ་ཤིན་ཏུ་དངས་པ་བསྲེག་སྦྱས་[རྫས]ཉི་མའི་རྐྱེན་དང་ཕྲད་ན་མེ་འབྱུང་བའོ།། སཱུརྻ་ཀཱནྟ་ཞེས་སོ།། ཀརྐེ་ཏ་ཞེས་པ་སེར་པོ་སྐྱ་ཀེ་ཀེ་རུ་ཞེས་སོ།། སྤུར་ལེན་ནི་གཟོས་[བཟོས]མ་སྐྱ་དཀར་སྨུག་གཉིས་སོ།། ཀ་ཕུར་

པ་ཊི་ཟེར་རོ།། བྱ་ཁྱུང་སྐྱུགས་པ་ནི་ཁྱུང་སྐྱུགས་ཏེ། བྱ་ཁྱུང་གི་[གིས]ནོར་བུ་རྒྱ་མཚོ་ནས་མིད་དེ་སྐྱུགས་པར་གྲགས་སོ།། འདི་ལ་ཁྲ་བོ་ནི་ངེས་པར་དགོས་ལ། དཀར་ཁྲ། དམར་ཁྲ། སེར་ཁྲ། སྔོ་ཁྲ། ལྗང་ཁྲ་ལས། ཐམས་ཅད་ལ་གཞི་དཀར་པོ་ལྟ་བུ་ལ་དཀར་པོ་ཙུང་ཟད་མི་གཅིག་པའི་ཁྲ་ཡོད་པ་སྟེ། ད་ལྟ་ལྗང་ཁྲ་མང་བར་སྣང་ངོ་།། ཕྲ་མེན་ནི་ཕྲེང་བའི་རྫོག་པོ་ལྟ་བུ་ལ་ཁྲ་ཡོད་པ། དཀར་ཁྲ། སེར་ཁྲ། དམར་ཁྲ། སྔོ་ཁྲ། ལྗང་ཁྲ་ལྔ་ལས། གཞི་དཀར་པོ་ལ་ནག་པོའི་ཁྲ་དང་། སེར་པོ་ལ་དམར་པོ་དང་། དམར་པོ་ལ་སེར་པོ་དང་། སྔོན་པོ་ལ་དཀར་པོ་དང་། ལྗང་གུ་ལ་སེར་དམར་གང་ཙུང་གི་ཁྲ་ཡོད་པ་སྟེ། ད་ལྟ་དཀར་ཁྲ་མང་བས་དཀར་ཁྲ་མེན་ཟེར་རོ།། ཀ་ཤི་ལ་ནི་ཤེལ་དཀར་པོའོ།། སྤྱིར་ཤེལ་ལ་སྥ་ཊེ་ཀ་ཟེར། ཡུལ་སྐད་དུ་ཕ་ཊེ་ཀ་ཟེར་རོ།། གཟི་ནི་དམར་ཁྲ་ཙུང་ཟད་མིག་པ་སྟེ་ནག་པོ་དང་དཀར་པོ་སྤེལ་བ་ཤས་ཆེ། མེ་ཙ་ཀ་ཟེར། མཆོང་ནི་དམར་པོའོ།། མེ་ཏོག་ནི་པུཥྤ་རཱ་ག་ལ་ཟེར། ལྩེ་སྤྱང་གི་རྣ་དང་། ལྩེ་སྤྱང་དང་སྟག་གི་རྣ་གཉིས་ཀ་བྱུ་རུའི་མདོག་ལྟ་བུ་དམར་པོ་ཚད་སོར་རེ་ཙམ་པ་དེ་དང་དབྱི་ནག་པོའི་པགས་པ་ལྷན་གཅིག་ཏུ་མུན་པར་བཞག་ན་འོད་ཀྱིས་སྒྲོན་མེའི་བྱ་བ་བྱེད་དོ།། སྦྲུལ་གྱི་ནོར་བུ་ནི་དབང་རིལ་དང་རྣ་སྟེ། སྲོག་ཆགས་དེ་ལ་འབྱུང་བར་དགོན་པས་ནོར་བུའོ།། ཀུ་ཤ་ཧྨཧྣ་དུང་གཡས་འཁྱིལ། གསེར་ལེན་འགའ་ཞིག་བྱི་ལ་མིག་ལ་འདོད་ཀྱང་འདིར་སེར་དངས་དཀར་མདངས་ཡོད་པའོ།། རིག་གཅོད་ནི་རིན་པོ་ཆེ་ཤིན་ཏུ་རོ་ཆ་བ་ཞིག་གོ། སླ་བའི་ནོར་བུ་ནི་དེའི་དབང་རིལ་ལོ།། ཉ་སོགས་ཀྱི་སླད་པའི་ནང་དུ་བྱུང་བའི་རྡོ་བ་ཆར་འབེབས་ནི་རྡོའི་རིགས་ཀྱི་ནོར་བུའོ།། ཆུ་ཚན་རིང་བསྲེལ་ནི་ཆུ་ཚན་མཁྲིས་[འཁྲིས]སུ་འབྱུང་བའི་རྡོ་དཀར་རིང་བསྲེལ་འདྲ་བའོ།། འཇུ་བྱེད་ཤེལ་རྡོ་ནི་ཟེ་ཚ་འདྲ་བའི་ཤེལ་ལོ།། ཕབར་བ་ལ་གཾ་པ་ཟེར། ར་གན་ལ་ཕོ་རག་མོ་རག་གཉིས། མིང་པེ་ཏ་ལ། རེ་ཏྲ་ཟེར། ཡུལ་སྐད་དུ་པེ་ཏར་ཟེར། སླུ་དཀར་ནག་ནི། སླུ་དང་སླང་པོ་དང་། གཙོ་བོ་ཞ་ཉེ་སོགས་ལའོ།། ……<མ་ཡིག

ཏུ་ཡིག་འབྲུ་གཉིས་ཙམ་མི་གསལ།> ལས་འབྱུང་བས་སོ།། བྱེ་བྲག་རྟོགས་བྱེད་ཆེན་མོར། དྲ་ཀྵུ་ཚོན་མོ་སྙིང་། སི་སཾ་རོ་ཏེ་ཞེས་བཤད་ཅིང་། ཁ་ཆེ་ཟླ་དགའི་སྨན་མིང་སྒྲ་ངེས་པར་སྦྱར་བར། དྲ་ཀྵུ་ཚོན་མོ་སྙིང་སྟེ་ཞ་ཏེ་དཀར་པོར་བཤད་འདུག་གོ། ཞ་ཏེ་དཀར་ནག་སྟེ། ནག་པོ་ལ་ཞ་ཏེ་དང་རོ་ཏེ་ཟེར། ཀུ་ཏ་ཛྙེཥྛ། ནཱ་ག ཤེ་ཤ ཊ་ཕུ་ཁ་རྣམས་ཟེར། མཚན་མོ་སྙིང་ཡང་ཟེར་རོ།། དཀར་པོ་ནི་ཤ་དཀར་ཏེ། མཚན་མོ་ལྷིང་ཡང་ཟེར་རོ།། རཾ་ག་ཟེར། ཡུལ་སྐད་དུ་བོནྡ་ཟེར་རོ།། གཞན་ཡང་ཧྣ་ཏ་རྟུ་པ་གསེར་ས་ལེ་སྦྲམ་དང་། ནཱི་ལ་མཐོན་ཀ་དང་། མ་ཧཱ་ནཱི་ལ་མཐོན་ཀ་ཆེན་པོ་དང་། ཧི་ར་ཙ་དང་། བ་སུ་དཔྱིག་དང་། ཤེ་ལ་མན་ཤེལ་དང་། མུ་སཱ་ར། གཡུ་སྤུག་དང་། ཨཤྨ་གརྦྷ་རྡོའི་སྙིང་པོ་དང་། ཀཱ་ཙ་ག་མཆིང་བུ་དང་། ནཱ་ལ་ནལ་དང་། ག་སིནྡྷ་ཀ་མགྲོན་བུ་སྟེ། ཡུལ་སྐད་དུ་ག་ཕུ་ཏ་ཟེར་བ་རྣམས་སོ།།

གཉིས། རྡོ་སྨན།

གཉིས་པ་རྡོ་སྨན་ལ། ཐལ་རྒྱབ་ནི་རྡོ་སྨུག་པོ་འོད་ཡོད་པ་ཡིན་ལ། ཕོ་ཐལ་དང་། མོ་ཐལ་གཉིས་ལས། ཕོ་ཐལ་རྒྱབ་འཇམ་པ་དང་། མོ་ཐལ་འབྲུམ་པ་ཅན་ནོ།། དཀར་པོ་ཐལ་རྒྱབ་ནི། མདོག་དཀར་བ་འབྲུམ་པ་ཅན་ཞིག་གོ། དཀར་པོ་ཆིག་ཐུབ་ནི་རྡོ་དཀར་པོ་ཅུང་ཟད་སླེ་བ་ཞིག་གོ། སྨུག་པོ་ཆིག་ཐུབ་རྡོ་སྨུག་ལ་སླེ་བའོ།། གངས་ཐིགས་ནི་རྡོ་སྨན་རོ་ཅུང་ཟད་མངར་ཀ[སྐ]བའི་སྐ་བ་ཞིག་གོ། ཁབ་ལེན་ལ། འགུགས་བྱེད། གཅོད་བྱེད། འབིགས་བྱེད། བསྐོར་བྱེད་བཞི་ཡོད་ལ། མིང་ཨ་ཡི་སྐནྟ་ཟེར། ཡུལ་སྐད་དུ་ཙུམྦ་ཀ་ཟེར་རོ།། བེ་མནབས་[སྣབས]ནི་མུས་རྡོ་དཀར་པོ་འདྲ་བ་ཞིག་གོ། མན་འཛེ་ར་ནི་རྡོ་སྨུག་ནག་ཞིག་གོ། ཕག་མགོ་དང་བྱི་མགོ་ནི་རང་རང་གི་དབྱིབས་འདྲ་བའོ།། སེར་རྡོ་ནི་རྡོ་སེར་པོ་ཞིག་སྟེ། མིང་ཤྭ་ན་མ་ཀྵི་ཟེར། དངུལ་རྡོ་ནི་རྡོ་དཀར་སྔོའི་མདོག་ཅན་དངུལ་འབྱུང་བ་སྟེ། མིང་ཏུ་པ་མཱ་ཀྵི་ཟེར། སྟག་ཟིལ་ནི་ཏང་རྩ་རོག་པོ་ཡིན་པ་འདྲ། གསེར་ཟིལ་དང་། དངུལ་ཟིལ་ཀྱང་མདོག་གི་ཁྱེ་

བས། གསེར་ཟིལ་མདོག་སེར་བ་བཅག་ངམས་[ངམ]འོད་འོད་ཐྲོམ་ཐྲོམ་ཡོད་པ། དངུལ་ཟིལ་དཀར་སྐྱོ་བཅག་ངམས་[ངམ]འོད་ཐྲོམ་ཐྲོམ་ཡོད་པའོ།། གྲུ་བཞི་ནི་ཕོ་རོག་ཤ་སྐེ། ཁ་ཅིག་ལིག་བུ་མིག་དང་དོན་གཅིག་པར་འདོད་ཀྱང་མིན་ནོ།། ཅོག་ལ་མ་ནི་རྒྱ་མཚལ་ལོ།། རྡོ་སླད་ནི་རྡོ་སྨན་སླད་པ་སྐམས་པ་འདྲའོ།། ལི་ཁྲི་ནི་འདིར་རྡོ་སྨན་ཁོངས་སུ་མཛད་ལི་ཁྲིའི་མདོག་འདྲ་བའི་རྡོའོ།། ད་ལྟའི་ལི་ཁྲི་ནི་གཟོས་[བཟོས]ཚོན་ས་སྨན་དུ་གཏོགས་སོ།། རྡོ་མཁྲིས་ཀྱང་མཁྲིས་པ་གསེར་མཁྲིས་ཀྱི་མདོག་འདྲ་བའི་རྡོའོ།། ལྤང་རོས་ནི་རྡོ་དམར་སེར་བརྟུལ་ན་མདོག་སེར་ངེས་པར་དམར་སེར་དུ་ཐུང་ངུར་འགྱུར་བའོ།། མིང་ནཱ་ན་ཤི་ལ་ཟེར། ཡུལ་སྐད་དུ་མ་ནི་ཚླ་ལ་ཟེར་རོ།། བབ་ལ་ནི་དངོས་སོ།། མིང་ཧ་རི་ཏ་ལ་ཟེར། རྡོ་སོལ་ནི་རྡོ་ནག་པོ་སོལ་བ་འདྲ་བ་ཚུ་ཐོར་ན་ཁོལ་བར་འཁྱུར་བའོ།། བ་ནུ་ནི་བའི་ནུ་མ་འདྲ་བའི་ཁང་ཅན་དྲི་དུགས་པ། ཡུལ་སྐད་དུ་རྡོ་ཕྱིན་པོ་ཆེ་ཟེར་རོ།། ཏི་རྩ་[ཚ]སེར་པོ་ནི་རྡོ་སེར་པོ་བཅག་ངམས་[ངམ]འོད་དཀར་པོ་ཐྲོམ་ཐྲོམ་ཡོད་པ་གཞུ་[བཞུས]ན་ཏི་རྩ་[ཚ]དཀར་པོ་འབྱུང་ཞེས་ཟེར་རོ།། མཚལ་ནི་དངོས་ཏེ། མིང་ཧིང་གུ་ལ་ཟེར་རོ།། ལིག་བུ་མིག་ལ་ངོས་འཛིན་མི་གཅིག་པ་སྣང་ཡང་། རྒྱུད་འདིར་མདུང་རྩེ་ལ་མཛད་པར་སྣང་སྟེ། མདུང་རྩེ་ཟུར་དུ་མ་སྨོས་པས་སོ།། འདི་ལ་མདུང་རྩེ་དཀར་དམར་ནག་གསུམ་ཡོད་ལ། མདུང་རྩེའི་སྐད་དོད་སཾ་སྐྲྀ་ད་ཞེས་པ་ཡོད་ཅིང་། ལིག་བུ་མིག་གི་སྐད་དོད་སཾ་ཏམླེ་ན་ཟེར་བས་རྣམ་གྲངས་སུ་བྱེད་དགོས་སོ།། ཙག་[བཙག]ཡུག་ནི་ཙག་[བཙག]སྟེ། དམར་སེར་སྨུག་པ་འབྱུང་ལ། མིང་གཻ་རི་ཀ་ཟེར། ཡུལ་སྐད་དུ་གཻ་ཏུ་ཟེར་རོ།། ཅོང་ཞི་ལ་རིགས་ལྔ་ཡོད་ཀྱང་མོ་ཅོང་འཇམ་པར་བྱེད། མིང་ཤཻ་ལོ་ད་ཀ་ཟེར་རོ།། རྡོ་ཐལ་ནི་རྡོ་ཞུན་སྟེ[ཏེ]། དཀར་པོ་ལུག་གདོང་འདྲ་བ། ནག་པོ་ཆར་སྤྲིན་འདྲ་བའམ། ཀྱུང་ཁའི་[སྐྱུང་ཀའི]རྒྱབ་འདྲ་བ། སྔོན་པོ་ཕོ་[ཕྱུག]རོན་སྐེ་འདྲ་བ། དམར་པོ་རྔའི་སྒྲོ་བ་འདྲ་བ། ཁྲ་བོ་གོ་བོའི་རྒྱབ་

འདྲ་བ་དང་ལྡར་བྱེད་དོ།། རྡོ་ཐལ་ནི་དཀར་སྒྲིའི་མིང་ཡིན་པ་འདྲ་སྟེ། བཤེས་སྤྲིང་ལས། རྡོ་ཐལ་ལས། བགྱིས་དགུང་ཟླའི་འོད་ཀྱིས་ནི།། ཆེས་དཀར་ཉིད་དུ་ཅི་སྟེ་མི་བགྱིད་ལགས།། ཅེས་[ཞེས]སོ།། ཏ་ཤིག་ནི་ཐོད་ལེ་གོར་ཏེ། མིང་ཁ་ཏེ་ཀ་ཟེར་རོ།། རྡོ་བྱེ་མགོའི་སྐད་དོད་ཨུ་ལི་ཏ་ཧྲེ་ད་ཡིན་ཞེས་ཁ་ཅིག་འདོད། མཚལ་དཀར་ལ་ཏཾ་ག་ར་ཀླ་ར་ཊ་ཟེར། ཡུལ་སྐད་དུ་ཏཾ་ག་ཊ་ཁླ་ར་ཟེར་རོ།། སྤྱངས་[སྤྱང]མ་ལ་ཏུཏྠ་ག་ཟེར། བབ་ལའི་མིང་གི་རྣམ་གྲངས་ཨ་གསྟི་ཡང་ཟེར་རོ།། རྡོ་བྲགས་[དྲེག]ལ་ཤཻ་ལ་ཡ་ཟེར། རྩ་མིས་བྲག་ཞུན་དུ་བསྒྱུར། ཟངས་རྡོ་ལ་ཏྲ་མྲ་སྨཱ་ཀྲི་ཟེར། རྡོ་སྦྱི་ལ། ཤུ་པ་ལ། སྨཱ་ཀྲཱི། ཨསྨ་ཟེར། ཡུལ་སྐད་དུ་ཐ་ར། ས་ཁ་ན་ཟེར་རོ།། རྗེ་རང་བྱུང་པས་ས་སྨན་དང་རྡོ་སྨན་ལྷན་དུ་བཤད་དེ། དེ་ནས་ཁམས་རྣམས་བརྗོད་བྱ་སྟེ།། ཁབ་ལེན་རིགས་ནི་རྣམ་པ་བཞི།། འགུགས་བྱེད་ལྕགས་རྣམས་འགུགས་པའོ།། གཅོད་བྱེད་འབིགས་བྱེད་བསྐོར་བྱེད་རྣམས།། ལྕགས་ཀུན་ལས་བྱེད་ཁམས་མཆོག་ཡིན།། མཚལ་གྱིས་རྩ་སྦྱོང་དུག་ནད་སེལ།། གསེར་དངུལ་རྡོ་བ་དེ་ཉིད་མཚུངས།། ཟངས་རྡོ་མཐིང་སྤྱངས་[སྤྱང]ནད་ཀུན་སྐྱུག། རག་རྡོ་མིག་གི་རབ་རིབ་སེལ།། ཏི་ཚ་དམར་ནག་ཆུ་སེར་སྐེམས།། ཕ་ཋང་དཀར་པོ་མིག་ལ་ཕན།། ནག་པོ་གྲུ་བཞི་ཁྲི་སྨྱོན་ཕན།། གསེར་ཟིལ་ཟངས་དང་ནུས་པ་མཚུངས།། དངུལ་ཟིལ་རྡོ་དུག་སེལ་བར་བཤད།། ལྷོང་རོས་གག་པའི་སྨན་མཆོག་ཡིན།། བ་བླ་གདོན་ནད་སེལ་བར་བྱེད།། མུ་ཟི་མཛེ་དང་ཆུ་སེར་སྐེམས།། ནག་པོ་ལྷོག་པའི་ནད་ལ་ཕན།། མུ་ལྡང་གཉན་ཚད་སེལ་བར་བྱེད།། མཚུར་ནག་རིགས་གསུམ་གང་གིས་ཀྱང་།། དབྱིག་དུག་སེལ་ཞིང་ཁ་ནད་འཛོམས།། དར་མཚུར་རུས་ནད་ཕལ་ཆེར་འཛོམས།། ལྷང་ཚེར་དུག་ནད་ཀུན་སེལ་བྱེད།། ཁམས་བརྒྱད་ཉེ་བཙུད་བཙུར་བཅས་ཡིན།། འདི་རྣམས་སོ་སོར་དུག་བསད་ཅེས[གཅེས]།། དེ་ནས་རྡོ་གཞན་ཡོན་ཏན་ནི།། དུང་འདྲ་དངུལ་ཆུ་འཆིང་བར་བྱེད།། སྨུག་པོ་མོ་མགོ་ནད་ཀུན་ཕན།། བྱེ་མགོ་མགོ་ཡི་

རུས་ཆག་སྦྱར།། སྦལ་རྒྱབ་ཆུ་སེར་ནད་ཀུན་ཕན།། མདུང་རྩེ་དཀར་སྨུག་མིག་ནད་སེལ།། དཀར་པོ་གཅིག་ཐུབ་རུས་ཚད་སེལ།། གངས་ཐིག་[ཐིགས]འབྲུམ་པའི་ཆུ་སེར་སྐེམས།། འབྲུག་སྒྲད་སྒྲད་པའི་ནད་ལ་ཕན།། ལྩོང་[ཙོང]ཞི་རུས་པ་དངས་མ་གསོ།། དེ་ལྟར་བཅུ་པོ་མགོ་ཆག་དང་།། རྨ་ནད་རུས་ཆག་ཀུན་ལ་ཕན།། རྡོ་ཞོ་སྐྲོད་ཀྱི་ནད་རྣམས་སེལ།། ཕུག་རོན་སྐེ་ཡིས་ལྷུགས་དྲིགས་[དྲིག]འཇོམས།། དཀར་པོ་ལུག་གདོང་སྐྲན་ལ་ཕན།། རྡོ་[རྟ]སྒྲོ་ཁ་འདྲ་འདྲིལ་རྣམས་བཤིག། ཀྱུང་ག་[སྐྱུང་ཀའི]རྒྱབ་འདྲ་གྲང་སྐྲན་ཕན།། སེར་པོ་མཆིན་གྲིའི་འགྲིལ་རྣམས་སེལ།། གོ་བོའི་རྒྱབ་འདྲ་གྲང་སྐྲན་འཇིགས།། ཚ་རྡོ་གྲང་ནད་ཕལ་ཆེར་འཇོམས།། རྡོ་སོལ་དབྱིག་གི་དུག་ལ་ཕན།། མུ་ཟི་རྡོ་བས་སྨུ་[དམུ]ཆུ་སྐེམས།། འདི་བཅུ་བསྲེགས་ལ་བཏང་པར་བྱ།། རྡོ་ཁྲིས་[མཁྲིས]མཁྲིས་པ་མིག་སེར་སེལ།། རྡོ་སྐྱུར་བད་ཀན་གྲང་བ་སེལ།། རྡོ་རྒྱུས་རྒྱུས་པའི་ནད་ལ་ཕན།། ལུང་རྡོ་རྩ་ཡི་ནད་རྣམས་སྦྱོང་།། བེ་སྣབས་རྨ་ཡི་ནད་ལ་ཕན།། ཆུ་རྡོ་ཚད་པའི་ནད་སེལ་བྱེད།། བྲག་རྡོ་གྲང་བ་སེལ་བ་ཡིན།། རྡོ་ཆུ་དངུལ་གྱི་དུག་ལ་ཕན།། རྒྱ་མཚོ་ལྦུ་བ་གདོན་ནད་སེལ།། ཐོད་ལེ་ཀོར་གྱིས་རྩ་ལམ་སེལ།། འདི་བཅུ་གྲོགས་དང་སྦེབ་པ་གཅེས།། རྡོ་སྤོས་འདུས་པའི་ནད་ལ་ཕན།། ཁར་[མཁར]གོང་སྲིན་ཅན་སོ་སྲིན་སེལ།། རྒྱ་ཚའི་རྡྲ་[རྡོ]བས་སྲིན་ལ་ཕན།། མུགས་ཀྱི་[སྨུག་གིས]རྨ་ཡི་ཆུ་སེར་སྐེམས།། ག་ཤིའི་རྡོས་ཀྱང་དངུལ་ཆུ་སྦྱོང་།། དངུལ་ཆུའི་རྡོ་བསྲེག་ཤ་རོ་གཙོད།། དུག་ཤེལ་དུག་ནད་སེལ་བ་ཡིན།། མཇོང་གི་[འཇོང་གིས]རྨ་རྙིང་སེལ་བར་བཤད།། ལས་བྱེད་འདུ་བ་སྙོམས་པ་ཡིན།། ཡམ་[གཡམ]པ་ཁམས་གང་ཡིན་པ་མཐུན།། སྣ་ཚོགས་ནུས་ལྡན་རྡོ་བ་བཅུ།། གཞན་ཡང་རོ་ནུས་འདྲེས་པ་རྣམས།། ནུས་པ་ནད་རྣམས་ཞི་བྱེད་པ།། མཁས་པས་ཚུལ་བཞིན་དཔྱད་བྱས་ལ།། གཏོང་ལུགས་མཁས་པའི་ཞལ་ལས་དྲིས།། ཞེས་གསུངས་པས། ཧི་ཚ་ལ་དཀར་ནག་གཉིས་སུ་མཛད་པ་དང་། ཕ་ཕང་ལ་

དཀར་ནག་གཉིས་སུ་མཛད་པ་དང་། མུ་ཟི་ལ། སེར། ནག མུ་ལྡོང་གསུམ་དུ་མཛད་པའི་མུ་ལྡོང་ནི་མུ་ཟི་བྱིན་པས་མདོག་ཙུང་ཟད་ལྡོང་བ་གཉན་ནད་ལྷག་པར་སེལ་བ་ཞིག་གོ། དེ་རྣམས་ཁ་དོག་གི་ཁྱད་པར་དུ་སྣང་ལ། མཚུར་ནག་ལ་རིགས་གསུམ་དུ་མཛད་པ་དང་། ལྷང་ཚེར་ལ་དཀར་སེར་དམར་སྔོ་ནག་པོ་ལྔར་ཕྱེ་ནས། མིང་བཛྲ་ཨ་བ། མ་ཧུ་ཀྣི་ཨ་བ། ཧྲེ་ག་ཨ་བ་ཟེར་བར་བཞེད། དུང་འདྲ་ཞེས་པ་དུང་གི་དབྱིབས་འདྲ་བའི་རྡོ་དཀར་ཞིག་ཡོང་ཟེར། འབྲུག་སྒྲད་ནི་རྒྱུད་འདིར་བསྟན་པའི་རྡོ་སྒྲད་དང་གཅིག མུ་ཟིའི་རྡོ་བ་བྱེ་བྲག་ཏུ་བཤད། རོ་སྐྱུར་ཞེས་པ་རྡོ་རོ་སྐྱུར་བ་སྟེ་དེ་གང་དུ་ཡོད་པར་ཆུ་ཡང་རོ་སྐྱུར་བར་འགྱུར་བ་ཞིག་སྟེ། མིང་ཐུ་ཐུ་ག་ཡང་ཟེར། རྡོ་རྒྱུས་ནི་ཙུང་ཟད་མཁྲིང་བའི་[མཁྲེགས་པའི]སྲུལ་ཅན་གཅིག་དང་། བྱ་བལ་མ་ཤིན་ཏུ་འཇོལ་བ་གཉིས་ཏེ། གཉིས་ཀ་མདོག་དཀར་བའོ།། ལྕུང་རྡོ་དང་ཆུ་རྡོ་དང་བྲག་རྡོ་ནི་གྲགས་པར་ཟད་དོ།། རྡོ་ཆུ་ལ་སྐད་ཅིག་ལ་འབིགས་པ། ཞག་ལ་འབིགས་པ། ཟླ་བར་འབིགས་པ། ལོར་འབིགས་པ། ལོ་བསྐོར་གཅིག་ལ་འབིགས་པ་ལྔར་བཤད་ལ། རྒྱ་གར་དུ་ཆུ་བརྒལ་བས་རྐང་པ་གང་ནུབ་རྡོར་འགྱུར་བ་ཡོད་ཟེར་རོ།། རྒྱ་མཚོ་ལྦུ་བ་ནི་དངོས་རྒྱ་མཚོ་ཆེན་པོའི་འགྲམ་ནས་བྱུང་བ་ཁ་དོག་སེར་ནག་བཅད་ངམས་[ངམ]བུ་གུ་ཅན་བཙོས་ཀྱང་ལེན་པ་མནན་ན་ནེམ་བྱེད་པ། སྣར་ཡང་སྤར་མལ་ལྡང་བ་སྟེ། ཙུང་ཟད་དཀར་བ་ཞིག་ཀྱང་སྣང་ངོ་།། མིང་ས་མུ་དྲ་ཕེ་ན་ཟེར། རྡོ་སྤོས་ཤེས་[ཞེས]པ་རྡོ་སྤོས་འདྲ་བ་ལས་བཏགས། དཀར་གོང་སྤྲིན་ཅན་ནི་གྲགས་པར་ཟད། ཡུགས་ནི་ཚག་[བཙག]ཡུག་དང་དོན་གཅིག་པ་འདྲ། ག་ཤེའི་རྡོ་ནི་རྡོ་དཀར་པོ་ཁར་འཇུ་བ་ཞིག་གོ། དབུལ་ཆུའི་རྡོ་ནི་རྡོ་དབུལ་ཆུ་འབྱུང་བ་ཞིག་ཡོད་པར་སྣང་། དུག་ཤེལ་ནི་ཤེལ་གྱི་ནུས་པས་དུག་སེལ་བ་ཞིག་གོ། མཛོང་[འཛོང]ནི་གྲགས་པའོ།། ལས་བྱེད་ནི་བྱེད་ལས་ལ་བཏགས་པས། ཡམ་[གཡམ]པ་ནི་ས། ཆུ། མེ། རླུང་དང་

མཐུན་པའི་དབྱེ་བས་བཞི་ལས། འདིར་སའི་ཁམས་དང་མཐུན་པ་ས་སྨུག་སྐྱེ་གཉིད་དཀར་མོ།།

གསུམ། ས་སྨན།

གསུམ་པ་ས་སྨན་ལ། གསེར་གྱི་བྱེ་མ་ནི་ས་སྨན་བྱེ་མ་འདྲ་བ་མདོག་སེར་བ་ཞིག་གོ། སིནྡྷུ་ར་ནི་ལི་ཁྲིའོ།། ཟེ་ཚ་ནི་གཟོས་[བཟོས]ཚ་སྐྱེ་རྒྱུ་ས་རྒྱ་ཚ་བྲོ་བས་[བ]ལས་བྱུང་བས་ས་སྨན་དུ་བསྟན་ནོ།། དེ་ཡང་རྫེ་ཟུང་[ཟུར]མཁར་བའི་ཚ་གཟོ་[རྩ་བཟོ]བདུད་རྩི་མེ་ལོང་ལས། གྲུང་རྙིང་རྨང་གི་ས་ནག་ནི། རྨུམ་ཕོལ་རྒྱ་ཚའི་རོ་ལྡན་ནི།། རྩིབ་[རྩིག]ངོས་ཚ་[རྩ]འདྲ་ལྩེ་འབིགས་ཤིང་།། མེར་བསྲེགས་ཚ་ཚ་འཕྲོ་བ་སྐྱེ།། བརྒྱད་འགྱུར་ཆུར་བསྲེས་ལྐོག་ཙམ་བཀོལ[བསྐོལ]།། ཞག་གསུམ་གཞག་པའི་དངས་མ་སིངས།། ས་རྡུལ་རྙིགས་[སྙིགས]མ་མ་འདྲེས་པ།། དེ་དག་ཉུང་ངུར་སོ་སོར་བསྐྱུ།། ཐིགས་གཅིག་རྗེ་གྲང་སྟེང་དུ་བླུག། ཁྱག་[འཁྱགས]པ་ལྟ་བུར་གྱུར་ཚེ་ཕབ།། ནང་པར་བླངས་ལ་ཆུ་གྲང་གིས།། བཀྲུས་སྐམ་རིན་ཆེན་ཟེ་ཚའོ།། ཞེས་པ་ལྟར་རོ།། ཡ་བ་ཀྵ་ར་ནི། ལོ་ཚ་[ཙྪ]བ་རྣམས་ཀྱིས་ནས་འཚིག་འབུས་པའི་ཐལ་བར་བསྒྱུར་ལ། དེ་ཡང་ཚིག་འགྱུར་ཡ་བ་ནས། ཀྵ་ར་འགྱུར་བ་སྟེ་ནས་ཀྱི་འགྱུར་བར་འགྱུར་བ། དོན་འགྱུར་དུ་མཛད་ལ། ནས་འགྱུར་བ་སྟེ་ཡོས་ལས་བྱུང་བ་དང༌། ནས་འཚིག་འབུས་པ་ཡང་ནས་འཚིག་པ་ཡོས་དེ་འབུས་པའི་ཐལ་བ་སླེ་ནག་མར་འགྱུར་བ་འདྲ་ཞིག་སྣང་ལ། ཟླ་ཟེར་རྩ་འགྲེལ་ལས། ནས་འཚིག་འབུས་པའི་ལན་ཚ་ནི།། སྲན་[སྐྲན]དང་སྙིང་ནད་སྐྱ་རབ་དང༌།། ཕོ་བ་མཆེར་པ་རྐིག་[སྐྱིག]ནད་དང༌།། ལུད་པ་གཞང་འབྲུམ་དབུགས་མི་བདེ།། ལྟོ་སྦོས་བད་ཀན་སེལ་བ་ཡིན།། ཞེས་བྱ་བ་ལན་ཚྭའི་ནང་ནས་ནས་འཚིག་འབུས་པའི་ཐལ་བའི་ལན་ཚྭ་ནི་སྲན་[སྐྲན]ནད་བད་ཀན་གྱི་ནད་སེལ་ཅིང་འཇོམས་པ་ཡིན་ནོ།། སྭ་ཙི་ཀ་སྒྲོགས་ཐལ་ཚ་ཀུན།། རབ་རྙེ་ཚ་ཞིང་སྲིན་སེལ་ཡང་།། ཁྲག་མཁྲིས་བསྐྱེད་བྱེད་སྨིན་བྱེད་

ལ།། གཙོད་ཅིང་མི་ཞིམ་རྣམ་པར་འབྱེད།། ནས་འཚིག་འཁྲུས་ཚ་ཁ་བས་ན།། མདོག་མདངས་ཁྲུ་བ་སྨྲ་མིག་གནོད།། ཅེས་བྱ་བ་ལ། སྭ་ཛྀ་[ཙི]ཀ་ལ་སྐྱོགས་པའི་ཐལ་བའི་ཚ་ཁྲུ་བ་ནི་རབ་ཏུ་རྣོ་བ་དང་ཚ་བའི་ནུས་པ་དང་ལྡན་པ་དང་། སྲིན་བུའི་ནད་སེལ་བ་དང་། ཡང་བ་དང་། ཁྲག་དང་མཁྲིས་པ་བསྐྱེད་པ་སྨིན་པར་བྱེད་པ་དང་། བད་ཀན་ལ་སྐྱོགས་པ་གཙོད་པར་བྱེད་པ་དང་། དེ་བཞིན་དུ་མི་ཞིམ་པ་སྟེ། སྙིང་དགའ་བར་མི་བྱེད་པ་དང་། རྣམ་པར་འབྱེད་པར་[པ]སྟེ། འབྲུམ་བུ་དང་། ཡོལ་མིག་ལ་སྐྱོགས་པ་འབྱེད་ཅིང་འགགས་པར་བྱེད་པ་དང་། ལན་ཚ་སྒྲོ་ཞིང་ཁ་བས་ན་མདོགས་[མདོག]མདངས་དང་ཁྲུ་བ་ལ་སྐྱོགས་པ་གནོད་པ་ཡིན་ནོ།། ཞེས་དང་། ཀླ་ར་ནི་སྭ་ཙི་ཀ་དང་། ཡ་བ་ཀླ་ལ་སྐྱོགས་པའོ།། ཞེས་གསུངས་པས། ནས་འཚིག་འཁྲུས་པའི་ཐལ་བ་ཚ་བ་དང་། སྭ་ཙི་ཀ་ཁ་བར་བཤད་ཅིང་། ཀླ་ར་ལ། སྭ་ཙི་ཀ་དང་། ཡ་བ་ཀླ་གཉིས་སུ་གསུངས་པས། གཉིས་ཀ་ཀླ་རའི་བྱེ་བྲག་ཡིན་ཀྱང་མི་གཅིག་པར་སྣང་ལ། ད་ལྟ་སྭ་ཙི་ཀ་སྐྱེ་ནག་མ་ལ་བྱེད་སྣང་བས་ཅུང་ཟད་མ་མཐུན་ཞིང་། རྒྱུད་འདིའི་དགོངས་པ་ས་སྨན་དུ་བཤད་པས། ཡ་བ་ཀླ་ར་བྲག་སྐྱིབས་ཀྱི་བུལ་ཏོག་འདྲ་བ་དེ་ཉིད་ལ་འདོད་དགོས། ཡུལ་སྐད་དུ་ཛ་ཁ་ཁླུ་ར་ཟེར་བ་ཟུར་ཚག་པ་ཡིན་ནོ།། བུལ་ཏོག་ནི་དངོས་སོ།། མུ་ཟི་ལ་སེར་ནག་གཉིས་སུ་དབྱེ། མིང་ལ། ཤྭཛྫ་ཀ་སྟེ་དྲི་ཅན་དང་། གུཛྫ་དང་། སིནྡྷ་ཤེ་ལ་ཛོ་སེར་པོ་དང་། མ་ཡུ་ར་ཤེ་ཁ་སྟེ་རྨ་བྱའི་གཙུག་ཕུད་རྣམས་སོ།། ནག་མཚུར་དང་སེར་མཚུར་གྲགས་པར་ཟད་དོ།། བིག་པན་ནི་སྐབས་འདིར་ཙོང་ཞི་བསྲེགས་པ་འདྲ་བའི་སྨན་རྫས་ཤིན་ཏུ་ཚ་བ་ཞིག་གོ། རྡོ་བྲག་[དྲེག]ནི་ཕ་ཝོང་[བོང]སོགས་ལ་ཆགས་པའི་དྲེག་པ་སྟེ། དཀར། སེར། དམར། སྔོ། ལྗང་བ་ལྗི་སྣང་ངོ།། མིང་ཤེ་ལེའོ།། བྲག་ཞུན་ནི། སྔར་བཤད་པ་ལྟར་ལས། མིང་ཤི་ལ་ཛ་ཏུ་ཟེར།

བཞི། ཤིང་སྨན།

བཞི་པ་ཤིང་སྨན་ལ། རྩ་བ་སོགས་ལས། དཔེར་ན་ཨ་རུ་རའི་རྩ་བས་རུས་པའི་ནད་སེལ་བ། སྡོང་པོས་ཤའི་ནད་སེལ་བ། ཡལ་གས་རྩ་རྒྱུས་ཀྱི་ནད་སེལ་བ། ཤུན་པས་པགས་པའི་ནད་སེལ་བ། ལོ་མས་སྣོད་ཀྱི་ནད་སེལ་བ། མེ་ཏོག་གི་[གིས]དབང་པོའི་ནད་སེལ་བ། འབྲས་བུའི་[བུས]དོན་སྙིང་གི་ནད་སེལ་བ་དང་། འདུས་པའི་ནད་སེལ་བ་ལྔ་བུའོ།། རྗེ་རང་བྱུང་པས། དེ་ནས་ཤིང་སྨན་བཤད་པར་བྱ།། ཨ་ག་རུ་ནག་སྤོག་རྩ་དང་།། སྙིང་གི་ཚད་རླུང་ཐམས་ཅད་སེལ།། ཙ་རུ་ཀ་ཡང་རླུང་ནད་སེལ།། ཨ་ག་རུ་དམར་རླུང་ཚད་འཇོམས།། ཤུ་རུ་ཙན་དན་དེ་དང་འདྲ།། ཙན་དན་དཀར་པོ་དྲི་ལྡན་གྱིས།། བཅུད་བྱེད་དྲི་མེད་ཚད་ཀྱང་སེལ།། དམར་པོས་ཁྲག་རླུང་འཐབ་པ་འཇོམས།། སྨུག་པོ་ཚད་ནད་ཀུན་ལ་ཕན།། ཧྲི་བ་ཧྲ་རུ་ཚད་པ་སེལ།། ཤུ་དུམ་ཕ་ར་བཅུད་ཆེན་ཡིན།། ཨ་ཤྭད་ཏ་དང་སླག་ཤ་དང་།། ཐུ་གྲོ་ཧྲ་དང་མཚོད་སྡིག་ཤིང་།། ཏ་ས་ག་ར་ཛྙེས་གཾ་ག། ཙཾ་པ་རི་དང་ས་མིའི་ཤིང་།། ཨ་བ་མ་ག་པ་ལ་ཤ། འདི་བཅུ་གདོན་ཆེན་བཅུ་སེལ་ཞིང་།། གྲུབ་པ་བཅུ་ཡང་སྐྱེར་བར་བཤད།། སེང་ལྡེང་མཛེ་དང་ཆུ་སེར་འཇོམས།། ན་རི་ཀེ་ལ་བད་མཁྲིས་སེལ།། གོ་མོ་ལུས་ཐུངས་བརྟས་པར་བྱེད།། ཧ་ར་[ཧྨར]ཁས་རླུང་ནད་སེལ་བ་ཡིན།། ཙམ་པ་ཀ་ཡིས་ཚད་པ་འཇོམས།། ཏོང་ཁའི་ཤིང་གིས་དུག་ལ་ཕན།། འབྲུག་ཤིང་ཆར་འབེབས་གླུ་ནད་སེལ།། ཆུ་ཤིང་འདུས་པའི་ནད་ཀུན་སེལ།། བལ་སེ་ཤིང་ཡང་དུག་ལ་ཕན།། དར་ཤིང་རུས་ནད་ཀུན་ལ་ཕན།། འདི་བཅུ་འབྲས་བུས་[བུའི]སྨན་མཆོག་ཡིན།། ཤུག་པས་སྨད་ཀྱི་ཚད་པ་སེལ།། འབྲས་བུ་བདུད་རྩི་བཅུད་དུ་བཤད།། སྟ་མའི་ཉུས་པ་དེ་དང་མཚུངས།། ལྕང་མས་སྐྱུ་[དམུ]ཆུའི་ནད་ལ་ཕན།། སྦྱར་པས་བྱེར་བ་བསྡུད་[སྡུད]པ་ཡིན།། སྤྱི་གཞུར་[བཞུར]མགོ་རུས་ཆག་པ་སྦྱོར།། སླང་མས་སོ་ནད་

ཚད་པ་སེལ།། སྟག་པས་ལུས་ཟུངས་བརྟས་པར་བྱེད།། བེ་ཤིང་ཆུ་སེར་འདྲེན་པ་ཡིན།། སྒྲུ་དང་ཁྲིལ་པ་འདུ་བ་སྐོམས།། དེ་ལྟར་བཅུ་པོ་ཤིང་སྨན་ཡིན།། གྲུམ་ཤིང་ལས་ནི་རྨག་[སྨག]འབྱུང་སྟེ།། བེ་ནག་འབྲས་བུ་མོན་ཆ་ར།། འབྲུ་བ་གཅོད་པའི་དམ་པ་ཡིན།། སྤྱོས་དཀར་ཤིང་དང་སྤྱོས་ནག་གཉིས།། ཆུ་སེར་སེལ་བའི་དམ་པ་ཡིན།། མདུང་ཤིང་ཐང་ཆུ་རྨ་ཀུན་ཕན།། འདྲེ་གྲོག་ཤིང་གིས་གཉན་ཚད་སེལ།། དུག་ཁམ་ཤིང་འབྲས་དུག་ནད་སྦྱོང་།། སྦྲོན་ཤིང་སྐྲན་ནད་ཀུན་ལ་ཕན།། ཏར་ཤིང་དུག་དང་གློ་ནད་ཕན།། རྒྱ་མཐའ་ཚད་པ་སེལ་བར་བྱེད།། ཡོན་ཏན་ཅན་གྱི་ཤིང་བཅུའོ།། སྐྱེར་པས་དུག་སེལ་མིག་ལ་ཕན།། སེ་བས་རྩ་སྦུབས་ནད་རྣམས་བསྡུད[སྡུད]།། ཞུམ་[འོམ]བུས་དུག་ཚད་མ་ལུས་འཇོམས།། རྐྱལ་[རྐྱ]ལྕུང་བར་ཤུན་སྐྱུགས་ཀྱི་སྨན།། ཁྱི་ལྕེ་[ཤིང]གློ་མིག་བད་ཀན་འདྲེན།། ཕང་མ་འབྲས་བུ་སྙིང་ནད་སེལ།། བྲ་མ་ཤ་ཡིས་ནད་ཀུན་འཇོམས།། སྐྱུར་ཞིང་[ཤིང]བད་ཀན་སེལ་བ་ཡིན།། གྲོ་ཁ་མགོ་ཆག་ཆུ་སེར་འདྲེན།། སེ་རྒོད་བར་ཤུན་དུག་ཚད་བསྡུད[སྡུད]།། འདི་བཅུའི་བར་ཤུན་གཟུང་བར་བྱ།། ད་ལིས་གྲང་ཆུང་ཀུན་སེལ་གཙོ།། སུ་རུ་དེ་དང་ཕྱོགས་མཐུན་དྲོད།། སྲི་[སྲིན]མ་མ་ཞུ་གློ་ནད་སེལ།། མཆེ་ཡིས་རྨ་གསོ་བསྐྲངས་[སྐྲངས]རྣམས་འདུལ།། ཛ་ཤིང་ཚད་པ་ཀུན་ལ་ཕན།། ཤིང་སྟོན་གྱིས་ཀྱང་ཚད་པ་འཇོམས།། སྐྱི་ཚེར་འབྲས་བུ་གག་པ་སེལ།། ཡུངས་ཤིང་ཚད་པ་སྐོམས་པར་བྱེད།། རྨངས་[སྨག]ཤད་རྨ་གསོ་ཆུ་སེར་འདྲེན།། སྟུག་མས་མཁལ་མའི་ཟུངས་འཛིན(་བྱེད)།། འདི་བཅུ་ཉེད་སྨ་ཀུན་དུ་རྒྱུག། ལྷ་ཤིང་ཕུར་མོ་རྣག་ཆུ་སྐེམས།། མཛོ་ཚེར་ཅན་དན་དམར་པོར་མཚུངས།། ཨེར་མའི་ཤིང་གིས་ཙ་ལམ་སེལ།། ལྦ་[ལྦ]ཚེར་བ་ཡང་བསིལ་བར་གཏོགས།། གསོམ་དང་རྒྱ་ཤིང་ཐང་ཤིང་གསུམ།། བསིལ་སྐོམས་ཕྱོགས་སུ་གཏོགས་པས་ཏེ།། ཐང་ཆུས་རྨ་ཡི་ཆུ་སེར་སེལ།། ལ་ཏེའི་ཤིང་གིས་གློ་ཚད་ཕན།། བཙོད་ཀྱིས་རྒྱུ་ཡོང་ཚད་

པ་སེལ།། ཤིང་དམར་རྩིར་མོ་ཚད་པ་སེལ།། དེ་ལྟར་བཅུ་གསུམ་བསིལ་ལ་སྙོམས།། གཞན་ཡང་འབྲས་བུའི་རྩི་སྨན་རྣམས།། ཕལ་ཆེར་ཤིང་ལས་བྱུང་མོད་ཀྱི།། དེ་རྣམས་འོག་ཏུ་བརྗོད་པར་བྱ།། ཞེས་གསུངས་པས། དུ་རུ་ཀ་ནི། ཨ་ག་རུ་ལས་ཙུང་ཟད་མཁྲེགས་ཤིང་སྦུམ་ཆེ་བ་མདོག་དཀར་སེར་དྲི་ཚ་མངར་ལྡན་པའོ།། སུ་རུ་ཙན་དན་དཀར་པོ་ལས་སོབ་ཅིང་དྲི་ཚ་ཉམས་ཙུང་ཟད་ཡོད་པ་ཤུགས་[ཤུག]པ་འདྲ་བ་ཞིག་གོ། ཨུ་དུམ་ཝ་ར། ཨ་ཤྭཏྠ། པླཀྵ། ནྱ་གྲོ་དྷ། མཆོད་སྡིན་ཤིང་། ཏ་ས་ག་ར། ཧྲེ་ཀཾ་ཀ། ཕྲུཾ་པ་རི། ས་མིའི་ཤིང་། ཨ་བ་མ་ཀ པ་ལ་ཤ ཙམྤ་ཀ་རྣམས་རྒྱ་གར་ན་ཡོད་ཀྱང་བོད་དུ་གསལ་བར་མི་སྣང་། ན་རི་ཀེ་ལ་ནི་བེ་དའི་ཤིང་། གོ་མོ་ནི་གོ་ལའི་ཤིང་། མིང་གཞན་འགུ་བ་ཟེར། དོང་ཁའི་ཤིང་ནི་དོང་ཁ་ཉིད་ཀྱི་ཤིང་ངོ་།། འབྲུག་ཤིང་ནི་ཆར་འབེབས་ནུས་པའི་ཤིང་ངོ་།། བལ་སེ་ནི་བལ་པོ་སེའུའོ།། དར་ཤིང་ནི་རྒྱ་ནག་གི་ཤིང་གཞུའི་མཆོག་དང་པི་ཝང་གི་ཁོག་པ་ལ་ཡོང་བ་སྟེ། ཙུང་ཟད་སེར་ཉམས་ཡོད་པ་འོད་[འོལ]སེའི་སུལ་འདྲ་བ་ལ་དེ་བས་ཙུང་འཇམ་པའོ།། ཐུ་མ་དངོས། ལྕུང་མ་ནི་སྐྱེར་ལེགས་སོ།། སྦྱར་པ་དངོས། སྤྲི་ཞུལ་[བཞུར]ནི་འདིལ་པའི་རིགས་ཀོགས་[སློགས]པ་ལ་ཁུ་བ་སྔོན་པོ་འབྱུང་བའོ།། སླང་མ་དངོས། སྟག་པ་ནི་སྟག་མ་འདྲ་བ་ལ་དེ་བས་མཁྲེགས་པའོ།། བེ་ཤིང་དངོས། རྒྱ་དང་ཁྲིལ་པ་ནི་རྒྱ་ཁྲིལ་དཀར། ཁྲིལ་པ་ཁྲིལ་ནག་གོ། གྲུམ་ཤིང་ནི་རྨག་[སྨག]འབྱུང་བའི་ཤིང་ངོ་།། སྤོས་དཀར་ཤིང་ནི་སྤོས་དཀར་འབྱུང་བའི་ཤིང་སེང་ལྡེང་འདྲ་བ་ལ་དེ་བས་ལྕི་ཞིང་བཙད་ངམས[ངམ]བུ་གུ་ཅན་དུ་འབྱུང་བ། ཨ་ཙ་རས་ཨོག་སྐྱེགས་བྱས་ཡོང་བ་དེའོ།། སྤོས་དཀར་ནག་པོའི་ཤིང་ནི་གུ་གུལ་འབྱུང་བའི་ཤིང་ངོ་།། མདུང་ཤིང་ནི་དངོས། འདྲེ་གྲོག་ཤིང་གུ་གུལ་ཤིན་ཏུ་དཀར་བ་འབྱུང་བའི་ཤིང་སྟེ་གུ་གུལ་གྱི་ཤིང་བྱེ་བྲག་པའོ།། སྨན་ངོ་གསལ་བྱེད་དུ་གུ་གུལ་སྤྱིའི་ཤིང་དུ་མཛད་

པ་རྒྱུད་འདིར་སྤྱི་བྱེ་བྲག་མ་ཕྱེ་བའི་དབང་དུ་མཛད་དོ།། དུག་ཁམ་ནི་ཁམ་ནག་ཤིང་ལྷགས་ལས་དུག་འབྱུང་བའོ།། ཏར་ཤིང་དངོས། རྒྱ་མཐའ་ནི་སྐྲགས་མོའོ།། རྒྱ་ལྕང་ནི་རལ་པ་ཅན་ནོ།། ཕང་མ། བྲ་མ་ནི་གྲགས་པའོ།། སྤྱུར་ཤིང་ནི་སྤྲ་ཚང་པ་སྟེ་འདི་སྦོ་འགའ་ཞིག་ཤིང་དང་ལྡན་དུ་བཤད་དོ།། གྲོ་ཁ་ནི་ཁྲོ་བ་དཀར་པོ་འབྱུང་བའི་ཤིང་ངོ་།། ཛ་ཤིང་ནི་རྒྱ་ཛའི་ཤིང་ངོ་།། ཤིང་སྡོན་ནི་མ་གཞོགས་གྲུ་བཞིའོ།། ཡུངས་ཤིང་ནི་ཡུང་བའི་ལྗུམ་བུའོ།། སྟུག་མ། ཏླ་[སླ]ཚེར། སོམ[གསོམ]། རྒྱ་ཤིང་། ཐང་ཤིང་རྣམས་གོ་བར་ཟད་ཅིང་། ལ་ཧེའི་ཤིང་ནི་རྒྱ་སྐགས་ཀྱི་ཤིང་ངོ་།། ཤིང་དམར་རྨིར་མོ་ནི་སྲིད་སྲིད་བྱ་མོའོ།།

ལྔ། རྩི་སྨན།

ལྔ་པ་རྩི་སྨན་ལ་རྩ་[རྩྭ]ཤིང་སྲོག་ཆགས་ལས་བྱུང་བ་གསུམ།

དྲུག ཐང་སྨན།

དྲུག་པ་ཐང་སྨན་ལ་རྩ་བ་ངར་པ་ལོ་མ་མེ་ཏོག་འབྲས་བུ་ལྷར་ཕྱེ་ནས། སོ་སོའི་ནུས་པ་སྨོམས་ཏེ་བཤད་པས། ག་བུར་ནི་ངོ་བོ་ཐང་ཆུ་སྟེ། དེ་གང་ལས་བྱུང་བ་ལ་ནི་འདོད་པ་མང་བར་སྣང་སྟེ། བྱང་ཕོག་རྒྱ་ནག་མ་ལས། ཙན་དན་ལ་འདོད་ལུགས་མང་ཀྱང་[ཡང་]། དྲན་པ་ཉེར་བཞག་ཆུང་ངུ་ལས། འཁྲི་ཁ་རྔོ་ཞེས་བྱ་བའི་རི་ལ་ཙན་གོར་ཤི་ཤ་སྐྱེས་སོ།། ཧ་རི་ཤྲཱུ་ལང་ཞེས་བྱ་བའི་ཙན་གཉིས་པ་ཡང་ཡོད་དོ།།དག་ལས་རིགས་གསུམ་སྟེ། ས་མཆོག་སྤྲུལ་གྱི་སྙིང་པོ་དང་། གོ་རོ་ཤི་ཤ་ཡིན་པའོ།། ཞེས་པ་ལ་བརྟེན་ནས་ས་མཆོག་ལས་ཤེལ། སྤྲུལ་གྱི་སྙིང་པོ་ལས་སྟག་གཟིག གོ་རོ་ཤི་ཤ་ལས་མང་འབྱུང་བར་འདོད་པ་དང་། ཨ་ཙ་ར་ཛོ་ན་མི་ཏྲའི་བཞེད་ཀྱིས། ཙན་དན་ས་མཆོག་གི་ཐང་ཆུ་སྟེ། དགུན་ཤེལ། དཔྱིད་སྟག་གཟིག དབྱར་མང་འབྱུང་བར་འདོད་པ་དང་། དྲང་སྲོང་གཞུང་སྐྱེས་ཀྱིས། ཙན་དན་རིགས་གཅིག་ལས་འབྱུང་རུང་། རི་མཐོ་སར་སྐྱེས་པ་ལས་ཤེལ། རི་ཐང་འཚམས་

[མཚམས]སུ་སྐྱེས་པ་ལས་སྟག་གཟིག ཀླུངས་སུ་སྐྱེས་པ་ལས་མང་འབྱུང་བར་འདོད་པ་དང་། སྐྱེས་བུ་མི་ལྷའི་བཞེད་ཀྱིས། ཙན་དན་རིགས་གཅིག་ལས་བྱུང་ཀྱང་[ཡང་]། ད་ལོའི་ཐང་ཆུ་ལ་ཤེལ། ན་ཉིང་གི་ཐང་ཆུ་ལ་སྟག་གཟིག བཞི་[གཞིས]ཉིང་གི་ཐང་ཆུ་མང་དུ་འདོད་པ་དང་། ཕྱུག་བདུམ་[རྡུམ]གྱི་བཞེད་ཀྱིས། ཙན་དན་རིགས་གཅིག་ལས་བྱུང་ཀྱང་[ཡང་]། ཕྱོགས་ཀྱི་དབྱེ་བས་བྱུང་གི་ཐང་ཆུ་ཤེལ། ཤར་ནུབ་སྟག་གཟིག ལྷོ་མང་དུ་འདོད་པ་དང་། ཁ་གཅིག རང་ལུགས་ནམ་ཟླས་ཕྱི་བ་འཐད་པར་བྱས་ནས། རི་ཀླུངས་ཀྱི་ཕྱི་བ་ལ་དེ་ལྟ་ན་རྒྱུ་ཙན་དན་ལ་ཡང་བསིལ་དྲོད་ཀྱི་ཁྱད་པར་ཡོད་དགོས་པར་འགྱུར་རོ་ཟེར་ཡང་། རིགས་པ་འདི་ནམ་ཟླས་ཕྱི་བ་ལའང་སོ་ན་གནས་ཏེ། དེ་ཡང་གཞན་ལ་བརྗོད་པ་ནི། རི་ཀླུངས་ཀྱི་ཙན་དན་ལ་བསིལ་མི་བསིལ་འཐད་པར་ཐལ། དེ་ལས་བྱུང་བའི་ག་བུར་ལ་བསིལ་མི་བསིལ་གྱི་ཁྱད་པར་འཐད་པའི་ཕྱིར་ཞེས་པར་སྣང་ལ། དེ་ལྟ་ན་དཀུན་དཔྱིད་དབྱར་གྱི་ཙན་དན་ལ་བསིལ་མི་བསིལ་འཐད་པར་ལ། དེ་ལས་བྱུང་བའི་ག་བུར་ལ་བསིལ་མི་བསིལ་འཐད་པའི་ཕྱིར་ཞེས་བརྗོད་ན་ལན་འདོན་[ལྡོན]པར་མི་ནུས་སོ།། ཁ་ཅིག ཚེམ་གིང་མ་ལས་ག་བུར་འབྱུང་བར་འདོད་ཀྱང་། རྒྱ་ནག་ནས་འབྱུང་བའི་སྟོད་ཚེམ་གིང་མ་ཆག་པའི་ནང་གི་ཤིང་ལ་ག་བུར་མནམ་པར་སྣང་ཡང་ག་བུར་བྱུགས་པ་ཚོན་དང་བསེ་ཞེས་བསྐམས་པར་སྣང་ལ། ཛོ་བོ་ཤིང་ཙན་དན་ལ་སོགས་པའི་སྨུམ་བག་གཏན་མེད་པ་ཞིག་ཡོད་སྣང་བས་ག་བུར་འབྱུང་བའི་ཤིང་མིན་ནོ།། རྗེ་ཟུར་མཁར་བས་[བའི]སྨན་ངོ་གསལ་བྱེད་དུ། ག་བུར་འབྱུང་བའི་ཤིང་ནི་ཏ་རི་ཙན་དན་ཞེས་པ་ལ། ཙན་དན་དེ་ལ་གོང་དུ་སྨོས་པའི་རིགས་གསུམ་ཡོད་པ་ནི། བོད་ཀྱི་ཤུག་པའི་དབྱེ་བ་དང་མཚུངས་སོ།། འདིར་དྲང་སྲོང་ཆེན་པོའི་བཞེད་ཀྱིས། འབྱུང་ཁུངས་སྤྱལ་གྱི་སྙིང་པོ་གཅིག་པོ་ཡིན་ཀྱང་། འཕྲུ་དུས་ཀྱི་ནམ་ཟླས་བསིལ་དྲོད་སྐྱོམས་པ་གསུམ་ལས་

ག་བུར་རིགས་གསུམ་འབྱུང་གསུང་ངོ་ཞེས་བཤད་པས། སྦྲུལ་གྱི་སྙིང་པོ་ལ་བྱེ་བྲག་སོ་སོར་ཕྱེ་བ་ལ་དགོངས་ནས་ཙན་དན་རིག་[རིགས]གསུམ་ལ་ག་བུར་གསུམ་འབྱུང་བར་བཤད་ཀྱི། ངོ་བོ་ནམ་ཟླས་ཕྱེ་བར་བཞེད་དོ།། རང་ལུགས་ལོ་ལོན་དུས་ཀྱི་ཕྱེ་བ་འཐད་པ་འདྲ་སྟེ། དཔེར་ན་ཡན་ལག་བརྒྱད་པར། བུ་རམ་གསར་པ་བསིལ་བ་དང་།། རྙིང་པ་དྲོད་དུ་བཤད་པ་དང་།། སྨན་ཐམས་ཅད་ཀྱང་རང་རང་གི་ནུས་པ་ལོ་དུས་འདས་ནས་འཚོར་བར་སྣང་བའི་ཕྱིར་དེས་ན་ག་བུར་གྱི་ནུས་པ་བསིལ་རྩུབ། ལོ་འདས་ནས་བསིལ་འཇམ་དང་། ལོ་མང་དུ་འདས་ནས་ཙུང་ཟད་བསིལ་ཞིང་འཇམ་པར་འགྱུར་རོ།། པཱུ་ཀ་བུར་ཞེས་པ་ཞིག་ཀྱང་བཤད་པས། ལྔ་པའི་ག་བུར་དུ་ཞེས་པས་ལོ་ལྔ་ལོན་པའི་ག་བུར་མང་ལས་ཀྱང་མི་བསིལ་ཞིང་འཇམ་པའོ།། རྒྱུ་ཙན་དན་རིགས་གཅིག་ཡིན་པ་ནི། གོ་རི་ཤི་ཤ་བསྒྱུར་བས་ས་མཆོག་ཏུ་འགྱུར་བར་བཞེད་པས་ཤེས་ལ། སྡོང་པོ་རྒྱ་མཚོའི་མཐར་འཁྱིར་བ······<མ་ཡིག་ཏུ་ཡིག་འབྲུ་གཉིས་ཙམ་མི་གསལ།> ཁུར་བར་བཤད་དེ། བུ་སྟོན་གྱི་གསུང་ཟིན་བྲིས་སུ་བྱས་པ་ལས། ཙན་དན་གྱི་སྡོང་པོ་ཁོག་སྟོང་པར་ཡོད་པའི་ནང་དུ་དུག་སྦྲུལ་ཞུགས་པ་ལ་སྦྲུལ་གྱི་སྙིང་པོར་བཏགས་པར་གསུངས་ཡོད། ཟླ་དགའི་སྨན་མིང་སྒྲ་ངེས་པར་སྦྱར་བར་ཏ་རི་ཙན་དན། ཙན་དན་དམར་པོ། མིང་ནི་རྣམ་གྲངས་སུ་བཤད་གདའ་འོ།། ཤིན་ཏུ་བསིལ་བས་སྦྲུལ་འཁྲིལ་བ་སྦྲུལ་གྱི་སྙིང་པོར་བཏགས་སོ།། རྒྱུ་ཙན་དན་ལའང་བསིལ་དྲོད་ཡོད་པར་སྣང་སྟེ། སློ་མ་ཅན་པ་གང་པོའི་གཏམ་རྒྱུད་ལས། ས་མཆོག་གི་དུམ་བུ་ཡོད་པའི་ཤིང་ཁུར་ཁུར་བ་ཞིག་དང་གང་པོ་ཕྲད་པ་ན་ཁུར་པོ་ཅན་ཤིན་དུ་འདར་བས་ཙན་དན་ཡོད་པར་ཤེས་ཏེ་ཀུན་པ་ན་ལྷ་བརྒྱས་ཤིང་ཁུར་བསླུས་ཏེ། ས་མཆོག་ལ་བཅོམ་ལྡན་འདས་ཀྱི་དྲི་གཙང་ཁང་གི་བརྒྱན་དང་ཕྱེ་མས་ཞལ་ཞལ་བྱས་པར་བཤད་ཅིང་། ད་ལྟ་ཙན་དན་ཁུར་ཀྱང་འདར་བར་མི་འགྱུར་བའི་ཕྱིར། དེས་ན་ཙན་དན་གསར་རྙིང་ལའང་བསིལ་མི་བསིལ་གྱི་ཁྱད་པར་

ཡོད་པར་སྣང་ངོ༎ མིང་ཀྤཱུ་ར་ཟེར། ག་བུར་ནི་ཟུར་ཆག་པའི་ཡུལ་སྐད་དོ༎ རྙི་མ་ཀསྤུ་[ཀྤཱུ]ར་ཞེས་པ་འཛིགས་བྱེད་ཀྱི་ཀྤཱུ་རང་། འཛིགས་སྡེའི་ཀྤཱུ་ར་སྟེ། ཤིན་ཏུ་བཟང་བ་ལྷོ་ཕྱོགས་ནས་ཡོང་བ་ཞིག་སྟེ། ཤེལ་ལས་ཀྱང་ནུས་པ་ཆེ་བས་ཀྤཱུ་ར་རིགས་ལྷུར་ཕྱི་བ་འཐད་པར་སྣང་ངོ༎ ཙན་དན་དང་སོ་མ་ཞེས་པ་ཟླ་བར་འགྱུར་བས་གབ་བོ༎ ཙན་དན་དཀར་པོ་ནི་ཤིང་སྨན་ཏེ། མིང་ཤྲི་ད་ཙན་དན་ན་ཟེར། ཁ་ཅིག་ཧ་རི་ཙན་དན་ཏེ་འཆི་མེད་མཛོད་ཀྱི་འགྲེལ་པ་འདོད་འཛོམས། ཧ་རི་ནི་སྤྲེལ་པ་ལ་འཇུག་པས། རི་སྤྲེལ་པ་འདྲ་བ་ལས་སྐྱེས་པའི་ཙན་དན་ལ་ཧ་རི་ཙན་དན་དུ་བཤད་དོ། བོད་སྐད་དུ་ཚད་པའི་མདངས་འཕྲོག་ཏུ་འགྱུར་ཟེར། ཙན་དན་དམར་པོ་ནི་མིང་རཀྟ་ཙན་དན་ན་ཟེར། ཨ་ག་རུ་ནི། ཨ་གུ་རུ་ཞེས་པ་སྟེ། ཨ་ག་རུ་ཞེས་ག་ཡིག་བྱེད་པ་ནོར་རོ༎ དེ་ཡང་དུས་འཁོར་དུ། ཨ་ག་རུའི་སྐད་དོད་ལ་གྷུ་ཞེས་འབྱུང་བ། ལོ་ཆེན་རྣམས་ཀྱིས་ཡང་བ་ཞེས་པར་བསྒྱུར་བས། ཨ་གུ་རུ་ལྕི་བ་མ་ཡིན་པའམ་ལྕི་བ་མེད་པ་སྟེ། གུ་རུ་ལྕི་བ་སྟེ། ཡོན་ཏན་གྱི་ལྕི་བའི་དོན་འགྱུར་དུ་བྱས་ནས་བླ་མར་བསྒྱུར། དེས་ཨས་བཀག་པས་ལྕི་བ་མེད་པ་ཡང་བ་སྟེ། ལ་གྷུ་དང་མཐུན་ནོ༎ དེས་ན་ཨ་གུ་རུའི་མིང་ཨ་ག་རུ་ཟུར་ཆག་གོ། ཁ་ཅིག་ཨ་ག་རུ་རླུང་ཡང་བ་སེལ་བའི་ནུས་པ་འདི་ལྟ་བུ་ལྕི་བ་ཨས་བཀག་པས་ཡང་བ་མེད་ཟེར་བ་ཡིན་ཟེར་བ་ནི། ཚིག་ཙམ་ལ་མ་བརྟགས་པར་ཟད་དེ། ལྕི་བ་ཨས་བཀག་པས་ལྕི་བ་མེད་པར་འགྱུར་གྱི། ཡང་བ་མེད་ཟེར་བར་འགྱུར་བའི་སྐབས་མེད་དོ༎ དེས་ན་ཨ་ག་རུ་ནུས་པ་ཡང་སྙོམ་དང་ལྡན་པས་རླུང་ཚད་སེལ་གྱི་རླུང་རྐྱང་པ་མི་སེལ་ལོ༎ མིང་གི་རྣམ་གྲངས་ཤིང་ཤ་པ་ཡིན་པར་འཆི་མེད་མཛོད་ཀྱི་འགྲེལ་པ་ལས་བཤད་ཅིང་། ཤིང་ཤ་པ་བསྒྱུར་ན་དྲི་ཉལ་ཏུ་འགྱུར་བས་བོད་སྐད་མ་ཡིན་ནོ༎ ཟླ་ཟེར་ལྟར་ན། ཤིང་ཤ་པ་དང་ཨ་ག་རུ་ཟླ་དགས་སྨན་མིང་སྒྲ་ངེས་པར་སྦྱར་བར། ཤིང་ཤ་པའི་མིང་གི་རྣམ་གྲངས་སུ་ཨ་གུ་རུ་སྦྲ་ར་ཞེས་

བཤད་པས་ཀྱང་ཤིང་ཤ་པ་དང་ཨ་ག་རུ་གཅིག་པར་སྣང་ངོ་།།མི་གཅིག་པ་འདྲ་སྟེ་དེ་བཞིན་དུ་སྙིང་པོ་ནི་ཤིང་པ་ལ་དང་། ཨ་ག་རུ་དང་ཐང་ཤིང་དང་། ཤིང་ཤ་པ་ལ་སོགས་པའི་སྙིང་པོའི་ཁུ་བའི་སྨུམ་མོ།། ཞེས་བཤད་པ་བཞེད་པ་མི་འདྲ་བ་ཡིན་སྣང་ངོ་།། གི་ཝུ་ཡང་ཞེས་པ་ནི། སྐད་དོད་གོ་རོ་ཙ་ན་སྟེ། བ་གླང་ལས་བྱུང་བའི་བཙུད་ཅེས་པར་འགྱུར་རོ།། གླང་ཆེན་མཁྲིས་པ་དང་། གླང་ཆེན་རྩི་དང་། ས་ཀ་ལ་རྣམས་རྣམ་གྲངས་སོ།། བཙུ་[ཙུ]གང་ནི་ས་དང་། སྨུགས་[སྨུག་མ]ལས་བྱུང་བ་གཉིས། དང་པོ་ལ། ཤ་ར་ཀྲ་སི་མ་དང་པྲི་ཏ་པུ་རི་མ་གཉིས། དང་པོ་ནི། ཤ་ར་ཀྲ་སི་ནི་འཁོར་མོ་འཇིག་སྟེ། དེར་མཚོའི་བརླབས་[རླབས]ལ་བུ་[བུལ]ཏོག་བཞིན་ཆགས་པ། མེར་བསྲེགས་ན་རོ་མི་འགྱུར་བ་ཞིག་གོ། གཉིས་པ་ནི། པྲི་ཏ་པུ་རི་ནི་ཡི་དྭགས་ཀྱི་གྲོང་ཁྱེར་སྟེ[ཏེ]། དབང་ཕྱུག་གི་ཁུ་བས་བཙུད་བསྐྱུས་པར་གྲགས་པའི་དམར་མདངས་ཅན་ཞིག་ཡོང་བའོ།། གཉིས་པ་སྨུག་མ་ལ་[ལས]བྱུང་བ་ནི། ལྷོ་མོན་ནས་སྨུག་མ་ལྷ་བུའི་ཚོགས་ལ་སྐྱེས་པའི་བཙུ་[ཙུ]མ་གང་བ་ཁར་ས་[སོ]མི་སག་ཅིང་རོ་མི་བྲོ་བ་ལྷ་བུར་ཡོད་པ་ཁ་དོག་དཀར་བའོ།། འདིར་གསུམ་ག་རུང་ཅིང་[ཞིང]གཞན་ས་དཀར་བཙུ་[ཙུ]གང་འདྲ་བ་ནི་འདིར་མི་རུང་ངོ་།། མིང་ཏྲ་ལ་ཀླི་ར། ཕཾ་ཤ་ལོ་ཙ་ནགཞི་འགྲེལ་སོགས་སུ། ཚུ་སླུང་ཕ་ར་ཥ་དང་། ཨ་སི་ན་གཉིས་འདུས་པའི་བར་དུ་ཡོད་པས་དེ་སྐད་དུ་གྲགས་པར་བཤད་དོ། ལྷག་[ཏག]ཤེར། རྩི་འཛམ་རྣམས་ཟེར། གུར་གུམ་ནི་ཡོངས་གྲགས་ཀྱི་ཁ་ཆེ་སྟེ། དབྱི་ན་ཁ་ཆེའི་ཡུལ་གྱི་གུར་གུམ། བཙུན་མོ་གུར་གུམ། བོད་ཀྱི་གུར་གུམ་དང་གསུམ། མིང་དངོས་ཀུངྐུ་ལ་ཟེར། སིད་ཨུ་ཐ། ཏེ་ཙཀྲ། ཟེ་རྩི། ཀུ་ས་ནི། མཆིན་སྨན་གཙོ་བོ་རྣམས་མིང་གི་རྣམས་[རྣམ]གྲངས་སོ།། འདིར་ཁ་ཆེའི་གུར་གུམ་གཟུང་ངོ་།། སུཀྨེ་ལ་ནི། ཨེ་ལ་ཕྲ་མོ་སྟེ། ཟུར་ཆག་སུཀྨེ་ཟེར་རོ།། དེ་ཡང་སུཀྨེ་ཕྲ་མོ་ཨེ་ལ་འཚམས་[མཚམས]སྦྱར་བས་སུཀྨེ་ལའོ།། ཡུལ་སྐད་དུ་ཨེ་ལ་ཅི་

ཟེར། མིང་གཞན་ཧྲི་པ་ཏི། སེག་བདར་རིགས་[རིས]ཟེར་རོ།། དཔེ་ལ་ལས། དྲི་བི་དྲི་ཞེས་ཀྱང་ཟེར། དེ་ཡང་ཟླ་ཟེར་ལས། སུཀྵྨེ་ལ་གཉིས་ནི་སུཀྵྨེ་ལ་ཕྲ་མོ་དང་སྦོམ་པོའོ་ཞེས་གསུངས་སོ།། ཛྱོ་ཏི་ནི་ཁ་ཅིག་གི་[གིས]སྣ་མར་བསྒྱུར་ལ། ཛྱོ་ཏི་པུཥྤ་ཛྱོ་ཏིའི་མེ་ཏོག ཏེ་ཛོ་ཝ་ཏི་ཛྱོ་ཏིའི་ལོ་མ། དེས་ན་ཛྱོ་ཏི་ནི་སྡོང་པོ་ལ་འདོད་དགོས་པ་འདྲ་ཡང་། ཡན་ལག་བརྒྱད་པར། ཛྱོ་ཏི་སྣ་མའི་མེ་ཏོག་ཅེས་འབྱུང་བས་མེ་ཏོག་ལ་བཤད་པའི་སྐབས་ཡོད་ཀྱང་འདིར་འབྲས་བུ་ལ་འདོད་དགོས་སོ།། དེས་ན་སྡོང་པོ་ལ་འཇུག་པའི་སྐབས། མེ་ཏོག་ལ་འཇུག་པའི་སྐབས། འབྲས་བུ་ལ་འཇུག་པའི་སྐབས་གསུམ་དུ་ཤེས་པར་བྱའོ།། འདི་ནི་སྤྲིན་པོའི་ཡུལ་དུ་སྐྱེ་བ་ཞིག་སྟེ། ཤང་ཤང་གི་ཤིང་རྩེ་ལས་ཕབ་ནས་ཆུར་ལྟུང་བ་ཁ་ཆེའི་ཡུལ་དུ་ཆུ་ལས་བཏོན་ཏེ་ཡུལ་ཀུན་ཏུ་འགྲིམ་པར་འདོད་པའི་ལུགས་དང་། སྤྲིན་པོས་རྡོ་རྗེ་གདན་དུ་མཆོད་པ་ལ་འོངས་ནས་ཛྱོ་ཏིའི་ཕུང་པོ་སྤུངས་པ་ལ་མེ་སྦར་ཏེ་མཆོད་པར་བྱས་ནས་སྤྲིན་པོ་སླར་སོང་རྗེས་གཞན་གྱིས་མེ་བསད་དེ་བླངས་ནས་ཡུལ་གཞན་དུ་འགྲིམ་པའི་ལུགས་གཉིས་སྣང་ངོ་།། མིང་གཞན། ལི་ཤིག་ཤེར། ཛྙ་ཏྲ་ཛ་ཧུ། ཛ་ཏུ་ཕ་ཧི། ཀླུང་འཛོམས་རྩེ་བོ་ཟེར། འདི་ལ་ཕ་ལ་དང་། ཕལ་པ་གཉིས་ནི་མཆོག་སྨན་ནོ།། ལི་ཤི་ནི་མེ་ཏོག་གི་སྨན་ཏེ། དངོས་དང་ལི་ཤིག་གཉིས་ལས། འདིར་དངོས་གཟུང་ངོ་།། ཀ་ཀོ་ལ་ནི། ཨེ་ལ་སྦོམ་པོའོ།། འདི་དང་སུཀྵྨེ་ལ་ཡུལ་སྐད་དུ་ཨེ་ལ་ཙི་ཟེར་རོ།། གླ་རྩི་ལ། རྒྱ་སྐད་དུ། ཀསྟུ་རི་ཟེར། མྲ་ག་མ་ད་ཞེས་པ་རི་དགས་ཀྱི་ཆང་། དྲི་ཅན་ལྡེ་བ། རྩི་མ་གི། འདོམས་ཀྱི་ངར་རྩི། མ་གི་ཏ། རི་དྭགས་ལྡེ་བ། སྦྲུལ་དུག་པ། ལྡེ་བའི་དྲི། མཚྭ་ལྡང་ལིར་རྣམས་རྣམ་གྲངས་སོ།། དོམ་མཁྲིས་ལ། གསེར་མཁྲིས་དང་། གཡུ་མཁྲིས་གཉིས། རྒྱ་སྐད་དུ། ཏེ་ཛི་ཏ་རི། ཨ་ཡུ་པུཤྤ[པུཥྤ]། བོད་སྐད་དུ་མཚོ་མ་གསུམ་གྱི་མཁྲིས་པ། སྤྲག་གི་མེ་ཏོག ཐུགས་ཀར་མེ་མཉམ། ནག་པོ་གཡས་ཀྱི་བཅད་འཁོར། རྩ་སྦོམ་ཤུགས་ཆེན་ཟེར་རོ།། ཀུཧྨ་ལ་

ཉི་སྟོན་པོ་སྟེ། མེ་ཏོག་གི་དབྱེ་བས་རིགས་ཡོད་སྲིད་ཀྱང་ད་ལྟ་མོན་ཁ་ནས་ཡོང་བའི་ཨ་བྱུག་འཚེར་[ཚེར]སྔོན་འདྲ་བའི་མེ་ཏོག་ཁ་དོག་སྔོན་པོ། སྐྱིད་པ་ལ་དཀྲུས་པ་ཞིག་ཡོང་བ་ལ་འདོད་ལ། མིང་ནཱི་ལོཏྤ་ལ་ཟེར། འགའ་ཞིག་བདུད་རྩི་རབ་བསིལ་ལ་བྱེད་ཀྱང་སྣ་མ་ཉིད་དོ།། ནཱ་ག་པུཥྤ་པ་ནི་གེ་སར་གསུམ་ལྡན་གྱི་ཟེ་འབྲུ་ཧ་ཟ་གྲིས་བཏུབས་[གཏུབས]ལྟ་བུ། ན་[ནཱ]ག་གེ་སར་ནི་བར་གྱི་གྲོ་ཁ་གཙུས་པ་ལྟ་བུ། པདྨ་གེ་སར་ནི་ཕྱི་ཟངས་ཁོག་ཐོ་བས་བཙེམ་པ་ལྟ་བུ། མིང་པདྨ་ཀེ་ཤ་ར་ནི་པདྨ་གེ་སར། པུཥྤ་ཀེ་ཤ་ར་པུཥྤ་གེ་སར། ནཱ་ག་ཀེ་ཤ་ར་ནི་ནཱ་ག་གེ་སར་རོ།། ཟེ་ར་ལ་དཀར་ནག་སེར་གསུམ། དཀར་པོ་གོ་སྙོད་འདྲ་ཞིང་བསིལ། ནག་པོ་ཕག་ཤིག་འདྲ་བ་དྲོད། སེར་པོ་ཟིན་ཏིག་པ་སྟེ། སྨན་ངོ་གསལ་བྱེད་དུ་ལྷོག་དུག་པའམ། གཟའ་དུག་པའི་རིགས་སུ་བཤད། འགའ་ཞིག་ལྷོག་དུག་པ་དང་ཟེ་ར་ནག་པོ་གཅིག་ཟེར་ཀྱང་། སྔོ་ལྕུགས་ཀྱུ་བ་དང་ལྷོག་དུག་ནག་པོ་གཅིག་པའོ།། བཤད་རྒྱུད་འདིར་དཀར་ནག་གཉིས་བསྟན་ནོ།། མིང་ཛཱི་ར་ཟེར། ཟུར་ཆག་པས་ཟེ་ར་ཟེར། ཟེ་ར་དཀར་པོ་ལ་ཨ་ཛ་ཞ་ཡི་ནི་དང་། ཤེ་ཏ་ཛི་[ཛཱི]ར་ཟེར། ནག་པོ་ལ། ཀྲྀ་ལ་ཛི་[ཛཱི]ར་ཟེར། ལ་ལ་ཕུད་ལ་དཀར་ནག་གཉིས་མེ་ཏོག་གིས་ཕྱེ། དཀར་པོ་གོ་སྙོད་དཀར་པོ་ཡང་ཟེར། སྤྱི་མིང་བླ་[སླ]བ་གོ་སྙོད་ཟེར། མིང་ཡ་བ་ནི་ཟེར། ཡུལ་སྐད་དུ་ཛཱི་ར་ཟེར་བས་སྐབས་ཐོབ་ཤེས་དགོས། ཨ་ཛ་བ་ཡི་ནི་འཇུག་པའི་སྐབས་ཀྱང་ཡོད་དོ།། སོ་མ་ར་ཙ་ནི། ལྷོ་མོན་ནས་འབྱུང་བའི་འབྲས་བུ་ཆེ་ཆུང་ལ་བུག་[ཕུག]གི་ས་བོན་ཙམ་ལ། དབྱིབས་མཁལ་མ་འདྲ་ཞིང་ལྤགས་པ་ལ་ནེ་ལེའི་རི་མོ་ཡོད་པ་དེའོ།། ཤིང་མྱུ་ངན་མེད་པའི་འབྲས་བུ་ལ་འདོད་པ་དང་། ཧ་སྲད་མའི་འབྲུ་ལ་བྱེད་པ་ནི་ནོར་རོ།། མིང་བོད་སྐད་དུ། ཟླ་བའི་རྟུལ། ཙནྡྲ་རེ་ག་སྟེ་ཟླ་བའི་རེ་[རི]མོ། ཨིནྡུ་[ཨིནྡྲ]ར་ཙ་སྟེ་ཟླ་བའི་རྟུལ། སོ་ལ་བཀླ་སྟེ་ཟླ་བའི་བཙུག་[ཚུག]མ། སིཧླི་སྨུ་ལ་དངོས་གྲུབ་གྱི་[ཀྱི]ཚ་བ། ཡུལ་སྐད་དུ་བཏྲ་ཡང་ཟེར། ཏི་ཧྲ་ཕན་ཡང་ཟེར། ཏ་མ་ར། འཇོ་[མཇོ]

འཛོམས། ག་ཧྲི་མ་ར་ཡང་ཟེར་རོ།། ཐ་དཀར་[ཐལ་ཀ]རྡོ་རྗེ་ནི། ཕོ་རིགས་མོ་རིགས་གཉིས་ལས། ཕོ་རིགས་འབྲས་བུ་སེར་ལྗོང་[འཛོང]འཛམ་པོ་ཡོད་པའོ།། མིང་ཨེ་ཏི་ཟེར་རོ།། མོ་རིགས་ཕོ་མཚན་འདྲ་བའི་ཧྲི་ཀ་ཅན་ནོ།། ཨི་ཤྭ་ར་ལིངྒ་ཟེར། འདིས་སྲིད་འཕེལ་བར་བྱེད། ཛོ་གི་རྣམས་ཆོས་[རྩིས]ཤིན་ཏུ་ཆེའོ།། གསེར་གྱི་མེ་ཏོག་ནི་ཤིང་དང་སྐྱུད་པ་སོགས་ལ་འཁྲིས་ནས་སྐྱེ་བའི་སྨང་བུའི་ནང་ནས་འབྱུང་བ་སྟེ། མིང་ཧེ་མ་པུཥྤ། གསེར་མགོ གཟོང་ཆུང་། སོ་ན་པུཥྤ་ཟེར་རོ།། པ་ཏོ་ལ་འདི་དང་གཅིག་པར་འདོད་པ་མི་འཐད་དོ།། ཁ་ཅིག་ཏུ་ཧིཏྲ་པ་རོ་ལི་ཟེར་བའང་སྣང་ངོ་།། གསེར་གྱི་ཤུད་བུ་ནི། གསེར་གྱི་མེ་ཏོག་ལས་ཆུང་ཙམ་མདོག་སྔུར་པ་ཅར་བ་[བཅད་པ]ལྟ་བུའོ།། དུག་མོ་ཉུངས་ལ་རྔོད་གཡུང་གཉིས་ལས། ལྷོ་མོན་ནས་འབྱུང་བའི་འབྲས་བུ་ཆེ་བ་རྔོད་བསིལ། བོད་དུ་འབྱུང་བའི་འབྲས་བུ་ཆུང་བ་གཡུང་དྲོད་དོ།། མིང་ཀུ་ཏ་ཛ། ཨིནྡྲ་ཡ་བ་སྟེ་དབང་པོའི་ནས། ཨིནྡྲ་ཛ་བ། བཙྪ་ཀ སུ་མུ་ཁ། བཞིན་བཟངས[བཟང་]། ཀུ་ཏ་ཛའི་ས་བོན། ཨིནྡྲ། དབང་པོ། བརྒྱ་བྱིན་ཟེར་རོ།། ཨིནྡྲ། དུག་ཉུངས། སྲོག་ཆག་[ཆགས]གྲོག་མ། དབང་ལག་ལྷའི་དབང་པོ་རྣམས་ལ་འཇུག་པའི་སྐབས་ཡོད་པས་སྐབས་ཐོབ་ཤེས་པར་བྱའོ།། རྒུན་འབྲུམ་ལ་མཆོག་དང་། ཤང་མ་གཉིས། མཆོག་ནི་འཕགས་ཡུལ་དང་། ཚ་བ་རོང་ནས་འབྱུང་བའི་རོ་མངར་བ་སྟེ། ཡན་ལག་བརྒྱད་པར། རྒུན་འབྲུམ་འབྲས་བུའི་མཆོག་ཡིན་ཏེ།། རོ་རྩ་[ཙ]མིག་ཕན་གཤང་[བཤང]གཅི་སླ།། མངར་ཞིང་ཞུ་རྗེས་སྣུམ་པ་དང་།། ཙུང་ཟད་སྐ་ཞིང་བསིལ་ལ་ལྕི།། རླུང་དང་ཁྲག་མཁྲིས་སེལ་བྱེད་ཅིང་།། ཁ་ནང་ཁ་སྐྱོ་ཆང་ནད་དང་།། སྐོམ་ལུད་ཚམ་རིམས་དབུགས་མི་བདེ།། སྐད་འཛེར་གློ་རྗོལ་གློ་གཅོང་སེལ།། ཞེས་གསུངས་སོ།། དེ་ལ་ཡང་ཁ་དོག་གི་དབྱེ་བས་དཀར་ནག་གཉིས་སོ།། ཤང་མ་ནི་ཡུལ་གཞན་དུ་སྐྱེ་བའི་རོ་སྐྱུར་བའོ།། མིང་དྲཀྵ་ཟེར། ཡུལ་སྐད་དུ་དུ་དྷ་ཤྭ་ཟེར་རོ།། ཨུ་སུ་ནི། མིང་ཀླུ་ཏུ་ཟེར། ཡུལ་སྐད་དུ་དྷ་ནི་ཡ་ཟེར། ཛོ་

རྗེ་མཁའ་འགྲོའི་འགྲེལ་པ་སློབ་དཔོན་ཛ་ཡ་ཛ་དྲས་མཛད་པར། ཨུ་ཤུ་ནི་ཨུ་ཤུའི་མེ་ཏོག་སྟེ། དེ་ཉིད་ཀྱི་[ཀྱིས]བཤད་པ་ནི་ཤ་ཏ་པུཥྤོ་ཞེས་བཤད། དུས་འཁོར་དུ་ཨཾ་ག་ནི་ཤ་ཏ་པུཥྤོ།། ཞེས་འབྱུང་བས། ཤ་ཏ་པུཥྤ་སྟེ་མེ་ཏོག་བརྒྱ་པ། ཤ་ཏ་ཨཾ་ག་སྟེ་ཡན་ལག་བརྒྱ་པ། ཤ་ཏ་ཨ་ཧྭ་ཡོ་མ་བརྒྱ་པ་སྟེ་མིང་ཅན། མ་སི་རྣམས་ཨུ་ཤུའི་མིང་གི་རྣམ་གྲངས་སོ།། ཟླ་ཟེར་ལས། ཤ་ཏ་པུཥྤ་ནི་མ་སིའོ་ཞེས་བཤད་པས་གོང་གི་རྣམས་ཨུ་ཤུའི་མིང་གི་རྣམ་གྲངས་སུ་ངེས་ཤིང་ཤུ་ཏི་ཤ་ཏ་པུཥྤོ་ཞེས་ཟླ་ཟེར་ལས་བཤད་པས་ཤ་ཏ་པུཥྤའི་རིགས་སུ་ཨུ་ཤུ་དང་ཤུ་ཏི་གཉིས་བསྡུས་སོ།། སྟར་བུ་ལ་རྒྱུ་ཤིང་ལ་ཕོ་མོ་གཉིས། ཕོ་འབྲས་བུ་མེད་པའི་སླ་[སླ]བ་དང་། མོ་འབྲས་བུ་ཡོད་པའི་སྟར་མོ་གཉིས་ལས། འདིར་ཕྱི་མའི་འབྲས་བུ་གཟུང་ཞིང་། སྤྱི་མིང་དུ་ཤིང་ནག་གོ། འདིའི་རོ་ནུས་ཞུ་རྗེས་ལ། རྒྱུ་ས་མེ་ལས་བྱུང་བ་སོགས་ཀྱིས་ནུས་པ་དྲོད་དུ་སྒྲུབ་པ་ནི་ཀྱུ་[སྐྱུ]རུ་ར་ལའང་མཚུངས་པ་སྒྲེས་ན་ཞིབ་མོའི་ལན་འདོན་[སྟོན]དགོས་སྣང་། འོན་ཀྱང་སྟར་བུའི་ནུས་པ་ལ་ཁྲག་འཇུ་བ་ཡོད་པས་དྲོ་བ་ཡོད་ངེས་སོ།། འཕྲུལ་སྐད་དུ། ཙུ་ཀ་ཟེར། བསེ་ཡབ་ལ་ཕོ་རིགས་རྐྱང་དང་། མོ་རིགས་གཡུང་གཉིས་ལས། དང་པོ་ལྷོ་མོན་ནས་འབྱུང་བའི་འབྲས་བུ་སྨུག་པོ། རྩི་[ཚི]གུ་རྨེ་ཏུ་རྩེ་འདྲ་བ་ཡོད་པའོ།། གཉིས་པ་མདོག་དམར་སྐྱ་རྩེ་[ཚེ]གུ་འཛོང་མོ་བཞི་སྒྲོམ་ཡོད་པ་བོད་དུའང་སྐྱེ་བའོ།། སེ་འབྲུ་ལ་ཁ་ཆེའི་སེ་འབྲུ། མོན་གྱི་སེ་འབྲུ། ཁམས་ཀྱི་སེ་འབྲུ་གསུམ་ལས། སྨུམ་ལ་རོ་སྐྱུར་བ་བཟང་བས། དང་པོ་རབ། གཉིས་པ་འབྲིང་། གསུམ་པ་ཚབ་མ་ཙུང་ཙམ་མོ།། མིང་དྷ་ཏི་མ་ཟེར། ཡུལ་སྐད་དུ་དྷ་ཏིམ་ཟེར། གཞན་ཕ་ལ་ཏག་དང་། མ་ཏུ་ར་ཞེས་ཀྱང་ཟེར་རོ།། ན་ལེ་ཤམ་ལ། དཀར་ནག་གཉིས་ལས། དཀར་པོ་ལ་ཤི་ཀྲུ་དང་། ས་དུ་བན་ཛི་ན་ཟེར། སྤྱི་མིང་དུ་ཕོ་བ་རིལ། ཡུལ་སྐད་དུ་མ་རི་ཙ་ཟེར། མིང་གཞན་དྲོད་ལྡན་ཕྲེལ་མོ། མ་རི་ཙ། མ་རི་ཚི། ཕོ་ཆེ་རྣམས་ཟེར་རོ།། ན་ལེ་ཤམ་ནི་གབ་

སྟེ་བོད་སྐད་ཡིན་ཞེས་ལོ་ཙ་[ཙྪ]བ་དག་བཞེད་དོ།། པི་པི་ལིང་ལ། མོ་རིགས་དང་། ཕོ་རིགས་གཉིས་ལས། དང་པོ་ཕྲ་ཞིང་གྲོག་སྐེད་འདྲ་བ་བཟང་། མིང་པིཔྤ་ལ། ནག་པོ་ཚན་དེ། དྲོད་སྨན་འཛོང་མོ། ཕྱོད་ནར། སྨན་ནག ཚ་བ་ལ་ཟེར། གཉིས་པ་ཕོ་རིགས་ནི། སྦྲ་མ་ལས་སྦོམ་པའི་རིང་ཐུང་སོར་བཞི་ཙམ་ཡོད་པའོ།། སྐྱོགས་ལོས་ལི་ཤིའི་གུར་ཁང་དུ། པིཔྤ་ལ་གྲོག་སྨན་སྟེ[ཏེ]། སྨན་གྲོག་མ་འདྲ་བས་བཏགས་པར་བཤད་དོ།། མིང་ག་ཛ་པིཔྤ་ལ་ཞེས་པ་གླང་པོའི་པི་པི་ལིང་ཟེར་རོ།། སྨན་ལྷ། ལྷ་སྐྱ་ཞེས་པ་ལ། ལྷ་ལ་དབྱེ་ན། དཀར་པོ། དམར་པོ། ལྷ་གཤེར་དང་གསུམ། དང་པོ་ལ་སྨན་ལྷ་དང་ལྷ་སྐྱ་གཉིས། དང་པོ་བཙྭལ་[བཙའ]ལྷ་དང་གཅིག་སྟེ། མིང་ཤཏྲི་དང་། ཤྲིདྷ་བཻ་ར་ཟེར། གཞན་ཡང་ཀེ་ལ་ལྷ། བི་ཤོ་བེ་ཤ བཙྭལ་[བཙའ]ལྷ་ཟེར་རོ།། གཉིས་པ་ནི། མདོག་སྐྱ་ལ་རྩུང་ཟད་ཤ་ཆུང་བའོ།། གཉིས་པ་དམར་པོ་ལ། མིང་ནཱ་ག་ར་སྟེ་ལི་དོང་ཁྲ་དང་། དོང་ཁྲ་ཟེར་རོ།། གསུམ་པ་ལྷ་གཤེར་ནི། ལྷ་རློན་པ་སྟེ། མིང་ཨཏྲ་ཟེར་རོ།། སྤྱི་མིང་ཡུལ་སྐད་དུ་ཤུནྠི་དང་། ཨ་ཏ་ཟེར་རོ།། ཅི་ཏྲ་ག་ནི། སྣུག་ལོ་དྲིལ་བ་ལྟ་བུའི་ཕྱི་རིམ་ནང་རིམ་མང་པོ་ཡོད་པ་དམར་ངམས་[ངམ]རྩུང་ཟད་ཡོད་པ་རོ་ཤིན་ཏུ་ཚ་བ་མོན་པ་ཧོ་སོགས་ནས་སྐྱུད་པ་ལ་དཀྲུས་ཁྱེར་ཡོང་བ་འདི་ཡིན་ལ། ཨགྣི་དང་། བཧྣི་དང་། ཀྱུག་ཀྱུག་ཏེས་རྣམས་མིང་གི་རྣམ་གྲངས། ཀྱུག་ཀྱུག་ཏེས་ནི་བོད་སྐད་དེ་གབ་བོ།། ཤིང་ཚ་ནི་ཤིང་ཀཙྪ་ཐའི་ཤུན་པ་སྟེ། དངོས་དང་། རྗེས་མཐུན་པ་གཉིས། དང་པོ་སྲབ་ལ་མདོག་དམར་བ་རོ་ཚ་བའོ།། མིང་ཏྭ་ཙ་དང་། ཏྭག་དང་། ཏྭཀྵ་རྣམས་ཟེར། ཡུལ་སྐད་དུ་ཏ་ཅེ་ཟེར་རོ།། གཉིས་པ་རྗེས་མཐུན་པ་ནི། འཐུག་ཅིང་རྒྱབ་སྐྱ་བ་རོ་ཚ་ཤས་ཆུང་བ་ནི་ད་[དྭ]ཚའོ།། སྨན་ངོ་གསལ་བྱེད་དུ་ལྤྲ་ཚར་མཛད་ཀྱང་མིན་ནོ།། ཤིང་ཁུན་ནི་སྨན་ངོ་གསལ་བྱེད་དུ་ཤིང་གི་ཐང་ཆུར་བཤད། འགའ་ཞིག་ཤིང་སྡོང་ལྷགས་པ་བཤུས་པའི་བར་དུ་ཤ་ཆེན་བཙུག་ནས་ཞག་བདུན་གཞག་པ་དང་། ཤ་ཆེན་གྱི་དྲོད་

གྱིས་ཤིང་བཅུད་རྣམས་བསྡུས་པའི་ཁུ་བ་སྐོར་བར་འདོད། གང་ནའང་དཀར་པོ་དྲི་དང་ལྡན་པ་བཟང་། སྐོག་པ་སོགས་ཀྱི་ལྷད་ཡོད་པའི་མདོག་དམར་སེར་སོགས་མི་རུང་ངོ་།། མིང་ཧིང་གུ་སྟེ་རྩི་བོ་ཆེའོ།། བོ་ཀླ་ན་སྟེ། དུས་འཁོར་ལས་བོ་ཀླ་ན་ཞེས་པ་ཤིང་ཁུན་ཏེ་གང་སྲིད་བུ་སྟོན་པོ་ལ་བྱུགས་ན་དཀར་པོར་བྱེད་པའོ་ཞེས་པས་སོ།། ཡུལ་སྐད་དུ་ཧིང་གུ་ཟེར། གཞན་ཡང་ཤིང་ཀུ་ཡ། སྤོད་ཆེན་པོ། གནོད་སྦྱིན་ཚང་མར་རྣམས་ཀྱང་ཟེར་རོ།། བྱི་དང་ཀ་ལ། བི་ཊཀྣ་ཟེར་རོ།། རྒྱ་[མ]ཙུ་རྩེ་ལ་དཀར་དམར་གཉིས་མདོག་གིས་ཕྱེ། དཀར་པོའི་མིང་ལ་ཤེ་ཏ་གུཉྫ་ཟེར། དམར་པོ་ལ་མིང་། རཀྟ་གུཉྫ་དང་། སྲིན་པོ་དམར་ལེབ་ཟེར། གཉིས་ཀ་དབྱིབས་བྱིའུའི་མཆིན་པ་འདྲ་བའོ།། སྤོས་དཀར་ནི་གུ་གུལ་དཀར་པོ་སྟེ། ངོ་བོ་ཐང་ཆུ་ཡིན་ལ། འདི་ལ་སྡོད་ནས་བྱུང་བའི་སི་ལ་ཡང་ཟེར། ཏ་སོ་མ་ཡང་ཟེར་བ་གཅིག་དང་། ལྷོ་མོན་ནས་འབྱུང་བའི་སྤོས་དཀར་དཀྲུས་མ་གཉིས། སྔ་མ་མཆོག་ཡིན་ལ། ཕྱི་མས་ཚབ་མ་རུང་ངོ་།། སི་ལ་སྤོས་སྦྱོར་ལ་དྲི་ཁྱད་པར་ཅན་དུ་གྱུར་པ་ཞིག་ཡོད་པ་དང་འདིའི་སི་ལ་ནི་མི་གཅིག་གོ། མིང་ཨ་ཏླ་ལ་ཟེར། ཕྲ་[འཕྲལ]སྐད་དུ་ནླ་ལ་ཟེར་བ་ཟུར་ཆག་གོ། གུ་གུལ་ལ་ཤིང་ལས་བྱུང་བ། སྤྲོག་ཆག་[ཆགས]ལས་བྱུང་བ། ཡུལ་ཁྱད་པར་བ་ལས་བྱུང་བ་གསུམ། དང་པོ་ནི། ཤིང་འདྲེ་འཛིགས་ཀྱི་ཐང་ཆུ་ཡིན་ཟེར། མིང་གུ་གླུ་ལ་སྟེ། ཟུར་ཆག་པས་གུ་གུལ་ཟེར། ཡུལ་སྐད་དུ་གུ་གུ་ལ། གཞན་ཡང་འདྲེ་འཛིགས། ཐང་ཆུ། བགེགས་སྐྲོད། གླུ་དུག་པ། གསོད་བྱེད་སྤྱང་གུ་[གི]ནག་པོ། སྤྲུས་[རྫས]ཀྱི་ཕྲུག་རྫོར། འདྲེ་གསོད་ཟེར། གཉིས་པ་སྤྲོག་ཆགས་ལས་བྱུང་བའི་གུ་གུལ་ནི་མ་ཧེ་ལས་བྱུང་པ་སྟེ། ཡུལ་སྐད་དུ་ཧྲ་ཡི་ཤ་གུ་གུ་ལ་ཟེར། གསུམ་པ་ཡུལ་ཁྱད་པར་བ་ལས་བྱུང་བ་ནི་ཨླ་ས་ཕ་རི་ནས་བྱུང་པ་སྟེ། ཡུལ་སྐད་དུ་ཨླ་ས་ཕ་རི་གུ་གུ་ལ་ཟེར་རོ།། ཤིལ་སྟ་[ཏ]ནི་སོམ་[གསོམ]གྱི་ཐང་ཆུའོ།། རྒྱ་ཚ་ནི་རྫོ་ལས་བྱུང་བའི་ཚ་སྣ་སྟེ། མིང་ཛི་ཏླ་ཧྲིཏྡ་སྟེ་ཀླེ་འབུགས་

པར་བྱེད་པ་ཟེར། ཡུལ་སྐད་དུ། སམྦུ་རི་ལ་ཊ་ཟེར། གཞན་ཡང་། རྡོའི་དངས་མ། ཆུའི་སྙིང་པོ། རེག་འབིགས། ཆུ་འབིགས་རྣམས་ཟེར་རོ།། རྒྱམ་ཚ་ནི་རྒྱ་མཚོ་ལས་བྱུང་བ་སྟེ། ཤེལ་ལྟར་དངས་པ་རོ་མངར་ཆེ་བ་བཟང་། མིང་སཻནྡྷ་ཝ་སྟེ། རྒྱ་མཚོ་ལས་བྱུང་བ་དང་། སིནྡྷུ་ལ་བ་ཊ་སྟེ་རྒྱ་མཚོའི་ཚ་ཟེར། ཡུལ་སྐད་དུ་སོནྣ་ཡོ་ཊ་ཟེར་རོ།། ཀླེ་མྱང་ཚ་ནི། སྟོད་ནས་འབྱུང་བའི་ཤིང་སྨན་དམར་མཁྲེགས་རོ་ཚ་བ་ཞིག་སྟེ། སྨན་མིང་རྒྱ་མཚོར། ཀླེ་མྱང་ཚ་ནི་ཡལ་གའི་སྡེ།། ཞེས་དང་། བདུད་རྩི་འབྱུང་ཁུངས་ལས། ཀླེ་མྱང་ཚ་ཞེས་བྱ་བའི་སྨན།། ལྷོ་རོང་ཚད་པའི་ཡུལ་དུ་སྐྱེས།། སྡོང་པོ་ཕྱི་སྐྱ་ནང་ནི་དམར།། ལོ་མ་སྔོར་ཆུང་ཚེར་མ་ཅན།། ཡལ་ག་རིང་ལྡེམ་མེ་ཏོག་སེར།། རོ་ནི་ཚ་བེར་དོ་བ་འདྲ།། རང་གི་ནུས་པས་གྲང་ནད་སེལ།། ཚ་བ་མི་སྐྱེ་རླུང་ལ་ཕན།། ཞེས་ཤིང་སྨན་དུ་བཤད་པས་སོ།། ཁ་རུ་ཚ་ནི་གཟོས་[བཟོས]ཚ་སྟེ།། བྱང་ཚ་ཤེལ་འདྲ་ཆ་དྲུག་ལ།། བུལ་ཏོག་ཕྱེད་དང་གཉིས་ཀྱི་ཕྱེ།། ཞིབ་བཏགས་ཞི་ཁའི་གོང་བུར་སླུག། སོལ་མེས་བསྲེགས་པའི་ཞུན་མར་བྱ།། ཚ་ལ་བསྲེགས་པ་ཆ་ཕྱེད་དང་།། རྒྱ་ཚོས་བཟང་པོ་ཆ་གསུམ་སྟེ།། གཡག་རྐོད་ར་[རྭ]གཞོབ་ཆ་བཞི་རྣམས།། བརྒྱད་འགྱུར་ཆུ་བཀོལ་[བསྐོལ]དངས་མ་སིངས།། དེ་ནས་གོང་གི་ཚ་ཞུན་བཞུ།། བསྐུས་ལ་བཏབ་པ་ཁ་རུ་ཚའོ།། ཞེས་པ་ལྟར་རོ།། རྩབས་རུ་ཚ་ཡང་གཟོས་[བཟོས]ཚ་སྟེ།། བྱང་ཚ་སྔོ་ཆགས་ཆ་ལྔ་ལ།། ཚ་ལ་བཟང་པོ་ཆ་གསུམ་སྟེ།། རྒྱམ་ཚ་ཟེ་ཚ་ཚུར་དཀར་གསུམ།། ཕྱེ་བཏགས་བཞུས་པ་རྩབ་རུ་ཚ།། ཞེས་པ་ལྟར་རོ།། ར་ཚ་ཡང་གཟོས་[བཟོས]ཚ་སྟེ། གཡག་རྐོད་ར་ལུག་རྣ་བའི་རྭ།། ཆ་མཉམ་སེར་བསྲེགས་ཕྱེ་མ་དང་།། བྱང་ཚ་ལྷད་མེད་ཆ་མཉམ་ལ།། རང་ནུབ་ཙམ་གྱི་བ་ཆུ་དང་།། བརྒྱད་འགྱུར་ཆང་བསྲེ་དཀྲུག་ཅིང་བཙོ།། དེ་ལ་རྒྱམ་ཚ་ཚ་ལ་དང་།། བུལ་ཏོག་ཅུང་ཟད་ཁ་ཚར་གདབ།། ཟན་ཙམ་ཤུར་ཚེ་གུང་[གོང]པོ་བྱ།། རྣ་རུ་སྲབ་མོའི་ནང་དུ་གཞུག། རྭ་རྩེ་ཁ་བཅད་

ཟླ་མེ་མུར།། ཞག་གསུམ་སྦྲང་པ་ར྄་ཚོའོ།། ཞེས་པ་ལྟར་རོ།། གལ་ཏེ་དེ་ལྟ་བུ་མ་གྲུབ་ན་ཚབ་མ་ཡང་ཏུང་སྟེ། དེ་མ་གྲུབ་ན་མགར་བ་ཡི།། ཐོ་[ཐོང]སོ་ངར་བླུད་ཚ་ཞུན་གྱིས།། ཚབ་མ་ཏུང་ཞེས་བླ་མ་གསུང་།། ཞེས་པ་ལྟར་རོ།། ཐལ་ཚ་ཡང་གཟྲོས་[བཟྲོས]ཚ་སྟེ། བེ་དང་སེང་ལྡིང་ལ་སོགས་པ།། ཚེར་ཅན་ཤིང་གི་འཚེར་[ཚེར]མ་དང་།། ལྷགས་པ་བསྲེག་ཐལ་ཆ་གཉིས་ལ།། སྦྱར་བའི་ལྷག་[ལྷགས]ཐལ་ཆ་གཅིག་གིས།། བསྲེས་པའི་ཐལ་འཇམ་སོར་ལྔ་ཙམ།། སླེའུ་འམ་འཐགས་ངན་སྟེང་དུ་བླུག། སླུགས་[སླུག]གསེབ་ནང་དུ་སྙོམས་པར་བཏིང་།། དེ་ཉིད་ཁྲི་སྟེང་གཞག་བྱས་ལ།། ཆུ་གཙང་ཐལ་འཇམ་མ་འཁྲུགས་བྲན།། འོག་ཏུ་སྣོད་གཙང་བཟེད་བྱས་ལ།། མར་ནག་ལྟ་བུའི་ཐིགས་པ་འབྱུང་།། གོང་བཞིན་བསྐྱུས་གྲང་ཐལ་ཚོའོ།། ཞེས་པ་ལྟར་རོ།། མཛེ་ཚ་ནི། སྟོད་ནས་འབྱུང་བའི་ཁ་བ་རྐོངས་[བསྐོངས]པ་ལྟ་བུ་བཟང་། ཡ་བ་ཀླ་ར་ཏན་པོས་ཀྱང་ཚབ་ཏུང་ངོ་།། ཚ་ལ་ལ། མིང་དར་ཚུར། ཟངས་རྩི། རྒྱ་འཕྲོར། ཤེལ་རྩི་ཟེར་རོ།། ལྷ་ཚ་ནི་སྟོད་ནས་འབྱུང་བའི་བག་ཕྱེ་འདྲ་བའི་རོ་བ་ཚ་བྲོ་བ་ཞིག་སྟེ། བ་ཚས་ཀྱང་ཚབ་མ་ཏུང་ངོ་།། ཨ་རུ་ར་ལ། མིང་ཏ་རི་ཏ་ཀ ཛཱི་ཥཀྲི་ར྄་ཛ་སྟེ་འཚོ་བྱེད་རྒྱལ་པོ། ཏུ་ཏི་ར། ཤིང་གི་ལྷ་མོ། ཨེ་ལ་འཇིགས་མེད། ཤིང་གི་ནོར་བུ། སྨན་མཆོག་རྒྱལ་པོ། ཨ་མོ་ཀྲཱ་སྟེ་དོན་ཡོད་པ། ཨ་བྷ་ཡ་སྟེ་འཇིགས་མེད། ཨ་བྷཱ་ཏ་སྟེ་ནད་མེད་པ། ཨ་མྲི་ཏ་སྟེ་བདུད་རྩི་རྣམས་སོ།། ཨ་རུ་རའི་བཤད་པའི་སྐབས་སོ།། དབྱེ་བ་ལ། རྣམ་རྒྱལ། འཇིགས་བྱེད། བདུད་རྩི། འཕེལ་བྱེད། སྐེམས་པོ་དང་ལྔ། དང་པོ་ནི་ཕྱུ་ཚན་ཀུ་བཅག་ཚང་ཀུ་ཤའི་མཇུག་མ་ལྟར་ཞབས་ཅུང་ཟད་ཀྱོང་བའོ།། མིང་བི་ཛ་ཡ་སྟེ་རྣམ་པར་རྒྱལ་བའོ།། འདིའི་རྗེས་མཐུན་པ་ནི་གསེར་མདོག་སྟེ། མདོག་སེར་ཞིང་ཟུར་བརྒྱད་པ་རྩ་བ་ཅུང་ཟད་ཟླུམ་པའོ།། མིང་གསེར་མདོག གསེར་མདོག་ཟུར་མངས། གསེར་སྐོངས་ཟུར་མངས་སོ།། གཉིས་པ་འཇིགས་བྱེད་ནི། འབིགས་བྱེད་ནག་ཆུང་དུ་གྲགས་པའོ།། གསུམ་པ་བདུད་རྩི་ནི། ཨ་རུ་ར་ཤ་

འཐུག་པ་ལྷོ་མོན་ནས་འབྱུང་བའོ།། བཞི་པ་འཕེལ་བྱེད་ནི། དབྱིབས་བུམ་པ་ལྟར་རླུམ་པའོ།། ལྔ་པ་སྐེམ་པོ་ནི། ཨ་རུ་ཤ་སྐེམ་ཞིང་སྲུལ་མང་བའོ།། བ་རུ་ར་ལ། ཆེ་ཆུང་གཉིས་གཉིས་ལས། ཆུང་བ་སྐྱུ་ན་བཟང་། མིང་བ་ཧི་ཏ་དང་། བི་བྷི་ཏ་ཀ་དང་། བ་ཧུ་ཥ་ར་ཟེར། ལ་ལར་ཥ་སཏྭ་ཟེར། སམྦུ་ཏར་ཀླིཥྚའི་འབྲས་བུ་ཟེར་བ་བོད་ཁ་ཅིག་གིས་བ་རུ་རར་བསྒྱུར། མན་ངག་སྙེ་མར་དེ་ནི་བད་ཀན་མཐར་བྱེད་དེ་ཥ་ཧུ་ར་ཞེས་བཤད་པས་བ་རུ་རར་དོན་མཐུན་ནོ།། ཕྲ་[འཕྲལ]སྐད་དུ་ཧ་རི་ཏ་ཟེར། དོལ་པོར་པ་ལ་ཧ། གྲུ་གུར་ཧི་ཤ་གོ་ལ། རྒྱ་ནག་ཏུ་ཧང་ཟེའུ། གབ་ཏུ་ཤིང་སྟོང་སྨྱུ་བོ་ཟེར་རོ།། སྐྱུར་[སྐྱུ]རུ་ར་ལ། དཀར་དམར་གཉིས་ལས། དཀར་བ་ཤ་ཆེ་བ་བཟང་། མིང་ཨམླ་དང་། ཨ་མྲི་ཏོ་ཧླ་ཥ་སྟེ་བདུད་རྩི་ལས་བྱུང་བ་དང་། ཧླ་དྲི་ཞེས་པ་སྐྱུ་རུ་རའི་སྡོང་པོ་དང་། ཡུལ་སྐད་དུ་སྐྱུ་རུ་ར་ལ་ཨམླ་ལ་ཟེར། གཞན་ཡང་སོ་མ་སི་ལ། ཛ་མུ་ཤ ཧྲ་ཙན་གུ་ཏ། སྨིན་འགགས། སྐོམ་སེལ། ཁྲག་འབྱེད་ཟེར་རོ།། ཡན་ལག་བརྒྱད་པར། སྐྱུ་རུ་ར་ཨ་རུ་ར་དང་ནུས་པ་འདྲ་བ་ལས་བསིལ་བ་དང་། བ་རུ་ར་དེ་ལས་ཅུང་ནུས་པ་དམན་པར་བཤད་དེ། སྐྱུ་རུ་ར་ཡང་དེ་འདྲ་བསིལ།། རོ་སྐྱུར་བད་ཀན་མཁྲིས་པ་སེལ།། ཡོན་ཏན་ཀུན་དམན་བ་རུ་ར།། ཞུ་རྗེས་ཚ་མངར་སྨྲ་མིག་ཕན།། འབྲས་བུ་གསུམ་པོ་འདི་དག་ནི།། བཅུད་ཀྱི་ལེན་མཆོག་མིག་ནད་སེལ།། རྨ་འཚོ་ལྤགས་ནད་རྨ་རེད་དང་།། ཚོལ་ཆེས་གཅིན་སྙི་བད་ཁྲག་སེལ།། སྙིང་ཞོ་ཤ་ལ། མིང་ཨམྦྲ་ལི་ཟེར། མཁལ་མ་ཞོ་ཤ་ལ། དཀར་ནག་གཉིས་ཀྱི་དཀར་སྨུམ་མཁྲེགས་པ་བཟང་། ནག་པོ་ཡང་ནུས་པ་མཚུངས་སོ།། ཀླ་[སླ]གོར་ཞོ་ཤ་ནི། གླང་གི་མིག་འབྲས་སམ་མཆིན་པ་ལྟ་བུ། མིང་ཤ་ལུཏྣ་དང་། ཤ་ལུ་ན་དང་། སྨུ་ག་ཕ་ལ་ཟེར། ཡུལ་སྐད་དུ་ཀྟོ་ར་ཕ་ལ་ཟེར་རོ།། ཨ་འབྲས་ནི། སྨན་ངོ་གསལ་བྱེད་དུ། ཤ་འབྲས་ལ་བཞེད་ཀྱང་དབྱིབས་ཀླ་གོར་ཞོ་ཤ་འདྲ་བའི་ལྤགས་པ་ཁྲ་བོ་ཡོད་པ་སྟེ། ཨ་འབྲས་ཤིང་གི་ལྦ་བ་འདྲ་ཞེས་པའོ།། མིང་ཨམྦྲ་དང་། ཥ་ཧུ་ར་ཡང་ཟེར་རོ།། སུ་འབྲས་ནི་ཨ་རུ་རའི་རྩི་

[ཚོ]གུ་ལྷ་བུ་ལས་དཀྱིལ་སྦོམ་ཞིང་ཟླུར་བཞི་པ་ཟླུར་དོད་པའོ།། བྲ་[འབྲ]གོ་ནི་བྲ་[འབྲ]གོའི་འབྲས་བུ་སྟེ་གོ་ཕྱེ་དང་འདྲ་བ་ལ་མདོག་དཀར་བའོ།། སྨན་ངོ་གསལ་བྱེད་དུ། བྲ་[འབྲ]གོ་དང་། གོ་ཕྱེ་གཅིག་པར་མཛད་ཀྱང་མ་ཡིན་ཏེ། བྲ་[འབྲ]གོའི་ཆང་བཤད་པའི་ཕྱིར། མིང་ཁརྫཱུ་ར་ཟེར་རོ།། མ་ནུ་པ་ཏྲ་ནི་ལྷམ་རར་སྐྱེ་བའོ།། སྤྲུས་དཀར་ཨུ་ལ་ནི་ཁམས་ཀུས་སོ།། ཀུས་སྐྲ་ལ། མཆོག་དང་ཕལ་པ་གཉིས། དང་པོ་ལ་ནག་པོ་དང་དཀར་པོ་གཉིས། དང་པོ་ནི་དྲི་དང་རོ་ཚ་མདོག་ནག་དབྱིབས་ཤ་ཀུ་ཀུལ་པ་འདྲ་བ་སྟེ་ཤ་ཕོ་ཀུས་སྐར་གྲགས་པའོ།། གཉིས་པ་ནི། དྲི་དང་རོ་མངར་ཤས་ཆེ། དབྱིབས་མ་ནུ་པ་ཏྲ་འདྲ། མདོག་ཅུང་ཟད་དཀར་བ་སྟེ་མ་ནུ་ཀུས་སྐར་གྲགས་པའོ།། རྒྱ་སྐད་དུ་པ་ཏ་སྟེ་པ་ཏྲ་ཟེར་ཆག་པའོ།། གཉིས་པ་ཕལ་པ་ནི། དྲི་མེད་རོ་ཁ་ཚ་ལྡན་པ་སྐྱ་སོབ་སྟེ་ཁམས་ཀུས་སུ་གྲགས་པའོ།། མིང་ཀུཥྛ་སྟེ་མཛེ་ཅན་ཟེར། ཡུལ་སྐད་དུ་ཀུ་ཐ་ཟེར་རོ།། གཞན་ཡང་བླྷ་ཧྲ་དང་། རོ་ག་དང་། ཀུཥྛ་རྣམས་ནད་ཅན་སྟེ་[ཏེ]ཀུས་སྐྲའི་མིང་གི་རྣམས་[རྣམ]གྲངས་སོ།། སྤྲ་[སྤྲུ]ཤེལ་རྩེ་ནི། གཙང་ཤོད་དུ་སྐྱེ་བའི་རྩ་དཀར་པོ་འཇག་མ་འདྲ་བ། ག་བུར་དྲི་མནམ་པ་སྟེ། མིང་ཨུ་ཤི་ར། བི་ར་ཎུ་ལ། རྩ་ག་བུར་ཟེར་རོ།། ཤུ་དག་ལ་དཀར་ནག་གཉིས་ལས། དཀར་པོ་ལ་མཆོག་དམན་གཉིས། མཆོག་སྟོད་ནས་འབྱུང་བ་བཙད་འཚམས་[མཚམས] དཀར་བ། དྲི་ཞིམ་པ། རོ་མངར་ཁ། མདོག་མདངས་དང་ལྡན་པ་སྟེ། བུམ་སྨན། འབྲུས་སྨན། གློ་འཕེལ་བའི་སྨྱུས་[ཟྱུས]མཆོག་ཏུ་བཤད། དམན་པ་ནི། ལྷམ་རར་སྐྱེ་བའི་རྩའོ།། མིང་ཨུ་ཏྲ་སྟེ་དྲག་པོ། ཛ་ཡ་སྟེ་རྒྱལ་བ། ཤེ་ཏ་ཨ་པ་ར་ཛི་ཏ་སྟེ་གཞན་གྱི་[གྱིས]མི་ཐུབ་པ་དཀར་པོ་ཟེར། ནག་པོ་ནི་ཐེམ་གཉེར་རྒྱབ་ཅིང་དྲི་མ་ཆེ་ལ་དུགས་པ། མི་ཆན་གྱི་སོར་ཚིགས་སྐམ་པོ་འདྲ་བ་སྟེ། མིང་ཧེ་ཀུ་ག་ཟེར། སྤྱི་མིང་ཡུལ་སྐད་དུ། བ་ཚ་ཟེར་རོ།། ཁྲུང་སྟེར་དཀར་པོ་ནི་ལྷོ་མོན་ནས་འབྱུང་བ། སྦོ་སྟེར་མོ་བཞི་པའི་དབྱིབས་ཅན་མདོག་དཀར་

བའོ།། ཁྲུང་སེར་སྨུག་པོ་ནི་དེ་ཉིད་མདོག་སྨུག་པའོ།། དཔའ་བོ་དཀར་པོ་ནི། ཏུ་བདེ་དེ་རྩ་བ་ལ་བུག་[ཕུག]འདྲ་ཞིང་དཀར་ལ་སོབ་ཕོང་སྦུ་ཡོད་པའོ།། དཔའ་བོ་སེར་པོ་ནི། མེ་ཏོག་སྔོ། རྩ་བ་སེར་ལ་དུགས་སྐྱི་ལུགས་ཀྱུ་དྲུས་འདྲ། དཔའ་རྒོད་ནི་དཔའ་བོ་དཀར་པོ་འདྲ་བ་ལ་ཕོང་སྦུ་མེད་པ། བཙད་ངམས་[ངམ]མཁྲིགས་པ་ཕྲེང་བ་དཀྲུས་པ་ལྟར་རྗོག་པོ་སྦྲིངས་པ་ཡོད་པའོ།། བོང་ང་དཀར་པོ་སྨན་གྱི་བོང་ང་དཀར་པོ་སྟེ། མིང་ཨ་ཏི་བི་ཥ་དང་། ཤྲ་ཏི་བི་ཥ་ཟེར། ཡུལ་སྐད་དུ་ཤེ་ཏ་ནིརྦི་ཤི་ཟེར་རོ།། བོང་ང་དམར་པོ་ཡང་སྨན་གྱི་བོ་[བོང]ང་དམར་པོ་སྟེ། ཡུལ་སྐད་དུ་རཀྟ་ནིརྦི་ཤི་ཟེར་རོ།། ཤིང་མངར་ལ། ཕོ་མོ་མ་ནིང་གསུམ་ལས། ཕོ་ལྟུམ་རར་སྐྱེ་བའི་གསེར་གྱི་ལྕུག་མ་འདྲ་བ་ཤིང་མངར་དུ་གྲགས་པའོ།། མོ་ཆུ་འགྲམ་སོགས་སུ་སྐྱེ་བའི་འཛོམས་[འཛོངས]པའོ།། མ་ནིང་ཤིང་ཁྲིད་ཆུ་འགྲམ་སོགས་སུ་སྐྱེ་བའི། ཕྱོངས་མོ་ཡང་ཟེར། ཡེའུ་ཤིང་མངར་ཡང་ཟེར་བ་དེའོ།། སྤྱི་མིང་དུ་མ་དྷུ་ཡཥྚི་དང་། མ་དྷུ་ཛཥྚི་དང་། ཀླི་མ་ཀྲུ་ལ་སྟེ་འཛིགས་བྱེད་ཀྱི་རྩ་བ་ཟེར། གཞན་ཡང་ཙ་རཾ་རྩི། ཐིམ་སི། ཕང་རྩིའུ། ལྕེ་འཕྲིལ[འཕྲིས]། རྩ་རྒྱུག སྒྲོ་གཉེན་བྱེད་ཟེར་རོ།། སླི་ཧིས་ནི་ཞང་ཞུང་གི་སྐད་དུ་བྱམས་པ་གླིང་པ་[པས]བཞེད་ཀྱང་། གུ་ཏུ་རྩི་ཞེས་པ་སླི་ཧིས་སུ་བསྒྱུར་བ་ལྟར་ན་དཔྱད་པའི་གཞིའོ།། གཞན་ཡང་མིང་ཨ་ཤྲི་ཏ་སྟེ་བདུད་རྩི་དང་། ཚོནྡ་ཏུ་ཏ་སྟེ་བཙད་སྐྱེས་དང་། ཕ་རཾ་ག་སྟེ་མཆོག་གི་ལུས་དང་། ཕ་ཡཥྚ་སྟེ་ན་ཚོད་གནས་ཟེར་རོ།། ཕྱི་མའི་སྐད་དོད་ཨ་ཏུ་ར་དང་བྱ་རོག་ལའང་འཇུག་པས་སྐབས་ཐོབ་ཤེས་དགོས་སོ།། གཏྲ་ག་རི་ཞེས་པ་ལ། རྒྱ་སྐད་མ་ཉམས་པ་གཏྲ་ག་རི་ཡིན་པ་ལ་ཟུར་ཆག་པས་གཏྲ་ག་རིའོ།། འདི་བཤད་ན། ཐྲི་ཏ་ཏི་ལ་དབྱེ་ན་སྨུག་པོ་དང་། དཀར་པོ་གཉིས། དང་པོ་ནི་ཐྲི་ཏ་ཏི་དངོས་དང་། གཉིས་པ་གཏྲ་ག་རི་གཉིས་ཡིན་ཏེ། ཟླ་ཟེར་ལས། ཐྲི་ཏ་ཏི་གཉིས། ཐྲི་ཏ་ཏི་དང་གཏྲ་ག་རིའོ།། ཞེས་གསུངས་པའི་ཕྱིར། དང་པོ་ནི་སྟག

འཚེར་[ཚེར]བ་ཞེས་བྱ་སྟེ་སྨུག་པོའོ།། གཉིས་པ་ནི། ཙུ་དཀར་ཞེས་བྱ་སྟེ་དཀར་པོའོ།། སྤྲི་མིང་དུ་བྱ་རྟེ། རཀྟ་མ། འདྲེ་ཤིང་ཟེར། ག་གྲ་[བྲ]འདིའི་མིང་གི་རྣམ་གྲངས་སུ་འདོད་ཀྱང་། ཐར་ནུ་དང་། ཙྪ་བ་གཉིས་སུ་བསྒྱུར་བས་མི་འཐད་དོ།། ག་གྲ་[བྲ]དག་ཀྱང་དེ་བཞིན་ནོ་ཞེས་པ་ཐར་ནུ་ལ་བཞེད་པ་འདྲ་སྟེ། རིམས་སྦྱོང་བྱེད་ཡིན་པའི་ཕྱིར། ཏིག་ཏ་ཡུལ་གྱིས་ཕྱེ་བས་རྒྱ་ཏིག བལ་ཏིག བོད་ཏིག་གསུམ། མེ་ཏོག་གི་[གིས]ཕྱེ་བས་ཟངས་ཏིག ལྕགས་ཏིག གསེར་ཏིག དངུལ་ཏིག་བཞི། འདིའི་གསེར་ཏིག་པ་ནི་གྲམ་ཏིག་པའོ།། རིགས་ཀྱི་[ཀྱིས]ཕྱེ་ན་ཏིག་ཏ་དངོས་དང་། སུམ་ཅུ་ཏིག་གཉིས། དང་པོ་ལ་མེ་ཏོག་གི་ཕྱེ་བའི་[བས]བཞི་འབྱུང་བ་ཡིན་ནོ།། མིང་དངོས་ནི་ཏིཀྟ་སྟེ་ཟུར་ཆག་པས་ཏིག་ཏ་ཟེར། གཞན་ཡུ་ནིམྦ་དང་། ཀཻ་ར་ཏ་སྟེ་མོན་སྐྱེས་ཟེར་རོ།། བ་ཤ་ཁ་ལ། དམར་དཀར་སྔོ་བ་གསུམ། སྔ་མ་སྔ་མ་བཟང་། འདབ་མས་ཚོད་མ་ཙུང་། མིང་དངོས་ནི་བཱ་ས་ཀ། ཟུར་ཆག་པས་བ་ཤ་ཁ་ཟེར། གཞན་ཡང་བཱ་ཤ་ཀ་དང་། བྲི་ཁྲུ་དང་། བྲི་ཀྲ་དང་། བྲི་ཁ་དང་། མཀྵ་ས་ནི་དང་། སི་ཀ་ཤ་དང་། ཁྲག་སྐེམ་གཙོ་བོ་རྣམས་ཟེར་རོ།། བ་ལེ་ཁ་ནི་ཤིང་སྨན་དབྱི་མོང་ལྟར་ཤིང་གཞན་ལ་འཁྲིས་ཏེ་སྐྱེ་བ། ལྤགས་པ་འཕྲུག་པ་ག་བུར་གྱི་དྲི་མནམ་པ་ཞིག་གོ། མིང་མ་ཧི་བྲིཀྵ་སྟེ་ཤིང་གི་ནོར་བུ། ཀ་པུ་ར་གཉྫན་ཏེ་ག་བུར་དྲི་ལྡན། བ་ལ་ཀ་དང་། བ་ལི་ཀ་ནི་མིང་དངོས་ཏེ་ཟུར་ཆག་པས་བ་ལེ་ཁའོ།། ལི་ག་དུར་ལ་ཕོ་མོ་གཉིས། ཕོ་རིགས་མེན་[མོན]བུ་སྐམ་པོ་འདྲ་བ་དང་། མོ་རིགས་བྱ་རོག་སུག་པོ་འདྲ་ཞེས་པ་རྩ་བ་སྟེ། འདབ་མ་ལྷ་མ་མེན་[མོན]བུ་ལྷ་བུ་དང་། ཕྱི་མ་སྣང་མའི་ལོ་མ་འདྲ་བའོ།། མིང་སྣ་ན་ཧྲི་ད་དང་། ཤུ་པ་ལ་ཧྲི་ད་དང་། ཤ་ལ་ཧྲི་ད་དང་། ཨས་མ་ཧྲི་ད་དང་། ཀུ་ལན་ཏ་དང་། ན་ག་ཏི་དང་། བེ་འཇ་ར་དང་། འཁྲོག་ཅིང་གར་བྱེད་ཅེས་པ་རྣམས་སོ།། སྟབ་སེང་ནི་སྤྲི་ཞུར་ཏེ། མིང་བེ་ས་ཏ། དྲ་མ་ལ་ཀ་སྟོན། ཤིང་དཀར། རྩབ་མོ། ལྡི་བསིལ། གབ་ལ་སེང་གེ་འོ་མ། གཡུའི་གསང་ཆབ་

ཅན་ཟེར་རོ།། རྫི་རང་བྱུང་པས་ཤིང་སྟོན་དང་། སྤྱི་ཞུར་ཐ་དད་དུ་བཤད་པས་སྐབས་ཤེས་དགོས་སོ།། སྒྲོན་ཤིང་ནི་ཐང་མ་སྒྲོན་ཤིང་དུ་གྲགས་པ་སྟེ་ཐང་མ་གོར་ཅན་ཡང་ཟེར་རོ།། དེ་ཡང་དེ་བ་དྣ་རུ། ཙན་དན་སྨུག་པོ་དང་། ཐང་ཤིང་དང་། ལྷའི་ཤིང་དང་། ཤུག་པ་ལ་བསྒྱུར་བའི་སྐབས་མང་དུ་སྣང་བའི་བཤད་པ་བྱུང་བ་ལ། ཁ་ཅིག་དགོས་པ་མེད་དེ་དོན་སོ་སོ་བ་ཡིན་པས་ངོས་མ་ཟིན་པའི་སྐྱོན་ཡོད་པའི་ཕྱིར་ཟེར་བ་ནི། སྐད་གཉིས་ཀྱི་རྣམ་དབྱེ་མ་ཆགས་པ་སྟེ། སྒྲ་གཅིག་དོན་མང་པོ་ལ་འཇུག་པ་སྐབས་ཐོབ་ཤེས་དགོས་པའི་ཕྱིར། དེ་དག་ཀྱང་བགས་བཅད་ནས་གཏན་ལ་ཕབ་པས། བྱེ་བྲག་རྟོག་བྱེད་ཆེན་མོར་དེ་བ་དྣ་རུ་ཐང་ཤིང་ལ་བསྒྱུར་བས་ཐང་ཤིང་ལ་འཇུག་པ་ཡང་སྐབས་ཐོབ་ཀྱི་[ཀྱིས]ཤེས་དགོས་སོ།། དེས་ན་དེ་བ་དྣ་རུ་འཛམ་རྩེའི་སྐབས་ལྷ་བུར་བྱུང་ན་སྒྲོན་ཤིང་དང་། གླང་ཚད་སེལ་བའི་སྐབས་སུ་བྱུང་ན་ཙན་དན་སྨུག་པོ་དང་། སྐབས་གཞན་དུ་ཤུག་པ་དྲི་ལྡན་ལ་བྱེད་དགོས་ཤིང་། ལྷའི་ཤིང་ནི་དྲི་ཞིམ་པས་ཤུག་པ་ཙན་དན་དེ་དང་གཅིག་གོ། དེས་ན་དེ་བ་དྣ་རུ་ཡང་སྒྲོན་ཤིང་ལ་འཇུག་པའི་སྐབས་ཡོད་དོ།། སྐྱེར་པ་ལ་དཀར་ནག་གཉིས། མེང་དྣ་རུ་ཀ་རི་དྲ། གསེར་ཤིང་། པ་ལ་ཏ་ག ཧྲི་ཤ་རི། ཛཱ་བྱེད་ཏ། ཚེར་རྣོན་འབྲས་སྐྱུར་རྣམས་ཟེར་རོ།། སེང་ལྡེང་ལ། ཙན་དན་སེང་ལྡེང་། སྐྱེར་སེང་ལྡེན[ལྡེང་]། སོམ[གསོམ]སེང་ལྡེང་གསུམ་གྱི་འདིར་སྔ་མ་གཟུང་། མེང་ཀ་ཏ་ར། ཛོ་ཕན་བྲིགྷ་ཏེ་[སྟེ]འཚོ་བྱེད་ཤིང་། ཆུ་སེར་ཁྲག་འཁྱུང་། ཁུ་བ་མཛོ་འདེད་རྣམས་ཟེར་རོ།། སོ་བྱ་ནི། པོ་སོ་བྱ་སྟེ། འབྲས་བུ་ལྒགས་པ་སྲབ་མོ་གཉེར་མ་ཅན་ཕྱི་ནང་ཡོད་པ་ཆེ་ཆུང་ཁམ་བུ་སྐམ་པོ་ཙམ་པ། མི་ཏན་ཏྲིག་པ་འདྲ་བ་དེའོ།། མེང་མ་ད་ན་ཕ་ལ་ཏེ་[སྟེ]སྐྱོས་བྱེད་ཀྱི་འབྲས་བུ། ཕ་ལ་ལྷ་ན་ཡང་ཟེར་རོ།། དན་རོག་ནི་སྟོང་པོ་ལས་འབུས་ཟོས་པས་དར་གྱི་རྒྱུའི་སྐུད་པ་འདྲ་བ་ཞིག་འབྱུང་ཟེར། འབྲས་བུ་རུས་སྦལ་འདྲ་བའི་ཆེ་བ་དང་། ཁ་ཕྱེ་ནས་འབྱུང་བའི་ནག་ཆུང་

འཛམ་པ་གཉིས་ཡོད་སྣང་ངོ༎ མིང་ཇ་ཡིསྣ་ལ་ཟེར། ཕྲ་[འཕྲལ]སྐད་དུ་ཛ་ཡི་པླཱ་ལ་ཟེར་རོ༎ ཤྲཱི་ཁཎྜ་ནི། བསེ་དཀར་གྱི་ཞོ་སྟེ། འབྲས་ཕྱེས་སྨྱུས་པ་དང་མ་སྨྱུས་པ་གཉིས། སྨྱུས་པ་ཕབ་ཇོག་འདྲ་བའོ༎ བསྐྱུར་ན་དཔལ་གྱི་དུམ་བུ་ཟེར། གཞན་ཡང་མིང་ཤྲཱི་ར་དང་། ཤྲཱི་ཤ་ཟེར་རོ༎ དོང་ཁ་ནི་བཤལ་སྨན་ཐོག་ཅན་ཏེ། མིང་གཏྲེ་ཀ་ནྲ། ནྲ་ཛཱི་བིགྲ་སྟེ་ལྡོན་ཤིང་རྒྱལ་པོ། ཨ་རཀྵ། ཤྲུ་མ་ཀ་ཟེར་རོ༎ ཀ་བེད་ལ་མོ་རིགས་ཕོ་རིགས་གཉིས་ལས། མོ་རིགས་བིལ་བ་སྟེ། བིལྦ་ཀ་བེད་དུ་བསྒྱུར་བས་སོ༎ འདི་ནི་དབང་དང་བཀྲ་ཤིས་ཀྱི་སྡོས་[རྫས]ལའང་དགོས་པ་ཞིག་གོ༎ ཕོ་རིགས་བུ་ཆུང་གི་ཐོད་པ་འདྲ་བ་ཁ་དོག་དམར་སྐྱ་ནང་ན་འབྲས་བུ་ལེབ་མོ་རོ་སྐྱུར་བས་གང་བའོ༎ ཀུ་བས་ཀྱང་ཚབ་མ་ཏུང་བར་བྱེད། དེའི་མིང་བྲི་ཧད་ཕ་ལ། ཨ་ལམྦུ། ཀླཱ་ལྨུ། ནྲ་ཛ་སུ་ཧི་ཟེར། རྩི་སྨན་ལ། སྐམ་རློན་ནུས་པ་མི་གཅིག་པ་ཡོད་པར་སྣང་སྟེ། པི་པི་ལིང་རློན་པས་བད་ཀན་བསྐྱེད་པ་དང་། སྐམ་པོས་བད་ཀན་སེལ་བར་བཤད་པའི་ཕྱིར་ཏེ། ཟླ་ཟེར་ལས། པི་པི་ལིང་རློན་བད་བསྐྱེད་རླུང་༎ བསིལ་ཞིང་ལྕི་ལ་སྣུམ་པ་ཡིན༎ ཞེས་བྱ་བ་ལ། པི་པི་ལིང་རློན་པ་ནི་བད་ཀན་བསྐྱེད་ཅིང་རོ་མངར་བ་དང་། ནུས་པ་བསིལ་བ་དང་། ལྕི་ཞིང་སྣུམ་པའི་ཡོན་ཏན་དང་ལྡན་པ་ཡིན་ནོ༎ སྐམ་པ་དེ་ལས་བཟློག་པ་ཡིན༎ སྣུམ་ཞིང་རོ་རྩ་[ཙ]རོ་ཚ་ལ༎ ཞུ་རྗེས་མངར་ཞིང་བད་རླུང་དང་༎ ལུད་པ་དབུགས་མི་བདེ་སེལ་འགྲོ༎ དེ་གཉིས་བཅུད་ལེན་མ་གཏོགས་པ༎ གཞན་ལ་ཤས་ཆེར་སྦྱོར་མི་བྱ༎ ཞེས་བྱ་བ་ལ། པི་པི་ལིང་སྟེ་སྐམ་པོ་ཡིན་ན་ནི་པི་པི་ལིང་རློན་པ་དེ་ལས་ཡོན་ཏན་གོ་བཟློག་པ་ཡིན་ཏེ། དེ་ལ་གོ་བཟློག་པ་རློན་པ་ནི་བད་ཀན་བསྐྱེད་པ་དང་། མངར་བ་དང་། ལྕི་བ་ཡིན་ལ་འདི་ནི་བད་ཀན་སེལ་བ་དང་། ཁ་བ་དང་སྣུམ་པ་བསིལ་བ་དང་ཡང་བ་ཡིན་ནོ༎ དེའི་ཁྱད་པར་གཞན་ཡང་སྐམ་པོ་ནི་རོ་རྩ་[ཙ]ཞིང་ཁུ་བ་འཕེལ་བ་དང་། ཞུ་བའི་རྗེས་མངར་བ་དང་། དེ་བཞིན་དུ་བད་ཀན་

དང་། རླུང་དང་ལུད་པ་དང་། དབུགས་མི་བདེ་བ་སེལ་བར་བྱེད་ཅིང་ཕོང་འབྲུ་བ་ཡིན་ནོ།། དེ་ལྟ་བུའི་པི་པི་ལིང་དེ་ནི་བཙུད་ཀྱིས་ལེན་གྱི་ཚ་ག་མ་གཏོགས་པར་གཞན་ལ་ཞེས་པ། ནད་མེད་པར་གནས་པ་དང་ནད་པ་དག་གསོ་བའི་སྐབས་ལ་ཤས་ཆེར་སྦྱར་བར་མི་བྱའོ།། ཞེས་གསུངས་པས་སོ།།

བདུན། ཕོ་སྨན།

བདུན་པ་ཕོ་སྨན་ལ། ཧོང་ལེན་ནི། རྗེ་ཡུལ་ནས་འབྱུང་བའི་ཕྱི་འཇམ་ཞིང་སྐྱ་ལ་བཅག་ན་དུ་བ་ལྟ་བུ་འབྱུང་བ་བཟང་ལ། ཡུལ་དུ་སྐྱེ་བའི་ཕྱི་ནག་པ་ཐེམ་གཉེར་རགས་པ་ནི་ཙུང་ངན་ཀྱང་གཉིས་ཀ་ཏུང་ངོ།། མིང་ནི་རོ་ཧི་ཎི་དང་། ཕུ་རྩེ་ཤེལ། གཡག་ཏུག་མ་ཟེར། ཕུ་ཤེལ་རྩེ་དང་། ཕུ་རྩེ་ཤེལ་མ་ནོར་བ་ཀལ་ཆེའོ།། སྤང་རྩི་དོ་(བོ་)ཞེས་པ་ལ། དོ་བོ་སྤུན་གསུམ་སྟེ། སྤང་རྩི་དོ་བོ། ནགས་རྩི་དོ་བོ། ལུག་རྩི་དོ་བོའོ།། དང་པོ་ནི་སྤང་ལ་བྱུང་བ་འདབ་མ་འོད་ཆེ་བ་ཉ་ག་ཅན། མེ་ཏོག་སྨུག་པོ་ཅན་ནོ།། གཉིས་པ་ནི་ལོ་མ་སྐྱ་བུན་ཉ་ག་ཅན། མེ་ཏོག་སྨུག་སྐྱ་ཡོད་པའོ།། གསུམ་པ་ནི་ནག་ལེབ་པ་སྟེ། འདབ་མ་སྐྱ་བུན་བུན་ཐ་མ་གཉིས་ལས་ཆེ་བ་ཉ་ག་ཙུང་ཟད་ཡོད་པ་མེ་ཏོག་སྨུག་སྔོན་ནོ།། འདིར་སྤང་རྩི་དོ་བོ་སྟེ། མིང་བེ་དོ་ལ། བེ་དོ་བེ་ནི། ནེ་བུ་ཆུང་། བེ་དོ་བ། ཀུན་བྱེད་རྒྱལ་པོ། ཨོ་ལོག་བེར་ཁ། པོ་པོ་མགོ་རྣམས་ཟེར་རོ།། རེ་ཀོན་[སྐོན]པ་ནི། འབྲུངས་དཔེར། རེ་ཀོན་[སྐོན]གཡའ་དང་ཚུ་རོང་སྐྱེ།། ལོ་མ་པར་པ་ཏ་དང་མཚུངས།། ཤེས་[ཞེས]པས་གཡའ་དང་ཚུ་རོང་ལ་སྐྱེ་བའི་ལོ་མ་པར་པ་ཏ་འདྲ་བ་ལ་དེ་བས་ཅུང་ཆེ་བ་མེ་ཏོག་སེར་བ་ཞིག་གོ། སྨན་ངོ་གསལ་བྱེད་དུ། རྩི་དམར་ཀང་གཅིག རྩི་དམར་ཟིལ་ཅན། ཞུག་རོན་ཀང་། ཀླ་བའི་དུག་སོགས་མིང་གི་རྣམ་གྲངས་སུ་མཛད། རྩི་དམར་ཟིལ་ཅན་གད་ལོགས་ལ་སྐྱེ་བའི་ར་དུག་པ་ཟེར་བའི་ཀང་དང་ལོ་མ་ལ་དམར་ངམས་[ངམ]ཡོད་པ་ཞིག་ཡོང་བ་ལ་ངོས་འཛིན་བྱེད་མཁན་འདུག་པ། དེ་ཡིན་ན་ནི་གཅིག་པར་མི་སྣང་

ངོ་།། འོན་ཀྱང་རེ་ཀོན་[སྐོན]ཆུ་རོང་དུ་སྐྱེ་བ་ཉིད་རྩི་དམར་ཐང་གཅིག་གི་ཐ་སྙད་མི་འཇུག་པ་འདྲ་སྟེ། ལག་དུ་[ཏུ]མ་གྱིས་པར་མཐོང་བའི་ཕྱིར། དེས་ན་རང་ལུགས་ལག་མང་པོ་ཅན་རེ་ཀོན་[སྐོན]པ། ཐང་གཅིག་པར་སྐྱེས་ཤིང་ཐང་ཤིན་ཏུ་དམར་བ་རྩི་དམར་ཟེལ་ཅན་ཡིན་ནོ།། སྔོ་སྨན་འདི་རྣམས་ལ་ཞིབ་མོར་ཕྱེ་ནས་སྔོ་ཉིད་ལ་བརྟག་དགོས་པར་སྣང་ངོ་།། ཁྱི་ལྕེ་བ་ལ་དཀར་ནག་གཉིས་ལས། འདིར་དཀར་པོ་གཟུང་ཞིང་མིང་ཤ་ཏ་ཀུ་ཊ། ཤ་ལང་པ། ཀུ་ཀར་ཏ། གནོད་སྦྱིན་ལྕེ། ཤེལ་གདང་[ཏང]དཀར་པོ་ཟེར། ནག་པོ་འཛངས་མའོ།། དཀར་པོ་ལ། བི་ཥྚུ་ཀྲནྟ། ཀུ་ཀྣ་ཟེར། སྤྱི་མིང་ཏྲ་ཡ་ན། ཏྲ་ཡ་མཱ་ན་སྟེ་སྐྱོབ་བྱེད་ཀྱང་ཟེར་རོ།། སུམ་ཅུ་ཏིག་ནི་གོ་བར་ཟད་དོ།། སྤྲི་ཡང་ཀུ་ནི། སྔོ་འདབ་མ་སྐྱ་ལ་མེ་ཏོག་སྔོ་བ་སྟེ། བོད་སྐད་དུ། འཇིབ་རྩི་ཟེར། གཞན་ཡང་མཆིན་སྨན་ཨའུ་རྩི། ཏེལ་[ཏེའུ]རྫོག་པ། དར་སྔོན་འཕྱུར། རྩིའུ་དྲི་ཆེན། སྔོ་ནྲི་ལཾ། ཏིང་ལི་ཕྱིན། ཏི་ཡང་། བོད་ཀྱི་གུར་གུམ་རྣམས་ཟེར་རོ།། ཟངས་ཏིག་མེ་ཏོག་དམར་པོ་དང་། ལྕགས་ཏིག་མེ་ཏོག་སྔོན་པོས་ཕྱེ་བའོ།། སྤྲ་ལོ་སུག་འདྲ་ཞེས་པའི་སྐབས་སུ། སྤྲ་ལོ་ལ་དཀར་སྨུག་སུག་འདྲ་གསུམ། དཀར་པོ་མཆོག་ཡིན་ཀྱང་སུག་འདྲ་དང་སྤྲོ་ཚད་སེལ་བའི་སྐབས་སུ་ནུས་པ་ཁྱད་མེད་དོ་སྨུག་པོ་ནི་ཅུང་དམན་ནོ།། གཡའ་ཁྲི་མ་ནི་རྒྱལ་པོ་ཟླ་བསིལ་ཏེ། གསེར་གྱི། དངུལ་གྱི། ཟངས་ཀྱི། ལྕགས་ཀྱི་ཞེས་མེ་ཏོག་གིས་ཕྱེ། ལོ་མ་གསེར་གྱི་པ་ཏྲ་འདྲ་བའི་ཕྲ་ཞིབ་འོད་དང་ལྡན་པའོ།། ད་ལྟ་སྐྱེ་བ་ནི་མེ་ཏོག་སེར་པོ་འདི་ག་ཤས་ཆེ་བར་སྣང་ངོ་།། གང་ག་[གཱ]ཆུང་ནི། ཟུར་བཞི་ལོགས་བརྒྱད་རྩེ་མོ་དཔལ་དགུ་ལྡན་པ། གང་དཀར་ཐལ་རྩེ་ཡང་ཟེར་རོ།། བྱ་རྒོད་སྤྱོས་ལ། སྤྱོས་ཆེན་སྤྱོས་ཆུང་གཉིས་ལས། སྤྱོས་ཆེན་སླ་རྩེའི་དྲི་མནམ་པ་བཟུང་ངོ་།། མིང་བདུད་རྩི་ཆིག་ཐུབ། སྲིན་བུའི་མགོ་བོ་ཅན། སྔོ་མ་གི་ཏ། སྔོ་ཤིག་གསོད། སླ་རྩེའི་དྲི་ཅན་རྣམས་ཟེར་རོ།། སྤྲོལ་གོང་པ་གཡའ་སྤང་འཚམས་[མཚམས]སུ་སྐྱེ། སྡོང་པོ་

ཁོང་སྟོང་། མེ་ཏོག་དཀར་སེར་ཕྲ་བ་སྤུངས་ནས་འཆར། ལོ་མ་ཕྲ་བ་ཉ་ག་ཅན་དབྱིབས་ཕྲུག་པོ་ཁ་གྱེན་དུ་བསྟན་པ་ལྟ་བུ། རོ་ཤིན་ཏུ་ཁ་བ་ཞིག་སྟེ། མིང་ཡུ་མོ་སྲོལ་གོང་ཟེར་རོ།། སྒྲོལ་མས་མཛད་པའི་འབྲུངས་དཔེར། ད་བྱིད་དཀར་པོ། སྒྲ་[རྫ]སྐྱེས་ཐོད་དཀར། བྱ་རྒོད་སུག་པ་ཟེར་བ་སྣང་། ད་ལྟ་བྱ་རྒོད་སུག་པ་ནི་འདབ་མ་སུག་ལོ་འདྲ་བ་ལ་མེ་ཏོག་སྙིང་ཝོ་ཤའི་རྩེ་[ཚོ]གུའི་དབྱིབས་ཅན་གཅིག་ལ་བྱེད་འདུག་གོ། ཡུ་མོ་མདེ་བྱིན་[འབྱིན]ནི། སྲོག་ཆགས་ཀྱི་[ཀྱིས]རྙེད་པའི་སྨན་གྱི་ནང་ནས་ཤ་བས་རྙེད་པ་སྟེ། རི་མཐོ་སར་སྐྱེས་པའི་འདབ་མ་རྒྱ་མེན་འདྲ་བ་ལ་མེ་ཏོག་དཀར་སེར་བྱས་པ་ཞིག་ཡོང་བ་དེ་ཡིན་པ་འདྲ་སྟེ། ད་ལྟ་བྱིན་གནམ་ལྕགས་ཟིལ་ཅན་ལོ་མ་ཕྲ་སིབ་མེ་ཏོག་སྔོན་པོ་བྱས་པ་དང་གཅིག་པར་འདོད་ཀྱང་། ཆོས་རྗེ་ཟུར་མཁར་བའི་སྔོ་སྦྱོར་དུ་ཐ་དད་དུ་གྲངས་[བགྲངས]སྣང་ངོ་།། དར་ཡ་ཀན་ཞེས་པ་ལ་འཇུག་ཡུལ་མང་ཡང་། བརྒྱ་བྱིན་གྱིས་མཛད་པའི་སྨན་གྱི་འབྲུངས་དཔེ་ལས། འཛམ་བུ་གླིང་ན་སྐྱེ་བར་དཀོན།། དར་ཡ་ཀན་ཞེས་མིང་དུ་གྲགས།། ལོ་མ་ཁྲད་པོ་རྩ་བ་དཀར།། མེ་ཏོག་དཀར་དང་མེ་ཏོག་དམར།། མེ་ཏོག་སེར་དང་མེ་ཏོག་སྔོ།། བསིལ་འཇམ་སྒྲ་[རྫ]ལ་སྐྱེས་པ་ཡིན།། དཀར་པོ་འདྲ་དང་མི་འདྲ་མང་།། རེ་རེ་ལ་ཡང་ཡོན་ཏན་མང་།། སྤྱི་ཁྲབ་སྦྱོར་ལུགས་གྲོགས་དང་ནི།། སྣ་ཁྲིད་ལྕུག་གི་[གིས]བསྒྱུར་བ་ན།། བཞི་བརྒྱ་རྩ་བཞིའི་ནད་རྣམས་སེལ།། ཞེས་པས་མེ་ཏོག་དཀར་དམར་སེར་སྔོ་བཞིར་ཕྱེ་བ་དང་། སྒྲོལ་མས་མཛད་པའི་འབྲུངས་དཔེར། རྩ་རྣམས་གྲུབ་[འདུབ]པའི་དར་ཡ་ཀན།། རྩ་སར་དུད་བདུག་ལོ་མ་ཆང་ནང་བཙོས།། ཁོང་བཏང་མཆེར་པའི་ནད་རྣམས་སེལ།། ཅེས་[ཞེས]དང་། གླུ་བདུད་ནག་པོ་དར་ཡ་ཀན།། བྲག་ལ་སྐྱེ་ཞིང་ཀུན་ན་དཀོན།། མེ་ཏོག་དཀར་དམར་སེར་སྔོ་བཞི།། གཅིག་ཏུ་མ་ངེས་སྐྱེས་པས་བྱུང་།། བསིལ་འཇམ་སྒྲ་[རྫ]ལ་སྐྱེས་སྟེ་[ཏེ]ཡོང་།། གྲོགས་ལྡན་ནད་རིགས་ཐམས་ཅད་འཇོམས།། མཆོག་ཏུ་རྒྱ་ནད་ཚད་

པ་སེལ།། ཅེས་[ཞེས]དང་། བརྒྱ་བྱིན་ལྷས་གསུངས་དར་ཡ་ཀན།། དར་ཡ་ཀན་ལ་རིགས་ལྔ་ཡོད།། རླུང་[སླུང]ཤོད་སྐྱེས་པའི་དར་ཡ་ཀན།། མེ་ཏོག་དམར་པོ་ལོ་མ་སྔོ།། ཁ་ཅིག་ཏ་ལོ་དམར་པོ་ཟེར།། རི་སྣན་[གཉན]མགུལ་སྐྱེས་དར་ཡ་ཀན།། མེ་ཏོག་སྔོན་པོ་མདངས་དང་ལྡན།། ལོ་མ་ཙུང་ཟད་ཉ་ག་ཅན།། ཆུ་མིག་ནང་སྐྱེས་དར་ཡ་ཀན།། ལོ་མ་མེ་ཏོག་སྡོང་པོ་གསུམ།། བྲི་གའི་དབྱིབས་དང་འདྲ་བ་ཡིན།། ཁ་ཅིག་ཆུ་འདུམ་[ལྡུམ]ཞེས་ཀྱང་ཟེར།། རིགས་ལྔར་ངེས་པ་མེད་པ་སྟེ།། ལོ་མ་མེ་ཏོག་དུས་སུ་བཏུ།། ཞིབ་བཏགས་དར་རྩགས་[བཙགས]དོམ་མཁྲིས་དང་།། སྐྱེར་ཤུན་སྦུབས་[སྦུབ]མ་སྦྱར་བ་ཡིས།། མགོ་ཆག་རྨ་ལ་བྱེ་མ་གདབ།། སྤང་མ་དག་གིས་ཕྱི་ཚོས་[ཆས]བྱས།། ཕོང་དུ་གཏང་བས་སོས་པ་མགྱོགས།། རྩ་ཆད་འཁྱོམས་དང་སྐད་རལ་འཚོ།། ཆུར་བསྐུས་གཏང་བས་མ་ཞུ་སེལ།། ཤིང་ཁུན་དང་སྦྱར་གྲང་རླུང་སེལ།། ཉམས་ཆུང་པོ་བའི་མེ་དྲོད་སྐྱེད།། ཅེས་པས། རྨ་རྣམས་འདྲུབ་པའི་དར་ཡ་ཀན།། ཀླུ་འདུལ་ནག་པོ་དར་ཡ་ཀན།། སླུང་ཤོད་སྐྱེ་བའི་དར་ཡ་ཀན།། རི་གཉན་མགུལ་སྐྱེས་དར་ཡ་ཀན།། ཆུ་མིག་ནང་སྐྱེས་དར་ཡ་ཀན།། ལྔར་བཤད་ནས། ཀླུ་འདུལ་ནག་པོ་དར་ཡ་ཀན་ལ་མེ་ཏོག་གི་བྱེ་བ་བཞིར་མཛད་དོ།། དེ་ཡང་རྨ་རྣམས་འགྲུབ་[འདྲུབ]པའི་དར་ཡ་ཀན་ནི་རྒྱ་སྐད་གསང་བ་སྐད་གཅིག་སྟེ། བྲ་བོའི་ལོ་མ་འདྲ་བ་ལ་དེ་ལས་ཆེ་ཞིང་མདོག་སྔོ་བ་ཁང་ཕྲ་ལ་རིང་བའོ།། ཀླུ་འདུལ་ནག་པོ་དར་ཡ་ཀན་ནི། ཀླུ་བདུད་རྡོ་རྗེ་སྟེ། སྡོང་པོ་མདའ་སྨྱུག་འདྲ་བ་ཚེར་མ་ཙུང་ཟད་ཡོད་པ། མེ་ཏོག་དབྱིབས་ཨ་བྱུག་ཚེར་སྔོན་འདྲ་བ་ལ་དེ་བས་ཆེ་བ། མདོག་དཀར་སེར་དམར་སྔོ་བཞི་ག་ཡོང་བར་འདུག་ཏུང་ཙུང་སྔོན་པོ་མང་ངོ་།། སླུང་ཤོད་སྐྱེ་བའི་དར་ཡ་ཀན་ནི་ཏ་ལོ་དམར་པོའོ།། རི་གཉན་མགུལ་སྐྱེས་དར་ཡ་ཀན་ནི། ཨ་བྱུག་ཚེར་སྔོན་ནོ།། ཆུ་མིག་ནང་སྐྱེས་དར་ཡ་ཀན་ནི། བྲེ་ཁ་འདྲ་བའི་ཆུ་ལྡུམ་པར་གྲགས་པའོ།། འདིར་འགའ་ཞིག་བརྒྱ་

བྱིན་ལྷས་བསྐུངས་དར་ཡ་ཀན་ཞེས་འདྲེན་པ་ནི། ཚིག་གི་འབྲུ་མ་ཚོད་པར་སྣང་སྟེ། བརྒྱ་བྱིན་ལྷས་གསུངས་པའི་དར་ཡ་ཀན་ལ་རིགས་ལྔ་ཡོད་ཅེས་བསྟན་པའི་དོན་མ་གོ་བར་ཟད་དོ།། སྨུ་སྨྲིང་[དམུ་རྫིང]སེལ་བའི་དར་ཡ་ཀན་སྣ་ཏིག་པ་ཞེས་གྲངས་[བགྲངས]པ་ནི། རིགས་ལྔ་གོང་དུ་སྨོས་པར་མ་གཏོགས་[རྟོགས]ཀྱང་། དར་ཡ་ཀན་གྱི་ཐ་སྙད་ནི་ཤིན་དུ་འཇུག་པས་ཆུ་སེར་གྱི་སྐབས་སུ་དར་ཡ་ཀན་ཞེས་པ་བྱུང་ན་སྣ་ཏིག་པ་ལ་གོ་བར་བྱའོ།། ཧ་ལྤགས་པ་ལ། རིའི་ཧ་ལྤགས་དང་། ཀླུངས་ཀྱི་ཧ་ལྤགས་གཉིས། དང་པོ་མེ་ཏོག་དམར་ཁྲ་འདབ་མ་རྩུབ་གོང་སྟེ། འབྲོག་པ་རྐུབ་ཕྱིས་སུ་གྲགས་པའོ།། ཀླུངས་ཀྱི་ཧ་ལྤགས་ནི། མེ་ཏོག་སེར་པོ་འདབ་མ་ཕྲ་མེད་པ་སྟེ། ཕྱ་མ་རི་ཀླུངས་གཉིས་ཀ་ལ་སྐྱེ་ཞིང་། ཕྱི་མ་རི་ལ་སྐྱེ་བར་འདུག་གོ། མིང་མེ་ཏོག་ཕྲེང་བ། མོན་མོ་ཁྲུས་ཀྱི་སྨྲིང་[རྫིང་]། ཧ་ཏུ་[ཧཏྲུ]པ་ས[ལ]། ཁོག་[ཁོ]ཤོག་པ་ཟེར་རོ།། ཨ་ཧྲི་ཤ་སྨན་ངོ་གསལ་བྱེད་དུ། གཞིལ་ལ་མཛད་ཀྱང་། རང་ལུགས་ལོ་མ་རམ་ལྤང་བ་འདྲ་བ། རྩ་བ་སྣོག་སིལ་འདྲ་བ་མེ་ཏོག་སྔོན་པོ་ཁ་སྦུབ་ཐུར་དུ་འཕྱང་བ་ཞིག་ཡོད་བ་ལ་བྱེད། གཞིལ་ནི་བཙུ་[ཙུ]གང་སྣོག་སིལ་མ་སྟེ། རྩ་བའི་རྗོག་པོ་ཞིབ་པར་སྤུར་ལ་གཡག་ཏུའི་ནང་དུ་བླུག་ལ་པྲ་ཚིལ་གྱིས་ཁ་བསྐམས་ནས། དགུན་ཟླ་གསུམ་ཆུའི་ནང་དུ་བཙུག་སྟེ་ངར་བཏགས་པ་ནི། ག་བུར་འདུལ་བ་དང་། གློའི་ནད་སོགས་ལ་བཙུ་[ཙུ]གང་ཉིད་དང་ནུས་པ་མཚུངས་སོ།། སྟག་ཤ་ནི། ཚི་དང་དྲི་ཆེ་བ་བཟང་ངོ་།། སྤང་རྒྱན་དཀར་པོ་ཞེས་པ་ལ། དཀར་སྔོ་ཁྲ་གསུམ་གྱི་འདིར་དཀར་པོ་བཟུང་ལ། མ་རྙེད་ན་ཁྲ་བོ་དཀར་ཤས་ཆེ་བ་ཡང་རུང་ངོ་།། དཱརྦཱ་ལ་སྤང་རྒྱན་དཀར་པོ་ལ་འཇུག་གོ། ཡུ་གུ་ཤིང་ནི། བཅད་འབྱོར་དུ་ཡང་འདྲེན། མིང་མནམ་[རྣམ]པར་བ། སློས་མ། ཕག་ལྷང་བ། ཏེ་ཏེ་ཤིང་། རྐང་ཙིག་པ་རྣམས་ཟེར་རོ།། རྩད་དང་དགུ་ཐུབ་ལྕུམ་སྟག་ཞེས་[ཅེས]པ་ནི། ད་ལྟ་རྩད་སུ་མི་སྨན་སེར་བ་

འཇམ་དབྱངས་ཁྲིམས་པ། དགུ་ཐུབ་སྣང་ཆེན་ཆིག་ཐུབ་སྐྱེ་ཏུ་བདེ། ལྕུམ་སྐྱག་གོ་བྱི་ལ་སྐྱེ་བྱ་འཕུར་ལེབ་ལ་བྱེད་པ་མང་བར་སྣང་ཏུང་། ཇེ་རང་བྱུང་པས། གོ་བྱི་ལ་ཡིས་དུག་ཚད་སེལ།། ལྕུམ་སྐྱག་སྣང་ཆེན་དེ་དང་མཚུངས།། ཤ་ཀང་བུམ་པ་ཨ་འཛོང་སྦོ།། བྱ་འཕུར་སླེབ་དང་སུ་མི་སྨན།། དཔའ་བོ་དཀར་སེར་དམར་པོ་གསུམ།། འདི་བཙུ་[བཙུས]དུག་ཚད་ཐམས་ཅད་སེལ།། ཅེས་[ཞེས]གསུངས་པས། གོ་བྱི་ལ། ལྕུམ་སྐྱག བྱ་འཕུར་སླེབ་གསུམ་སོ་སོར་བྲངས་[བགྲངས]པས། ལྕུམ་སྐྱག་ནི་ཀོ་ཐ་ལ་བྱའོ།། ཨ་བྱུག་ནི། ལྷ་ཁོངས་[ཁང]གུར་གུམ་སྐྱེ། མིང་མེ་ཏོག་གུར་གུམ། ཨ་བྱུག་གུར་གུམ། ཨ་བྱུག་གཟེར་འཛོམས། ཏང་ཏང་མགོ་རྣམས་ཟེར་རོ།། གསེར་སྐྱུད་ནི་ལ་ཁ་ཚོར་སྐྱེ་བའི་ཙ་ཧ་ཛའི་རྣམ་པ་མདོག་སེར་བའོ།། འདི་ལ་རི་ཚོས་པ་ཡང་ཟེར། ཚེར་སྔོན་ནི་ཨ་བྱུག་ཚེར་སྔོན་ཏེ། ད་ཧྲ་གི་ཞེས་ཀྱང་ཟེར། ཁ་ཅིག་གཉན་གཟེར་སྐབས་སུ་ཨ་བྱུག་གཟེར་འཛོམས་དང་། མགོ་ཆག་སྐབས་སུ་ཚེར་སྔོན་གཏོང་ཟེར་ཡང་། ནུས་པ་རྒྱུད་སེལ་འདིར་ནི། ཨ་བྱུག་མགོ་ཆག་གསོ་ཞིང་ཚུ་སེར་སྐེམ།། ཞེས་པ་དང་། འཚེར་[ཚེར]སྔོན་ཏུས་ཆག་གསོ་ཞིང་ལྷ་བ་འདེགས།། ཤེས་[ཞེས]གསུངས་པས་གཉིས་ཀ་མགོ་ཆག་ལ་སྦྱགས་[བསྦྱགས]པར་སྣང་ངོ་།། ལུག་ཏུ་ལ། དཀར་སེར་དམར་སྨུག་བཞི་མེ་ཏོག་གི་ཁ་དོག་གིས་ཕྱེ། མིང་ཨ་ཛ་ཤིནྡ་ཟེར། སེ་བའི་མེ་ཏོག་གི་མིང་ཀ་ན་ཀ ལྷའི་བུ་མོ་ཟེར་རོ།། འབུ་སུ་ཧང་ལ། མེ་ཏོག་དམར་པོ་དང་། སེར་པོ་གཉིས། མེ་ཏོག་དམར་པོ་ཅན་འབོག་སུག་པ་ཟེར། སེར་པོ་ལ་རྐང་[སྐང]བུ་ཡོད་མེད་གཉིས། སྐང་བུ་ཡོད་པ་འབུ་སུ་ཧང་ཡིན་ལ། མིང་བི་ཤུ་ཀ ནི་ཤ ཁྲི་ག ནི་ཤུ་ཀ སྨན་ལེ་སྐང་བུ། གསེར་གྱི་ཅོད་པན་ཅན་ཟེར། སྨན་ངོ་གསལ་བྱེད་དུ། འབུ་སུ་ཧང་པོ། ཅོ་ག་སྣད་སྨན་མོ། སྐང་བུ་ཡོད་མེད་ཀྱི་[ཀྱིས]འབྱེད་གསུང་བ་སྣང་བས་སྐང་བུ་མེད་པ་འབུ་སུ་ཧང་དུ་བཞེད་པ་འདྲ། འགའ་ཞིག་སྐང་བུ་མེད་པ་ཅོ་

ག་སླད་སྨན་དུ་བྱེད་པ་དང་། འགའ་ཞིག་འབུ་སུ་ཧང་དང་ཙ་ག་སླད་སྨན་གཅིག་པར་འདོད་པ་དང་། འགའ་ཞིག་ཙ་ག་སླད་སྨན་པ་ཡག་པ་ལ་འདོད་པ་བྱུང་ཀྱང་[ཡང]རྒྱ་དང་གློ་ནད་སེལ་བར་ནི་ཕྱོགས་མཐུན་པར་སྣང་། རང་ལུགས་ཙ་ག་སླད་སྨན་དང་འབུ་སུ་ཧང་གཅིག་པར་འདོད་དོ།། སྒོང་ཐོག་པ་ནི། མེ་ཏོག་སེར་སྐང་འབྲས་ཕྲ། དབྱིབས་ཡུངས་ཀར་འདྲ་བ་སྟེ། མིང་མ་བཏབ་སྐྱེས། འདྲེ་དཔལ། འདྲེ་མོ་ཡུངས་ཀར། ཕེལ་ག་མེད། འདྲེ་དཔལ་གང་རྣམས་ཟེར་རོ།། ཁྲི་སྨན་སངས་རྒྱས་དང་འདི་གཉིས་རིགས་གཅིག་པ་ལ་ནང་ཁུལ་དབྱེ་བ་ཙུང་ཞིག་ཡོད་དོ།། ཨ་གྲོང་ལ། རྒྱ་ཨ་གྲོང་། མཁན་པ་ཨ་གྲོང་། ཕུར་མོ་ཨ་གྲོང་། ཤིང་ཨ་གྲོང་སྟེ་རྒྱས་ཕྱེ་བས་བཞི། དཀར་སེར་དམར་བ་མེ་ཏོག་གིས་ཕྱེ་བས་གསུམ་ལས། གློ་ནད་ལ་རྒྱ་ཨ་གྲོང་ཐུགས[བསྟུགས]། གློ་གཟེར་ལ་འོག་མ་གསུམ་བསྟུགས་པས་སྐབས་འདིར་རྒྱ་ཨ་གྲོང་བཟུང་ངོ་།། སར་སྤྲོང་ལ་དཀར་ནག་གཉིས་ལས། དཀར་པོ་ལ་འབྲུམ་བུ་ཐོག་ཐོག་ཟེར། འདིར་ནག་པོ་རི་ལོགས་དང་ཞིང་མུ་ལ་སྐྱེ་བ་ཕོན་སར་སྐྱེ་ཞིང་དྲི་མ་དུགས་པ་གཟུང་ངོ་།། ཧང་ཀུན་ནི་བཙུ་[ལྡུ]བའི་རིགས་སྟེ[ཏེ]། བཙུ་[ལྡུ]བ་ལ། དཀར་ནག་ཁོད་གསུམ་གྱི། འདིར་ཁོད་ལོ་མ་བཙུ་[ལྡུ]བ་གཞན་ལས་ཆེ་བ་དྲི་མ་དུགས་པ་རྩ་བ་སྤོས་སྦྱོར་ལ་འགྲོ་བ་ཉིད་བཏང་[ཧང]ཀུན་པའོ།། སེ་ཁོད་ཁ་ཅིག་ཁུ་རུ་ལ་བྱེད་ཀྱང་། རིན་ཆེན་འབྱུངས་དཔེ་ལས། བསེ་ཁོད་མ་ཞེས་བྱ་བ་ནི།། སྲིབ་མོ་ནགས་ཀྱི་ནང་དུ་སྐྱེ།། སྡོང་པོ་ཁོང་སྟོང་ཤུན་པ་སྨུག། མེ་ཏོག་དམར་པོ་རྩ་བ་སྲུན།། འབྲས་བུ་ཆེ་ལ་རབ་ཏུ་དམར།། རང་གི་ནུས་པས་དུག་ནད་འཇོམས།། ཤེས་[ཞེས]གསུངས་པས་ཁུ་རུའི་འབྲས་བུ་ནི་སྨུག་པོ་ལ་ཆེན་པོ་རང་མི་ཡོང་བས་ཨ་སི་ར་ཡང་ཟེར། དོམ་སེ་ཟེར་བ་འདི་ཉིད་དོ།། ཤུག་པ་ཚེར་མ་ཅན་ཤུག་པ་ལོ་མ་ལ་ཚེར་མ་ཡོད་པ་སྟེ། མིང་གཡུ་འབྲུག་ཟེ་བ་ཟེར། སྐྱེར་པའི་མེ་ཏོག་ལ། མིང་ག་ཎྃ་ཕུཥྤ། པ་ལ་ཏ་ག་ཕུཥྤ། ད་

ཏ་ཧ་ཧི་ཐ་པུཥྤ་རྣམས་ཟེར་རོ།། འབྲུ་ལ་ཁྲག་མདོག་མ་ཟེར། ཐང་ཕྲོམ་པ་ནི་དཀར་ནག་གཉིས་ལས་འདིར་ནག་པོ་སྟེ། སྤྱི་མིང་ད་ཏུ་ར། ཀ་ན་ཀ་པུཥྤ་ཧྲི་སྟེ་གསེར་གྱི་མཛེས་མ། བཛྲ་ཀ་ན་ཀ ཁུན་[འཁུན]པ་གྲོས་འདེབས། ལ་གུ་ཁྲ་འཁྱེད། ཕན་པ་ཀུན་ལྡན་ཟེར་རོ།། ལང་ཐང་རྩེ་ལ་མིང་བཛྲ་ཛམྦྷ་ལ་ཟེར། སྨིན་ཤིང་སྣ་དམར་ནི་འབུ་སྨིན་གནས་པའི་ཤིང་དུག་ཅན་ཧེ་དུག་ཁམ་མོ།། དཀར་པོ་ཆིག་ཐུབ་ལ་འཇུག་ཡུལ་མང་ཡང་དུག་གི་སྐབས་སུ་ཏུ་བདེ། གཞན་གྱི་སྐབས་སུ་ཐང་ཕྲོམ་དཀར་པོའོ།། ཨ་བ་ལ་ཕོ་མོ་གཉིས་ལས། ཕོ་མེ་ཏོག་མེད་པ་དང་། མོ་ཡོད་པའོ།། གཉིས་ཀ་ཡང་བྲག་ལ་སྐྱེས་པའི་དངུལ་གྱི་མོ་ཁབ་འདྲ་བ་བཟང་ངོ་།། ཙུང་ཟད་དེ་བས་སྨོམ་པའི་ཨ་འདྲས་ཀྱང་ཆབ་མ་ཏུང་ངོ་།། གབ་ཏུ་གཟོ་[བཟོ]བོ་དངུལ་གྱི་མོ་ཁབ་ཅན་ཟེར་རོ།། པར་པ་ཊ་ནི། མིང་སྣྲ་བཟང་ཟིལ་པ་ཅན་དང་། རིམས་འཇོམས་ཟེར་རོ།། དོ་བ་ལ་རྐྱོད་གཡུང་གཉིས། རི་ལ་སྐྱེས་པ་རྐྱོད། གླུངས་[གླུང]ལ་སྐྱེས་གཡུང་། མིང་ས་འོག་བདུད་རྩི། སྨིན་འཇོམས། དབྱར་ཞུན། ལྷམ་རྐྱོད། གབ་ཏུ་སྤགས་བཙུན་མར་གྱི་སྐྱུལ་[རྐྱལ]པ་ཅན་རྣམས་ཟེར་རོ།། འདམ་བུ་ཀ་ར་ནི། རྩ་འདམ་བུ་ཀ་ར་སྟེ། ཡུར་བ་སོགས་ཆུ་ཡོད་སར་སྐྱེ་བ་སྡོང་བུ་ཁོང་སྟོང་མདབ་[འདབ]མ་ཙོང་འདྲ་བ། སྐེ་མ་རམ་བུ་འདྲ་བའི་སྐེ་བ། རོ་མངར་བའོ།། འབྲི་ཏ་ས་འཛིན་ནི། འབྲི་ཏ་ས་འཛིན་རྒྱ་མ་འདྲ།། མདོ་མདོར་ས་ལ་འཛིན་ཅིང་འབྲེལ།། ཅེས་དང་། བྱི་རུས་ཐག་པས་ས་གཞི་ཁྱབ།། བ་ཐག་དམར་པོ་རྩ་རྣམས་འཐུད།། ཅེས་གསུངས་པས། ས་འཛིན་ལ་དཔུན་[སྤུན]གསུམ་སྟེ། འབྲི་ཏ་ས་འཛིན། བྲོ་[གྲོ]ལོ་ས་འཛིན། ཙི་ཙི་ས་འཛིན་གསུམ་ལས། དང་པོ་ནི། ས་འདྲེ་ལ་བྱེད། གཉིས་པ་ནི། བྲོ་[གྲོ]ལོ་མ་ལ་བྱེད། གསུམ་པ་ནི། ཙི་ཙི་མ་ཟེར་རོ།། བྱ་པོ་[ཕོ]ཙི་ཙི་ནི་འདོད་པ་མང་ཀྱང་[ཡང]རང་ལུགས་ཙི་ཙི་མ་ལ་འདོད་དོ།། ཤོ་[ཤུ]མོ་ཟ་ནི་གྲགས་པ་སྟེ། མིང་མི་ཐེ་

ཟེར། སྐྱི་བ་ནི། ཤིང་གཞན་ལ་འཁྲིལ་ཞིང་སྐྱེ། རྩ་བ་དོ་བ་འདྲ་བའི་རོ་མངར་བ་མེ་ཏོག་སྔོན་པོ་ཅན་ཡིན་ལ། མིང་ཀུ་ལུའམ། ཀྱི་ལུ་ཟེར་རོ།། གཡེར་ཤིང་ལ། རྐོད་གཡུང་གཉིས་ལས། རྐོད་ཀློ་ཡུལ་ནས་འབྱུང་བའི་འབྲས་བུ་དམར་ནག་སྐྱེ་གཡེར་མར་གྲགས་པ་འབྱུང་བའི་ཤིང་ངོ་།། གཡུང་ཞིང་བསྲུབས་[སྲུབས]སུ་སྐྱེ་བའི་གཡེར་ཤིང་པ་ཞེས་འབོད་པའོ།། མིང་གཞན་མ་གཙོགས་གྲུ་བཞི་ཟེར་རོ།། མེ་ཏོག་གསེར་ཆེན་ནི་མདབ་[འདབ]མ་ཁྲད་པོར་སྐྱེ་བ་འོད་དང་ལྡན་པ། མེ་ཏོག་ཧྲེ་མིག་རྨིག་པའི་མེ་ཏོག་འདྲ་བ་ལ་ནག་པོའི་ར་རི་མེད་པ་འོད་དང་ལྡན་པའོ།། ཧྲེ་མིག་པ་ནི་ལོ་མ་ཧྲེ་མིག་འདྲ་བ་མེ་ཏོག་སེར་པོ་ནག་པོའི་ར་རི་ཡོད་པའོ།། བྲག་སྐྱུ་ཏ་འོ་[བོ]ནི། བྲག་ལ་སྐྱེ་བའི་ཨུཏྤལ་གྱི་མདབ་[འདབ]མ་འདྲ་བ་མེ་ཏོག་དམར་སྨུག་སྐྱེ། མིང་མིང་པོ་བདུན་གྱི་སྲིང་གཅིག་མ་ཟེར་རོ།། བྲག་སྤོས་པ་ལ། གྲི་[བྲི]གུ་གསེར་ཐིག ཐིག་ཁྲབ་ཅན། དཀའ་[ཀ]བ་རྒྱན་གཙོད། གྲི་གུ་རཏྣ[རཏྣ]། བཙུན་མོ་རེ་རལ། གཟིག་མཇུག་པ། གཟིག་གི་སྟོད་ភྲག་ཅན་ཟེར་རོ།། འདིར་མཇུག་མའི་མིང་ཅན་གྱི་སྨན་ལ། རྗེ་རང་བྱུང་པས། སྲི་འཇུག་[མཇུག]དུག་ཚད་ཀུན་ལ་ཕན།། ཁྱི་གཞུག་དཔལ་ཆུའི་དུག་གསོད་བྱེད།། གཟིག་འཇུག་[མཇུག]མགོ་ཡི་ལྷ་བ་འདེབས[འདེགས]།། སྟག་འཇུག་[མཇུག]འདུས་པའི་ནད་རྣམས་སེལ།། ཁྱུང་གཞུག་རུས་ཚད་བྱེར་བ་བསྟུད[སྟུད]།། འདི་བཅུ་སྦྱར་ན་དུག་ཀུན་ཕན།། ཞེས་གསུངས་པ་ལ། སྲི་འཇུག་[མཇུག]པ་དུག་སྨན་སྐབས་སུ། བྱི་སྐྱི་བ་སེར་པོ། ཁྱི་འཇུག་[མཇུག]པ་བྱི་སྐྱི་བ་སྔོན་པོ། གཟིག་འཇུག་[མཇུག]པ་དུག་སྨན་སྐབས་སུ་ལྗིང་ང་སྔོན་པོ། རྩའི་སྐབས་སུ་བྲི་གུ་གསེར་ཐིག ཚད་པའི་སྐབས་སུ་སྔོང་པོ་མདའ་ཙམ་ལ་ལོ་མ་བྲ་བོའི་ལོ་མ་འདྲ་བ་ལ། དེ་ལས་ཆེ་བ་བརྩེགས་མ་ཡོད་པ་རྩེ་མོར་སྐྱེ་མ་སྔོན་པོ་ཡོད་པ་ཞིག་གོ། སྟག་འཇུག་[མཇུག]པ་ལྗིང་ང་སེར་པོ། ཁྱུང་འཇུག་[མཇུག]པ་མདབ་[འདབ]མ་ཏ་ལྷགས་པ་འདྲ་བ་དེ་བས་

ཚུང་བ་བརྗེགས་མ་ཡོད་པ་མདོགས་[མདོག]སྐྱ་ཉམས་ཡོད་པ། མེ་ཏོག་སྔོ་དཀར་དྲི་དྲགས་པ་ཞིག་གོ། རྒྱ་སྤོས་ནི་འབྲུ་སུ་ཏང་གི་སྐྱེ་ལུགས་འདྲ་བ་ལ་དེ་བས་རིང་ཞིང་མདབ་[འདབ]མ་ཆེ་བ་མེ་ཏོག་སེར་པོ་ཅན་དྲི་ཤིན་ཏུ་ཆེ་བའོ།། སྤང་སྤོས་ལ་མིང་ནི་ཛ་ཊཱ་མཾ་སི། ཛ་ཏེ་ལ། མ་སི། ས་ཀྲ། ན་ད། དྲི་ཆེན་ཐོད་དམར། ཀུཎྜ་རྣམས་ཟེར་རོ།། སྤྲུང་རྩི་སྤྲུས་[སྤྲུལ]ནི། རྩ་བ་ནང་སེར་ཕྱི་སླ་[སྣ]སྐྱང་འདྲ་བའི་སྤུ་ཅན་ཁུ་བས་སེར་ཚོས་དང་དཔེ་ཆའི་ཐིག་ཡོང་བ་གོང་སྨན་ནས་འབྱུང་བ་དེ་ཡིན་ནོ།། རིན་ཆེན་གཏེར་སྤུངས་ལས། སྤྲུང་རྩི་སྤྲུས་[སྤྲུལ]ནི་ཁྲག་རྐང་གཅིག། ཅེས་པ་སེར་པོ་ཁྲག་རྐང་ཡང་ཟེར་རོ།། རྒུ་དྲུས་ནི་སེར་པོ་རྒུ་དྲུས་སོ།། འབམ་པོ་ནི། གཡའ་སྤང་སྤྱི་སེབ་[རྩྭ་གསེབ]སྐྱེ། སྡོང་པོ་ཁོང་སྟོང་ལོ་མ་གོ་སྙོད་འདྲ་བ་ལ་དྲི་མ་དྲགས་པ་ཞིག་སྟེ། མེ་ཏོག་མེད་པ་ཕོ་རིགས་དང་། ཡོད་པ་མོ་རིགས་སོ།། མེ་ཏོག་ལུག་མིག་ཅེས་པ་ལ། ལུག་མིག་པ། ལུག་ཚུང་བ། ལུག་ངལ་བ། ལུག་མིག་ནག་པོ། སེར་པོ་དང་ལྔ། ལུག་མིག་པ་ནི། མདབ་[འདབ]མ་ཕྲད་[ཁྲད]པོ་སྔོན་པོ་ཟེའུ་འབྲུ་སེར་པོ་མཐའ་ནག་པོའི་[པས]འཁྱིད་ཡོད་པའོ།། ལུག་ཚུང་བ་ནི། གོང་ལས་ཚུང་བ་མདབ་[འདབ]མ་སྔོ་སྐྱ་ཟེའུ་འབྲུ་སེར་སྐྱ་འཁྱིད་མེད་པའོ།། ལུག་ངལ་བ་ནི། ཡན་ལག་དུ་མ་གྱེས་པ་མེ་ཏོག་ལུག་ཚུང་བ་འདྲ་བའོ།། ལུག་མིག་ནག་པོ་ནི། མདབ་[འདབ]མ་སྔོ་ནག་ཟེའུ་འབྲུ་མཐིང་ནག་མཐའ་ལ་ནག་པོའི་[པས]འཁྱིད་ཡོད་པ་སྟེ། རྒྱལ་བའི་སྨྱུན་ཟེར་ཞིང་། མིང་ཅན་ནག་པོ་འཇུག་པའི་སྐབས་ཀྱང་ཡོད་དོ།། ལུག་མིག་སེར་པོ་ནི། ཟེའུ་འབྲུ་དུར་ཁ་མིག་ཚེམ་ཚེམ་ཡོད་པ་མདབ་[འདབ]མ་མེད་པ་སྟེ། དབང་ཕྱུག་མིག་ཟེར་ཞིང་། ཨ་བྱུག་གཟེར་འཇོམས་ཀྱི་རིགས་སུ་ཡང་ཡོད་དོ།། སྤྱི་མིང་ཨུཏྤ་ག་ཏ་བདག་སྤེད། ཤྭ་ག་ཏ་རང་སྤེད། མེ་ཊ་བི་ལོ་ཙ། བརྟ་ཉྀང་དྲ་[དུ]ཁ་སྤལ་དྲེའུ་རྣམས་ཟེར་རོ།། མཁན་དཀར། ནག་དམར། ཨ་གྲོང་དང་བཞི། དང་པོ་ནི་མཁན་དཀར་ལོ་མ་དང་སྡོང་པོ་སྐྱ་བ་

རལ་པ་ཙུང་ཟད་ཡོད་པ་དྲི་ཞིམ་པའོ།། འདི་ལ་མིང་ཟུར་པ། ཁྲག་གཅོད་རལ་པ། ཤི་ར་ཧ། ན་ལྷིན། མཁན་སྐྱུ། རྒྱ་ནག་སྐད་དུ་ཟིའུ་ཕང་ཏེའུ་ཟེར། སྨན་ངོ་གསལ་བྱེད་དུ། སྲིལ་འཇུག་[མཇུག]པ་འཇུག་པའི་སྐབས་ཡོད་པར་མཛད་སྣང་། བྲ་ཧྨ་སྟུ་ལ་མཁན་དཀར་དང་། བཙྪ་གནྟ་ཊི་མཁན་པ་འབྲས་བུ་མེད་པར་བཤད་དོ།། ནག་པོ་ནི་མདབ་[འདབ]མ་སྤུ་མ་ལས་རགས་པ། མདོག་སྔོ་ནག་རལ་པ་མེད་པ་དྲི་ཆེ་ལ་དུགས་པའོ།། དམར་པོ་ནི། མདབ་[འདབ]མ་དབྱིབས་ནག་པོ་དང་འདྲ་བ་ལས་རྩེ་ཁྲད་པ་མདོག་གཞི་སྔོ་སེར་ལ་དམར་མདངས་ཙུང་ཟད་ཡོད་པའོ།། ཨ་གྲོང་ནི་སྔར་བཤད་པ་བཞིན་ནོ།། ཚུ་མ་རྩི་ནི། བྱ་དཀར་གདང་གཞུག་འདྲ་ཞེས་པ་ལ་བརྟེན་ནས་ཚུ་འགྲམ་དུ་སྐྱེ་བའི་སྔོ་མེ་ཏོག་དམར་པོ་སྨང་བུའི་ནང་དུ་འབྲུ་དཀར་པོ་གཤིབས་པ་ཞིག་ལ་འདོད་པའང་བྱུང་ནའང་། བཙུམ་[བཙུད]ཕུད་ཡང་[ཀྱང]ཟེར། མཁའ་འགྲོ་ལ་ཕུད་ཡང་[ཀྱང]ཟེར། བཙྭ་[རྩ]ལ་རམ་བུར་གྲགས་པའོ།། བྱི་ཚེར་ལ། ཐེབས་སངས། རིམས་སེལ། གཉིད་འཛོམས་ཟེར། རྡེ་བ་ལ། རྩ[རྩྭ]། སྔོ། ཤིང་གསུམ་གྱི། རྩ་[རྩྭ]ནི་ཉེ་ཚེའི་མགྲིན་པ་འདྲ་བ་སྤྲང་ན་ཁུ་བ་སྔོན་པོར་འབབ་པ་ཞིག་ཡོད་པར་གྲགས་སོ།། སྔོ་ལ་སྔོན་མོ་ཆབ་འདྲེན་གྱི་མཁའ་འགྲོ་གསང་སྨན་ལ་བྱེད་པ་དང་། ཐང་དུ་མེ་ཏོག་དང་། སྔོ་སྨན་མཐིང་མདོག་ཡང་[ཀྱང]ཟེར་བའི་སྔོན་ཀ་སྤྲང་དང་གཡའ་རི་སོགས་གང་སྐྱེས་སུ་ས་གཞི་སྔོན་པོར་གཏོང་བ་ལ་བྱེད་པ་གཉིས་ལས། འདིར་ཕྱི་མ་བཟུང་ངོ་།། ཤིང་ནི་སྤྱི་ཞུལ་[ཞུར]དུ་གྲགས་པ་སྟེ། འདིར་སྔོ་གཟུང་ངོ་།། རེ་རལ་ལ། རྒྱལ་པོ་རེ་རལ། བཙུན་མོ་རེ་རལ། བློན་པོ་རེ་རལ་དང་གསུམ། དང་པོ་ནི། ས་སྐྱེས་བྱ་པོ་གྲོ་གྲོ། གཉིས་པ་ནི། བྲག་སྐྱེས་པ། གསུམ་པ་ནི། བེ་སྐྱེས་རེ་རལ་ལོ།། བེ་སྐྱེས་རེ་རལ་ལ། བེ་ལྕང་བདུད་རྩི། དུར་མོ་འབྲི་ལྕེ། ཏང་འབག་ལ། རྩང་[རྩ]ལག་པ། རྩངས་པ་རལ་གྱི། བེ་ལ་གཞོན་པའི་བཙུན་ཚུང་རྣམས་ཟེར། འདུམ་[ལྡུམ]བུ་རེ་རལ་ཁ་

ཅིག་བེ་སྐྱེས་རེ་རལ་ལ་བྱེད་ཀྱང་། རང་ལུགས་ས་སྐྱེས་བྱ་པོ་ཀྲོ་ཀྲོ་ལ་བྱེད། ཞུན་མཁན་ནི། སེང་ཕྲོམ་སྟེ། རྒོད་གཡུང་གཉིས་ལས། ཕོ་མ་འཕྲུག་ཅིང་སེར་ཚེས་[ཚོས]བཏུབ་པ་རྒོད། ཕོ་མ་སྲབ་འཛམ་ཕྲ་བ་གཡུང་ངོ༎ མིང་ནི་བྲི་ཧད་པ་ཊ། ཀྲ་མུ་ག ས་ཏུ[དུ]། ས་རི་ཤ གན་ལ། སྐེག་གྲོགས། བརྒྱ་བྱིན་ཟེར། ཚོས་ནི་བརྒྱ་[རྒྱ]ཚོས་ཏེ། དྲོ་[གྲོ]ཚོས་དང་ནག་ཧྲུག་གཉིས། ཕྲ་མ་ཚོས་སོགས་ལ་ཞུས་པ་ཆུང་ལ་ཕྱི་མ་བཟང་། མིང་ལཀྵ། ཛྙ་ཏུ[དུ]། ལ་[ལོ]ཧི་ཏ། ཀྲི་མི་ཛ། ཡུལ་སྐད་དུ་ལ་ཧེ། ལི་ཏི། ལྷ་མོའི་བླ་མཚན། ཀེང་ཤུ། སྲིན་བུའི་ཁྲག ཁྲབ་འཇུག་རིལ་མ་ཟེར། རྩོད་[བཙོད]ལ་མིང་གཞན། མཉྫིཥྛ། རཀྟ། ཧྣ་སྲ་[སླ]སྟུ་ལ། ཏ་སྲ། མདོག་བསྒྱུར་ཟེར། རས་སྒྲ་ཞེས་པ་རྩོད་[བཙོད]བྱེ་བྲག་པ་ཞིག་གོ། ལྕུམ་པ་ལ་ཕོ་རིགས་ཏ་ལོ། མོ་རིགས་རྒྱ་ལྕུམ་པ། མ་ནིང་གར་ཡང་སྐྱེ་བ་གསུམ་ལས་འདིར་མ་ནིང་བཟུང་། མིང་འབྲས་བུ་ཨ་ཛ་ག ཕོ་མ་ལ་ཉེ་དགའ། ས་ཏང་[རང]ཡོ། ལྕུམ་པ་ལྷ་མོ། ཨཏྣ། སོ་མ་ཥཏྟ། ཤྲུཏྱ་ཧྣཱི་སྟེ་ཉེ་དགའ་འམ་ཉེ་མ་གྲུས་རྣམས་ཟེར་རོ༎ བྲག་ལྕུམ་ནི་བྲག་ལ་སྐྱེས་པའི་ཕོ་མ་ལྕུམ་པ་འདྲ་བ་དེ་བས་ཆུང་ཞིང་འཕྲུག་པ་མེ་ཏོག་དཀར་ཆུང་ཞིག་གོ། བྲ་མའི་རྩ་བ་ནི། གྲམ་སླེ་ལ་སྐྱེ་བའི་ཤིང་སྡེ་དེའི་རྩ་བའོ༎ མཛོ་མོ་ནི་མཛོ་མོ་ཤིང་སྟེ་ཚེར་མ་ཅན་རྩ་ཅན་དན་དམར་པོ་འདྲ་བ་ཞིག་གོ། འཕང་མ་ནི་སྤོང་པོ་འཛམ་མདབ་[འདབ]མ་སིབ་བུ་སྐྱ་བ་འབྲས་བུ་དམར་པོ་ཅན་ནོ༎ སྲད་དཀར་ཞེས་པ་ལ་སྲད་མ་ལ། དཀར། དམར། སེར། ནག སྔོ། བྱི་སྲན་མ། སྲན་ཆུང་མ་དང་བདུན། སྲན་དཀར་ནི་མདབ་[འདབ]མ་སྐྱ་བོ་སྤུ་ཅན་མེ་ཏོག་སྔོ་སྐྱའོ༎ དམར་པོ་ནི་མདབ་[འདབ]མ་སྲན་ནག་འདྲ་བ་ལ་དེ་བས་ཆེ་ཆུང་ངན་པའི་མེ་ཏོག་སྔོ་དམར་ཅན་ནོ༎ སེར་པོ་ནི་མདབ་[འདབ]མ་ཡང་སྔོ་སེར་སྤུ་ཙུང་ཟད་ཡོད་པ། མེ་ཏོག་སེར་པོ་སྐང་བུའི་ནང་ནས་སོ་མ་ར་ཙ་འདྲ་བའི་འབྲུ་དེ་བས་ཆེ་ཞིང་ནེ་ལེ་མེད་པ་ཡོང་བ་མིང་ཧ་སྲན་མ་ཟེར་བའོ༎ དེ་ཡང་ཧས་མང་དུ་ཟོས་ན་སྨྱོས་པར་

འགྱུར་བ་ཞིག་སྟེ། ཀ་ར་ཕྱི་ར་ཞེས་པ། རྗེ་བཙུན་གྲགས་པས་བྲ་མར་མཛད་པ་དང་། བུ་སྟོན་རིན་པོ་ཆེས་ར་[རེ]ལྡུག་པར་བཞེད་ཀྱང་། སྨྲ་ཇི་བཞིན་པར་བསྒྱུར་ན་དཔའ་བོའི་ལག་སྟེ་རྩ་གསོད་པ་ཟེར་བ་ཡང་འདི་ཉིད་ཡིན་ནོ།། ནག་པོ་ནི་སྲད་ནག་སྟེ། མིང་སྨན་མཆོག་སྔོང་པོ། གཟི་མདངས་མེད་པའི་རྒྱལ་པོ། གསང་བའི་སྨན་རྒྱལ་རྣམས་ཟེར་རོ།། སྔོན་པོ་ནི་སྲད་དམར་འདྲ་བ་ལ་མེ་ཏོག་སྔོ་བ་ཡིན། བྱི་སྲན་མ་བྱིའུ་ཤིང་མངར་དང་གཅིག སྲན་ཆུང་མ་བྱི་སྲན་མ་ལས་ཆེ་བཟང་བ་འབྲས་བུ་སྲན་ལེབ་ལྟ་བུ་ཡོང་བ་དེ་ཡིན་ནོ།། བྱི་ཏུག་པ་ནི། ལྷའི་དབང་པོས་མཛད་པའི་འབྱུངས་དཔེ་ལས། བྱི་ཏུག་ལོ་མ་མཐིང་ཤུན་ཊ་ཡབ་འདྲ།། འབྲས་བུ་སོ་[སུ]མེན་མཆོད་སྔོང་འདྲ།། རོ་ནི་སྐ་ལ་ཡིད་ཙམ་ཁ།། བོད་ཀྱི་ཞིང་གི་བསེབ་[གསེབ]ན་སྐྱེ།། བཙོས་པའི་ཚོད་མས་བད་ཀན་སེལ།། རྨ་གསར་བཏབ་ན་ཁྲག་ཆད་འགྱུར།། སོ་ལ་བཏབ་ན་སྲིན་ནད་སེལ།། ཅེས་[ཞེས]དང་། རྗེ་བཙུན་མ་སྒྲོལ་མས་མཛད་པའི་འབྱུངས་དཔེར། བྱི་ཏུག་ཞེས་[ཅེས]བྱ་ཞིང་ལ་སྐྱེ།། རོ་ནི་སྐ་ལ་ཡིད་ཙམ་ཚ།། ནུས་པས་བད་ཀན་ནད་རྣམས་སེལ།། ཅེས་[ཞེས]གསུངས་པས། ཞིང་ལ་སྐྱེ་བ་མདབ་[འདབ]མ་རལ་པ་ཅན་ཤིན་ཏུ་སྔོ་བ། འབྲས་བུ་སྨུག་པོ་ཡོད་པ། རོ་སྐ་ཁ་དང་། སྐ་ཚ་ལ་མཐུན་པ་བད་ཀན་སེལ་བ་ལ་དཔགས་ན་སྐ་ཚ་དག་པར་མངོན་པས་དེ་ལྟ་བུའི་སྔོའོ།། མིང་སུ་ར་ས་སྟེ་བྱིའུ་ཏུག་པ་ཟེར་རོ།། ཚེ་ཀླུམ་[མཆེ་ལྷུམ]ནི་བྲག་ལ་སྐྱེ་བའི་འབྲས་བུ་མེད་པ་ར་ཚེ[མཆེ]། སྤང་ལ་སྐྱེ་བའི་འབྲས་བུ་དམར་པོ་ལྱུག་ཚེ[མཆེ]། དེ་རེ་རེ་ལ་ཡང་ཚེ་[མཆེ]ཕལ་པ་དང་། རལ་པ་ཅན་གཉིས། དང་པོ་ནི། ཚེ་[མཆེ]ཕྲུ་ཧར་གྲགས་པ་ཡིན་ལ། རལ་པ་ཅན་ནི་ཚེའི་[མཆེ]ཡལ་ག་ཕྲུ་ཧ་ལས་སྒྲིམ་ཞིང་རིང་ལ་ཚགས་སྲབ་པ་རལ་པའི་རྣམ་པ་ལྟ་བུ་ཡོད་པ་སྟེ། འདིར་རལ་པ་ཅན་གཟུང་ངོ་།། བྲེ་ཁ་ནི། སྔོ་ལོ་མ་སྐོར་ཆུང་སྐང་བུ་ཟ་ཆུང་འདྲ་བ་འབྲས་བུ་ནག་ཞིབ་ཡོད་པ་སྟེ། ཟ་ཆུང་རྟིང་རྟིང་། སྔོ་ད་བྱེད་ཟེར། ལྱུག་ཆུང་

དང་། ལུག་ངལ་བཤད་ཟེན། ཟངས་རྩི་བ་ལ། དཀར་ནག་གཉིས་ལས། དཀར་པོ་ནི་ཟངས་རྩི་ནག་པོ་དང་མདབ་[འདབ]མ་འདྲ་བ་ལ་ཅུང་ཟད་ཆུང་བ་མདོག་སྐྱ་བ་འབྲས་བུ་གོས་ལ་འབྱར་བ། འོ་མ་ལ་བཏབ་ན་ཞོར་འགྱུར་བ། ཐིག་ལེ་བསྲུང་བའི་མཆོག་ཏུ་བསྔགས། མིང་མ་ད་[ཏང]སྤྱིན་བུ་ཟེར། གཟའ་དུག་པ་ལ་འདོད་པ་ནོར་རོ།། ནག་པོ་མཁྲིས་པའི་སྨན། མིང་དྲི་ལས་བཏགས་ནས་སྔོ་གཉང་མ་ཟེར། སྐབས་འདིར་ནག་པོ་གཟུང་། སྤྱི་མིང་དུ་རི་ཁ་ཧྲ་ཁྲུ་མཆོག ཧཱུྃ་བ་ཀ་སྟེ་འཚོ་བྱེད། ཧཱུྃ་ཤཏྟེ་སྟེ་འཚོ་ལྡན། རི་ཤ་བ། བི་ཁ་ནི། རི་ཤ་ཀ་རྣམས་ཟེར་རོ།། ཊཧྦ་ནཀྲྀ་ར་ཟངས་རྩི་བར་བསྒྱུར་བ་ནི། སྔོ་ཟངས་རྩི་བ་འདི་མ་ཡིན་གྱི། མཚལ་དཀར་ལ་ཟངས་རྩི་བའི་བརྡ་ཡོད་པ་དེ་ཉིད་ཡིན་ཏེ། སྐད་དོད་དེ་མཚལ་དཀར་གྱི་སྐད་དོད་ཡིན་པའི་ཕྱིར། དེས་ན་མ་ནོར་བར་བྱའོ།། སླ་ལོ་ལ། དཀར་ནག་གཉིས་ལས། ལྷམ་བུའི་དུས་སུ་ཟར་[ཟ]ཏུང་བ་དཀར་པོ། མི་ཏུང་བ་ནག་པོ། མིང་ཧྥོ་ལི་ཐ། ཧྥོ་བ་ཐ་ཟེར། ཤོ་མ་ལ། རྒྱ་ཤོ་དང་། ཆུ་ཤོ་གཉིས། རྒྱ་ཤོ་སྔོང་པོ་ཅན་དེ་ཡིན། ཆུ་ཤོ་ནི་ཀླུངས་ཕྱིན་དུ་སྐྱེ་བ་སྟེ། འདིར་ཆུ་ཤོ་གཟུང་ངོ་།། པ་ཡག་པ་ལ། མིང་དཀར་པོ་ཡར་འདྲེན། པ་ས་རེ་གོན་[སྐོན]པ། ཕོ་ཕོ་ཡག་པ། བྱ་རོག་ནོར་བུ། གཡག་སྙིང་། ལུག་སྙིང་། མེ་ཏོག་གཡུ་སྨ། གབ་ཏུ་དཔའ་བོ་མཐིང་གི་གཙུག་ཕུད་ཅན་རྣམས་ཟེར། ཁ་ཅིག་སླུག་ཆུང་ལྡན་[མདན]ཡོན་མིང་གི་རྣམ་གྲངས་སུ་བྱེད་པ་ནི། གབ་ཙམ་དུ་ཡོད་ན་མ་གཏོགས། སླུག་ཆུང་ལྡན་[མདན]ཡོན་དངོས་ནི་མིན་ནོ།། བྱིའུ་ལ་ཞུག་ནི། གཡའ་དང་ཆུ་རོང་དུ་སྐྱེ་བ་ལོ་མ་ཉ་ག་ཅན་སིབ་ཆུང་མེ་ཏོག་དཀར་པོ་ཟོས་ན་ལ་ཞུག་བྲོ་བའོ།། ཨུག་ཆོས་ལ། ཁྲིག་ཆེན་དང་། ཁྲིག་ཆུང་གཉིས། ཁྲིག་ཆེན་འདབ་མ་ཆེ་བ་ཉ་ག་ཅན་མེ་ཏོག་དམར་པོ། འབྲས་བུ་རླུང་གི་[གིས]ཕྱིར་ན་ཁྲིག་ཁྲིག་ཟེར་བ་སྟེ། མིང་ཁ་ཏར་བ། སྨན་ཆ་ཁྲག་ཁྲིག་ཟེར། ཁྲིག་ཆུང་པ་ཨུག་ཆོས་དངོས་ཏེ། སྤ་མ་ལས་ཆུང་

བ་མེ་ཏོག་དམར་པོ་དང་། དཀར་པོ་གཉིས་ལས། དམར་པོ་བཟང་། མ་ཧེད་ན་ཁྲིག་ཆེན་པས་ཚབ་མ་ཏུང་སྟེ། རྗེ་རང་བྱུང་པས། ཨུག་ཆོས་རྣ་བའི་ནད་ལ་ཕན།། ཁྲིག་ཆེན་དེ་དང་ནུས་པ་མཚུངས།། ཞེས་[ཞེས]གསུངས་པའི་ཕྱིར། སྐྱི་བའི་འབྲས་བུ་ནི། ཤིང་སྐྱི་བ་ཡང་ཟེར། ཚེར་སྐྱ་ཡང་ཟེར། ཀྱི་ནན་པ་ཡང་ཟེར་བའི་འབྲས་བུ་སྟེ། མིང་དང་པ་གཅིག་ཧུག[རྒྱུག] ངང་པ་གསེར་སྔོང་། ངང་པ་ཆིག་ཐུབ། ཅོག་ལ་ཞེས་ཟེར་རོ།། ས་སྦྲི་[སྦྲི]ག་ནི་སྐབས་འདིར། ཀླེ་ནག་མ་ཡང་ཟེར། བེ་ཕོང་པ་ཟེར་བ། ཡོས་ལས་བྱུང་བའི་སླེ་མའོ།། བསྲུབས་[སྲུབ]ག་ནི། མདབ་[འདབ]མ་རྩེ་གསུམ་པ། མེ་ཏོག་དཀར་སེར་སྔོ་བ་མཐིང་ག་ཀྱི་ཁ་དང་ལྡ་ཡོང་གི་འདུག འབྲས་བུ་མཆུ་སྨྱུང་ཅན། ཞིང་བསྲུབས་[སྲུབས] སོགས་གར་ཡང་སྐྱེ་བ་སྟེ། མིང་ལྷུམ་བུ་བསྲུབས་[སྲུབ]མ། རྩ་བསྲུབས་[སྲུབ]མ། ར་བསྲུབས་[སྲུབ]མ། ཙ་ཏ་ར་རྣམས་ཟེར་རོ།། ལྕེ་ཚ་བ་ནི། ན་ག་སོགས་སུ་སྐྱེ་བ། མདབ་[འདབ]མ་རྩེ་ལྔ་པ། མེ་ཏོག་སེར་པོ། རོ་ཤིན་ཏུ་ཚ་བ་སྟེ། ཕོ་རིགས་མོ་རིགས་གཉིས་ནི་ཆེ་བ་ཕོ། ཆུང་བ་མོ་ཡིན་ལ། མིང་བོང་བུ་ལན་ཚྭ། མེ་ཏོག་གསུམ་པ། གསེར་མདབ་[འདབ]ལྔ་པ། གག་པའི་སྨན་གཅིག་ཟེར། མེ་ཏོག་གསུམ་པ་དངོས་ནི་སྟོད་ནས་འབྱུང་ཀྱང་[ཡང]ནུས་པ་གཅིག་པའོ།། བལ་བུ་ལ། དཀར་པོ་བལ་བུ་རང་། ནག་པོ་སུ་ཏུ་ལས། འདིར་དཀར་པོ་གཟུང་ཞིང་མིང་ད་ལི་ཞེས་པ་རྒྱ་སྐད་དེ། བསྒྱུར་ན་བ་ལུའམ་བ་ལུའི་ལོ་མར་འགྱུར། ལོ་མ་ཡང་ཏུང་བ་འདྲ་སྟེ། ད་ལྟ་མེ་ཏོག་འབའ་ཞིག་གཏོང་བ་ཕྲུག་བཞེས་སོ།། གོ་སྙོད་ནི། སྐད་དོད་ཛོ་ར་ཡང་འཇུག་ལ། ཨ་ཛྭ་ཛོ་ནི་གོ་སྙོད་ཀྱི་སྐད་དོད་ཐུན་མོང་མ་ཡིན་པའོ།། ཀྲ་རྩི་ཀ་གོ་སྙོད་ཀྱི་སྐད་དོད་ཡིན་ཟེར་བ་ཁུངས་ཐུབ་པར་མི་སྣང་ངོ་།། མིང་གཞན་ནི་ལི་ནི། མིག་གི་གཉེན་ཟེར་རོ།། རམ་བུ་ལ། ཐ་རམས། ན་རམས། སྤང་རམས་གསུམ་ལས། ཐ་རམས་ནི་ཀླུངས་སུ་སྐྱེ་བ་སྟེ། ཏི་གུ་ལམ་ཁར་སྐྱེས། ཤ་ལ་ཤ་རམ། ཏེ་ལ། ཙ་ཆུང་པ་ཟེར།

རྒྱ་སྐད་དུ། ཨ་ཪྻ་གནྟེ། ཀླ་ཀ་རྣམས་འཇུག་གོ། ན་རམས་ནི་རམ་བུར་གྲགས་པའོ།། སྲང་རམས་ནི་ཐོ་དཀར་མར་གྲགས་པའོ།། བྱ་ཁང་པ་ནི། མེ་ཏོག་སྔོན་པོ་སྤུ་ཤུད་མགོ་ར་དུག་པ་འདྲ་ཞིང་། ལོ་མ་མི་འདྲ་བ་ཞིག་སྟེ། མིང་ཏི་མུ་ས། ལོ་མཚན་[བཙན]ཐང་པོ། མེ་ཏོག་ཁང་ཆག བྱ་ཁང་པ་ཟེར་རོ།། སོགས་པ་ཁ་[སོག་ཀ་པ]ནི་མདབ་[འདབ]མ་ཉ་ག་ཙན་མེ་ཏོག་དཀར་པོ་འབྲས་བུ་སོགས་[སོག]པ་འདྲ་བ་ཟློས་ན་ཞུང་མ་སྲོ་བ་སྟེ། ཞུང་ཐུག་པ་ཟེར་རོ།། དབང་པོ་ལག་པ་ལ། སོར་མོ་བདུན་པ་དང་། ལྔ་པ་ལ་བརྒྱ་བྱིན་ལྷའི་ལག་པ་ཟེར། གཅིག་དང་གཉིས་ལ་འདྲི་ལག་ཟེར་བས་སྔ་མ་གཉིས་གཟུང་། མིང་ཨིནྡྲ་ཧསྟ་སྟེ། དབང་ལག་ཡིན་ཞིང་། ཧ་ས་ཞེས་པ་ལོ་ཙ་[ཙྪ]བ་རྣམས་ཀྱིས་ཧབ་ཤང་ཚེའུར་བསྒྱུར་བ་ཡང་དབང་ལག་གི་མིང་གི་རྣམས་[རྣམ]གྲངས་སོ།། རི་ཤོ་བ་ལ། ཆུང་བ་ལོ་མ་གཅིག་པ་དང་། ཆེ་བ་ལོ་མ་དུ་མ་ཡོད་པ་ལས། དང་པོ་ནུས་པ་ཆེ། ཕྱི་མས་ཀྱང་ཐུང་། མིང་དཀར་པོ་ཡར་ཤོག དགེ་འདུན་སྐྱེས། ཀྱེན་དུ་འདྲེན་བྱེད་ཟེར། དུར་བྱིད་ནི། མིང་ཤེ་མ་དཧེ། མ་དུ་ག ཏི་པིད། ཀུཥྛ། ཏི་པ་ཏི། ཤེ་མ་རྣམས་ཟེར། སྔོན་བུ་ནི། འདབ་མ་སིལ་མང་འདྲ། མེ་ཏོག་སེར། རྩ་བ་ལ་ཨ་ག་རུའི་དྲི་མནམ་པ་སྟེ། མིང་ཤོག་ཤིང་པ། གཡུ་ཤིང་པ་ཟེར་རོ།། ལྕུམ་རྩ་ནི། ཁ་ཅིག བཙྭ་ལ་རམ་བུ་ལ་མཛད་ཀྱང་། རྗེ་བཙུན་སྒྲོལ་མའི་སྔོའི་ཁྲུངས་[འཁྲུངས]དཔེར། ལྕུམ་ནི་སྣཱ་སྦྲག་[ཛྷ་བྲག]དག་ལ་སྐྱེ།། ཆེ་འབྲིང་ཆུང་གསུམ་ཡོད་པ་ཡིན།། ལོ་མ་[མས]ས་གཞི་མནམ་པ་འདྲ།། སྔོང་པོ་ཁོང་སྟོང་རིང་ལ་ལྡེམ།། མེ་ཏོག་དམར་པོ་མཚལ་སྤུངས་འདྲ།། འབྲས་བུ་ཟུར་གསུམ་བད་ཀན་སེལ།། རོ་ནི་སྐྱུར་ལ་རྩུབ་པ་ཡིན།། ལོ་མའི་ནུས་པས་བད་ཀན་སེལ།། རྩ་བའི་ནུས་པས་སྨད་ནད་སེལ།། སྡིའི་ནུས་པས་འགྲུ་བར་བྱེད།། མིང་གི་རྣམ་གྲངས་བཅུ་གཅིག་ཡོད།། པདྨ་རྩ་རི་སྐྱི་ཡི་མིང་།། ཞེས་གསུངས་པས། པདྨ་ཙ་རི་སྐྱི་ལ་འཇུག་ཀྱང་། བྱེ་བྲག་ཏུ་མཚན་

གྱིས་སྦྱོགས་སུ་བཤད་ལ། ཁ་ཅིག་པདྨ་ཙ་རི། ཞིམ་ཤིང་། རྩབས་ཤིང་མིང་གི་རྣམས་[རྣམ]གྲངས་སུ་བྱས་པ་ཡིན་ཟེར། ཁ་ཅིག་ལྷུམ་རར་སྐྱེ་བའི་ལྷུམ་ལ་བྱེད་པ་དུ་མ་མཐོང་བ་ལས། སྦྱོགས་ལ་སྟོང་པོ་མེད་པ་དང་། མཁའ་འགྲོ་ལ་ཕུག་ལ་ལོ་མས་ས་གཞི་མནན་པ་འདྲ་བ་མེད་པ་དང་། པདྨ་ཙ་རི་ཞེས་བྱེ་བྲག་པ་ནི་ལྷུམ་ལས་ལོགས་སུ། པདྨ་ཙ་རི་རྩ་[རྩྭ]རིར་སྐྱེ།། གཡེར་ཤིང་བར་ཤུན་ཞོ་སྦྱར་བྱུག། ཡན་ལག་སེར་པོར་སྐྲངས་པ་སེལ།། དེ་རྫེས་དམར་དཀར་དག་ཀྱང་སྦྱར།། སྐྲངས་པ་འཇིལ་ཅིང་ཤའུ་གསོ།། རྣུས་པ་འཕྲལ་དུ་འབྱུང་བ་ཡིན།། པདྨ་ཙ་རི་ཨ་རུ་ར།། ར་དུག་མེ་ཏོག་དུར་བྱིད་དང་།། དེ་རྣམས་སྦྱར་བས་གཟེར་ཐུང་འཇོམས།། ཡང་ན་པདྨ་ཙ་རི་དང་།། ཨ་རུ་ར་དུག་མེ་ཏོག་དང་།། ཤ་མ་དུར་བྱིད་བཞི་སྦྱོར་གྱིས།། ཁོང་ལྟོག་གཟེར་ཐུང་འཇོམས་པར་བྱེད།། ཡང་ན་གཉིས་སྦྱོར་དྲག་པོ་སྟེ།། པདྨ་ཙ་རི་ཆ་གཅིག་དང་།། ཤ་མ་དུར་བྱིད་ཆ་གཉིས་སྦྱར།། གཟེར་ཐུང་ནད་རྣམས་སེལ་བར་བྱེད།། པདྨ་ཙ་རི་ཆང་དང་སྦྱར།། ཡན་ལག་གནད་[བསྣད]པར་གྱུར་པ་ཡི།། པགས་ནད་སྲིན་ལྤར་བྱེད་པ་སེལ།། པདྨ་ཙ་རི་བུ་རམ་དང་།། ད་ཏྲིག་ལོ་ཙན་རྩ་བ་སྦྱར།། ཁོང་བཏང་རྒྱུ་ལོང་ནད་རྣམས་སེལ།། སྦྱོངས་རྣམས་ཐམས་ཅད་གང་ཡིན་པ།། པདྨ་ཙ་རི་བཏང་བྱས་ནས།། རྩམ་པ་འཛིན་ཅིང་རྒྱུ་མི་འཇིག། འདི་མེད་སྦྱོངས་ནི་བཏང་མི་རུང་།། ཞེས་གསུངས་པས། རུང་ཟད་མི་གཅིག་པར་སྣང་ཡང་། འདིའི་པདྨ་ཙ་རི་བྱེ་བྲག་པ་ནི་ཆུ་རྩ་ཡིན་ལ། འདིར་པདྨ་ཙ་རི་སྔོ་[སྔོ]བྲག་ཏུ་སྐྱེས་པ། ལོ་མ་ཆུ་རྩ་ལྟ་བུ། སྟོང་པོ་ཁོང་སྟོང་རིང་ལ་ལྡེམ་པ། མེ་ཏོག་མཚལ་ཁྱུངས་པ་འདྲ་བ། འབྲས་བུ་ཟླུར་གསུམ་པ་བྱས་པ་ཞིག་ཡོད་པར་སྣང་སྟེ། ཟླ་ཟེར་ལས། ལྷུམ་རྩ་ནི་པདྨ་ཙ་རིའོ།། ཞེས་གསུངས་པའི་ཕྱིར། ཆུ་རྩ་དང་མི་གཅིག་སྟེ། ཆུ་རྩ་འོག་ཏུ་ལོགས་སུ་བཤད་པའི་ཕྱིར། ཆུ་རྩ་ནི། པདྨ་ཙ་རི་སྤྱིར་བསྟན་དུ་བྱས་པ་ལ། ཆུ་རྩ། ཆུ་སྲུན།

ལྷུམ། ཆུ་ཆུང་པ། སྔོགས་དང་ལྦུ། དང་པོ་ལ། ལ་ཆུ་བ་དང་། དཔལ་ཆེན་པ་ཟེར། ཆུ་སྤུན་དང་ལྷུམ་སྔོགས་ཁོ་བར་ཟད། ཆུ་ཆུང་པ་ལ། ཀྱུ་བ་དང་། ཀྱིང་ལག་པ་ཟེར་རོ།། བཙྭ་ལ་རམ་བུ་ལ་ཡང་པདྨ་ཙ་རི་འཇུག་པའི་སྐབས་ཡོད་པས་འཚམས་[མཚམས]ཞེས་པར་བྱའོ།། རེ་ལྷུག་པ་ལ་དཀར་ནག་གཉིས། མིང་ལ། ཤོག་ཤིང་པ། སློན་པོ་དར་ཐོད་ཅན། རྒྱལ་པོ་ལ་ཐོད་ཅན། བདུད་རྩི་བལ་ཅན་ཟེར། རྒྱ་སྐད་དུ་བི་ཤ་ལ་བསྒྱུར་ན་ཤོག་ཤིང་པ་སྟེ། ཤོག་ཤིང་པ་སྔོན་བུ་ལའང་འཇུག་པའི་སྐབས་ཡོད་དོ།། ལྷ་བ་ལ། དཀར་ནག་ཁྲོད་གསུམ་གྱི་དཀར་པོ་བཟང་། བ་སླང་བཙྭ་[ལྷ]བ་ནི་དཀར་ནག་གཉིས་ལ་འཇུག་གོ། སྐད་དོད། ཧྲི། ཙཀྲ། ག་བྲ་རྣམས་འཇུག ག་བྲ་ཐར་ནུ་བ་ལའང་འཇུག་གོ། ཉེ་ཞིང་[ཤིང]པ་ལ་ཚེར་མ་ཡོད་མེད་གཉིས། འདིར་ཚེར་མ་ཅན་གཟུང་། མིང་ཤ་ཏ་མུ་ལ་རྩ་བ་བརྒྱ་པ། བ་ཧུ་མུ་ལ་རྩ་བ་མང་པོ། ཤ་ཏ་ཕ་རི། ཨ་བྷི་རུ། ནཱ་མ་དུ་ཏི། ནཱ་ག་རཀྟི། ནེལ་པ། ནེལ་པ་ལྷུགས་ཀྱུ་རྣམས་ཟེར་རོ།། ཁ་ཅིག་ཡོན་ཏན་བརྒྱ་[བརྒྱད]ལྡན་དིང་ཁྲི་པར་མ་དང་ཉེ་ཤིང་བ་གཅིག་པར་འདོད་པ་ནི་ཅུང་ཟད་ནོར་བར་སྣང་འདྲ་དཔེའི་གཟུགས་བྲིས་པའི་མཆན་དུ་ར་མོ་ཤག་ཏུ་བཤད་པས་རམ་ལྷུང་བ་ཡིན་ནོ།། རམ་ཉེ་བ་ལ་ཁྲོད་གཡུང་གཉིས། ཁྲོད་འདྲ་དཔེར་བཤད་པའི་སྡོང་པོ་ཅན། གཡུང་རམ་པའི་སྐྱི་ལུགས་འདྲ་བ་གཉིས། ཁྲོད་ནི་རྗེ་བཙུན་མ་སྒྲོལ་མའི་སྔོའི་འབྲུངས་དཔེར། ཡོན་ཏན་བརྒྱ་[བརྒྱད]ལྡན་དིང་ཁྲི་སྤར་མ་ནི།། ལོ་མ་གཡུ་ཡི་རལ་གྲི་འདྲ།། འབྲས་བུ་བྱི་རུའི་སྙིང་པོ་འདྲ།། རོ་ནི་ཁ་ཞིང་སྐ་དང་བཅས།། དུས་སུ་བཏུས་ནས་གཙང་མར་བཏུལ།། གདམ་ངག་ལྡན་པས་བསྐོལ་བྱས་ན།། ཚེ་རིང་རྒས་སྲ་སེམས་གསལ་འགྱུར།། ཞེས་དང་། བརྒྱ་བྱིན་གྱི་སྔོའི་འབྲུངས་དཔེ་ལས། ཡོན་ཏན་བརྒྱད་ལྡན་དིང་ཁྲི་སྤར་མ་ནི།། རྩ་བ་དཀར་པོ་ས་གཞི་ཁྱབ།། ལོ་མ་སྔོན་པོ་རལ་གྲི་འཕྱར་བ་འདྲ།། མེ་ཏོག་དམར་སྔོ་ལོ་མའི་སྟེང་ནས་འགེབས།། འབྲས་

བུ་དམར་པོ་ཁྲག་སྐྱོལ་[རྒྱལ]འདྲ།། རོ་ནི་མངར་སྐ་སྟམ་[ཁ]དང་བཅས།། རྩ་བ་ལོ་འབྲས་རྒྱས་དུས་བཏུ།། མཁས་པས་མན་ངག་བཞིན་དུ་བསྐོལ།། ཚེ་རིང་རྒྱས་གསོ་ལུས་རྒྱས་འགྱུར།། ཞེས་གསུངས་པ་ལྟར་ལས། འདིར་གཉིས་ཀ་གཟུང་། རྡོ་རྗེ་མཁའ་འགྲོའི་འགྲེལ་པར། ཙ་ར་ནི་རྒན་པོ་གཞོན་ནུར་བྱེད་པ་རམ་ཉེ་ལ་ངོས་གཟུང་བ་དང་། ལ་ལར་ཀ་ཀོ་ལི་རམ་ཉེ་འོ་མ་མེད་པ་དང་། ཀྵཱི་ར་ཀ་ཀོ་ལི་རམ་ཉེ་འོ་མ་ཡོད་པ་བཤད་པ་འཐད་ཅིང་། བཙ་སྙིང་དུ་ར་མོ་ཤག་ཟེར། ཡུལ་སྐད་དུ་རམ་ལྟང་པ་ཟེར་རོ།། ཛམྦཱི་རཱ་ཛ་ཛམྦཱི་རཱ་ཛ་ལ་སྐྱུར་བའི་རྒྱལ་པོ་ཟེར་བ་ནི་ཚེར་ཏེ། བུང་བའི་རྒྱལ་པོ་ཟེར་རོ།། འདི་ཡང་རམ་ཉེར་ངོས་གཟུང་བ་སྣང་ངོ་།། ཀྵཱི་ར་ཀ་ཀོ་ལི་ཉེ་ཤིང་པ་འོ་མ་ཅན་ལ་བཤད་པ་ཡོད་པས་སྐབས་ཤེས་དགོས་སོ།། དེས་ན་ཉེ་ཞིང་[ཤིང]པ་དང་། རམ་ཉེ་བ་གཉིས་ཀ་ལ་འོ་མ་ཡོད་མེད་གཉིས་གཉིས་ཡོད་དོ།། ཀ་ཤོ་ཀཥྛ་ནི། བ་སྦྲུ་བ་སྟེ། དཀར་ནག་གཉིས་ལས། དཀར་པོ་གཟུང་། མིང་ཤ་རི་བ་ཟེར། འདི་ཐལ་ཏྲེས་སུ་བསྒྱུར་བས་ཐལ་ཏྲེས་འཇུག་པའི་སྐབས་ཀྱང་སྲིད། ཐལ་ཏྲེས་རང་གི་སྐད་དོད་ནི། ཤྲིཥྞ། ཨ་ཛ་ཤྲིཥྞ་ཟེར། དེ་ཡང་བ་ལུ་ལ་འཇུག་པ་དང་། ཞུམ་[འོམ]བུ་ལ་འཇུག་པ་དང་། ལུག་རུ་མེ་ཏོག་ལ་འཇུག་པ་མང་དུ་བྱུང་བས་སྐབས་ཤེས་དགོས། མིང་གཞན་ཨ་ཤོ་ཨ་ཀྲ་ཡང་ཟེར། ཡུལ་སྐད་དུ་ཚེད་ཟེར་རོ།། གཟེ་མ་ནི་གཟེ་མ་ར་མགོ་སྟེ། འབྲས་བུ་ལས་མིང་དུ་བཏགས། མིང་གོ་ཀྵུ་ར་སྟེ་སའི་ཚེར་མ། སྭ་ཀཎྚ་སའི་ཚེར་པ། ཨ་ཛཱི་ར་སྟེ་ར་མགོ། ཡུལ་སྐད་དུ། ཀྵ་ཁུ་ར་ཟེར་རོ།།

བརྒྱད། སྲོག་ཆགས་ཀྱི་སྨན།

བརྒྱད་པ་སྲོག་ཆགས་ཀྱི་སྨན་ལ། རྒྱུད་ལས། སྲོག་ཆགས་ལས་བྱུང་རྭ་དང་རུས་པ་དང་།། ཤ་ཁྲག་མཁྲིས་ཚིལ་གླད་པ་ལྤགས་སེན་སྤུ།། ཆུ་སྲུན་སྦུབས་རིལ་ལུས་དང་བཅུ་གསུམ་འབྱུང་།། ཞེས་གསུངས་པས། དང་པོ་ར་[རྭ]ལས་བྱུང་བ་ལ། བསེ་རུ་ལ། བསེ་རུ་རྩམ་[ཙམ]དང་། ཕོ་ཐོར་གཉིས། དང་

པོ་ནི་རྣ་རིང་ཞིང་ཆེ་བ་ཡིན་ལ། གཉིས་པ་ནི། ཆུང་ཞིང་ཟླུམ་པ་ཡིན་ནོ།། ཁ་དོག་གི་སྒོ་ནས། དཀར། ཁྲ། ནག་གསུམ་ལས། དཀར་པོ་བཟང་ཞིང་ཁྲ་བོས་ཚབ་མ་ཉུང་ཞིང་། རྣག་སྐེམས་སྐབས་སུ་ནག་པོ་ཡང་ཉུང་སྟེ། རྗེ་རང་བྱུང་པས། བསེ་རུ་དཀར་པོས་དུག་ཚད་སེལ།། ནག་པོ་རྣག་སྐེམས་སྐེམས་པ་ཡིན།། ཅེས་[ཞེས]གསུངས་པའི་ཕྱིར། ཁ་ཤའི་རྭ། ཤ་བའི་རྭ། བཙོད་[གཙོད]ཀྱི་རྭ། རྐྱ་བའི་རྭ། རྒྱ་རུ་རྣམས་ལ་རྭ་ཙམ་དང་། ཀོ་ཐོར་གཉིས་ལས། ཀོ་ཐོར་ནི་རྭ་ཐུང་ཞིང་རྭ་གཅིག་སྐྱེས་ཤས་ཆེ་ལ། ལག་གཉིས་སུ་གྱེས་པ་ཡང་ཡོད་དོ།། རྗེ་རང་བྱུང་པས། ཤ་རུ་ཆུང་ངུ་རྣག་སྐེམས་བསིལ།། ཆེན་པོ་དམུ་ཆུ་སྐེམས་པ་དང་།། རྨ་རྐན་འབྲས་ལ་བསྲེགས་བཏང་མཆོག། ཅེས་པའི་ཆུང་ངུ་ནི་ཀོ་ཐོར་ཏེ། ཀོ་ཐོར་རྣམས་བསིལ་བར་མངོན་ནོ།། ལུག་ཐུག་རྭ་དང་། གཡག་རྐོད་རྭ་ནི་དངོས་སོ།། གཞན་ལའང་ཀོ་ཐོར་ཡོད་དོ།།

གཉིས་པ་རུས་པ་ལས་བྱུང་བ་ནི། མི་ཡི་དུར་ཐོད་ནི་དུར་དུ་རྒྱུན་རིངས་གནས་པའི་ཐོད་པའོ།། མི་ཡི་རུས་པ་ནི་མི་ཡི་རུས་པ་ཙམ་མོ།། འབྲུག་རུས་ནི། གད་ལོག་[ལོགས]དང་བྲེ་མའི་གསེབ་ཏུ། འབྲུག་གི་རྣམ་པའི་ཐོད་པ་ནས་རུས་པའི་ཆ་ཤས་ཚང་བ་ཡོད་པ་སྟེ། ཁམ་དཀར་མཁྲིགས་པ་མཆུ་ལ་སྦྱར་ན་ཡུན་རིང་དུ་གནས་པ་བཟང་ལ། དཀར་སྟོན་སོབ་པ་ཆུ་ལ་སྦྱར་ན་ཡུན་རིང་མི་གནས་པ་ངན་ནོ།། སྟག་རུས་ནི། སེམས་ཅན་སྟག་གི་རུས་པའོ།། མགྲོན་བུའི་ཐལ་བ་ནི། དེ་བསྲེགས་པའི་ཐལ་བའོ།། ཐོག་གི་[གིས]བསད་པའི་རུས་པ་ནི། མི་ཐོག་གི་[གིས]བསད་པའི་རུས་པའོ།། རྒྱུ་གཟེར་གྱི་[གྱིས]ཤི་བའི་ཐོད་པ་ནི་མི་ནད་དེས་ཤི་བའི་ཐོད་པ་སྟེ། འདི་གཉིས་ཀྱི་[ཀྱིས]རྒྱུ་གཟེར་འཇོམས་པ་ནི། རྟེན་འབྲེལ་གྱི་ངོ་བོའི་ནུས་པའོ།། ཕག་དང་ལུག་གི་རུས་པ་ནི། དེའི་རུས་པ་སྤྱི་ཙམ་མོ།། སེ་བ་རུས་པ་ནི་ལུག་གི་སེ་ར་རུས་པའོ།། ཟེར་མོ་སྲི་མོང་སྲེའུའི་རུས་པ་ནི་གོ་བར་ཟད་དོ།། འབུ་སྐྱོགས་

ནི། འབུ་ཤུགས་སུ་གྲགས་པ་སྟེ་སྔོར་མོ་གཡས་འཁྱིལ་དང་། དུང་གི་རྣམ་པ་གཉིས་སོ།། བཤུལ་ཆགས་ཊུས་པ་ནི། རྟ་བོང་གི་ཊུས་པའོ།།

གསུམ་པ་ཤ་ནི། མི་ཤ་ལ་ཕལ་པ་དང་། ཤ་ཆེན་གཉིས། ཕྱི་མ་གྲིར་ཤི་བའི་ཤའོ།། སྦྲུལ་ཤ་ལ། རྗེ་རང་བྱུང་པས། གསེར་སྦྲུལ་གཉན་ནད་ཐམས་ཅད་སེལ།། ལྕགས་སྦྲུལ་མིག་ནད་ཐམས་ཅད་སེལ།། སྦྲུལ་གཞན་ཤ་སྐྲི་རྫོང་དུ་བྱེད།། ཅེས་གསུམ་དུ་ཕྱེ་ནས་ནུས་པ་སོ་སོར་གསུངས་སོ།། བྱ་རྒོད་དང་ཆྭ་བྱ་ནི་གོ་བར་ཟད་ལ། ད་བྱིད་ལ་འཛུག་ཡུལ་དུ་མ་ཡོད་ཀྱང་། འདིར་ཤའི་སྐབས་སུ། གངས་གཙང་། ནགས་ཀྱི་རྒྱ་གཙང་བྱེའུ་མཆིལ་པ། བྱ་པོ་[ཕོ]ནུས་ལྡན་གྱི་ཤ་རྣམས་ཏེ། ཕྱི་མ་ཕྱི་མ་དམན་ནོ།། སྲམ། ཕྱི་བ། ར་རྣམས་ཀྱི་མཆིན་པ་ནི་གོ་བར་ཟད་དོ།། སློ་བའི་ཤས་སློ་བའི་ནད་སེལ།། སྙིང་གི་ཤས་སྙིང་གི་ནད་སེལ།། ཕོ་བའི་ཤས་ཕོ་བའི་ནད་སེལ།། མཆིན་པའི་ཤས་མཆིན་པའི་ནད་སེལ།། མཁལ་མའི་ཤས་མཁལ་མའི་ནད་སེལ་བའོ།། སྤྱང་གུའི་[ཀིའི] ཕོ་ལྕེ། ཕག་ཁྱི་བོང་བུའི་ལྕེ། ཐུག་འབྲས་ནི་ལུག་ཐུག་གི་རླིག་འབྲས་སོ།། ཕ་ཁུག་རྟ་བྱ་ཕང་བོན་པོ་མཆིལ་པ་ནས་ཟན་རྣམས་གོ་བླ་[སླ]ལ། ངུར་པ་ནི་ངང་སེར་མའོ།།

བཞི་པ་ཁྲག་ནི། ར། གཡག་རྒོད། བཙོད[གཙོད]། ཕག བོང་བུ་རྣམས་ཀྱི་ཁྲག་དང་། བྱ་པོའི་[ཕོའི]ཟེ་ཁྲག མངལ་ནས་བྱུང་བའི་ཁྲག་རྣམས་སོ།།

ལྔ་པ་མཁྲིས་པ་ནི། རྒྱུད་འདིར་ཕྱོགས་གཅིག་ཏུ་སྡོམས་ལ། རྗེ་རང་བྱུང་པས། སྦྲུལ་ཆེན་མཁྲིས་པ་ནད་རྣམས་འཇོམས།། རྨ་བྱའི་མཁྲིས་པས་གླུ་ནད་སེལ།། དོམ་མཁྲིས་རྨ་ཚད་མིག་ལ་ཕན།། གཡག་རྒོད་མཁྲིས་པས་གྲང་ནད་སེལ།། ཉ་མཁྲིས་ཚད་པ་རྨ་ཚད་སེལ།། ཕག་མཁྲིས་ཚད་སེལ་མིག་ལ་ཕན།། བྱི་བའི་མཁྲིས་པ་རྣ་ལྐུང་ཕན།། ཞེས་སོ་སོར་གསུངས་སོ།།

དྲུག་པ་ཚོལ་ནི། སྦྲུལ། ཤ་བ། ཕག མིའི་ཚོལ་རྣམས་སོ།།

བདུན་པ་སྐྲད་པ་ནི། ར། ལུག རི་དྭགས། རི་བོང་། མིའི་སྐྲད་པ་རྣམས་སོ།།

བརྒྱད་པ་ལྤགས་པ་ནི། སྦྲུལ། བསེ། བྱི་བའི་ལྤགས་པ་རྣམས་སོ།།

དགུ་པ་སེན་མོ་ནི། ཆུ་སྲིན་སྡེར་མོ་ཞེས་པ་ན་གི་སྟེ། དཀར་སྨུག་གཉིས་སོ།། སྔོ་བྲེ་ཞབས་འཚུབ་མ་ལ་བྱེད་པ་ནི་མི་འཐད་དེ། སེན་མོའི་སྡེར་བཤད་པའི་ཕྱིར། མིང་སྔ་ཀྲི་ཟེར། བོང་བུ། རྟའི་རྨིག་པ་ནི་གོ་བར་ཟད་དོ།། རྟ་བོན་པ་ནི། རྟ་བསེབ་[གསེབ]ནག་པོ་བཟང་ངོ་།།

བཅུ་པ་སྤུ་ནི། སོ་བྱ། ཝུག་པ། བྱ་མ་བྱིའི་སྒྲོ། རྨ་བྱའི་མདོངས། རྣ་བའི་སྤུ། ར་ཐུག ལུག་ཐུག་གི་རྫོངས་སྤུ་རྣམས་སོ།།

བཅུ་གཅིག་པ་ཆུ་ནི། མི་དང་བའི་ཆུའོ།།

བཅུ་གཉིས་པ་བྲུན་ནི། ཁྱོད། ཕག མི། རྟ། རི་བོང་། ཁྱི། སྤྲེང་ཀུ། གོང་མོ། བྱིཝ། ཕུག་རོན་གྱི་བྲུན་རྣམས་སོ།།

བཅུ་གསུམ་པ་སྤུབས་ནི། བྱང་པ་ལ། ནག་པོ། སེར་ཁྲ། དམར་ཁྲ་གསུམ་ལས་སེར་ཁྲ་ངན་ནོ།། བསེ་སྤུར་ནི་སྤུར་པ་ནག་པའོ།། བྱིན་བྱིན་[བྱིང་བྱིང]ཐུ་ལུ་ནི་འགའ་ཞིག་སྤྲང་བུར་འདོད་པ་དང་། འགའ་ཞིག་དམར་ནག་སྐྱུལ་[རྐྱལ]པ་ལ་འདོད་པ་སོགས་བྱུང་ཀྱང་[ཡང་]། ཟེ་ལྤིར་བའོ།། སྤྲ་བའི་འབུ་ནི། སྤྲ་བ་ལ་དཀར་ནག་གཉིས་ལས། དཀར་པོ་སྟེ། གདུགས་དཀར་ཅན་གྱི་འབུའོ།། ན་བུན་བུ་མོ་ནི་སྨུགས་པ་བ་[བུ]མོའོ།། ཆུ་བྱི་ནི་མིག་འབྲས་མེད་པ་འཇུག་[མཇུག]མ་རིང་བའི་བྱི་བ་ཆུ་འགྲམ་དུ་འབྱུང་བའོ།། སྦ་བྱ་[ཐ་བྱི]ནི་བྱའོ།། རྨིགས་བུ་ནི་བྱི་མ་ཀྲི་ཁུའོ།། སྲོག་ཆགས་ལ། མི་ལ་བཅུད་བྱེད་ཉི་ཤུ་རྩ་བཞི་ཡོད་པར་བཤད་དེ། རྫེ་རང་བྱུང་པས། མི་ལུས་འདི་ལ་ཡོན་ཏན་མང་།། སྐྲ་ཡི་མར་ཁུ་ཞུན་ཆེན་གཉིས།། རླུང་སེལ་ཆུ་སེར་ཀུན་ལ་ཕན།། གཞོབ་ཀྱིས་རྣ་ཁྲག་གཅོད་པའི་མཆོག། མཆན་བུ་[སྤུས]གདོན་དང་དུག་ལ་ཕན།། ཤ་ཆེན་རླུང་གདོན་དུག་ལ་

ཕན།། ཊུས་པ་བསྲེགས་པས་རྒྱ་འབྲས་གཅོད།། ཐལ་ཆེན་འབྱུང་པོ་ཐམས་ཅད་ཕན།། མི་དབང་མིག་དབང་ཐམས་ཅད་བདུག་གཟའ་ཡི་ནད་ལ་བསྟགས།། འབྲུ་[བྲུ]མས་དངས་མའི་དུག་ཞི་བྱེད།། དྲི་ཆུ་དྲོན་མོ་ཁ་ནད་སེལ།། གྲང་མོས་མིག་ནད་སེལ་བར་བྱེད།། དྲི་ཆེན་གདོན་སྐྲངས་ཀུན་ལ་ཕན།། མཁྲིས་ཆེན་ཁྲིས་[མཁྲིས]ནད་ཀུན་ལ་ཕན།། དེ་བཞིན་ལུས་ཀྱི་ཆ་ཤས་ཀྱིས།། ནད་སེལ་བཅུད་བྱེད་ཉེར་བཞི་ཡོད།། ཞེས་[ཅེས]གསུངས་པས་སོ།།

དགུ། སྨན་ཏྲ།

སྨན་ཏྲའི་སྐབས་སུ། ག་ར། སྦྲང་རྩི། བུ་རམ་གསུམ་དུ་གསུངས་པའི་ག་ར་ལ། ཤེལ་ག་ར། བྱེ་མ་ག་ར། རྒྱལ་མོ་ག་ར། ཤ་ཁ་ར་དང་བཞི་ལས། དེ་ཡང་དངས་སྙིགས་གཉིས་སུ་ཕྱེ་བའི་དངས་མ་ལ་ཡང་དངས་སྙིགས་གཉིས་སུ་ཕྱེ་ནས་དངས་མའི་དངས་མ་ཤེལ་ག་ར། དངས་མའི་སྙིགས་མ་བྱེ་མ་ག་ར། སྙིངས་[སྙིགས]མ་ལ་དངས་སྙིགས་གཉིས་སུ་ཕྱེ་བའི་དངས་མ་རྒྱལ་མོ་ག་ར། དངས་སྙིགས་མ་ཕྱེ་བ་ཤ་ཁ་རའོ།། ཞེས་ད་ལྟ་གྲགས་པར་སྣང་ཞིང་། ཁ་ཅིག་བུ་རམ་སྔོག་[རྔོག]པོར་ཆགས་པ་བུར་དཀར་དང་། བུ་རམ་དང་ག་ར་རྒྱུ་གཏན་མི་གཅིག་པ་དང་། བུར་དཀར་ག་རའི་དབྱེ་བར་འདོད་པ་ནི་འགལ་བའི་ཁུར་ཁས་བླངས་པ་ཡིན་ནོ།། ག་ར་ལས། ཁཎྜ་དང་། ས་ག་ར་རྒྱལ་དཀར་གྱི་མིང་དང་། ན་བེ་སྣ་ཏ་ཤེལ་ག་རའི་མིང་ཡིན་ནོ།།

སྦྲང་རྩི་ལ་ཤིང་སྦྲང་དང་། བྲག་སྦྲང་གནས་ཀྱི་ཕྱེ་བས་གཉིས། སྦྲང་དཀར་དང་། སྦྲང་སྨུག་ཁ་དོག་གི་ཕྱེ་བས་གཉིས། བུང་བའི་སྦྲང་རྩི་དང་། གྲོག་མའི་སྦྲང་རྩི་སྲོག་ཆགས་ཀྱི་དབྱེ་བས་གཉིས། སྨན་སྦྲང་དང་། དུག་སྦྲང་རྒྱུས་ཕྱེ་བས་གཉིས་སོ།། གཞན་རྣམས་གོ་བླ་[སླ]ལ། གྲོག་མའི་སྦྲང་རྩི་ནི། གྲོག་མས་མེ་ཏོག་གི་རྩི་བླངས་ནས་བསགས་པ་སྟེ། བལ་ཡུལ་ནས་འབྱུང་བཅུད་ལེན་གྱི་མཆོག་དང་། དུག་སེལ་བར་བསྟགས། གྲོགས་

[གྲོག]མའི་ཚང་མིག་མང་བ་ལས་བཏགས་ནས། བརྒྱ་བྱིན་གྱི་སྦྲང་ཟེར། སྦྲང་གི་མིང་། མ་ཧྨ། ཤྣཱི་ག ཤྐཱོ་ཧ་ཟེར། ཡུལ་སྐད་དུ་མ་ཧུ་ཟེར།

བུ་རམ་ལ་མིང་གུ་ཌ་ཟེར། བུར་ཤིང་ལ་ཨིཀྵུ་ཟེར་རོ།། དེ་ལྟར་རྒྱུད་འདིའི་དགོངས་པ་དང་བསྟུན་ན། བུ་རམ་དྲོད་དེ། གྲང་རླུང་སེལ་བའི་རྟ་དང་། ཀ་ར་བསིལ་ཏེ། ཁྲག་མཁྲིས་ཚ་བ་སེལ་བའི་རྟ་དང་། སྦྲང་རྩི་ཡང་བསིལ་དྲོད་སྙོམས་པའི་དྲོད་ཆུང་ཆ་ཆེ་བ་སྟེ། བད་ཀན་ཆུ་སེར་སེལ་བའི་རྟར་བཤད་དོ།། ཡན་ལག་བརྒྱད་པ་རྩ་འགྲེལ་ལྟར་ན། བུར་ཤིང་གི་ཁུ་བ་ལ་གསར་པ་བསིལ་དང་། ན་ཡོན་འབུས་ཟོས་སོགས་དྲོད། དེ་ལྟ་བུའི་བུར་ཤིང་ལ་བྱེ་བྲག་ཏུ་ཁ་ར་དཀར་པོའི་ཤིང་། དེ་འོག་སྦུབས་ཅན། ཚིགས་བརྒྱ་པ། ཀ་རན་ཏ་ར། བལ་ཡུལ་སྐྱེས་པ་རྣམས་སུ་མཛད་ནས། དེ་ལས་བྱུང་བའི་བུ་རམ་ལ་སྦུ[ལྦུ]བ་ཅན། དཀར་པོ། དམར་ནག སྙིང་པ། གསར་པ། ཧྲུགས། ཁཎྜ། ཡ་བ་ཁ་ར་རྣམས་སུ་དབྱེ་བར་མཛད་དོ།། ཟླ་ཟེར་ལས། འོ་མའི་སྡེ་ཚན་གྱི་འོག་ཏུ། བུ་རམ་ཤིང་གི་སྡེ་ཚན་སྨོས་པའི་དགོས་པ་ནི། ཇི་ལྟར་འོ་མའི་རོ་དང་། ཞུ་བའི་རྗེས་མངར་བ་ཡིན་པ་དེ་བཞིན་དུ། བུ་རམ་ཤིང་གི་ཁུ་བ་ཡང་རོ་དང་ཞུ་བའི་རྗེས་མངར་བ་ཡིན་ནོ།། བུ་རམ་ཤིང་ཁུ་འབྲུ་ལྷི་སྣུམ།། ཤ་སྐྱེ་རོ་རྩ་[ཙ]བད་གཅིན་འཕེལ།། བསིལ་ཞིང་ཁྲག་མཁྲིས་སེལ་བ་དང་།། རོ་དང་ཞུ་རྗེས་མངར་བ་ཡིན།། ཞེས་བྱ་བ་ལ། བུ་རམ་ཤིང་ལས་བྱུང་བའི་ཁུ་བ་ནི་འབྲུ་བ་སྟེ། གཤང་[བཤང]བ་ལ་སྟོགས་པ་སླ་བར་བྱེད་པ་དང་། ལྕི་བ་དང་། སྣུམ་པར་བྱེད་པ་དང་། ཤ་སྐྱེ་བ་སྟེ། ལུས་སྟོམ་ཞིང་འཕེལ་བར་བྱེད་པ་དང་། རོ་རྩ་[ཙ]ཞིང་ཁུ་བ་འཕེལ་བ་དང་། བད་ཀན་དང་གཅིན་འཕེལ་བར་བྱེད་པ་དང་། བསིལ་བ་སྟེ། ནུས་པ་བསིལ་བ་དང་། དེ་བཞིན་དུ་ཁྲག་དང་མཁྲིས་པ་སེལ་ཅིང་འཇོམས་པ་དང་། རོ་དང་ཞུ་བའི་རྗེས་མངར་ཞིང་གདང་[ལྡང]བའི་ཡོན་ཏན་དང་ལྡན་པ་ཡིན་ནོ།། དེ་རྩེ་ལན་ཚ་བྲོ་ཞིང་སོས།། བཅས་ན་ཁ་ར་དག་དང་

འདྲ།། ཞེས་བྱ་བ་ལ། བུ་རམ་ཤིང་དེའི་རྩེ་མོ་ཙུང་ཟད་ལན་ཚ་བྲོ་ཞིང་སོས་བཅས་ཤིང་ཐོས་པས་ན། དེའི་ཡོན་ཏན་ཤ་ཁ་ར་དང་འདྲ་བ་ཡིན་ནོ།། རྩ་བ་རྩེ་མོ་འབྲུས་ཐོས་སོགས།། བཙོར་དང་དྲི་མ་སྦྲགས་པ་དང་།། དུས་ནི་ཙུང་ཟད་ལོན་པ་ལས།། འབྲུལ་འཁོར་ཅན་ནི་རྣམ་འགྱུར་ཏེ།། ཚ་ཞིང་ལྕི་ལ་མཁྲིགས་པར་འགྱུར།། ཞེས་བྱ་བ་ལ། རྩེ་མོ་དང་འབྲུས་ཐོས་པ་ལ་སྟོགས་པས་ནི། རྩ་བ་རྩེ་མོ་འབྲུས་ཐོས་སྟོགས་ཞེས་བྱ་ལ། དེ་རྣམས་བཙོར་བ་དང་། དེ་བཞིན་དུ་དྲི་མ་འབགས་ཤིང་གོས་པར་གྱུར་པ་དང་། དེ་བཞིན་དུ་དུས་ཙུང་ཟད་ལོན་པར་གྱུར་ཅིང་། དུས་ཙུང་ཟད་འདས་པར་གྱུར་པའི་འབྲུལ་འཁོར་གྱིས་བཙིར་བའི་བུ་རམ་གྱི་ཁུ་བ་དེ་ནི་རྣམ་པར་འགྱུར་བ་བྱེད་ཅིང་། གཞན་དུ་འགྱུར་བ་ཉིད་དུ་འགྱུར་ཏེ། འགྱུར་བ་ཞེས་བྱ་བ་ནི། རང་གི་ངོ་(བོ་)ལས་གཞན་དུ་འགྱུར་བའོ།། དེས་ན་དེའི་ཆོ་བསིལ་བ་ཡིན་པ་ལས། ཚ་བར་འགྱུར་བ་དང་། ཡང་བ་ལས་ལྕི་བར་འགྱུར་བ་དང་། འབྲུ་བ་ཡིན་པ་ལས་མཁྲིག་[མཁྲིགས]པར་འགྱུར་བ་སྟེ། འདི་དག་ནི་དེའི་འགྱུར་བ་ཡིན་ནོ།། དེ་ལ་གོང་དུ་ཚ་བ་ཞེས་སྨོས་པ་ནི། གང་ལ་ཚ་བ་ཡོད་པ་དེ་ནི་ཚ་བ་སྟེ། ཚ་བའི་མེ་དྲོད་དང་ཕྲད་ནས། གང་འཇུ་བར་གྱུར་པ་ནི། འཇུ་བའི་གནས་སྐབས་ཕྱེད་ཞུ་ཙམ་དུ་གྱུར་པ་ན། རྣམ་པར་ཚ་ཞིང་མཁྲིས་པ་བསྐྱེད་པར་བྱེད་པས་ཡུན་རིང་དུ་གནས་ཀྱི། མྱུར་དུ་འཇུ་བར་མི་བྱེད་དོ།། དེ་ནི་ལྕི་བ་ཡིན་པ་འམ། དངོས་པོ་རང་གི་རང་བཞིན་ཡིན་པས་ན། དེ་ཚ་བ་དང་ལྡན་པ་ཡིན་ནོ།། ཞེས་སྨན་དཔྱད་ཀྱི་ལུང་ལ་བརྟེན་པ་རྣམས་འཆད་དོ།། དེ་ལ་ཁ་ར་དཀར་པོའི་ཤིང་བསིལ་དང་མངར་བས་[བའི]མཆོག་ཡིན་ལ། ཞེས་བྱ་བ་ལ། དེ་ལ་ཞེས་བྱ་བ་ནི། བུ་རམ་ཤིང་དེ་རྣམས་ཀྱི་ནང་ནས་ཁ་ར་དཀར་པོའི་བུ་རམ་ཤིང་བསིལ་བ་དང་། དང་ཞིང་[དྭངས་ཤིང]དྲི་མ་མེད་པ་དང་།། མངར་བས་[བའི]མཆོག་སྟེ་དམ་པ་ཡིན་ནོ།། དེས་ན་འདི་ནི་ཕུལ་དུ་བྱུང་བ་ཉིད་ཡིན་ནོ།། དེའི་འོག་མ་སྦུབས་ཅན་ཡིན། ཞེས་བྱ་བ་

ནི། ཁ་ར་དཀར་པོའི་ཤིང་དེ་ལས། བང་ཤི་ཀ་ཞེས་བྱ་བའི་བུ་རམ་ཤིང་སྦུབས་ཆེ་བ་ནི། བསིལ་བ་ལ་སྨྱུགས་པའི་ཡོན་ཏན་ཆུང་བ་ཡིན་ཏེ། བསིལ་བ་ལས་དྲོ་བའི་ཡོན་ཏན་ཚུང་ཟད་ཅིག་དང་ལྡན་ཞེས་བྱ་བའི་དོན་ཏོ།། ཚིགས་བརྒྱ་པ་དང་ཀུན་ཏ་མངར[ར]།། བལ་ཡུལ་སྐྱེས་བརྫོགས་[སྨྱུགས]དེ་ལས་རིམ།། ཚུང་ཟད་ཚ་[ཚྭ]བྲོ་སྐ་བ་དང་།། དྲི་[དྲོ]བཅས་ཚུང་ཟད་ཚ་བ་བསྐྱེད།། ཞེས་བྱ་བ་ལ། ཚིགས་བརྒྱ་པ་ལ་སྨྱུགས་པའི་བུ་རམ་ཤིང་རྣམས་ནི། རིམ་གྱིས་འོག་ནས་འོག་ཏུ་བསིལ་ལ་སྨྱུགས་པའི་ཡོན་ཏན་དམན་པ་ཡིན་ཟེར། སྦུབས་ཅན་དེ་ལ་ཡོན་ཏན་གྱིས།། ཚིགས་བརྒྱ་པ་སྨན་[དམན]པ་ཡིན་ལ། དེ་བས་ཀྱང་ཀུན་ཏ་ར་ཞེས་བྱ་བའི་བུར་ཤིང་འབྲུ་མོ་ཞིག་ཡོད་པ་དམན་པ་ཡིན་ལ། དེ་བས་ཀྱང་བལ་ཡུལ་གྱི་དམན་པ་ཡིན་ཏེ། དེ་བཞིན་དུ་གཞན་དག་ལ་ཡང་སྦྱར་བར་བྱའོ།། དེ་རྣམས་ཀྱང་ཚུང་ཟད་ལན་ཚྭ་བྲོ་བ་དང་། ཚུང་ཟད་སྐ་བ་དང་། ཚུང་ཟད་དྲོ་བ་དང་། ཚུང་ཟད་ཚ་བ་བསྐྱེད་པའི་ངང་ཚུལ་ཅན་ཡིན་ནོ།། ལྦུ་བ་ཅན་ལྕི་བད་ཀན་བསྐྱེད།། རྫོག་[སྨྱུགས]བྱེད་གཅིན་ནི་སྦྱོང་བྱེད་ཡིན།། ཞེས་བྱ་བ་ལ། ལྦུ་བ་ཅན་ཞེས་བྱ་བ་ནི། བུ་རམ་ཕྲ་མོ་དག་གི་མིང་གི་རྣམ་གྲངས་ཡིན་ཏེ། དེ་ནི་ལྕི་བ་དང་། བད་ཀན་བསྐྱེད་ཅིང་འཁྲུགས་པར་བྱེད་པ་དང་། རྫོགས་[སྨྱུགས]བྱེད་ཅེས་བྱ་བ་ཉེས་པ་གསུམ་སོག་ཅིང་བསྡུད་[སྡུད]པར་བྱེད། ཅེས་བྱ་བའི་དོན་ནོ།། དེ་བཞིན་གཅིན་ནི་སྦྱོང་བྱེད་ཡིན།། ཞེས་བྱ་བ་ནི། གཅིན་སྦྱོང་ཞིང་དྲི་མ་མེད་པ་བྱེད་པའམ། ཡང་ན་གཅིན་མང་པོ་འབྱིན་པར་བྱེད་པ་ཡིན་ནོ།། དཀར་པོ་བད་ཀན་ཆེར་མི་བསྐྱེད།། བཤང་དང་གཅི་བ་བདེ་བར་འབྱིན་ཞེས་བྱ་བ་ལ། བུ་རམ་དཀར་པོ་དང་པོ་བསྐོལ་བ་ན། རྙོག་པ་དང་བྲལ་བར་བྱས་པ་ནི། བད་ཀན་ཆེར་མི་བསྐྱེད་ཅེས་པ་སྟེ། བད་ཀན་ཚུང་ཟད་ཙམ་ཞིག་བསྐྱེད་ཅེས་བྱ་བའི་དོན་ནོ།། དེ་བཞིན་དུ་བཤང་བ་དང་། གཅི་བ་བདེ་བར་འབྱིན་ཞེས་བྱ་བ་སྟེ། བཤང་བ་དང་གཅི་བ་བདེ་བླག་ཏུ་ཕྱི་རོལ་དུ་འབྱིན་ཅིང་

འགྱུར་བར་བྱེད་པ་ཡིན་ནོ།། དམར་ནག་ཕལ་ཆེར་སྲིན་བུ་ཁྲག། ཁང་ཚོལ་ཤ་དང་བད་ཀན་བསྐྱེད།། ཅེས་བྱ་བ་ནི། བུ་རམ་དམར་ནག་རྙོག་པ་ཅན་ནི་ཁོང་དུ་འབུ་སྲིན་མང་དུ་སྐྱེད་པ་ལས་[ལ]སོགས་པ་བྱེད་པ་ཡིན་ནོ།། རྙིང་པ་ཡིད་འོང་ཕན་པ་ཡིན།། ཞེས་བྱ་བ་ནི། བུ་རམ་རྙིང་པ་ལོ་མང་པོ་ལོན་པ་ནི། ཡིད་འོང་ཞེས་བྱ་སྟེ། ཡི་གར་འོང་ཞིང་སེམས་དགའ་བར་བྱེད་པ་དང་། དེ་བཞིན་དུ་ཕན་པ་སྟེ། ལུས་གཟུངས་[ཟུངས]རྣམས་དང་། གནོད་པ་རྣམས་ཕན་པ་ཡིན་ནོ།། གསར་པ་དྲོད་འཕྲི་བད་ཀན་བསྐྱེད།། ཅེས་བྱ་བ་ནི། བུ་རམ་གསར་པ་དག་ནི། བད་ཀན་བསྐྱེད་ཅིང་མེའི་དྲོད་འཕྲི་བ་ཡིན་ནོ།། ཧུགས་དང་ཁཎྜ་ཁ་ར་དཀར།། རིམ་གྱི་[གྱིས]ཡོན་ཏན་ཆེ་བ་སྟེ།། རོ་རྩ་[ཙ]གྲོ་གཅོང་གློ་ཛོལ་དང་།། ཁྲག་དང་མཁྲིས་པ་རླུང་སེལ་ཡིན།། ཞེས་བྱ་བ་ལ། ཧུགས་ཞེས་བྱ་བ་ནི། བུ་རམ་གྱི་དངས་མའི་ཤ་ཁ་ར་སྟེ། ག་ལ་ཞེས་མིང་དུ་གྲགས་པའོ།། ཁཎྜ་ནི་དེ་ལས་ཀྱང་དང་ཞིང་[དྭངས་ཤིང]དྲི་མ་མེད་པའོ།། ཁ་ར་དཀར་པོ་ནི། དེ་བས་ཆེས་དང་ཞིང་[དྭངས་ཤིང]རྙོག་པ་མེད་པའི་ཁ་ར་དཀར་པའོ།། དེ་ལྟར་ན་རིམ་གྱིས་ཡོན་ཏན་ཆེ་བའོ།། དེ་དག་ནི་རོ་རྩ་[ཙ]བ་སྟེ། ཁུ་བ་འཕེལ་བར་བྱེད་པ་དང་། གཅིན་དང་གློ་ཛོལ་བ་ལ་སོགས་པ་ལ་ཕན་པ་ཡིན་ནོ།། ཡ་པ་ཁ་ར་ཚ་ཞིང་མངར།། སྣ་སྟེ་ཡོན་ཏན་དེ་དང་འདྲ།། ཞེས་བྱ་བ་ལ། ཡ་བ་ཁ་ར་ཞེས་འཇིག་རྟེན་ན་གྲགས་པ་ཡིན་གྱི། གཞན་དུ་ན་ཡཱ་ཤ་ཤ་ཁ་ར་ཞེས་བྱ་བའོ།། ལ་ལ་དག་ནི་བྱི་ཚེར་བའི་ཁུ་བ་ལས་དེ་བྱེད་དོ།། ཞེས་ཟེར་རོ།། དེའི་ཡོན་ཏན་ཡང་རོ་ཚ་བ་དང་མངར་བ་དང་། སྣ་བའི་རྒྱུས་ཧུགས་ལ་སོགས་པ་དེ་དག་དང་འདྲ་ཞིང་མཚུངས་པ་ཡིན་ནོ།། ཁ་ར་དཀར་ཀུན་ཚ་དང་སྐོམ།། སྐྱུག་བྲོ་བརྒྱལ་དང་ཁྲག་མཁྲིས་སེལ།། ཞེས་བྱ་བ་ལ་ཁ་ར་འདི་དག་དང་ཁ་ར་གཞན་གང་དག་ཡོད་པ་དེ་ཐམས་ཅད་ནི་ཚ་བ་ལ་སོགས་པ་སེལ་ཅིང་འཇིགས་[འཇོམས]པ་ཡིན་ནོ།། བུ་རམ་ཤིང་བསྐུས་ཁ་ར་དང་།། དབུ་བ་ཅན་མཆོག་ཐ་

མ་ཡིན།། ཞེས་བྱ་བ་ལ། བུ་རམ་ཤིང་བསྐུས་པ་ནི། བུ་རམ་ཤིང་གི་ཁུ་བ་བསྐུས་པ་རྣམས་ཀྱི་ནང་ནས་ཁ་ར་ནི་མཆོག་ཡིན་ལ། དབུ་བ་ཅན་ཞེས་བྱ་བ་བུ་རམ་ཕྲ་མོའི་རྙོག་པ་ཅན་ནི་ཐ་མ་ཡིན་ནོ།། ཞེས་དང་། སྦྲང་རྩི་ཀྱང་[ཡང]བུ་རམ་གྱི་སྡེར་བསྐུས་ཏེ། སྦྲང་རྩི་མིག་ཕན་གཅོད་སྐེམ་དང་།། བད་ཀན་སྐྱིགས་བུ་ཁྲག་མཁྲིས་འཇོམས།། ཚོལ་ཆེ་མཛེ་ནད་གཅིན་ནད་སྐྱུག། ལུད་པ་དབུགས་མི་བདེ་ཚད་སེལ།། རྒྱ་སྦྲོང་རྒྱ་འཚོ་ཆག་གྲུགས་འབྱོར།། རླུང་ནི་བསྐྱེད་པར་བྱེད་པ་ཡིན།། རྩབ་ཤིང་[ཅིང]སྐ་ལ་མངར་བ་སྟེ།། སྦྲང་རྩི་ཁཎྜ་དེ་དང་འདྲའོ།། ཞེས་བྱ་བ་ལ། སྦྲང་རྩི་ནི་མིག་ལ་ཕན་ཞིང་གསོད་པ་ཡིན་པ་དང་། གཅོད་པ་ཞེས་པ་གཅོད་པའི་ངང་ཚུལ་ཡིན་པ་སྟེ། བད་ཀན་དུད་[མདུད]པ་ལྟར་འདྲིལ་ཏེ་གནས་པ་སྟེ། རང་གི་མཚན་ཉིད་རྣོ་བས་ལུས་ལས་གཅོད་ཅིང་འཇིག་པར་བྱེད་པ་ཡིན་པ་དང་། དེ་བཞིན་དུ་སྐེམ་ལ་སྐྱོགས་པ་སེལ་ཅིང་འཇིག་པར་བྱེད་པ་དང་། དེ་བཞིན་དུ་མཛེ་ནད་དང་། གཅིན་ནད་ལ་སོགས་པ་ལ་ཕན་པ་བྱེད་པ་ཡིན་ནོ།། དེ་བཞིན་དུ་རྒྱའི་རྣགས་[རྣག]པ་དང་། འདུག་པ་[འདུལ་བ]ལ་སྐྱོགས་པ་སྦྲོང་བར་བྱེད་པ་ན། རྒྱ་སྦྲོང་ཞེས་བྱ་བ་ལ། འདིར་འཚོ་བར་བྱེད་པས་ན་རྒྱ་འཚོ་སྟེ། ལྷགས་པ་འཚོབ་ཅིང་མདོག་མཉམ་པར་བྱེད་པའོ།། ཆག་དྲུགས་[གྲུགས]འབྱོར་པ་ནི་འདིས་རྒྱ་གཅིག་བུ་འབྱོར་པ་དང་། ཆག་པ་འབྱོར་བར་བྱེད་པས་ན་དེ་སྐད་ཅེས་བྱའོ།། རླུང་བསྐྱེད་པར་བྱེད་པ་ནི། རླུང་གི་ནད་འཕྲུག་པར་བྱེད་པའོ།། དེ་བཞིན་དུ་རྩབ་པ་དང་།། རོ་སྐ་བ་དང་། མངར་བ་ཡིན་ནོ།། སྦྲང་རྩི་ཁཎྜ་འང་དེ་དང་འདྲ།། ཞེས་བྱ་བ་ནི། སྦྲང་རྩི་ཡོན་ཏན་ལྟི་བསྐྱེད་[ཇི་སྙེད]ཡོད་པ་དེ་ཐམས་ཅད་སྦྲང་རྩིའི་ཁཎྜའི་ཡོན་ཏན་ཡང་ཡིན་པས་ན། དེ་གཉིས་ཡོན་ཏན་མཚུངས་ཤིང་འདྲ་བ་ཡིན་པར་ཤེས་པར་བྱའོ།། ཚ་ཞིང་ཚས་གདུངས་ཚ་བར་ལྡན།། ཚ་བ་དེས་ནི་གསོད་པར་འགྱུར།། ཞེས་བྱ་བ་ནི། སྦྲང་རྩི་དེ་ཚ་ཞིང་ཞེས་པ། མེ་ལ་སོགས་པས་སྲོས་ན། དེས་

མི་གསོད་ཅིང་འཇམ་[འཇོམས]པར་འགྱུར་རོ།། དེ་བཞིན་ཚོས་གདུངས་ཞེས་པ། ཉེན་མཚན་ལ་སྤྱོགས་པ་ཚ་བས་གདུངས་པའི་སྦྲང་རྩིས་གསོད་པར་བྱེད་དོ།། དེ་བཞིན་དུ་ཚ་བར་ལྡན་ཞེས་བྱ་བ་ཚ་བའི་དུས་སམ། ཚ་བའི་ཡུལ་དུ་སྦྲང་རྩི་བྲོས་ན་མི་གསོད་པར་བྱེད་དོ།། དེ་བཞིན་དུ་ཚ་བ་ཞེས་བྱ་བ། མེ་ལས་[ལ]སྤྱོགས་པས་བསྐོལ་ཅིང་ཚ་བར་བྱས་པའི་སྨན་དང་ལྡན་ཅིག་སྦྲང་རྩི་བྲོས་ན་ཡང་མི་གསོད་པར་བྱེད་དོ།། སྐྱུག་སྨན་སྨན་མར་མས་བཏང་ལ།། སྦྲང་རྩི་བྲོ་བའང་དགག་པ་མེད།། ཞེས་[ཅེས]བྱ་ལ། སྦྲང་རྩི་བྲོ་བ་དག་ཀྱང་སྐྱུག་སྨན་བཏང་བ་དང་། སྨན་མར་མས་བཏང་བ་ལ་དགག་པ་མེད་དེ། གང་ཕྱིར་དེ་ནི་མི་འཇུ་བར།། སྟེང་དུ་ལྡེག་[ལྡོག]པར་འགྱུར་ཕྱིར་རོ།། ཞེས་བསྟུས་པ་ལས་གཏན་ཚིགས་བཤད་པ་ཡིན་ནོ།། བུ་རམ་ཤིང་གི་སྡེ་ཚན་ནོ།། ཞེས་གསུངས་པས་སོ།། དེས་ན་ག་ར་འབྱུང་བ་དང་བུ་རམ་དུ་གྲགས་པ་འབྱུང་བའི་ཤིང་ནི། སྤྱི་མིང་དུ་བུ་རམ་ཤིང་ཟེར་ལ། དེ་ལས་བྱུང་བའི་ཁུ་བ་གསར་པ་བསིལ་བ་དང་། རྙིང་པ་དྲོད་ཡིན་ཞིང་། བྱེ་བྲག་ཏུ་ཁ་ར་དཀར་པོ་ཤེལ་ཀ་ར་དང་། ཁཎྜ་ནི་བྱེ་མ་ཀ་ར་དང་། ཧྭགས་ཏེ་ཤ་ཁ་ར་ནི་བུ་རམ་གྱི་དངས་མ་དང་། དེ་ལ་ག་ལ་ཟེར་ཞིང་། དེའི་དངས་མ་རྒྱལ་མོ་ག་ར་དང་། དེ་ལས་གཞན་པ་བུ་རམ་སྙེ་སྙིགས་མ་དང་། རྙིང་པ་རྣམས་སོ།། གཞན་ཡང་ཤིང་གི་ཁྲིད་པར་ལས་ག་ར་བཞི་དང་། བུ་རམ་རྣམས་ཀྱང་འབྱུང་བར་མངོན་པ་ཞིབ་ཏུ་བརྟག་པར་བྱའོ།། སྦྲང་ནི་སྔར་བཤད་པ་བཞིན་ལས། དེ་ལ་ཡང་སྦྲང་རྩི་གྲང་མོ་ནི་རྩུབ་ཅིང་ཞིམ་པས་བད་ཀན་སེལ་ རླུང་བསྐྱེད་པ་དང་། མེ་ལ་སྲོས་པ་ནི་མི་ཞིམ་ལ་འཇམ་པར་བཤད་དོ།། །།

ས་བཅད་བརྒྱད་པ། ཉེས་གསུམ་གསོ་བ།

བློ་དམན་དོན་དུ་རྒྱས་པར་གསུངས་པ་མན་ངག་རྒྱུད་ཆེན་ལ། བཅོ་ལྔའི་སྐབས་ལས། དང་པོ་ཉེས་གསུམ་གསོ་བའི་སྐབས་ཀྱི།

དང་པོ། རླུང་ནད་གསོ་བ།

རླུང་གི་སྐབས་སུ། དཀར་འདོན་ལ། སྣ་ཕྱེ་ཞེས་པ། བྱང་པས་ཚོམ་ཕྱེ་སྟེ། ཚུ་བརྟན་མ་བྱས་པའི་ནས་ཕྱེ་ཟེར་བ་འཐད་པ་འདྲ་སྟེ། དེའི་སྟེང་དུ་སྣ་དང་རྒྱམ་ཚ་བསྲེབས་པར་བཤད་པའི་ཕྱིར། འོ་མར་ཞེས་པ་ཡང་། བྱང་པས་འོ་མར་འདོན་པ་ལེགས་སོ།། ཕྱེ་མའི་ཚ་བ་གསུམ་ནི། ཕོ་བ་རིས། པི་པི་ལིང་། སྣ་གསུམ། སྔོག་སྐྱུའི་སྨན་མར་ལ། སྔོག་སྐྱ་སྲང་བརྒྱད། བུ་རམ་དང་འབྲི་མར་སྲང་རེ་རེ། ནས་སེབ་[གསེབ]ཏུ་ཞག་བཅུ་གཅིག་མནན། རྒྱ་ཤུག་ནི། རྒྱ་གར་རང་དུ་རྒྱ་ཤུག་ཟེར་བའི་འབྲུ་གཏོང་བར་སྣང་ཙང་། བོད་དུ་དེ་བ་ད་ཙའི་འབྲུ་ཚབ་ཏུ་བྱེད་དོ།། རྒྱ་སྐད་དུ། བ་ད་ར་ཕ་ལ་དང་། ཀརྐནྡྷ་ཟེར། ཧིལ་མར་ནི་ཧིལ་ལས་བྱུང་བའི་མར་ཁུ་ཡིན་ཀྱང་བོད་དུ་དཀོན་པས་ཞུངས་མར་གཏོང་། ཙ་བྱ་ནི་དབྱི་མོང་སྟེ། དཀར་པོ་གཟུང་། ཀླ་[སླ]སྒང་ནི་མོན་ལུག་ཀླ་[སླ]སྒང་སྟེ། མིང་མུས་སྟ་དང་། ནཱ་གཧྨུཥྚ་ཟེར་རོ།། ར་སྣ་སྟོད་དང་ཨུ་ལ་ཅི་ཧ་ཀའི་རྩ་བ། ཤུ་དག་གཉིས་ནི། དཀར་ནག་གཉིས། རྗོ་བྲག་[དྲེག]ལ་དཀར་སེར་དམར་ལྗང་སྐྱོ་བ་ལྔ་ལས་འདིར་དམར་པོ་གཟུང་། མིང་ཤཱི་ལི་ཡ་ཟེར། འདི་རྩ་མིས་བྲག་ཞུན་དུ་བསྒྱུར། གབ་ལ་བརྟན་པོའི་བྲག་[དྲེག]པ་ཟེར། མོན་སྲན་དྲེའུ་ནི། རྒྱ་གར་ན་དེ་ཁའི་སྲན་མའི་རིགས་ཡོད་པར་

སྣང་ཙང་པོད་དུ་སྨན་ཆུང་མ་ལ་བྱེད་ཟེར། དེ་ཡང་རྒྱ་སྐད་དུ། མ་སུ་རི་སྨན་ཆུང་མ། ཀ་ཡཱ་ཕ་སྨན་མ། ཀུ་ལན་རྒྱ་སྨན། ཙཱ་ཙ་མོན་སྨན། རྣ་ཛ་ལྣཱ་ཁྲ་མོན་སྨན་ཀ་ཙ། མུཏྣ་མོན་སྨན་དྲེཨུ། མ་ཀུཥྛ་མོན་སྨན་ན་ག། ལྣཱ་ཤ་སྨན་དཀར་མ། བརྟུ་ལི་མོན་སྨན་ཟླུམ་པོ་སོ་སོར་བཤད་པས། མོན་སྨན་དྲེཨུ་དང་། སྨན་ཆུང་སོ་སོར་བཤད་ཀྱང་ནུས་པ་ཕྱོགས་མཐུན་ན་ཙང་ངོ་།། ཤིང་ཐུན་གསུམ་པ་ནི། ཤིང་ཁུན། སྐྱ། ཁ་ཙ་ཚ་གསུམ་ལ་བྱེད། འབྲས་བུ་གསུམ་ནི། ཨ་བར་ཀྲུར་[སྐྱུར]གསུམ། སྤར་བུ་བཞི་པ་ནི། སྤར་བུ། ཤིང་ཚ། པི་པི་ལིང་། བཙུ་[ཙུ]གང་བཞི། ཨ་རུ་འབྲི་རྐང་། ཤུར་ཞུག ཙ་བ་ལྷའི་སྨན་མར་ཕྱི་རྒྱུད་བཞིན། དན་ཁྲ་ནི། ཡོངས་སུ་གྲགས་པའི་དན་ཁྲ་སྟེ། སྔོང་པོ་ལ་ཨེ་རན་ཟེར། འབྲས་བུ་ལ་ཨེ་རཎྜ་སྟེ། དན་ཁྲ་ཟེར། འདིའི་ཤུན་པ་འཐགས་སུ་བཏགས་པས་ཨེ་རན་ཏི་འབྱུང་ངོ་།། བཙུད་བཞི་ནི། སྲེ་ལོང་། སོགས་ཡུ། གཞུག་ཆུང་། ཙུས་པ་སྣ་ཚོགས་ཀྱི་ཁུ་བའོ།། འབྲས་བུའི་སྨན་མར་ནི་འབྲས་བུ་གསུམ་གྱིའོ།། ཤིང་ཐུན་ཚུར་ནི[ནིས]། ཤིང་ཁུན། སྐྱ། སེ་འབྲུ། ཁ་ཙ་ཚ་རྣམས་ཀྱི་ཕྱེ་མའོ།། ཚ་སྣ་གསུམ་ནི། ཁ་ཙ་ཚ། ཙབས་ཙ་ཚ། རྒྱམ་ཚ་གསུམ་མོ།། བཟང་པོ་བཞི་ནི། ཛཱ་ཏི། ལི་ཤི། སུཀྵྨེ་ལ། ཀ་ཀོ་ལ་བཞིའོ།། སེ་འབྲུ་བཞི་ཕྱི་རྒྱུད་བཞིན། པ་ཏྲ་ནི་ཕྲཀྵ་པ་ཏྲ་སྟེ། ད་ལྟ་ཏམྦྲ་ལ་དང་། སོཋྠ་ལ་སྟེ་སོ་རྩི་ཡིན་ལ་གོ་ལ་དང་མཁལ་མ་གོ་ཡུ་ལ་བྱེད་སྣང་། ལོ་ཙ་[ཙཱ]བ་རྣམས་སྤང་སྤྱོས་ཁྱད་པར་བ་ལ་འདོད་དོ།། ཡིབ་མ་ནི་ཤ་ཡིབས་[ཡིབ]པའོ།། བུ་རམ་ཏིང་ཁྲོལ་ནི་བུ་རམ་གྱི་སྙིར་སྡེ་ཞེས་པའོ།། རྡོད་གསུམ་ནི། ཛ་སུག་ཀ་གསུམ་མོ།།

གཉིས་པ། མཁྲིས་པའི་ནད་གསོ་བ།

མཁྲིས་པ་ལས་ཏིག་ཏ་གསུམ་ནི། སུམ་ཏིག ཟངས་ཏིག ལྕགས་ཏིག

སྟེ་བཤད་རྒྱུད་ནས་དངོས་སུ་གསུངས་པ་གསུམ་མོ།། རྩ་མཁྲིས་ནི་ཡོ་མ་སྲ་ཞིབ་ཉ་ག་ཅན་མི་ཧོག་ཀྲང་རིང་ཁུར་མང་འདྲ་བ་ལས་ཙུང་ཚུང་བ་བཅད་ན་འོ་མ་འཛག ཀ་ས་ཁུར་མང་ཟེར། ཞིང་གི་ཟུ་ལ་སྐྱེ་བའོ།། ནིམ་པ་ནི་སྔོན་ཛོ་གསལ་བྱེད་དུ། ཤིང་སྔོན་རོ་ཁ་བ་ལ་མཛད་ཀྱང་། ཧེ་མ་པུཥྤ་གསེར་གྱི་མེ་ཏོག་སྟེ། ནིམ་པ་ཆེ་བ་གསེར་གྱི་མེ་ཏོག་དང་། ཆུང་བ་ཏིག་ཏ་ལ་བཤད་ཅིང་། འདུལ་བ་ལུང་དུ། ཡོ་མའི་སྟེ་ཚན་དུ་མཛད་པས། གསེར་གྱི་མེ་ཏོག་གི་ཡོ་མའོ།། སྲ་འབྲུམ་ནི། སྲ་མའི་འབྲུའོ།། མིང་ཏ་པུ་ཤ་དང་། ཏ་ལུ་ཁཿ་ཟེར། ཁྲིན་བུ་ནི་སྤང་ལ་འབྱུང་བ། ཐར་ནུ་བ་ཆེ་ཆུང་གི་ཆུང་བའོ།། འབྲས་ཐུག་ཞེས་[ཅེས]པའི་འབྲས་ལ། ཡན་ལག་བརྒྱད་པ་ལས། རྩ་སྣར་འབྲས་ཆེན་ག་མ་ལ།། དྲུག་བཙུ་[ཙུ]པ་དང་བྱ་ཡིས་བླངས།། སྒྲོན་བུའི་ཆུ་[མཆུ]དང་རྩེ་རྣོ་དང་།། རོ་འདྲའི་འབྲས་འདྲ་དྲི་བཟངས་དང་།། པི་ཧིང་ཀ་དང་གསེར་མདོག་ཅན།། གང་གཞན་འབྲས་ནི་བཟང་པོ་རྣམས།། རོ་མངར་ཞུ་རྗེས་མངར་ཞིང་སྣུམ།། རོ་རྩ་[ཙ]གཤང་[བཤང]གཅི་སྐྱ་ཞིང་ཆུང་།། རོ་རྗེས་སྐྱ་ཞིང་ཕན་པ་དང་།། ཡང་ཞིང་གཅིན་མང་བསིལ་བ་ཡིན།། དེ་ལ་རྩེ་མོའི་ནང་སྐྲུ་སྣང་[རྩ་སྣར]།། མཆོག་ཡིན་སྐྱོམ་དད་ཉེས་གསུམ་སེལ།། དེ་ཡི་འོག་ཏུ་འབྲས་ཆེན་[ཆན]དམན།། དེ་འོག་ག་མ་ལ་དེའི་འོག། ནས་འདྲ་ཏ་ཡད་[ཡ]དན་[ན]ཙར་[ཆར]མ།། ནེ་ཤ་ད་ག་ལ་སྩོགས་ནི།། རོ་མངར་དྲོ་ཞིང་ལྕི་ལ་སྣུམ།། ཞུ་བའི་རྗེས་སྐྱུར་བད་མཁྲིས་སྐྱེད།། གཤང་[བཤང]དང་གཅི་བ་ཐུར་དུ་འཛིན།། སྤྲ་མ་སྤྲ་མ་སྣད་པ་ཡིན།། འབྲས་ནང་དྲུག་ཙུ་པ་མཆོག་སྟེ།། རྩ་སེར་ཤུན་པ་གནག་པ་དག། སྣུམ་ཞིང་འཇུ་སླ་བརྟན་ཞིང་མངར།། ཉེས་པ་གསུམ་སེལ་བསིལ་རྟུག་འདྲིལ།། དེ་ལས་རིམས་བཞིན་ཐུག་ཆེན་དང་།། ཤུན་ནག་རྒྱ་སྐྱེགས་ཚོགས་མ་འདྲ།། ཁྱིམ་བྱའི་སྒོང་འདྲ་ཝུར་པའི་མིག། ཕུག་རོན་འབྲས་དང་སུ་ཁ་ར།། འབའ་ར་ག་དང་ཨུཏྤལ་དམར།། ཙི་ན་སྐྱེས་དང་ད་ཙུ་ར།། གན་ད་ན་དང་ཀུ་ཙུ་བིན།། ཡོན་ཏན

རིམས་བཞིན་ཆུང་ཤེས་བྱ།། འབྲས་གཞན་དམར་ཞིང་ཞུ་རྫེས་སྐྱུར།། མཁྲིས་པ་སྐྱེད་ཅིང་ལྡི་བ་དང་།། གཅིན་རྟུག་མང་ཞིང་ཚ་བ་ཡིན།། པ་ཏ་ལ་ཉིད་ཉེས་གསུམ་སྐྱེད།། ཅེས་གསུངས་པས། རྩ་སྣར། འབྲས་ཆེན[ཆན]། ག་མ་ལ། དྲུག་བཅུ་[ཅུ]པ། བྲ་ཡི་[ཡིས]བླངས་པ། སྒྲོན་བུའི་མཆུ། རྩེ་རྙོན། ར་འདྲའི་འབྲས་འདྲ། དྲི་བཟངས། པི་ཏང་ག གསེར་མདོག ནས་འདྲ། ཏ་ཡང་[ཡ]ན། ཆར་མ། ནེ་ཤ་ཏ་ག འབྲས་འཐུག་པོ། ཤུན་ནག རྒྱ་སྐེགས་ཚོགས་མ་འདྲ་བ། ཁྱིམ་བྱའི་སྒོ་ང་འདྲ་བ། ཚུར་པའི་མིག་འདྲ་བ། ཕུ་[ཕུག]རོན་འབྲས། སུ་ག་ར། བ་ར་ག ཨུཏྤལ་དམར། ཙི་ན་སྔོན་སྐྱེས། ད་ཏུ་ར། གན་ད་ན། ཀུན་འཕྱིན། པ་ཏ་ལ་དང་ཉི་ཤུ་རྩ་དགུའི་མིང་སྨོས་ནས། དེར་མ་སྨོས་པའི་འབྲས་རྣམས་ཁ་དོག་དམར་བ་དང་། རོ་མངར་ཀྱང་ཞུ་རྗེས་སྐྱུར་བ་དང་། མཁྲིས་པ་བསྐྱེད་པ་སོགས་བཤད། དྲུག་ཅུ་པ་དང་། རྩ་སྣར་གྱི་[གྱིས]ཉེས་གསུམ་སེལ། གསེར་མདོག་ཡན་བསིལ་བ་དང་། ནས་འདྲ་སོགས་བཞིས་བད་ཀན་བསྐྱེད་པ་དང་། པ་ཏ་ལས་ཉེས་གསུམ་བསྐྱེད་པར་བཤད་པས། འབྲས་ལ་རྒྱ་གར་བ་རང་རྒྱུས་ཆེ་བར་མངོན་པས། དྲུག་ཅུ་པ་དང་། རྩ་སྣར་གཉིས་རྩོལ་བས་བསྒྲུབ་པར་བྱ་ཞིང་། འབྲས་བྱུང་ངོ་ཅོག་ལ་འཇུ་སླ་བར་མ་སེམ་ཞིག[སེམས་ཤིག] མིང་། ཏཎྜུ་ལ། ཡུལ་སྐད་དུ་ཙྪ་ལུ་ལ། ཀླུ་ཏུ་འབྲས་སོ་བ། ཤ་ལི་འབྲས་ས་ལུ། རཀྟ་འབྲས་འཐུག་པོ་ཟེར་རོ།། ནས་སྔོན་ནི་ནས་དཀར་སྔོན་ལ་བྱའོ།། ཟས་ཀྱི་ཚ་ཞེས་པ་ནི་ཚ་བ་སྟེ་ཐུག་པའོ།། སྤྱོད་ལམ་དུ་ཡིད་འོང་ཞེས་པ་ནི་གྲོགས་སོ།། ཕག་རིལ་ཐལ་བ་ནི་ནུས་ལྡན་དུ་བསྲེགས་པའོ།། ཆ་མཉམ་བཞི་ཐང་ནི་རྒྱམ་ཚ་བཞི་ཐང་ངོ་།། བཙུ་[ཙུ]གང་བརྒྱད①ནི། བཙུ་[ཙུ]གང་། གུར་གུམ། སུགྨེ་ལ། ཏིག་ཏ། བྲག་ཞུན། པི་པི་ལིང་། ཨ་རུ་ར། མཚལ་དཀར་བརྒྱད་དོ།། མདའ་རྒྱུས་པ་ནི་འོལ་མོ་སེ། མེ་ཏོག་དམར། འབྲས་བུ་ཁྲག་གི་རྐྱལ་[རྐྱལ]པ་འདྲ།། ཡུལ་སྐད་དུ་ཤོལ་པ་ཟེར། འོལ་མ་སེ་ནི་དམར་ཆུང་མགོ་ནག་ལ་ཟེར། འོལ་མ་

སེའུ་དེ་བས་ཆེ་བའི་དམར་པོ་ཏ་མ་ཏུའི་བརྒྱན་[རྒྱན]བྱེད་པ་ཡིན་ལ། འོལ་སེ་ནི་རྒྱ་ནག་གི་དར་ཤིང་དང་རིགས་འདྲ་བ་བོད་ཀྱི་དར་ཤིང་ངོ༎ དེས་ན་མ་འདྲེས་པར་བྱའོ༎ འདམ་བུ་མདའ་རྒྱུས་དང་མི་གཅིག་སྟེ། འདུལ་བ་ལུང་ལས། རྒྱན་ཤེས་བུས་རང་གི་སློབ་མ་རྣམས་ལ་སྨན་མ་ཡིན་པ་ཁྱེར་ཤོག་ཅེས་བརྗོད་པས། འཚོ་བྱེད་གཞོན་ནུས་འདམ་བུ་མདའ་རྒྱུས་དང་། རྫོའི་དུམ་བུ་དང་། རམ་པ་དང་། ཕྲུམ་སར་རྣམས་ཁྱེར་ཏེ། འདི་རྣམས་ལས་གཞན་མ་རྙེད། འོན་ཀྱང་། འདི་དག་སྡིགས་[སྡིག]པའི་དུག་ལ་ཕན་ནོ༎ ཞེས་གསུངས་པར་བཤད་པའི་ཕྱིར། སྤྱང་ཚེར་ལ་དཀར་ནག་གཉིས་ལས། དཀར་པོ་སྡོང་པོ་མེད་པ་དང་། ནག་པོ་སྡོང་པོ་ཡོད་པ་ཡིན་ལ། མིང་ཨེ་ན། བྱ་ཁྲ། བྱ་གྲི་པ་ཏྲ་རྣམས་སོ༎ རིགས་འདྲ་ཀྱི་ཚེར་བ་ཟེར་བ་ཞིག་ཡོང་བས་མ་ནོར་བར་བྱའོ༎ ཐལ་སྨན་ནི། ཅོང་ཞིའི་འཕྲུལ་ཐལ་བར་པའོ༎ སེ་འབྲུ་ལྔ་ནི། གུར་གུམ་ཡོད་པའོ༎ ཏིག་ཏ་བརྒྱད་ནི་ཕྱི་རྒྱུད་དུ་བསྟན་པ་ལྟར་རོ༎ བསིལ་ཤ་ནི་གེམ་[སྐེམ]ཤ་དང་། རི་དགས་ཀྱི་ཤའོ༎ གུར་གུམ་བདུན་པ①ནི། གུར་གུམ། བཙུ་[ཙུ]གང་། བ་ལེ་ཀ ཨ་ཏུ་ར། ཚེ་[མཚེ]རལ་པ་ཅན། ཨུཏྤལ། སུམ་ཏིག་རྣམས་སོ༎ ཏིག་ཏའི་གྲང་ཐང་ལ། ཏིག་ཏ། ཀྱི་ལྕེ་བ། དུག་མོ་ཉུངས། དུར་བྱིད་ཤས་ཙམ་མོ༎ འབྲས་བུའི་ཐང་ཕྲུས་ནི། འབྲས་བུ་གསུམ། དུར་བྱེད། ཪོང་ཁ། ལྕུམ་རྩ། ཁྲི་ལྕེ། རྒུན་འབྲུམ། ཧོང་ལེན། སླེ་ཏྲེས་རྣམས་སོ༎ ག་བུར་བདུན་པ①ནི། ག་བུར། བཙུ་[ཙུ]གང་། གུར་གུམ། བས་[བ]ཤ་ཁ། ཙན་དན་དཀར་པོ། ཧོང་ལེན། པདྨ་གེ་སར་རྣམས་སོ༎ བསྲུབས་[སྲུབ]མ་ནི་བསྲུབས་[སྲུབ]ཀ་བའོ༎ ཟོ་མར་ནི་ཟོ་བའི་ནང་དུ་འོ་མ་རྒྱུན་རིང་དུ་བླུག་ནས་ཆགས་པའི་ཟོ་ཤའོ༎ ཆུ་སེར་སྨན་གསུམ་ནི། སྤོས་དཀར། ཐལ་དཀར་[ཀ]རྡོ་རྗེ། སྲོ་མ་ར་ཙ་གསུམ་མོ༎ འོམ་བུ་ནི་གྲམ་པ་དང་ཆུ་ཀླུང་ལ་སྐྱེ་བའི་ཆུ་ཤིང་འོམ་བུ་སྟེ། མིང་གཞན་འཁྱོང་ཤིང་། སྤོར་ཤིང་ཟེར། ཐལ་རྡིས་འཇུག་པའི་

སྐབས་ཀྱང་ཡོད་དོ།། ཏིག་ཏའི་རྒྱུན་སྦྱོངས་ནི། ཏིག་ཏ། འབྲས་བུ་གསུམ། ཁྲོན་བུ། ལྕུམ་རྩ། སྟབ་སེང་རྣམས་སོ།། ཉེ་ཤུ་རྩ་ལྔ་མཁྲིས་སྨན་ཁ་བསྒྱུར་སྦྱར་ཞེས་པ་ནི། གེ་སར་གསུམ། འབུ་སུ་ཧང་། ཤིང་ཚ་གཞག་ལ། ཏིག་ཏ། གསེར་མེ། དུག་ཞུངས། བོང་དཀར། གཡའ་ཕྱི་མ་གཞུག་གོ། མཁྲིས་བྱེར་བཅོས་པའི་ཁ་བསྒྱུར་ལ། ཕོ་བར་བྲག་ཞུན། པྲི་ཡང་ཀུ། ཡོང་དང་རྒྱ་མར་དུག་ཞུངས། གསེར་མེ། གཅིན་རྙེ་[སྙི]བ་ལ་ཡུང་བ། སྐྱེར་པ། སྲི་བ་ལ་རྒྱ་ཚ། སྟེག་སྲིན། ཟགས་པ་ལ་དོམ་མཁྲིས། འདྲིལ་བ་ལ་མཛེ་ཚ་གཏོང་བ་མན་ངག་གོ། ཁ་ལུད་ཀྱི་བཤལ་ལ། ཏིག་ཏའི་བཤལ་དང་། སྐྱུགས་ལ་གསེར་ཐུད། གཡའ་ཕྱི། རི་ཤོ། བོང་དཀར་སྦྱར། ཕྱེ་མ་ཏིག་ཏ་བརྒྱད་པ་སྦྱར། མཁྲིས་པ་འཇུ་བྱེད་ལ། རྒྱམ་ཚ་གསུམ་པའི་ཐང་བཏང་། ཨ་དཀར་[གར]དྲུག་པ་ནི། ཨ་ག་རུ། ཛཱ་ཏི། གུར་གུམ། ཏིག་ཏ། ཨ་རུ་ར། ན་[ནཱ]ག་གེ་སར་ཀ་ར་སྦྱར་བའོ།། ཏིག་ཏའི་ལྡེ་གུ་ལ། ཏིག་ཏ། གསེར་མེ། བ་ལེ་ཀ བོང་དཀར། མ་ནུ། པི་པི་ལིང་། ཨ་རུ་ར། མར་གསར། སྤྲང་རྣམས་སྦྱར། བད་རླུང་གང་འཕྲེལ་དེ་ཡི་གཉེན་པོ་བསྟེན་པ་ནི། བད་རླུང་གཉིས་དང་ལྡན་ན། ཀ་རན་ཛ། སླེ་ཏྲེས། པི་པི་ལིང་། སྣ་སྐྱུ། བསེ་ཡབ། ཨ་རུ་ར། བྲག་ཞུན་སྦྱར། བད་ཀན་ལྡན་ན་སྣ། པི་པི་ལིང་། ཀ་རན་ཛ། རྒྱམ་ཚ། ཨྩེ་མྱུང་ཚ་སྦྱར། རླུང་དང་ལྡན་ན། ཨ་རུ་ར། ཨྩེ་མྱུང་ཚ། རྒྱམ་ཚ། ཤིང་མངར། བ་རུ་ར་སྦྱར་ཏེ་རང་རང་གི་སྨན་གོང་དུ་གསུངས་པ་དང་ལྷག་སྦྱོད་དམ་མདེ་ཁར་གདག[གདགས]། སྐུ་མདོས་ལྷ་མོའི་མདོས་དང་། སོ་མདོས་མཚོ་སྨན་གྱི་མདོས་དང་། གསེར་མདོས་བྱང་སྨན་གྱི་མདོས་སོ་དང་།

གསུམ་པ། བད་ཀན་གྱི་ནད་གསོ་བ།

བད་ཀན་ལས། སེ་འབྲུ་བརྒྱད་པ་①ནི། བཞི་པའི་སྙིང་དྲུ། སྟར་བུ། ད་

ཡིས། ན་ལེ་ཤམ། རྒྱམ་ཚ་བསྟན་པའོ།། ཚ་བ་ལྔ་ནི། པི་པི་ལིང་། པི་ལིང་མྰུ་ལ། དབྱི་མོང་། ཙི་ཏྲ་ཀ བཙྭ་[བཙའ]ཀྵ་ལྔ་སྟེ། ཟླ་ཟེར་ལས། ཚ་བ་ལྔ་ནི། པི་པི་ལིང་དང་། པི་པི་ལིང་མྰུ་ལ་དང་། དབྱི་མོང་དང་། ཙི་ཏྲ་ཀ་དང་། བཙྭ་[བཙའ]ཀྵའོ།། ཞེས་གསུངས་པས་སོ།། ཚ་བསྲེགས་སྦྱོར་བ་ལ་མདེ་ཁ། གོང་དུ་གསུངས་པའི་སྨན་གྱི་སྟེང་དུ། ཅོང་ཞི་རྐོད་བཏུལ། ཚ་ལ། ཟེ་ཚའི་ཐལ་བ་བསྟན་པའོ།། ཐུན་གསུམ་ཚ་བའི་རིལ་བུ་ནི། ཅོང་ཞི་རྐོད་བཏུལ། ཟེ་ཚ། མཛེ་ཚ། རྒྱ་ཚ། ཁ་རུ་ཚ། བུ་རམ་སྦྱར་བའི་རིལ་བུ་ཆུ་བཀོལ་[བསྐོལ]གྱིས་ཐུལ་ལོ།། སེ་འབྲུ་སྦྱར་བ་ནི་བཞི་པའོ།། བཟང་པོ་གསུམ་ནི། ཛ་སྲུག་ཀ་གསུམ་མོ།། བཟང་པོ་བཞི་ནི་དེའི་སྟེང་དུ་ལི་ཤི་བསྟན་པའོ།། བྱི་བྲ་ནི། ཕུག་བྲུན་གྱི་བྲུན་ནོ།། སྦྱང་ཚེར་བ་ལ་བྱི་ཁྲ་ཞེས་པ་དང་མ་ནོར་བར་བྱའོ།། ཤ་རྒྱས་ཀྱི་སེ་འབྲུ་བརྒྱད②ནི་བཞི་པའི་སྟེང་དུ། རྒྱམ་ཚ། ལྕེ་མྱང་ཚ། ཁ་རུ་ཚ། ཐལ་ཚ་རྣམས་སོ།། ད་ཏིག་ནི། ཤིང་འབྲས་དམར་ཆུང་ལུག་ཤིག་སྔོ་ང་ལྟ་བུ་སྟེ། སྐྱུར་མོ་ད་ཏིག་དང་། དན་ཏིག་ཟེར་རོ།། དོན་ཞུགས་ཀྱི་སྒྲོ་ལ་ཚོགས་པ་བཞི་ལྔ། སྙིང་ལ་དྲུག་བདུན་བསྲེག་གོ། འབྲས་སྣ་གསུམ་ནི། ཨ་འབྲས། ས་[སྲུ]འབྲས། འཛམ་འབྲས་གསུམ་མོ།། མགོར་ཞུགས་ཀྱི་སེའུ་འབྲུ་བརྒྱད་པ③ནི། བཞི་པའི་སྟེང་དུ། སྐྱ། ཧྭ་ཏི། གུར་གུམ། ཀ་ཀོ་ལ་རྣམས་སོ།། ལྕེར་ཞུགས་ཚ་བའི་མཁུར་བཀང་ནི། སེ་འབྲུ། རྒྱམ་ཚ། སྣར་བུ། ཚ་བ་གསུམ་བཀོལ་[བསྐོལ]ཞིང་བསྲུས་པ་བསྙེན་ནོ།། ནང་ཚོགས་ཀྱི་སེ་འབྲུ་ལྔ་པ་ནི། དོང་ཁྲ་བསྟན་པའོ།། མྱུགས་བྱེད་ཀྱི་སེ་འབྲུ་བརྒྱད་པ④ནི། བཞི་པའི་སྟེང་དུ། བཙྭ་[བཙའ]ཀྵ། ཁྱི་དང་ཁ། ཙི་ཏྲ་ཀ འཛམ་འབྲས་རྣམས་སོ།། རྒྱམ་ཚའི་ཏིས་སམ་ནི་བཞི་པའི་ཕྱེ་མའོ།། ལྡོང་བྱེད་ཀྱི་དང་པོ་བསྲེགས་པ་ནི་ཚོགས་པ་དང་པའོ[པོའོ]།། ཆོམ་བྱེད་ཀྱི་སྣ་སྨན་ཞི་བ་ནི། ཤིང་མངར། ཏིལ་མར། ལ་ཕུག་རྣམས་ཀྱིའོ།། འདུས་པའི་གསུམ་དུ་བསྲེག་པ་ནི། ཐོད་བསྲུབས་[སྲུབས]གསུམ་

འདུས་ཡིན་ནོ།། འགྱོར་བྱེད་ཨ་རུ་རའི་ཕྱེ་མ་ནི། ཨ་རུ་ར། ཐླ་རྩི། སྣ། ཐང་ཁྲག ཀ་ར་སྦྱར་བའོ།། རླུང་མཁྲིས་གང་འབྲེལ་གྱི་གཉེན་པོ་བསྟེན་པ་ནི། སྤྱི་སྨན་སྟེང་དུ། རླུང་ལ་ལན་ཚྭ། ཚ་བ་སྐེབ། མཁྲིས་པ་ལ་གསེར་མེ། དུག་ཞུངས་སྐེབ་པའོ།། བད་ཀན་སེར་པོའི་སེ་འབྲུ་བརྒྱད་པ⑤ནི། བཞི་པའི་སྟེང་དུ། སྤར་བུ། གསེར་མེ། ཨ་རུ་ར། དོམ་མཁྲིས་རྣམས་སོ།། མ་ནུའི་དྲོད་བཤལ་ནི། མ་ནུ། ཨ་རུ་ར། མཆུ་སྟྲུང་། སློ་ཏིས། གཙྪ་ཀ་རི། སྣ། དོང་ཁ། ལྕུམ་རྩ་རྣམས་སོ།།

བཞི་པ། འདུས་ནད་སྨུག་པོའི་ནད་གསོ་བ།

འདུས་ནད་སྨུག་པོ་ལས། རྩ་སྦྱོར་གྱི་སྔོན་པོ་གཉེན་པོ་གསུམ་ནི། མ་ནུ། ཝ་སུ། སྤར་བུ་གསུམ་མོ།། སྙིང་གི་ཁ་བསྒྱུར་ཅན་དན་ནི་སྨུག་པོའོ།། ཚིགས་བྱེར་གྱི་ལྕུམ་པོ་ནི། ལྕུམ་པོ་རེ་རལ། གབ་པའི་ཁ་བསྒྱུར། དྲོད་སྨན་ནི། པི་པི་ལིང་ངོ་།། སྨན་རྟ་མཁྲིས་པ་གཙོ་ཆེ་ན་ག་ར། རླུང་གཙོ་ཆེ་ན་བུ་རམ། བད་ཀན་གཙོ་ཆེ་ན་སྦྲང་རྩིའོ།། ཟོ་སྦྱོར་གྱི་ཁུར་མང་ལ། ཁུར་མང་དངོས། རྒྱ་ཁུར། ཀ་ས་ཁུར་མང་། ཨ་བྲི་ཁུར་མང་། བྱིའུ་ཁུར་མང་རྣམས་ལས་ཁུར་མང་དངོས་ཀྱི་རྩ་བའོ།། ལྕག་སྒྲོད་ཀྱི་ཙན་དན་ནི་དཀར་པོའོ།། ཆུ་རྐང་ནི་ཆུ་མ་ཙི་[རྩི]སྟེ་བཙྭ་ལ་རམ་བུའི་རྐང་ངོ་།། དམར་པོ་གསུམ་ནི། རྩོད[བཙོད]། ཆོས། ཞུན་ནོ།། མཆིན་གནས་ཀྱི་ཕྱེ་མའི་གུར་གུམ་བདུན་པ་ནི། གུར་གུམ་མཆོག་བདུན་ནོ།། དར་མ་ལ་རུ་རྟ་ཧྲུལ་བྱིས་ལ་སྔོད་ཁ་གཏར་རོ།། གོང་ལྟར་བཤལ་གྱི[གྱིས]སྦྱོང་བ་ནི། དུར་བྱིད། རྟང་ལེན། ཚ་ལ་སྐེབས་པས་སྦྱོང་། རུས་སྦལ་ལྟེ་སྔང་ནི། རུས་སྦལ། ཏིག་ཏ། བས་[བ]ཤ་ག སུ་ཤེལ་རྩི། མ་ནུ་རྣམས་སོ།། ཕྱེ་མའི་ཙན་དན་ཀུང་དཀར་པོའོ།། ཕོ་བ་ལ་སྔོད་ཁ། མཆིན་པ་ལ་རུ་ཧྲུང་། ལོང་ལ་ལོང་རྩ་གཏར། ཨ་བོའི་དུག་[དུགས]ནི་བྲག་སྐྱུ་ཨ་བོའོ།། སེར་པོ་གསུམ

ནི། ཡུང་སྙིར་ལྷུམ་རྩ་གསུམ་མོ།། ཚོས་གསུམ་ནི། དམར་པོ་གསུམ་མོ།། སྤྱི་སྨན་བར་པ་ནི་རྣོ་སྦྱོར་རོ།། ནད་ཁྲག་སྐྱུག་ཏུ་བཙུག་པ་ལ་ཁྲག་ཤ་བྱུང་ན་མཇོ་ཚ་བཏང་། འབྲས་བཀྲུས་ཁུ་བ་ནི། འབྲས་སེ་[སེར]ཙམ་རྗོས་པ་བསྐུས་པའི་ཁུ་བའོ།། དེའི་སྦྱོར་བ་ཅི་གུ་སྟེ་[ཅི་གུར་ཏེ]དུས་ངེས་མེད་དུ་ཡང་ཡང་བཏང་ངོ་།། ཟབ་ཐལ་ནི། ཟ་འོག་བསྲེགས་པའི་ཐལ་བའོ།། ཁ་ཐི། ཐོན་ཐིས་ཀྱང་རུང་ངོ་།། ཐུར་རལ་མ་ཆོད་པའི་ཡོག་གནོན་འཇམ་རྩི་ལ། འོ་མ་ལ། བུ་རམ། སྣ། བཙོད་ཕྱེ་བཏབ་པ་བཀོལ་[བསྐོལ]བའོ།། གསར་བཅུད་གསུམ་ནི། ཤ་གསར། མར་གསར། ཆང་གསར་གསུམ་མོ།། མངར་གསུམ་ནི། བུར། སྦྲང་། ཀ་ར་གསུམ་མོ།། སྨུག་པོའི་ཁྲག་སྲན་[སྐྲན]གསར་དུས་གཞིག་[བཞིག] མི་རུང་བས། བཙུ་[ཙུ]གང་བརྒྱད་སྦྱར། ཨ་བོའི་དུགས་བྱ། རུ་ཐུང་གཏར་རོ།། །།

ས་བཅད་དགུ་པ། ཁོང་ནད་གསོ་བ།

ཁོང་ནད་གསོ་བའི་སྐབས་ལས།

དང་པོ། མ་ཞུ་བ་བཅོས་པ།

རྒྱུ་མ་ཞུ་བ་ལ། མ་ཞུ་བ་ཆེན་པོའི་སྨན་ནི། ཙོང་ཞི་བསྲེགས་ཐལ། རྒྱ་ཚ། ཟེ་ཚ། རྒྱམ་ཚ། ཁ་རུ་ཚ། སེ་འབྲུ། སྐྱར་བུ། ཚ་བ་གསུམ་རྣམས་སོ།། འབྲུ་མར་མ་ཞུ་ན། སྲན་ཕྱེ་དང་། གོང་གི་སྨན་ལྷག་པ་སྦྱད། སྨན་མ་ཞུ་ན། དུག་རིལ་ལྷག་པ་སྦྱད་ཅེས་པ་ནི། དུག་ཡོད་པའི་རིལ་བུ་ཁྱུང་ལྔ་དང་། གོང་གི་སྨན་རིལ་བུར་བྱས་པ་ལྷག་པ་སྦྱད་པའོ།། སེ་འབྲུ་ལྔ་པ་ནི། དོང་ཁྲ་བསྟན་པའོ།། མ་ཞུ་ཤིང་འདྲའི་ཐང་ནི། ཚ་སྣའི་ཐང་ངོ་།། དེ་འོག་དུག་གསུམ་ཞེས་པ་དུས་གསུམ་ཡིན་ནོ།། མ་ཞུ་རླུང་ལྡན། ཤིང་ཁུན། ཛྙ་ཧི། སྒཱ། ན་ལེ་ཤམ། པི་པི་ལིང་། བུ་རམ་སྦྱར་བ་བཏང་ངོ་།། མཁྲིས་ལྡན་ལ། ཙོང་ཞི། རྒྱམ་ཚ། ཀླེ་མྱང་ཚ། ཨ་རུ་ར། པི་པི་ལིང་། བུ་རམ་སྦྱར་བ་བཏང་། བད་ལྡན་རློན་པར་བྱེད་པ་ལ། སེ་འབྲུ། སྐྱར་བུ། ད་ཏྲིག པི་པི་ལིང་། སྒཱ། རྒྱམ་ཚ། བུ་རམ་སྦྱར་བ་བཏང་། སེ་འབྲུ་ལྔ་པ་ཚ་གྲང་ཀར་བུར་བསྒྱུར།། ཅེས་པ་ལ། ཚ་ཤས་ཆེ་ན་གུར་གུམ་བསྣན་པ་དང་། ཧ་ག་ར། གྲང་ཤས་ཆེ་ན་དོང་ཁྲ་བསྣན་པ་དང་། ཧ་བུ་རམ་བྱའོ།། མ་ཞུ་འཁྲིད་པོའི་སྐབས་ཀྱི་ཚ་སྣ་གསུམ་ནི། རྒྱ་ཚ། རྒྱམ་ཚ། ཁ་རུ་ཚ་གསུམ་མོ།། འདིར་སྐྱིགས་མ་མ་ཞུ་བ་དང་། དངས་མ་མ་ཞུ་བ་ལ། ད་ལྟ་འགའ་ཞིག་ཤ་ལ་སོགས་པའི་སྐྱིགས་མ་ཅན་མ་ཞུ་བ་སྐྱིགས་མ་མ་ཞུ་བ་དང་། ཇ་ཆང་སོགས་མ་ཞུ་བ་དངས་མ་མ་ཞུ་བར་བྱེད་སྣང་བ་ནི་

རྒྱུད་ཀྱི་དགོངས་པ་མ་ཤེས་པའི་སྐྱོན་ཏེ། ཁ་ཟས་མ་ཞུ་བ་ཉིད་བེ་མནབས་ཀྱི་[སྣབས་ཀྱིས]བཏུམས་ནས་ཕོ་ལོང་གང་ཏུང་གནས་པའི་ནད་སྙིགས་མ་མ་ཞུ་བ་དང་། ཞུ་ཡང་མཉམ་གནས་རླུང་གི་[གིས]དངས་སྙིགས་མ་ཕྱེད་པ་ཉིད་དངས་མ་ལེན་པའི་རྩ་རྒྱུད་[བརྒྱུད]ནས་མདངས་བསྒྱུར་མཁྲིས་པས་མདོག་བསྒྱུར་བར་མ་ནུས་པས་ཟུང་[ཟུངས]ཁྲག་ཏུ་མ་སྨིན་པར་དངས་སྙིགས་འདྲེས་པ་ལས་བྱུང་བའི་ཁྲག་ངན་མཆིན་པར་གནས་པ་དང་དངས་མ་མ་ཞུ་བའི་དོན་ཡིན་པའི་ཕྱིར་ཏེ། འདི་ཉིད་ལས། དེ་ལ་སྙིགས་མ་མ་ཞུ་ཞེས་བྱ་བ།། ཁ་ཟས་མ་ཞུ་རང་སོར་ཕོ་ལོང་ལུས།། བད་ཀན་བེ་བསྣབས་[སྣབས]འཕེལ་བས་བཏུམས་ནས་གནས།། སྙིངས་[སྙིང]ནས་སྙིངས་[སྙིགས]མ་འདྲིལ་བ་ཟས་སྐྲན་འགྱུར།། མཉམ་གནས་རླུང་གིས་དངས་སྙིགས་མ་ཕྱེད་པའི།། སྙིངས་[སྙིགས]མ་དངས་མའི་རྩ་མིག་ཤོར་བ་ཡིས།། མདངས་བསྒྱུར་མཁྲིས་པ་[པས]ཟུངས་ཁྲག་མ་སྨིན་ཏེ།། ཡུན་རིངས་མཆིན་གནས་དངས་མ་མ་ཞུ་ཡིན།། ཞེས་གསུངས་པས་སོ།།

གཉིས་པ། སྐྲན་ནད་བཅོས་པ།

འབྲས་བུ་ཚྭོང་[གཙོང]ནད་ཀྱི་སྐྲན་ལས། བསིལ་གསུམ་ནི། བཙུ་[ཙུ]གུར་ལི་གསུམ་མོ།། ཅོང་ཞི་དྲག་པོར་བཏུལ་བ་ནི་རྒོད་བཏུལ་ལོ།། བར་གནས་ཀྱི་སྨན་ལ་ཏུས་སྟ་ཞེས་པ་སྟ་ཏུ་ཡིན་ཟེར། སྨན་བཅད་ཚ་བ་ཞེས་པའི་སྨན་ཚ་བ་ནི། ཚ་ལ། བསིལ་གསུམ། པི་པི་ལིང་། བྲག་ཞུན། ཏུས་སྟ། མགྲོན་ཐལ་རྣམས་སོ།། དབྱི་ཤང་དཀར་མོ་ནི། ཁམས་ནས་ཡོང་བའི་རྡོ་དཀར་པོ་ཅོང་ཞི་འདྲ་བའོ།། ཚ་སྣ་ལྔ་ནི། རྒྱ་ཚ། ལྕེ་མྱང་ཚ། ཁ་ཏུ་ཚ། ལན་ཚ། ཐལ་ཚ་ལྔའོ།། བྱེ་མ་ནི་གསེར་གྱི་བྱེ་མའོ།། ལྕག་སྒྲོད་ཀྱི་སེ་འབྲུ་བརྒྱད⑥ནི། བཞི་པའི་

སྙེང་དུ། ཙོང་ཞི་ཀོད་བཏུལ། རྒྱམ་ཚ། ཨ་རུ་ར། བྱ་ཐལ་རྣམས་སོ།། གཙོད་བཤལ་ནི། ཕྲི་ཁཎྜ། ཀྱུ་ཚ། སྔོའི་ཚ་བ་གསུམ་སྦྱོ། དབྱི་མོང་དཀར་པོ། བསྲུབས་[སྲུབ]ཀ ལྡེ་ཚ་རྣམས་སོ།། སྦྲུལ་མིག་ནི་ལྕེན་སྔ་གཡས་གཡོན་ནོ།། བུམ་པ་ཚད་ལྡན་ནི། དཔངས་སོར་བཅུ་གཉིས། ཁྱིད་འཁོར་སོར་བཅོ་བརྒྱད་པ། ཁ་ཞེང་སོར་བཞི་པ། ཁྱིད་འཁོར་སོར་བཅུ་གཉིས་པའོ།། ཆང་གི་དངས་མ་ནི་ཨ་རག་ཏུ་གྲགས་པའོ།། དངུལ་ཆུ་ལ། སྤྲིག་ཆགས་ལས་བྱུང་བ། དབང་ཕྱུག་ཁུ་བ་ལས་བྱུང་བ། མཚལ་ལས་བྱུང་བ། སྒོ་ལས་བྱུང་བ། རྡོ་ལས་བྱུང་བ་ལྔ། དང་པོ་ནི། སྤྲིགས་[སྤྲིག]པ་དང་། ཕུག་བྲུན་སོགས་ལས་འབྱུང་ངོ་།། གཉིས་པ་ནི། མཚོའི་རྣམ་པར་ཡོད་པ། བུད་མེད་སྙིག་པ། ཁམས་སོགས་སུ། བུད་མེད་ཀྱི་རོ་དེ་དང་ཉེ་བར་གཞག་ནས་བྲོས་པ་ན་དངུལ་ཆུས་བུད་མེད་ཀྱི་རོ་ཁྱེར་ཏེ་ལོག་པ་བར་སྐབས་སུ་འཁྱིལ་བ་ལས་བླངས་པར་གྲགས་པའོ།། གསུམ་པ་ནི། རྒྱ་མཚལ། ཁམས་མཚལ། གཙང་མཚལ། སྔོ་མཚལ། ཞོང་མཚལ་སོགས་ལས་བྱུང་བའོ།། བཞི་པ་ནི། སྣེ་མོ་སོགས་ལས་བྱུང་བའོ།། ལྔ་པ་ནི། གོང་དུ་བཤད་ཟིན་ཏོ།། མིང་ས་ར་སྐྱེ་མཆོག ས་ར་ར་ས་སྐྱེ་རོ་མཆོག ཤ་ཤ་ཧྲ་ར་སྐྱེ་རི་བོང་འཛིན་པ། ཆུ་སྨན་རལ་གྲི་རག་[རིག]གཅོད། སྲིད་པའི་ཟླ་བ། ཀུན་བྱེད་རྒྱལ་པོ། ཀུཊྛ། དབང་ཕྱུག་ཐིག་ལེ། རྡོ་བཅུད་རྣམས་ཟེར་རོ།། ཀུན་བྱེད་རྒྱལ་པོ་སྤང་རྩི་ལའང་འཇུག་པས་སྐབས་ཤེས་དགོས་སོ།། དངུལ་ཆུའི་སྐབས་སུ་ལྕུགས་རིགས་བརྒྱད་ལ། གསེར། དངུལ། ཟངས། ལྕགས། ཞ་ཉེ། ཤ་དཀར། ལི། དངུལ་ཆུ་རྣམས་འདྲེན་པར་གྲུབ་ཆེན་ཨུ་རྒྱན་པས་བཤད་དོ།། ལ་མཁར་ནི་ལ་ཚའོ།། ཡང་ན་གུར་གུམ་ཞེས་པ་ལ། གུར་གུམ། བཙུ་[ཙུ]གང་། ཨུཏྤལ། ཏིག་ཏ། བྲག་ཞུན། རུས་སྦལ། དོམ་མཁྲིས། བས་[བ]ཤ་ཀ། ཁྲི་ལྡེ། མཚལ། ག་ར་རྣམས་སོ།། སེ་འབྲུ་བརྒྱད་ནི། ཙོང་ཞི། ཀོད་བཏུལ་ཡོད་པ་གོང་དུ་བསྟན་པའོ།། ཡང་ན་སེ་ཀོད་ཀྱི་འབྲས་བུ་སྨིན་པ་སྲང་རེ། བྲག་ཞུན་

བཏུལ་བ་དེ་དང་མཉམ་པ། ཙན་དན་དཀར་པོ་དང་། གུར་གུམ་གཉིས་ཚེ་རེ་རེ་ཚང་དང་སྦྱར་གཞན་དཀྲུས་བཞིན་ནོ།། བྲག་ཞུན་བདུན་པ་①ནི། བྲག་ཞུན། གུར་གུམ། བཙུ་[ཙུ]གང་། ཨ་རུ་ར། ཏིག་ཏ། དོམ་མཁྲིས། པི་པི་ལིང་རྣམས་སོ།། ཁྲ་བོའི་ལུམས་ནི་ཁྱི་བྲུན་ནོ།། ཧྲི་ཤ་ལ། ཛེ་རང་བྱུང་པས། རྩ་བའི་དུག་ཆེན་ལྔ་པོ་ནི།། ཆ་དུ་བ་དང་སྙིང་གི་དང་།། ཀཱ་ལ་ཀུ་ཏ་ནཱི་ལ་དང་།། སེར་པོ་དང་ལྔ་བོང་ངའི་རིགས།། གཉན་སེལ་ནད་རྣམས་འཛིགས་པར་བྱེད།། ཅེས་གསུངས་པས། ནག་པོ་ལ། ནག་པོའི་དཀར་པོ། ནག་པོའི་དམར་པོ། ནག་པོའི་ནག་པོ། ནག་པོའི་སྔོན་པོ། ནག་པོའི་སེར་པོ་དང་ལྔ། དང་པོ་ནག་པོའི་དཀར་པོ་ནི། ཆ་དུ་བ་སྐྱེ་བོང་དུག་གོ། གཉིས་པ་ནག་པོའི་དམར་པོ་ནི། སྙིང་གི་བ་སྐྱེ་ར་དུག་དམར་པོ་སྔོང་པོ་མེད་པ་ལོ་མ་བོང་ང་དཀར་པོ་འདྲ་བ་ལ་མེ་ཏོག་དམར་པོ་ཡོད་པ་ཡིན་ལ། ཁ་ཅིག་གིས་བོ་[བོང]ང་དཀར་པོ་དང་ནོར་བ་མང་པོ་ཡོད་སྣང་ངོ་།། གསུམ་པ་ནག་པོའི་ནག་པོ་ནི། ཀཱ་ལ་ཀུ་ཏ་སྐྱེ་ནག་པོ་བརྟེགས་པ་ཟེར། སྔོང་པོ་ལ་ཉིན་པར་དུ་བ་འབྱུང་བ། མཚན་དམར་ངམས་[ངམ]ཡོད་པས་མེར་སྣང་བ། སྦྲང་བུ་སོགས་སྲོག་ཆགས་མང་པོ་དེའི་ཉེ་གོར་[སྐོར]དུ་འཆི་བ་ཞིག་ཡོད་སྣང་བ། མོན་སོགས་ནས་རྩ་བ་ཐོན་ཡོང་བ་ནི་ཧྲི་ཤ་ནག་པོ་རྩོད་[རྩད]མེད་དོ།། བཞི་པ་ནག་པོའི་སྔོན་པོ་ནི། ར་དུག་རྐོད་སྔོང་པོ་ཡོད་པ་མེ་ཏོག་སྤྱུ་ཤུད་མགོ་བྱས་པའོ།། འགའ་ཞིག་བྱ་ཁྱང་རྐོད་ཡིན་ཟེར་བ་ནི་འཕྲུལ་པ་ཆེན་པོ་ཡིན། ལྔ་པ་ནག་པོའི་སེར་པོ་ནི། མཛོ་སྣ་སྟེ། རྩ་བ་སྣ་འདྲ་བ་ལ་མདོག་སེར་བ་ཞིག་ཡོད་པའོ།། སྤྱི་མིང་དུ། ནེཏྲ་ཁ་དང་། ནེཏྲ་ཤེ་ཟེར། ཁྱེ་བྲག་དཀར་པོ་ལ། སྨན་ཆེན། བཙན་དུག ཧྲི་ཤ ཏ་ལ། བོང་དུག་པ་ཟེར། ནག་པོ་ལ། ཧྲི་ཤ་རྣོན་པོ་ཟེར། ཉེ་བའི་དུག་ལྔ་ཡང་། མདྒ། སྣ་རུ། འོལ་མོ། བཙྣ། དཱི་སྟེ་འཆིང་བའི་དབྱུག་པ་སྟེ་སྲོ་མ་ར་ཙ་ལྷུམ་རར་སྐྱེ་བ། ཧྲ་ག་ཏ་སྟེ་ཤིང་ཁྲུན་ལ་བྱེད་པར་བཤད་དོ།། ཟུར་པ་ནི་མ་ནུ་ཤུ་ཟུར་རོ།། སྲིན་སྨན་

བདུན་པ་ནི། ཚ་བ་གསུམ། རྩེ་ཏྲ་ཏྲེ། བྱི་དང་ག ཤིང་ཁུན། རྒྱམ་ཚ་རྣམས་སོ།།

གསུམ་པ། སྐྱུ་རུབ་བཅོས་པ།

སྐྱུ་སྐྱབ་[རུབ]ལས། བགྲུ་སྨན་ལ། ལྡུགས་ཕྱེ། དུར་བྱིད། སྒྲོན་ཤིང་། བ་དམར་ཟྭལ་ཚུ་ལ་སྦྱར་བས་སྦྱང་། པི་པི་ལིང་གི་མྱུ་ལ་ནི་རྩ་བའོ།། ཏ་བྲ་ནི་དབྱི་མོང་དཀར་པོའོ།། གབུར་བཅུ་གཅིག་པ་ནི། ག་བུར། ཙན་དན་དཀར་པོ། བསིལ་གསུམ། ག་དུར། ཏིག་ཏ། བས་[བ]ཤ་ག རྒྱ་སྐྱེས། ཨ་རུ་ར། པི་པི་ལིང་རྣམས་སོ།། ཨ་རུའི་ཁྲུས་སྨན་ནི། ཨ་རུ་ར། དན་ད། དུར་བྱིད། ཤིང་མངར། བོང་ང་དཀར་པོ། བུལ་ཏོག་མར་ལ་སྦྱར་བའོ།། གཡུ་སྙིང་ནི། གཡུ་སྙིང་པའོ།། གུར་གུམ་བཤལ①། གུར་གུམ། དན་ད། དུར་བྱིད། པི་པི་ལིང་རྣམས་སོ།། ལྕུགས་ཕྱེ་བཅུ་པ་ནི། འབྲས་བུ་གསུམ། ཡི་ག་དུར། བྱི་དང་ག ཅི་ཊ་ཀ ཚ་བ་གསུམ། ཀུན་དང་མཉམ་པའི་ལྕུགས་ཕྱེ་རྣམས་སོ།། བཤུལ་ཤ་ནི་ཧ་བོང་གི་ཤའོ།། བཤལ་ལ་ཨ་ཏྲ་ཚུ་[མཚུ]སྐྱང་། དུར་བྱིད། སྣི་ཁཉྫ། ཤུ་དྲུར་པ་རྣམས་བ་ཆུར་སྦྱར། ཤིང་ཁུན་བརྒྱད་པ་ནི། ཤིང་ཁུན། ལྕྭ། པི་པི་ལིང་། ཁ་ཏྲ་ཚ། ཅི་ཊ་ཀ རྡོ་ཧི། སུགྨེལ། ལི་ཤི་རྣམས་བུ་རམ་དང་སྦྱར།

བཞི་པ། འོར་ནད་གསོ་བ།

འོར་གྱི་སེ་འབྲུ་ལྔ་པ་ནི། གུར་གུམ་བསྟན་པའོ།། དུག་གཞུར་ལ་སྦྱི་སྨན་དང་དུག་སྨན་ལྷག་པ་སྦྱོད་པའོ།།

ལྔ་པ། དམུ་ཆུ་གསོ་བ།

སྨུ་[དམུ]ཆུ་ལས། རྟགས་ལ་འོར་དང་། འོག་ཏུ་གང་བཙུག་ཡོན་པོར་འགྲོ་བ་དང་། གདོང་། རྐང་པའི་བོལ། བྲང་། གསུས་པ། མཆུ་སོ་རྣམས་སྲངས་[སྐྲངས]པ་མཚུངས་ཀྱང་། དེ་ལྔའི་སྟེང་དུ་ངར་གདོང་། བཙུ་དྲུག་མདོ། མིག་བཙིབས་[ཚིབས]གསུམ་སྲངས་[སྐྲངས]པ་སྟེ། ཆུ་མཁར་བརྒྱད་གཡོ་བ་དང་། གསུས་པ་ལ་བེམས་[བེམ]རྡོལ་རྒྱབ་ན་ཐོལ་ཐོལ་ཕྲིག་ཕྲིག་བྱེད་པ་ཁྱད་པར་རོ།། གསོ་ཐབས་དང་པོའི་སེ་འབྲུ་བརྒྱད་པ་ནི། བཞི་པའི་སྟེང་དུ། མགྲོན་བུའི་ཐལ་བ། དུང་ཐལ། ཤ་ཏའི་ཐལ་བ། ཅི་ཏྲ་ཀ་རྣམས་སོ།། སྐོམ་ལ་གཟབ་པ་ནི། མང་པོ་མི་ཐུང་[འཐུང]བ་དང་། གནོད་པ་བསྲུང་བའོ།། ཐོད་སྦྱོར་སྐབས་སུ། ཨ་བར་སྐྱུར་གསུམ་གྱི་ཉུས་པ་གསུམ་གསུམ་གཏོང་། བྱང་པ་ལྔ་གཏོང་། འདུ་བའི་རྟ་དང་སྦྱར་བ་ནི། རླུང་ལ་ཞུན་མར། མཁྲིས་པ་ལ་ཆུ། བད་ཀན་ལ་ཆང་གི་སྨན་རྟའོ།། ཐལ་སྦྱོར་གྱི་ཚ་བ་ལྔ་ཞོ་རེ་རེ་གཏོང་། རྡི་ཤའི་སྦྱོར་བའི། མགྲོན་བུ། དུར་ཐོད་ཀྱང་ཐལ་བར་བྱ། གྲང་ཆུའི་སྟེང་དུ། མེ་བདུན་བསྐལ་པ་འདྲ། ཞེས་པ་ནི། རྡི་ཤིའི་[ཤའི]སྨན་དེས་གྲང་ཆུ་འཛོམས་པ་མེ་བདུན་འཁྱུར་གྱི་བསྐལ་པ་འཚིག་པ་དང་འདྲ་བའི་དོན་ནོ།། ཉུས་སྦྱོར་སྐབས་སུ། དུང་འཕང་ལོ་ཙམ་གཅིག མགྲོན་བུ་ལྔ། ཉུས་པ་སྨྱོས་པས་མཚོན་པའི་ཆེད་ཚད། ཨུ་ཐེ་སྔོ་ང་གང་། ཟངས་ཐལ་ཞོ་ཕྱེད། ཅོང་ཞི་ཁྱོར་གང་། ཨ་རུ་ར་གསུམ། ཉུས་སྨྱ། ཚ་བ་གསུམ་ཁྱོར་བ་ཕྱེད་ཕྱེད། ཐེལ་[ཐེ]ཚོ། བྱེ་སྔོང་གང་གཏོང་། དངུལ་ཆུའི་སྦྱོར་བ་ལ། དངུལ་ཆུ་ཞོ་ཕྱེད། ཨུ་ཐེ་ཁྱོར་གང་། སྟར་བུ་ཞོ་གང་། ཚ་བ་གསུམ་ཁྱོར་བ་རེ་རེ། ཚ་སྣ་འཚོགས་ཚད་གཏོང་། ཟངས་ཐལ་

ལ། ཐོད་པ། བཙའ་མ། རྡོ་བྲག་[དྲིག]དམར་པོ། ཚ་ན་ཀ་ར། གྲང་ན་བུ་རམ་གཏོང་། སྦྱོངས་ཀྱི་རྩ་བཤལ་ལ། ཟངས་དྲེག་ནི་ཟངས་བརྡུངས་པའི་སླེངས་[སླིགས]མའོ།། སྦུར་མགྱོགས་ནི་ཆུ་ནང་དུ་རྒྱུག་པའི་སྦུར་པའོ།། སྔོན་མོ་ཆབ་འབྲིན་ནི་ལོ་མ་སྲུད་ནག་འདྲ། མེ་ཏོག་ར་གཟར་འདྲ། སྐང་བུ་གྲོག་སྐྱེད་འདྲ་བ་སྐྱེ། ཀྵ་[ཀྵ]ཧྲིག་པཀྵ་ཧྲིག་པ་ནི། ལོ་མ་སླང་[སླང]མའི་ལོ་མ་འདྲ།། མེ་ཏོག་དམར་པོ་འོད་དུ་ཆེ།། ཞེས་ར་མོ་ཤེ་སྨན་གྱིས་བཤད་དོ།།ས་ཀྱང་ཚབ་མ་ཧུང་ངོ་།། ཆུ་སྦྱོངས་ལ་བྱུང་པ་བདུན་གཏོང་། འཕྲུལ་ཚོགས་ཀྱི་རྣོན་པོ་གསུམ་ནི། དན་ད། དོང་ཁ། དུར་བྱེད་དོ།། སྦྱོང་བྱེད་གསུམ་ནི། སྔོན་བུ། ཐར་ནུ། ཁྲོན་བུའོ།། ཆུ་ལམ་འཛུད་པ་གསུམ་ནི། རྒྱ་ཚ། ཕྱིག་པ། གསེར་གྱི་བྱེ་མའོ།། སྣ་སེལ་གསུམ་ནི། ལྷ། པི་པི་ལིང་། ཕོ་བ་རིས་སོ།། འདྲེན་བྱེད་གསུམ་ནི། མཚལ། ལི་ཤི། ཧ་ཤིག་གོ། མི་ཕྲུག་པའི་སྨན་གསུམ་ནི། བྱང་པ། ཉེ་དགའ། ཤིང་མངར་རོ།། ཧ་གསུམ་ནི། ཀར་བུར་སྦྲང་ངོ་།། རྩ་ནས་ཚག་[གཙག]པ་ལ། ཤ་ཧུ། མགོ་ཧུས་གཉིས་བཙ་[བཙའ]མའོ།། རྩ་བྱུ་ནི། དབྱི་མོང་དཀར་པོའོ།། དེབ་ནི་རི་བོང་གི་སྤུ་དེབ་པོ།། གསང་ནས་ཚག་[གཙག]པ་ལ། མཆོན་གང་གྱེན་དུ་བཙལ། སྡེམས་[རྫེམས]ནི་ཕོ་བའི་སྡེམས་[རྫེམས]སོ།། རྩིབ་ནི་རྩིབ་མའོ།། བཙགས་ཆུ་འོ་མར་བླུག་པ་མི་འདྲེ་ན་འཆི། སྙིང་ཚིགས་པ་དང་པོ། འོག་ཚིགས་པ་བཅོ་བརྒྱད་པ། བར་ཚིགས་པ་བཅུ་གསུམ་པའོ།། བྱེར་ཆུ་ལ་སེ་འབྲུ་བཞི་པའོ།། དངས་སླིགས་འབྱེད་པ་ནི། ཁྲག་དང་ཆུ་སེར་རོ།། བ་ཆུའི་སྦྱོངས་ནི། དན་ད། དུར་བྱེད། སྤོས་དཀར། བ་ཚྭ་སྦྱར་བས་སྦྱང་། ཕོ་གསང་མདུན་རྒྱབ་བསྲེག སེག་ནེའི་སྦྱོར་བ་ནི། བཙུ་[ཙུ]གུར་ལི་ཛ་སུག་ག་སྨེ་བཟང་དྲུག ཚ་བ་གསུམ། མགྲོན་ཐལ། ཐོད་པ་བཙའ་མའི་ཐལ་བ། བྲག་ཞུན། སོ་མ་ར་ཙ། ག་ར་རྣམས་སོ།། བྲག་ཞུན་སྦྱོར་བ་ནི། བྲག་ཞུན། གུར་གུམ། སོ་མ་ར་ཙ། དོམ་མཁྲིས། ཟངས་ཐལ། མགྲོན་ཐལ། བཟང་དྲུག ག་ར་རྣམས་སོ།། བྱི་དང་ཁ། ཤུ་དག རྒྱམ་ཚ་གསུམ་ལ། ཙི་

ཧ་ཀ་བསྟན་ཏེ་ནུས་ལྡན་དུ་བསྲེག་པར་བཤད། ཤི་ཀྲུ་ནི་ན་ལེ་ཤམ་མོ།། ཀློ་[ཀློུ] ཟགས་ཀྱི་སེ་འབྲུ་ལྔ་པ་ནི་གུར་གུམ་བསྟན་པའོ།། ཧྲི་ཤའི་སྐེམ་སྦྱོར་འཁྲིམས་ཚུ་ལ་ཉེ་དགའ། སྟེག་སྲིན་བསྟན་ནས་གཏོང་། ཉེས་པ་གསུམ་ཤས་ཆེ་ཚུང་གི་གཉེན་པོའི་སྨན་ནི། སྤྱི་སྨན་སྙིང་དྲུ། རླུང་ལ་ཛྙ་ཏི། ཤིང་ཁུན། ན་ལེ་ཤམ། མཁྲིས་པ་ལ། གསེར་མེ། གུར་གུམ། བོང་ང་དཀར། བད་ཀན་ལ། སེ་འབྲུ། སྟར་བུ་བསྟན། འཇིག་ཟས་ནི། ཉ་ཕག་གི་ཤ་སྒོང་ཏུལ་སྐྱུར་རྣམས་སོ།།

དྲུག་པ། གཙོང་ཆེན་ཟད་བྱེད་གསོ་བ།

གཙོང་ཆེན་ཟད་བྱེད་ལ། ཤ་ཁུ་འོ་མའི་འཇམ་རྩི་བསྙེན། འོ་མའི་ཚུའམ། རུས་ཁུའི་ཚུའམ། བདུད་རྩི་ལྔ་ལུམས་བྱ། ཤ་ཟའི་ཤ་ནི། ཀྲོད་དང་སྤྱང་གི་སོགས་ཏེ། རྒྱུས་བྱེད་ཅེས་པ་མ་དག་སྟེ་རྒྱུས་མེད་དུ་བཏང་བས་བྲུངས་འཕེལ་བ་ཡིན་ལ། ཤ་དེ་དག་བཏང་བར་ཞེས་ན་སྐྱུག་པས་བྲུངས་མི་འཕེལ་བའི་དོན་ནོ།། སྤོད་བྲན་ལ། ལྷ་བཞེར[གཞེར]། ལྷ། སེ་འབྲུ། གོ་སྙོད་རྣམས་ཀྱི་སྤོད་དོ།། བ་ལ་ཏ་ལོའི་རྩ་བ། དངས་ཚང་ཨ་རག་གོ། །།

ས་བཅད་བཅུ་པ། ཚད་པ་གསོ་བ།

ཚད་པ་གསོ་བའི་སྐབས་ལས།

དང་པོ། ཚ་བ་སྤྱི་བཅོས་པ།

སྤྱི་བཅོས་ལ། ཚ་བཅོས་གྲང་བར་འཁྱུལ་བའི་སྐྱོན་ནི་ཡུན་དུ་སྦྱོང་བ་དང་། ཡོན་ཏན་སྲོག་ལ་མི་རྐོལ་བའོ།། གྲང་བཅོས་ཚ་བར་འཁྱུལ་ན་ཡོན་ཏན་གསོ་བ་སླ་བ་དང་། སྐྱོན་དུས་འདས་ཏེ་སྲོག་ལ་རྐོལ་བའོ།། དེས་ན་ཚ་བཅོས་གྲང་བར་ཕྱུལ་ལོ།། ཆུ་བཞི་ནི། ག་བུར་སྨན་གྱི་ཆུ། གཏར་ཁ་བཅད་[དཔྱད]ཀྱི་ཆུ། ཁ་ཟས་ཡིན་མ་གཏད་པ་ཟས་ཀྱི་ཆུ། བསིལ་སར་བསྡད་པ་སྤྱོད་ལམ་གྱི་ཆུའོ།། མེ་བཞི་ནི། དྲོད་སྨན་སྨན་གྱི་མེ། མེ་ཚ་[བཙའ]བཅད་[དཔྱད]ཀྱི་མེ། དྲོད་ཟས་ཟས་ཀྱི་མེ། དྲོ་བའི་གནས་གོས་བསྙེན་པ་སྤྱོད་ལམ་གྱི་མེའོ།། མ་སྨིན་ཚ་བ་ལམ་དུ་འཇུག་པའི་ཟས་ནི། བསིལ་དྲོད་སྙོམས་པའོ།། རྒྱས་ཚད་ཡིན་ལ་གཏད་པའི་ཟས་ནི། ཚ་མེད་པའི་ཆུ་གྲོག གྱི་ཐུག ཟན་སླུས་མ། ཡོས་བྲལ་[དྲལ]ལོ།། ཐོར་བུའི་རླུང་ལ་ཟན་མ་སྨྱིན་པ་ནི། ཊུས་ཐང་། རྐམ་ཤ་གསར་པ། སྔོག་ཚབ། བ་ཞོའོ།། ཐེ་ཚོམ་ལ་སད་མདའ་ནི་སྲེ་ཡོང་ཐང་། བུར་ཞོ་མར་དཀར་རོ།། སྟོངས་ཚད་བཅུད་ཀྱིས་སྐང་[དགང]བའི་ཟས་ནི། ལུག་ཤ་གསར་པ། ཆང་གི་ནྲུམ[སྣུམ]། མར་གསར། བུར་དཀར་རོ།། ཁ་ཡན་དགུག་པའི་ཟས་ནི། རླུང་ཁ་མཐོ་ན་བསིལ་བཅུད། ཚ་བ་མཐོ་ན་བསིལ་བསྙེན། གབ་ཚད་མགོ་ཕྱུར་བཤུ་བའི་ཟས་ནི། ལུག་ཤ་གསར་རྙིང་གཡག་རྐོད་ཤ་གོང་མོའི་ཤ་ཞུན་མར་བསྙེན། ཆང་འཇམ་པོ་བཏང་བའོ།། རླུང་འཁྱོ་ཁ་ཐལ་བཅུད་ཀྱིས

མནན་པའི་ཐབས་ནི། ཤ་རྙིང་། མར་རྙིང་། བུ་རམ། ཆང་རྙིང་བསྟེན། ལུས་སྟོབས་བསྐྱེད་པའི་ཐབས་ནི། ཤ་གསར། མར་གསར། ཆང་གསར། བུར་དཀར་བསྟེན། རྒྱས་པའི་ཚ་བ་མེ་དབལ་བསྐྱེད་པའི་ཐབས་ནི། ཤ་ཆང་བུ་རམ་ཚ་[ཚྭ]སྣོག་མར་རོ།། རླུང་ཚད་འཐབ་ཅིང་ཚ་བ་འཕྱེར་བ་ནི། ཞོ་དར། ཟ། ཆུ་གྲང་། ལོ་ཤུར། སྐྱུར་པོ་རྣམས་སོ།། གབ་རྙོངས་ལ་མེ་དྲོད་འཛོམས་པའི་ཐབས་ནི། བསིལ་རྒྱང་དེད་དོ།། རྙིངས་ཚད་སྟོད་ལ་གནོན་པའི་ཐབས་ནི། དྲོད་ཤོར་བའོ།། མི་འགྲོད་པའི་ཐབས་དྲུག་ནི། རྒྱུ་གཟེར་ལ་དཀར་དང་དམར་གཉིས་གནོད། འབྲུམ་པ་བཙུད་གནོད། རིམས་ལ་ཞོ་གནོད། དུག་ལ་གསོན་ཁྲག་གནོད། སྐྱུག་པོ་ལ་ཆང་གནོད་པའོ།། ལུས་ངག་བྱ་བ་མ་ཡིན། ཞེས་པ་ནི་དྲག་ཤུལ་བྱ་བ་མ་ཡིན་པའོ།། ཏིག་ཏ་གསུམ་པ་ནི། ཏིག་ཏ། སློ་ཏྲིས། གསེར་གྱི་མེ་ཏོག་གོ། སེ་འབྲུ་གསུམ་ཐང་ནི། སེ་འབྲུ། མ་ནུ། ལྕ་སྐྱེའོ།། གདུར་གསུམ་པའི་ཐང་ནི། གདུར། བཙོད། བས་[བ]ཤ་ཁའོ།། དེ་བ་ལྔ་ཐང་ནི། དེ་བ། པ་ཏོལ་[ཏོ]ལ། པར་པ་ཏ། ག་བུར། ཨ་རུ་ར་ལྔའོ།། དེ་ཡང་པ་ཏོལ་[ཏོ]ལ་ལ་ངོས་འཛིན་མང་། འདིར་རྒྱ་ཁུར་མ་སྟེ། མཁས་པ་གཡུ་ཐོག་པའི་སྨན་ངོས་འཛིན་པའི་བསྟན་བཅོས་སུ། པ་ཏོལ་[ཏོ]ལ་ཞེས་པ་རྩ་བ་གདུགས་ཀྱི་རྐང་འདྲ། ལོ་མ་རལ་གྲི་འདྲ། བཅད་ན་འོ་མ་འཛག མེ་ཏོག་སེར་པོ་འོང་། སྐྱེས་པ་རི་ཐང་འཚམས་[མཚམས]སུ་སྐྱེས། ཤེས་[ཞེས]བཤད་པ་དང་། ཡན་ལག་བརྒྱད་པར་པ་ཏོལ་[ཏོ]ལ་ལ་རྩོད་མ་བྱེད་པར་བཤད་པས་སོ།། ཧོང་ལེན་ལྔ་ཐང་ནི། ཧོང་ལེན། བས་[བ]ཤ་ཁ། རྩི་དམར་ཟིལ་ཅན། སྤང་རྩི་དོ་བོ། ཀྱུ་[སྐྱུ]རུ་ར་ལྔའོ།། འོམ་ཐང་བཅོ་ལྔ་ནི། འོམ་བུ། རེ་རལ། སྣམ་[རྣམ]པར་བ། ཁྲུང་ཡེར་སྨུག བྲག་སྐྱུ་ཨ་བོ། གང་ག་[གླ]ཆུང་། དཔའ་བོ་སེར་པོ། སྤྲོལ་གོང་པ། སྤང་རྒྱན་དཀར་པོ། བོང་ང་དཀར་པོ། སྤང་རྩི་དོ་བོ། བྱི་ཚེར། སེ་རྒོད། སྐྱེར་པ། པར་པ་ཏ་རྣམས་སོ།། ཐང་ཆེན་བཅུ་པ་ནི། ཏིག་ཏ། འབྲས་བུ་གསུམ། སློ་ཏྲིས། བ་ལེ་ཁ། བས་

[བ]ཤ་ཁ། ཏོང་ལེན། བོང་ང་དཀར། ལི་ག་དུར་རྣམས་སོ།། སེང་ལྡེང་དགུ་པ་ནི། སེང་ལྡེང་། སྤོས་དཀར། འབྲས་བུ་གསུམ། སླེ་ཏྲེས། སྐྱེར་པ། ཐལ་དཀར་[ཀ]རྡོ་རྗེ། སོ་མ་ར་ཙ་རྣམས་སོ།། སྤོ་སྦྱོར་གྱི་རྒྱལ་པོ་གཡའ་ཁྲི་མ། བཙུན་མོ་རེ་ཀོན[སྐོན]། སྲུས་སྲོ་ལོ། བྲི་ཡང་ཀུ། ཀློན་པོ་གསུམ་[སུམ]ཏིག སྣུམ་[རྣམ]པར་བ། གང་ག་[གླ]ཆུང་། དར་ཡ་ཀན་ཏི་ཆུ་ལྷུམ་པའོ།། དམག་དཔོན་ནི། དུག་ལ་སྤང་རྩི་ཡོག་པོ། རིམས་ལ་པར་པ་ཏ་ཡོག་པོ། ཁྲག་ལ་ཏོང་ལེན་ཡོག་པོ། མཁྲིས་པ་ལ་ཏིག་ཏ་ཐུན་ཡོག་གོ། དམག་མི་ནི། ཚེར་སྔོན། སེར་པོ་ཁྲག་རྐང་། སྤང་རྒྱན་དཀར་པོ། སྔོང་ཐོག་པ། ཁུར་རྩ། འོམ་བུ། སྤྱི་ཞུལ[ཞུར]། བྱི་ཚེར། བྱ་རྒོད་སྤོས་རྣམས་སོ།། ཕྱིབས་[ཚིབས]པ་ནི། བ་ཚ་མེད་པའི་ཆུའོ།། ག་བུར་རྒྱལ་ཀློན་གསུམ་པ་①ནི། ག་བུར། བཙུ་[ཙུ]གང་། གུར་གུམ་མོ།། བདུན་པ་①ནི། ག་བུར། ཙན་དན། འགིའུ་ཕོ། ཏོང་ལེན། ཏིག་ཏ། བས་[བ]ཤ་ཁ། བོང་ང་དཀར་པོ། ཀ་ར་སྐྱེ། བཙུ་[ཙུ]གང་ནི་ག་བུར་གྲོགས་ལ་དགོས་སོ།། དགུ་པ་ནི་ཕྱི་རྒྱུད་བཞིན་ནོ།། ཙན་དན་བཅུ་པ་①ནི། ཙན་དན་དཀར་དམར། བཙུ་[ཙུ]གང་། གུར་གུམ། ཨུཏྤལ། འགིའུ་ཕོཾ། ཏིག་ཏ། ཏོང་ལེན། ལི་ག་དུར། གང་ག་[གླ]ཆུང་རྣམས་སོ།། འགིའུ་ཕོཾ་བཅུ་པ་ནི། བཙུ་[ཙུ]གང་། གུར་གུམ། ཨུཏྤལ། བས་[བ]ཤ་ཁ། བ་ལེ་ཁ། ཏོང་ལེན། ཏིག་ཏ། ག་དུར། ཙན་དན་དཀར་པོའོ།། ཨ་ཀར་[གར]བཅུ་པ་ནི། ཨ་ག་རུ། བཟང་དྲུག རུས་སྨ། སླེ་ཏྲེས། སྤོག་ཐལ་རྣམས་སོ།། ག་བུར་ཉི་ཤུ་རྩ་ལྔ་པ་ནི་ཕྱི་རྒྱུད་བཞིན། འབྲིང་ལ་ཙན་དན་ནི། ཙན་དན་དཀར་དམར། བཟང་དྲུག བས་[བ]ཤ་ཁ། བ་ལེ་ཁ། ཏོང་ལེན། ཏིག་ཏ། ལི་ག་དུར། ཨུཏྤལ། འབུ་སུ་ཧང་། གེ་སར་གསུམ། ཤིང་མངར། རུས་སྨ། འབྲས་བུ་གསུམ། འགིའུ་ཕོ་རྣམས་སོ།། མཐའ་མ་འགིའུ་ཕོཾ་ནི། འགིའུ་ཕོཾ། བསིལ་གསུམ། ཨ་ག་རུ། བྲག་ཞུན། གྱི་ལྡེ། སྤང་རྩི། བོང་དཀར། ཏིག་ཏ། པར་པ་ཏ་སྦྱར་བའམ། གོང་གི་ཙན་དན་གྱི་སྦྱོར་བ་

ལས། ཙན་དན་གཉིས་གཞག འགིའུ་ཕཾ། བྲག་ཞུན། གསེར་མེ་གསུམ་བསྣན་པའོ།། གཙོ་བརྒྱད་ཀྱི་མདེ་ཁ་བསྒྱུར་བ་ནི། གཉན་ལ་ཀླུ་རྫི། གུ་གུལ། ཤྡོ་ལ་ཨ་ཀྲོང་། ཤིང་མངར། མཆིན་པ་ལ་བྲག་ཞུན། ཨུཏྤལ། འཆེར་[མཆེར]པ་ལ། པི་པི་ལིང་། མཁར་མར། སུཀྨེ་ལ། ཙོ་བར་བོང་དཀར། མཁྲིས་པ་ལ་གསེར་མེ་སྲེབ་བོ།། སྦྲོངས་ཀྱི་གབ་པའི་མགོ་སླང་[བསླང]བ་ནི། མགོ་འཕུར་[ཕྱུར]བཤུ་བའོ།། མེ་དྲོད་ཉམས་ན་སེ་འབྲུ་བཞི་པས་གསོའོ།། ནད་རྩེ་སྨན་གྱིས་བཅིལ་ལོ།། དངོས་གཞིའི་རྒྱལ་པོ་ཐར་ནུ་བ། བཙུན་མོ་ཁྲིན་བུ། སྲས་ཧོང་ལེན། བློན་པོ་ཆུ་རྩ། གསེར་མེ། མཚོན་ཀ་ར། ཕྱིབས་[ཆིབས]དྲི་ཆུ། ཚ་གྲང་ཆུ་བཅག་[ལྕུག]ནི། ཆུ་བཀོལ་[བསྐོལ]བ་དང་། གྲང་མོའི་བཅག་[ལྕུག]གོ། གཏར་ཁ་མི་ཏུང་བའི་འབྲུགས་སོགས་ནི་སོགས་ཁོང་[ཁོངས]ནས་འགྲམས་འདོན་ཞིང་། ཐང་གིས་མ་ཕྱེ་བར་མི་གཏར་བའོ།། གཉན་ཚད་གཏར་ན་ཁྲག་ཤུལ་དུ་ཤོར་ཏེ་སྲོག་རྩར་འཇུག་གོ། ཟུངས་ངན་ལ་ནད་དེ་ཉིད་སྲོག་རྟེན་ཡིན་པས་ནད་ཁྲག་མི་གཏར། གཉན་གཟེར་གཉན་གསོད་རྫེས་རྩར་བབས་གཏར། རྟུལ་དབྱུང་བའི་སྐབས་ཀྱི་ནང་ནས་སྨན་གྱིས་ཕྱུལ། ཕྱི་ནས་ལུམས་སོགས་ཀྱི་འདྲེན་པའོ།། ཧོར་གྱི་མེ་ཚ་[བཙའ]ནི། ན་སར་རྒྱ་གྲམ་བྱས། དེ་སྟེངས་དར་དམར་བཀབ། དེ་སྟེངས་ཤིང་ལེབ་གྲུ་བཞི་བཀབ། དེའི་དཀྱིལ་དུ་སྦ་[སྦྲ]ཚུགས་རྡེག་པ་དང་། མཁྲིགས་ཤིང་རྗེ་ལ་བདར་བས་དྲོད་འབར་བ་གང་ན་སར་བརྗེག་པ་གཉིས་སྣང་ངོ་།། ལུམས་ལས། བདུད་རྩི་ལྔ་ལུམས་ནི། མཁན་སྐྱུ། བལ་བུ། ཤུག་ཚེར། ཚེ་[མཚེ]རལ་པ་ཅན། འོམ་བུ་ལྡེའོ།། བཅིང་ལུམས་ནི། སྣོད་དུ་ལུམས་ཀྱི་རྫས་བཀོལ་[རྫས་བསྐོལ]ཏེ་སྦྲངས་པ་སླུག་ལ་གང་ནར་བཅིང་བའོ།། ཆུ་ལུམས་ནི། བསྐུས་པའི་ཁུ་བར་ལུས་གཞུག་པའོ།། ཆུ་ཡི་འབྲུལ་འཁོར་ལ། རྒྱས་ཚད་ལ་ཨ་རུ་བརྒྱད་པ་སྟེ། འབྲས་བུ་གསུམ། ཏིག་ཏ། ག་དུར། བ་ལེ་ཀ། ཨུཏྤལ། སླེ་ཏྲེས། བཀོལ་[བསྐོལ]ཁུ་ཕུལ་ཕྱེད་དང་། བིག་པན་ཏེ་སྨིག་སྐྱུ་བསྲེགས་པའི་

ཐལ་བ་ཆང་ཐུལ་གང་ལ་སྦྱར་བ་བཏང་། ཁང་ལག་གི་མཐིལ་བཞི་དཔྱི་ནས་དཔུང་པའི་བར་གྱི་སྒྲུབས་ལ་ཆུ་བཙག་[ལྩག]ཉིན་མཚན་གསུམ་གྱི་བར་དུ་བྲན། ཀླུང་ལྡན་ལ། ཐོ་རངས་བུར་ཆང་བཏང་ཉེ་དྲོས་ལ་ཆུས་བྲན་ནོ།། བྱི་བྲག་པའི་ཡིར་བ་ལ། ཚ་ཡིར་རྩ་གྲིམས། ཆུ་རྟེག ལྩེ་ནག གབུར་དང་། གཏར་བཤལ་མ་བཏང་བར་བྱུང་བའོ།། གྲང་ཡིར་རྩ་སྟོང་། ཆུ་དངས། ལྩེ་དམར། གབུར་དང་། གཏར་བཤལ་བཏང་བའི་རྗེས་སུ་བྱུང་བའོ།། གོམས་པ་བསྙེན་པ་ནི་བསིལ་དྲོད་ལེན་མི་ལེན་གྱིས་བརྟག་གོ། རྫལ་དབྱུང་བ་རྣམས་སྨན་ཞུ་རྗེས་བཏང་ངོ་།། ཏུག་འདོན་ལ་སླ་རྩི་ཞད་གཅིག་དང་། ངར་གདག་པ་རྗེ་དྲེག་ཞད་གཅིག་བཏང་ངོ་།། ཚ་ལྷུགས་ཀྱི་སྨབ་རྩ་གཏར་བ་ནི། ལྩེ་འོག་གི་ཡིན་ནོ།། འཚོགས་ཁ་བསྲིག་པ་ནི། སྐྲ་འཚམས་[མཚམས]སོར་བཞིའི་སའོ།། སྲོག་རྩ་སྨྱོས་བྱེད་ནི། ནུ་མ་ནས་མཆན་ཁུང་ངོས་མཚོན་གང་ནའོ།། སྙུང་རྙིང་[སྙིང]སྦྱོར་བ་ནི། སྒྱུང་གུའི་[གིའི]སྙིང་། ཕྱིགས་[ཕྱིག]པའི་མགོ། འགིཨུ་ཕཾ། བུད་མེད་སྟག་ལོ་མའི་སྤྲིན་ལག་གི་སེན་མོ་རྣམས་ཆུས་དབུལ་ལོ།། བྱི་བ་ཉ་མིག་གང་ཉེ་[རྙེད]ནི་གང་རྙེད་དུ་འདོན། ཨ་བྱག་ནི་གཟེར་འཇོམས་སོ།། རྣ་བ་འོན་པའི་རྗེས་ལ་འབྲས་བུ་གསུམ་དང་། རྩ་བ་ལྔའི་སྨན་མར་རོ།། སོ་ཕག་ནི་དངོས་ས་སྦྱོར་ཤིན་ཏུ་མཁྲིགས་པ་ལ་སོ་བཏང་བ་དགྱེར་རྒྱས་ལི་མ་གླིང་གི་རྩིག་པ་ལ་ཡོད་པ་དེ་ལྟ་བུ་ཡིན་ལ། མ་རྙེད་ན་སྤྲཱུ་[རྫཱ]གསར་པས་ཙུང་བར་བཤད། ཁྲག་གཟེར་གྱི་རྟགས་རྩ་འབུར་ལ་འདྲིལ་ཆུ་དམར་ལ་དུགས་གཟེར་མི་འཕོ་བའོ།། གཉན་གཟེར་གྱི་རྟགས་ལ་གཟེར་འཕོ་བ་སྤུ་ལོག་ལྩེ་སྐྱ་ཤེས་པ་ཡང་བའོ།། རླུང་གཟེར་གྱི་རྟགས་ལ་རྩ་སྟོང་ཆུ་དངས་གཟེར་འཕོ་ཤེས་པ་འཁྱོ་བའོ།། ཕོ་རོག་མིག་གི་རྩ་བ་ནི། པ་ཡག་པའི་རྩ་བའོ།། ཨན་ཧོང་[སྟོང]ནི་ལུག་གི་ཨན་ཧོང་[སྟོང]ངོ་།། ད་ལྟ་སྐར་བུ་པཙྪ་①ལ་སྦྱོར་བ་ཅི་རིགས་བྱེད་པ་སྣང་ཙང་། རྒྱུད་འདིར། འགོགས་དཀའ་སྐར་བུ་ཙུས་སྐ་པི་ལིང་དང་།། ཤིང་རྩ་[ཚ]

ཀྱུ་[སྐྱུ]རུ་ར་དང་སྲང་སྦྱར་བཏང་།། ཞེས་པ་འདི་ཉིད་དོ།། མཁྲིས་ཕྱེ་བདུན་པ་ནི། དོམ་མཁྲིས། དུག་ཀུངས། བོང་དཀར། ག་དུར། བ་ལེ་ཁ། རྩི་དམར་ཀང་གཅིག བྲག་ཞུན། ག་རངོ།། ཨི་ཀྲུ་བཞི་ཐང་ནི། དུག་ཀུངས། བོང་དཀར། ག་དུར། བ་ལེ་ཁ་བཞིའོ།། འབྲུ་བཙོད་[གཙོད]བཞི་པ་ནི། ད་དྲིད[ཧྲིག]། ག་པེད། རྒྱག[སྒྱག] མོན་ཇ་[ཆ]ར་རྣམས་སོ།། སོ་བྱའི་སྒྲོ་ནི་མཇུག་སྒྲོའོ།། ཤོ་ཤ་ནི། མཁལ་མ་ཤོ་ཤའོ།། སྣེ་ཀན་ནི་སྣེའུའི་འབྲས་བུ་ཡིན་ནོ།།

གཉིས་པ། རི་ཐང་མཚམས།

རི་ཐང་འཚམས་[མཚམས]ཀྱི་ཚོ་ཁུ་མེ་མ་ཕྲད་པ་ནི། དཀར་ཀོང་བསྲེགས་པས་བཀོལ་[བསྐོལ]བའོ།། བ་ཤ་བཙོས་ཁེངས་ནི་གྲངས་སུ་བཅུག་པའོ།། ཁྲེ་བསུས་[ཁྲེའུ་སུས]བཏང་བ་ནི། ཁྲེའུ་ལ་ཟས་ཆུང་དུ་ཡང་ཡང་བཏང་དགོས་བཞིན་ཆུང་ལ་གྲངས་མང་བར་གཏོང་བའི་དོན་ཏེ། བསུས་[སུས]ཤེས་[ཞེས]པ་ནི། དུས་གཅིག་ལ་མང་པོ་བཏང་ན་མི་ཆུན་པས་བསུས་[གསུས]པའི་སྟོབས་དང་སྦྱར་བའི་དོན་ཏོ།། ཛཱ་ཏི་གསུམ་མམ་ལྔ་ནི་རྫོག་པོའོ།། མཐིལ་བཞི་ཐང་ལག་གིའོ།། ཀླུང་གསང་བཞི་ནི། སྤྱི་གཙུག སྙིང་དཀར་ནག་འཚམས[མཚམས]། སྐེ་སྟོང་། ཨན་སྟོང་ཚིགས་པ་དང་པོ་བཞིའོ།། རྒྱམ་ཚ་གསུམ་པ་ནི། རྒྱམ་ཚ། བཙྭ་[བཙའ]ལྷ། ཨ་རུ་རའོ།།

གསུམ་པ། མ་སྨིན་ཚ་བ་བཅོས་པ།

མ་སྨིན་པའི་སྐབས་ཀྱི། སྟོབས་ཆེ་སྨིན་སླ་འཚོ་རྐྱེན་[སྐྱེན]འཆི་རྐྱེན་[སྐྱེན]ནད།། ཅེས་པ་ནི་མ་དག་སྟེ་འཆི་རྐྱེན་མེད་ཅེས་པར་འདོན་ནོ།། དུག་ལ་སྨིན་

པར་བྱ་དགོས་སམ་མི་དགོས་ཤེས་[ཞེས]ན་མ་སྨིན་པ་གསོ་སླ་བས་སྨིན་པར་བྱ་མི་དགོས། བྱེར་བསྡུད་[སྡུད]དང་སྨིན་བྱེད་མི་གཅིག་པར་འདོད་དོ།། བད་རླུང་ཤས་ཆེ་བ་ལ་མ་ནུ་བཞི་པ་ལྔ་ཡོད་པ། ཁྲག་ཤས་ཆེ་ན་བཙོད་བསྟན། སྨིན་དཀའ་ན་པི་པི་ལིང་བསྟན་ནོ།། བྱ་ལྷར་སྤུར་བ་ནི་ཧུལ་དབྱུང་བའོ།། སྣེའུའི་ཧྲངས་དུགས་ལ་སྣེའུ་བཙོས་པ་རས་ཁུག་ལྷ་བུར་ལྷུག་པའི་ཧྲངས་པས་གྲང་བ་ཆུང་ངུ་དང་། ས་ཤོར་བྲུས་དེར་སོལ་བས་བཀང་བ་ལ་མེ་ལྕེ་མེད་པའི་མེ་སྦར་སྟེང་དུ་སྣོད་ཆེན་པོར་རྫེའུ་སོགས་བཀོལ་[བསྐོལ]བའི་སྟེང་དུ་ཤིང་ལེབ་ལྷ་བུའི་སྟེང་དུ་ནད་པ་བསྐྱལ། ཧྲངས་པ་ལུས་ལ་ཕོག་པར་བྱ། སྟེང་ནས་གོས་ཀྱི་[ཀྱིས]ཁྱིབ་[ཁྱིབས]པ་ཆེན་པོའོ།། ར་གསུམ་ནི་འབྲས་བུ་གསུམ་མོ།། བཤལ་ལ་འབྲས་བུ་གསུམ། ལྕུམ་རྩ། སྟོན་བུ། སྤོས་དཀར་རྣམས་བ་ཆུར་སྦྱར་རོ།། མེས་བཅད་པ་ནི། ཚིགས་པ་དང་པོ། བཅུ་གསུམ་པ། བཅོ་བརྒྱད་པའོ།།

བཞི་པ། རྒྱས་ཚད་གསོ་བ།

རྒྱས་ཚད་ལས་ཚ་བ་རབ་འབྲིང་ལ། རབ་ལ་ཧོང་ལེན། ཏིག་ཏ། བས་[བ]ཤ་ཁ་གསུམ་ག་བསྟན། འབྲིང་ལ་གཉིས་བསྟན། ཐ་མ་ལ་གཅིག་བསྟན་ནོ།། ག་བུར་རྒྱལ་བློན་གསུམ་②ནི། ག་བུར། བཙུ་[ཙུ]གང་། འབྲུགས་ལ་ཙན་དན། རིམས་ལ་བོང་ང་དཀར་པོ་གཏོང་བའོ།། བདུན་པ་②ནི། ག་བུར། གུར་གུམ། ཧོང་ལེན། བས་[བ]ཤ་ཁ། ཏིག་ཏ། བཙུ་[ཙུ]གང་། ཙན་དན་དཀར་པོ་དང་བོང་དཀར་གང་རུང་ངོ་།། དགུ་པ་ནི། ཕྱི་རྒྱུད་བཞིན་ནོ།། འགིའུ་འང་བརྒྱད་པ་ནི། འགིའུ་ཕཾ། བསིལ་གསུམ། ཙན་དན་དཀར། སླ་རྩི། བོང་དཀར། ཨ་རུ་ར། ཀ་ར་དྲུག་འགྱུར་རོ།། ཙནདནབརྒྱདཔ་①ནི། ཙན་དན་དཀར་པོ། བསིལ་གསུམ། ག་དུར། ཨུཏྤལ། ཏིག་ཏ། ཤིང་མངར། ཀ་ར་དྲུག་འགྱུར་རོ།། བཙུ་

[ཙུ]གང་བརྒྱད་པ་ནི། བཙུ་[ཙུ]གང་། གུར་གུམ། སུཀྵྨེ་ལ། བྲག་ཞུན། ཏིག་ཏ། མཚལ། ཨ་རུ་ར། པི་པི་ལིང་རྣམས་སོ།། གུར་གུམ་བདུན་པ་ནི། ཁྲག་ཚད་སེལ་བ་དང་། མཁྲིས་ཚད་སེལ་བ་ཁྲག་མཁྲིས་ཁ་གང་མཐོ་དང་བསྟུན་ནོ།། ཐང་ཆེན་བདུན་པ་ནི། ཏིག་ཏ། དུག་ཙུངས། གསེར་མེ། ག་དུར། ཧོང་ལེན། བས་[བ]ཤ་ཁ། ཀ་ར་དང་སྦྱར་བའི་ཕྱེ་མར་བྱའོ།། ཤ་བལ་ཁུ་བ་ནི། ལུག་གི་རླིག་པའི་ཤ་དང་བལ་ཚོའི་ཁུ་བའོ།། ཆུ་བཅག་གི་[ལྕུག་གིས]ཕྱུལ་ཕྱེད་ཁོང་དུ་བཏང་བ་ནི། སྐར་ཆུ་དེ་ཉིད་དོ།། བྱི་བྲག་སྙིང་རྩ་ནི། ཨ་སོ་ལི་ཁ། རྩེ་ཆུང་། ཐོངས་[ཐོང]རྩ། ལྕེ་རྩ་གཏར་རོ།། གབུར་བདུན་པ་②ནི། ག་བུར། བཙུ་[ཙུ]གང་། གུར་གུམ། ཨུཏྤལ། ཏིག་ཏ། ཧོང་ལེན། ཨ་ག་རུའོ།། དགུ་པ་①ནི། ག་བུར། བཙུ་[ཙུ]གང་། ཙན་དན་དཀར་པོ། ཨ་རུ་ར། ཏིག་ཏ། སླ་རྩི། སུ་ཤེལ་རྩེ། ལི་ཤིའོ།། ཙན་དན་བརྒྱད་པ་②ནི། ཙན་དན་དཀར་པོ། ཏིག་ཏ། བ་ལེ་ཁ། བོང་དཀར། ཀ་ཀོ་ལ། ཨ་རུ་ར། ན་ག་གེ་སར། ཨ་ག་རུའོ།། སྙིང་དང་འདྲ་བ་ནི་སྙིང་གི་བཅོས་སྦྱར་བའོ།། ཨ་གར་དགུ་པ་①ནི། ཨ་ག་རུ་ནག་པོ། ཙན་དན་དཀར་དམར། ཛཱ་ཏི། ལི་ཤི། སྙིང་ཞོ་ཤ གུར་གུམ། ན་ག་གེ་སར། རུས་སྦའོ།། གཏར་ལ་བསྲེག་པ་ནི་གཏར་ཤུལ་བསྲེག་པའོ།། མཇུག་ཐུང་ལྔ་བདུན་གང་རིགས་ཆང་དུ་བསྐུས་པའི་ཁུ་བས། ག་བུར་རྒྱལ་བློན་གསུམ་པ་བཏབ་ལ་བཏང་ངོ་།། བ་ལེའི་ཐང་ནི། བ་ལེ་ཁ། བས་[བ]ཤ་ཁ། ཏིག་ཏ། ཙན་དན་དཀར་པོ། སྤྲོ་ལོ་དཀར་པོ་རྣམས་སོ།། སྤྲི་རྩ་ནི། རྩེ་འདྲ། སྣངས་[སྣང]རྩ། དྲུག་མགོ་གཏར་བའོ།། ཤིང་མངར་བརྒྱད་ནི། ཤིང་མངར། བཙུ་[ཙུ]གང་། གུར་གུམ། ཛཱ་ཏི། ཀ་ཀོ་ལ། རྒུན་འབྲུམ། ཏིག་ཏ། ཨུཏྤལ་རྣམས་སོ།། བཙུ་[ཙུ]གང་བདུན་པ་ནི། བདེ་བྱེད་ཆུང་བ་སྟེ། པི་པི་ལིང་མར་ལ་བརྔོའོ།། དགུ་པ་ནི། དེའི་སྟེང་དུ། ཨ་རུ་ར་དང་། པདྨ་གེ་སར་བསྣན་པའོ།། བས་[བ]ཤའི་ཐང་བཏང་བ་ནི། བས་[བ]ཤ་ཁ། བ་ལེ་ཁ། གུར་གུམ། ཏིག་ཏའོ།། གུར་གུམ་བདུན་②ནི། གུར་

གུམ། བཙུ་[ཙུ]གང་། སུཀྵྨེ་ལ། ག་གོ་ལ། བ་ལི་ཁ། གསེར་མེ། ཏིག་ཏའོ།། དགུ་པ་①ནི། དེའི་སྟེང་དུ། ཧོང་ལེན་དང་། དུག་མོ་ཉུངས་བསྣན་པའོ།། གསེར་མེའི་ཐང་ནི། གསེར་མེ། ལི་ཤི། ཙན་དན་དཀར་པོའོ།། འཚེར་[མཚེར]རྩ་ནི། ཏུ་ཐུང་གཡོན་དང་། རྒ་ཐུར་རོ།། སུཀྵྨེ་ལ་བདུན་པ་ནི། སུཀྵྨེ་ལ། ག་གོ་ལ། ལི་ཤི། གུར་གུམ། ཏིག་ཏ། སླ་ཏེས། གསེར་མེ་རྣམས་སོ།། གུར་གུམ་ཐང་ནི། གུར་གུམ། བྲག་ཞུན། སུཀྵྨེ་ལ། ཉེ་དགའ་འོ།། བྱིན་མཧུག་དང་། ཡོང་རྩ་གཏར་རོ།། ཤུག་ཚེར་བདུན་པ་ནི། ཤུག་ཚེར་ཅན། སྡིགས་[སྡིག]སྲིན། སུཀྵྨེ་ལ། ཉེ་དགའ། ཨ་རུ་ར། ཏིག་ཏ། གུར་གུམ་རྣམས་སོ།། ཙན་དན་དགུ་པ་ནི། ཙན་དན་དཀར་པོ། སླ་རྩེ། གུར་གུམ། ཏིག་ཏ། བྲག་ཞུན། བོང་དཀར། སུཀྵྨེ་ལ། ཨ་རུ་ར། མཁལ་མ་ཚེ་ཤ ག་ར་སྦུར་རོ།། བྱི་ཚེར་ཐང་ནི། བྱི་ཚེར། ཏིག་ཏ། སྐྱུ་རུ་ར། མ་ནུ་རྣམས་སོ།། བྲག་ཞུན་བདུན་པ་②ནི། བྲག་ཞུན། ཨ་རུ་ར། སུཀྵྨེ་ལ། གུར་གུམ། མོན་ལུག་སླ་[སླ]སྣང་། དུག་མོ་ཉུངས། དོམ་མཁྲིས་ག་རའོ།། ཏིག་ཏའི་ཐང་ནི། ཏིག་ཏ། གསེར་མེ། བས་ཤ་ཀའོ།། མཁྲིས་རྩ་ནི། དེའི་བཤལ་[གཤའ]རིངས་དང་། གསེར་མདུང་གཏར་རོ།། གསེར་མེ་བདུན་པ་ནི། གསེར་མེ། ཏིག་ཏ། དུག་མོ་ཉུངས། གུར་གུམ། སྐྱེར་པ། དོམ་མཁྲིས། བས་[བ]ཤ་ཁ་ག་རའོ།། སྤྱི་བཅོས་སྟེང་དུ་སོ་སོའི་གཉེན་པོ་མདེ་ཁར་གདག་གོ[གདགས་སོ]།།

ལྔ་པ། སྟོངས་ཚད་གསོ་བ།

སྟོངས་ཚད་ལས། ཚ་སྟེང་[སྟོངས]དཔྱུང་པ་བརྟན་[གཏན]པའི་ཚུལ་ཀྱི་བཅོས་པ་སྟེ། ཚ་བཅོས་ལ་རླུང་གི་གཉེན་པོའི་དཔྱུང་པ་གཡར་བའོ།། རྩ་སྟོངས་འཕྲང་ཁ་སོ་པས་བཅད་པ་ནི་རྩ་ཕྲང་[འཕྲང]མེས་བསྲམ་པའོ།། རླུང་སྟོངས་སྨྱོན་པ་མལ་དུ་གཞུག་པ་ནི་ཟས་ཀྱི་རླུང་སྣ་མནན་པའོ།། འོལ་གོམ་

[སྐྲོམ]ནི་མར་ནག་ལ་ཙམ་[རྩམ]པ་བཏབ་པའི་ཟན་ནོ།། ལུག་ཤ་སྣེའུ་ནི་ལུག་ཐོང་གི་ཤའོ།། གསར་འཇམ་ནི་ཆང་ངོ་།། མཐེབ་སྙིང་ནི། རྐང་པའི་མཐེབ་ཆེན་སྤུ་འཁྱིལ་ལོ།། ཨ་གར་བཞི་ནི། ཨ་ག་རུ། ནཱ་ཏི། སྤོས་དཀར། ཤུ་དྲིལ་ལོ།། ཀླུང་གསང་བསྐུ་མཉེ་ནི་མཐིལ་བཞི་སྤྱི་གཙུག་ཚིགས་[མཚོག]མའོ།། དུད་[སྡུད]ཁུང་ནི་ལྟག་པའི་བདུད་སྒོའོ།། འཇམ་ཐང་ནི། འབྲས་བུ་གསུམ་གྱི་ཐང་ངོ་།།

དྲུག་པ། གབ་ཚད་གསོ་བ།

གབ་པའི་སྐབས་ལས། ཐེ་བྲག་སྙིང་ལ་ཚ་བ་གབ་པའི་རྟགས་སུ་ཤ་ཁྲ་འབྱུང་བར་ཡང་བཤད། རང་གནས་སྣ་ཁྲིད་བཟང་པོ་གསུམ་ནི། སྙིང་ལ་ནཱ་ཏི། མཁལ་མར་སུཀྨེ་ལ། ཕོ་བར་ག་གོ་ལས་ཁྲིད་དོ།། རྒུན་ཆེན་ཕུགས་སུ་ཞུགས་པ་ནི་ཚ་བ་ཕྱིར་འཕུལ་ལོ།། དུད་ཁུང་རྒྱ་དཀར་[སྐར]དབྱེ་བ་ནི། ཚ་ཀླངས་འདོན་པའོ།། མི་ལྷག་ཆུ་ཡིས་བསད་པ་ནི། ཚད་ལྷག་བསིལ་གྱིས་བཅད་པའོ།། ཚ་བ་རབ་དང་སྙིང་ལ་གབ་ན་ག་བུར་སྦྱོར་བ། ཚ་བ་འཁྲིང་དང་མཁལ་མར་གབ་ན་འགིའུ་ཕཾ་གི་སྦྱོར་བ། ཚ་བ་ཐ་མ་དང་ཕོ་བར་གབ་ན་གུར་གུམ་སྦྱོར་བ་བྱའོ།། ཚ་བ་ཆེ་ན་ཨོ་དཀྲུགས། འཁྲིང་ལ་མར་གསར། ཐ་མ་ཆག་ཕྱེ། ལུས་ཟུངས་ངན་ན་ཆག་ཕྱེ། འཁྲིང་ལ་མར་གསར། བཟང་ན་ཨོ་དཀྲུགས། བཅད་ནི་རྒྱ་དཀར་[སྐར]དབྱེ་བའོ།། ཐ་མར་ཚད་མཇུག་འདོན་པ་ནི། མི་ལྷག་བསད་པའོ།། བལ་ཚི་ཐོང་ཚེར་གྱིའོ།། འོ་ཤ་སྙིང་འོ་ཤའོ།། ཕོ་བར་གབ་པའི་བསེ་[སེ]འབྲུ་ལྔ་པ་ནི། གུར་གུམ་བརྣན་པའོ།། ཐང་ཁྲུས་ནི། ཆུ་རྩ། གཉའ་[སྙ]ལོ། ཆུ་ཆུང་རྩ་བ་རྣམས་བསྐུས་པར་དུར་བྱེད། པི་པི་ལིང་བཏབ་པའོ།། ཕོ་གསང་བསྲེག་པ་ནི། ཚ་བ་ལ་རྒྱབ། གྲང་བ་ལ་མདུན་ནོ།། དམར་པོ་བཞི་ཐང་ནི། ཚོས། ཞུན། བཙོད། འབྲི་མོག་གོ། རྩ་བ་ལྔ་སྦྱོར་ནི་

དེའི་སྨན་མར་རོ།།

བདུན་པ། སྙིངས་ཚད་གསོ་བ།

སྙིངས་པའི་ཚ་བ་ལས། ཚ་བ་ཞུགས་ནས་ཟླ་གཅིག་སོང་བ་ཕན་ཆད་སྙིངས་པའི་ཚ་བའོ།། རྟགས་སུ་གཉིད་ཆེ་བ་ནི། ཉིན་མཚན་གཉིས་ཀར་རོ།། གྲོང་པོ་རླན་གྱིས་སྦྲང་བ་ནི། ཐང་གིས་ཞེན་པ་སླང་[བསླང]བའོ།། ཐལ་ཚན་ཆུ་ཡིས་བྲན་པ་ནི། སྨན་གྱིས་བསད་པའོ།། དུག་གི་སྔོང་པོ་རྩད་ནས་འདོན་པ་ནི་བཅད་[དཔྱད]ཀྱིས་འདོན་པའོ།། ཐང་ཡུན་དུ་བསྐྱེན་པ་ནི། ཞག་བཅུ་ཟླ་ཕྱེད་ཀྱི་བར་དུའོ།། ཁྲག་གཏར་ཧེ་གྲངས་མང་ལ་བུངས་ཆུང་དུ་དབྱུང་། རྒྱུན་སྦྱོངས་ལ། ཨ་རུ་ར་མཆུ་སྙིང་བདུན། བ་རུ་ར་གསུམ། སྐྱུ་རུ་ར་པོ་ཚོམས་གཅིག ལྕུམ་རྩ་ཨ་རུ་ར་དང་ཆ་མཉམ། དུར་བྱེད་རིལ་མ་ཙམ་གཅིག་གཏོང་། ནད་ཐོན་མ་ཐོན་དང་། ལུས་ཟུངས་བཟང་ངན་ཏེ། ལུས་ཟུངས་བཟང་ན་ནད་ཐོན་པའི་རྟགས་མ་ཐོབ་བར་སྦྱང་། ངན་ན་ནད་ཐོན་པའི་རྟགས་མ་སྤྱོགས་[རྫོགས]ཀྱང་བཅད་དགོས་སོ།། དེ་ནས་རླུང་མེད་ལ། འགིཨུཾ་གི་སྦྱོར་བ་བྱ། ཚ་བ་རྣམ་གསུམ་ནི། མཁྲིས་ཚད། རླུང་ཚད། ཟུངས་ཟེད་[ཟད]ཚ་བའོ།། སྔེ་མར་སྦྱོར་བ་ནི། སྨན་སྲད་ཀར[དཀར]། སྟབ་སེང་། འབྲས་བུ་གསུམ་རྣམས་ཐུན་ཡོག་བཏང་ལ་སྨན་ཞུ་འཚམས་[མཚམས]སྐྱེའུའི་རླངས་ལུམས་བྱའོ།། ཙནདནབཅུགཅིག①ནི། ཙན་དན་གཉིས། བཙུ་[ཙུ]གང་། གུར་གུམ། ལི་ཤི། ག་དུར། དོམ་མཁྲིས། ཨུཏྤལ། སྲོ་མ་ར་ཙ། ཧོང་ལེན། མཚལ། ག་ར་སྦུར་བའོ།། ཤིངསྣ་བརྒྱད་པ་ནི། ཙན་དན་དཀར་དམར། སེང་ལྡེང་། དེ་བ་དྡ་རུ། རྩང་བཤད[སླག་ཤད]། སྤྲི་ཞུལ[ཞུར]། རུས་སྦལ། སྐྱེར་པ། ག་ར་སྦུར་རོ།།

བརྒྱད་པ། རྙོངས་ཚད་གསོ་བ།

རྙོངས་ཚད་ལས། རྒྱུ་ནི་ཆུ་སེར་ཡིན་པས་ཆུ་སེར་དང་ངེས་པར་སྦྱོངས་པ་ཡིན་ལ། ཆུ་མིག་རྐྱེན་གྱི་[གྱིས]རྙོགས་པ་དང་། བྱེ་ཚབ་སྐྱེ་བྱེ་མའི་གླུང་ལ་འབབ་པའི་ཆུ་རླུང་གིས་རྙོགས་པ་ལྟ་བུ་ཡིན་པས། རྙོངས་པ་ཞེས་པ་རྙོགས་པའི་དོན་ནོ།། འདིའི་རྟགས་ལ་ཆུ་རྒྱ་བཤལ་འདྲ་བ་དང་། གཉིད་ཆེ་བ་ནི། ཉིན་མཚན་གཉིས་ཀར་རོ།། མཆོར་བབས་ལས་མཆུ་ལ་ཁྲག་འཛག་པར་བཤད། ཐྲན་ཆེན་བྱེ་མ་སྐམ་པ་ནི་ཆུ་སེར་སྐེམས་པའོ།། ཆུ་བོ་ཀ་ལ་དགྲམ་པ་ནི་མ་སྐེམས་པའི་ཆུ་སེར་རོ།། དགྲ་བོ་གཉེན་དུ་བསྡུམ་པ་ནི་ཆུ་སེར་ཚད་ལྷག་ཟུངས་སུ་བསྒྱུར་བའོ།། ཚབས་ཆུང་བ་ལ་སྐེམས་སྨན། ཐྲག་ཞུན། སེང་ལྡེང་། འབྲས་བུ་གསུམ་སྦྱར། ཙ་ཁ་མང་དུ་དབྱེ་ཞིང་ཁྲག་ཅུང་ཟད་དབྱུང་། འབྲས་བུ་གསུམ་རྒྱུན་སྦྱོངས་ལ་ཆུ་སེར་སྨན་གསུམ་བསྟེན། གྲང་རྙོངས་ཀྱི་སེ་འབྲུ་ལྔ་པ་ཡང་གུར་གུམ་བསྟན་པའོ།། ཆུ་སེར་ཆས་[ཤས]ཆེ་ན་སྤྲང་ཆང་། རླུང་དང་བད་ཀན་ཤས་ཆེ་ན་གཟི་ཆང་། མཁྲིས་ཤས་ཆེ་ན་སྦྲོ་ལོའི་ཆང་བཏང་ངོ་།། བསྡུའི་སྐྱི་ཁྲུས་རྩལ་འདོན་ནི། ལུག་གི་གཞུག་ཐུང་གསུམ་བརྟུངས་ལ། ཆང་བྲེ་གང་ལ་བསྐོལ། ཐུལ་དོར་དུ་[བསྐུས]བའི་དངས་མར་(བ་)ཝ་ཐུལ་གང་ཧྲུག་ལ་བསྐོ། དེ་ཐུལ་གང་དུ་དུ་[བསྐུས]བ་ལ། རྒྱ་ཚ། ཁ་རུ་ཚ་ཝ་རེ་རེ། བུ་རམ་ཝ་གཉིས། ཤིང་ཁུན་ཝ་ཕྱེད། ཛྙ་ཧི་ཝ་གཅིག་བཏབ་ལ་ལྷོ་སྦྱོངས་[སྦྱོང]ལ་བཏང་། སྨན་ཞུ་དུས་གོས་ཀྱིས་བྱིབ[བྱིབས]། རྩལ་འདོན་ནོ།། རྗེས་ལ་ཙན་དན་དཀར་པོ། ཆུ་སེར་སྨན་གཉིས་ཏེ། སྤོས་དཀར། སོ་མ་ར་ཙ་བ་ཆུར་སྦྱར་བས་ལུས་ལ་བྱུག་གོ། ཙན་དན་བཅུ་པ་②ནི། ཙན་དན་

གཉིས། ལི་ག་དུར། གུར་གུམ། དོམ་མཁྲིས། སོ་མ་ར་ཙ། བཙུ་[ཙུ]གང་། ཨུཏྤལ། མཚལ། ཧོང་ལེན་ག་ར་སྦྱར་བའོ།། བདུད་རྩི་ནི་བདུད་རྩི་ལྔའོ།། ཤིང་སྨན་བརྒྱད་པ་ནི། ཤིང་སྣ་བརྒྱད་པའོ།། སྔོད་ལ་བཙུ་[ཙུ]གང་བདེ་བྱེད་ནི་ཆུང་ངོ་།། དམར་གསུམ་ལྡེ་གུ་ནི། རྒྱ་ཚོས། བཙོད། འབྲི་མོག བཙུ་[ཙུ]གང་། ལི་ཤི། སྣར་བུ། ཤིང་མངར་རོ།། དེ་རྗེས་གཏར་ལ་ཞེས་པ་ནི་ཐོང་རྩའོ།། ནོ་ཤའི་སྨན་མར་ནི། སྙིང་ཞོ་ཤ ཙན་དན་གཉིས། ཨ་རུ་ར་རྣམས་འོ་མ་མར་ལ་སྦྱར་བར་གུར་གུམ། སྤོས་དཀར། ག་རའི་ཁ་ཚར་བཏབ་པའོ།། བྲག་ཞུན་བདུན་པ་③ནི། བྲག་ཞུན། བཙུ་[ཙུ]གང་། གུར་གུམ། ལི་ཤི། བས་[བ]ཤ་ཁ། ཏིག་ཏ། སྤོས་དཀར་རོ།། གུར་གུམ་བདུན་པ་③ནི། གུར་གུམ། བཙུ་[ཙུ]གང་། འགིཝ་ཾ། སྤོས་དཀར། ཐལ་དཀར་རྡོ་རྗེ། སོ་མ་ར་ཙ། སེང་ལྡེང་རྣམས་སོ།། མཆེར་བབས་ཀྱི་གུར་གུམ་ནི། མཆེར་ཚད་སེལ་བའི་གུར་གུམ་བདུན་པའོ།། སེ་འབྲུ་ནི། བཞི་པའོ།། མཁལ་བབས་གུར་གུམ་བདུན་པ་④ནི། གུར་གུམ། ཏིག་ཏ། སྐྱུ་རུ་ར། འཇམ་འབྲས། སྣཱ་རྩི། ཤུག་ཚེར། ཙན་དན་དཀར་པོ་ག་ར་སྦྱར། བྲག་ཞུན་བརྒྱད་པ་①ནི། བྲག་ཞུན། ཏིག་ཏ། སྣཱ་རྩི། སྤོས་དཀར། སོ་མ་ར་ཙ། གུར་གུམ། ཤུག་ཚེར། སྤང་རྩི་ག་ར་སྦྱར་རོ།། རྗེས་གཏར་བ་ནི། བྱིན་མཛུག་གོ།

དགུ་པ། འགྲམས་ཚད་གསོ་བ།

འགྲམས་ལས། མཁྲིས་འགྲམས་ཀྱི་རྟགས་ལ་ཤ་སེར་པོ་དང་། ནག་པོ་ཡོང་བར་ཡང་བཤད། རྗེས་ཀྱི་སྨན་མར་རབ་ལ། འབྲས་གསུམ། དམར་པོ་གསུམ། རྩ་བ་ལྔའི་སྨན་མར་གསུམ་ཀ་གཏོང་། འབྲིང་ལ་གཉིས། ཐ་མ་གང་ཡང་རུང་བ་རེའོ[དེའོ]།། བཅད་[དཔྱད]ལ་དོན་དང་རྩ་ལ་བབས་པ་གཏར། སྔོད་ལ་སྦྱོངས། སྦྱི་ལ་དུགས་ལུམས། སྨད་བབས་མས་བཏང་སྦྱར།

ཆུ་ཚགས་ནི་ཆུའི་འཕྲུལ་འཁོར་ཧེ་ཕྲི་འགྲམས་ལ་སྦྱར་རོ།། གཙོ་བོ་བཞི་ནི། ག་བུར། བཙུ་[ཙུ]གང་། ཙན་དན། འགིའུ་ཐྃ་བཞིའོ།། ཨ་གར་དགུ་②ནི། ཨ་ག་རུ། ཙན་དན་གཉིས། ཛཱ་ཏི། ལི་ཤི། བསེ་རུ། སླ་རྩི། སྙིང་ཞོ་ཤ ཨ་རུ་ར་ཀ་ར་སྦྱར་བའོ།། ཛཱ་ཏི་ཙུར་ནི་[ནིས]ནི། ཛཱ་ཏི། གུར་གུམ། བཙུ་[ཙུ]གང་། སུགྨེ་ལ། ན་ག་གེ་སར། སྙིང་ཞོ་ཤ་ཀ་ར་སྦྱར་རོ།། སྙིང་རྩ་ཀུན་ནི། རྩེ་ཆུང་། སྟོད་ཁ། ཐང་རྩ། ལྕེ་རྩའོ།། བསིལ་བསྙེན་པ་ནི། ཟས་སྤྱོད་དོ།། ག་བུར་གསུམ་པ་ནི། ག་བུར། བཙུ་[ཙུ]གང་། ཙན་དན་ནོ།། དགུ་པ་②ནི། ག་བུར། བསིལ་གསུམ། སླ་རྩི། སྤང་སྤོས། རྒུན་འབྲུམ། ཤིང་མངར། ག་དུར་ཀ་རའོ།། བཙུ་[ཙུ]གང་ལྔ་པ་①ནི། བཙུ་[ཙུ]གང་། གུར་གུམ། ལི་ག་དུར། སྲོ་ལོ། ཨ་ཀྲོང་ཀ་རའོ།། གཏར་བ་ལ། རབ་རྩེ་ཆུང་། འབྲིང་དྲུག་མགོ། ཐ་མ་སྐྱོར་གང་གཏར། སྨིན་བུའི་སྨད་སྦྱོར་ནི། སྨིན་བུའི་སྨད་པ། བཙུ་[ཙུ]གང་། ཤིང་མངར་རྣམས་ཆུར་བཏབ་པའི་ཁུ་བ་དུས་མེད་རྩི་[ཙེ]གུར་བཏང་། བཙུ་[ཙུ]གང་ལྡེ་གུ་①ནི། ཨ་རུ་རྒྱ་སྐྱེག་བཙོད་དང་འབྲི་མོག་རྩི།། བསིལ་གསུམ་འདམ་བུ་ཤིང་མངར་ལི་ག་དུར།། ཀ་ར་མར་གསར་སྦྱང་གི་ལྡེ་གུ་ཡིས།། ལུད་པ་སེར་རུལ་རྣག་ཁྲག་གློ་རྫོལ་སེལ།། ཞེས་པ་སྟེ་གཙོ་བོ་བཙུ་[ཙུ]གང་ལ་བྱའོ།། མཆིན་འགྲམས་ག་བུར་དགུ་པ་③ནི། ག་བུར། བསིལ་གསུམ། གཡུ་སྙིང་། ལུག་རུ་སྨུག་པོ། སྤྲི་ཡང་ཀུ། ལོ་བཙན། བྱི་རུག་སེར་པོ་ཀ་རའོ།། ཧིང་སག་ཁྲུ་ནི། ཐིང་དུ་མེ་ཏོག་སྟེ་སྡེ་དེ་བའོ།། གཏར་ཁ་ལ། དང་པོར་རྩེ་ཆུང་། བར་དུ་རུ་ཐུང་། མཐའ་མར་མཁྲིས་རྩ་བཤལ་[གཤལ]རིངས་གཏར་རོ།། བསྲེག་པ་ནི། དགུ་པ་ཁ་གསུམ། ཉུ་མ་ནས་ཐུར་དུ་སོར་གསུམ་བཅལ་བ། མཆིན་པའི་ཟུར་གསང་བསྲེག བཞི་པའི་སྙིང་གི་གཡས་གཡོན་དུ་བསྲེག སྦྱང་རྩི་བུ་རམ་བསྙེན་པ་ནི་སྨན་མར་ལ་དེ་གཉིས་ཆ་མཉམ་བཏང་བའོ།། ཙན་དན་བདུན་པ་ནི། ཙན་དན་དཀར་པོ། གུར་

གུམ། ཤུཀྟི་ལ། ཐླ་རྩི། འཛམ་འབྲས། ཏུས་སྐྱ། ཨ་རུ་ར། ཀ་རའོ།། ཞོ་ཤའི་ཕྱེ་མ་ནི། སྙིང་ཞོ་ཤ མཁལ་མ་ཞོ་ཤ གླ་གོར་ཞོ་ཤ་སྟེ། ཞོ་ཤ་གསུམ་གྱི་ཕྱེ་མའོ།། ཤུག་པའི་མར་ནི། ཤུག་འབྲུ། སྐྱེར་པའི་འབྲས་བུ། གཟེ་མ། ལྕམ་པ། ཀ་ཤ་གཉྫ་རྣམས་ཀྱི་སྨན་མར་ལ་ཐིག་སྲིན། གུར་གུམ་གྱི་ཁ་ཚར་བཏབ་པའོ།། ཟས་སྐོམ་རྡྲོད་བསྙེན་པ་ནི། བཤུལ་ཤ བུར་ཚང་ངོ་།། མཁལ་གསང་ནི། མཁལ་ཁྲུང་དང་། ཚིགས་པ་བཅུ་གསུམ་པའོ།། སྤྱང་ཚེར་ཚང་ལ་སྦྱར་བའི་ཆིག་སྐྱུགས་སོ།། འོལ་སེ་ནི། དར་ཤིང་འབྲས་བུའོ།། ཡོང་འགྲམས་ལ། ཤིང་ཁྲུན་ཙུར་ནི་[ནིས]བསྙེན། གུར་གུམ་བཞལ་②ནི། གུར་གུམ། ཨ་རུ་ར་ཚུ་[མཚུ]སྐྱང་། དཔྱི་མོང་དཀར་པོ་རྣམས་བསྡུས་ཁུ་ལ་དུར་བྱེད་བཏབ་པའོ།། འདྲེན་བྱ་བ་ནི་ནི་རུ་ཏའོ།། མདུན་རྒྱབ་ཀྱི་ཡོང་གསང་བསྲེག རྒྱུ་འགྲམས་ཀྱི་གུར་གུམ་བཞལ་③ནི། གུར་གུམ། པི་པི་ལིང་། དུར་བྱེད། བུ་རམ་སྦྱར་བའི་རིལ་བུའོ།། རེང་བུ་ནི། ལྕུམ་རྩ། ལྕེ་མྱང་ཚ། མར་དང་སྦྱར་བའོ།། ཚ་དུགས་ནི་ཡོས་དང་རྫེའུ་བསྲེས་པ་བསྲོས་པའི་དུགས་སོ།། པ་ཧོ་ལ་ཡི་[ཡིས]སྦྱང་བ་ནི། རྒྱ་ཁུར། གུར་གུམ། ཨ་རུ་མཚུ་སྐྱང་། དུར་བྱེད་སྦྱར་བའོ།། ཚུ་སྨན་ནི། རྒྱ་ཚ། ཐིག་སྲིན། ཉེ་དགའ་སྦྱར་བའོ།། བཅོ་བརྒྱད་པ་ཁ་གསུམ་བསྲེག བཅུ་གསུམ་པ་དང་། དཔྱི་ཟུར་སྣ་ནས་མཆོན་རེ་བཅལ་བའི་དཔྱི་སྙེངས་བསྲེག ཉ་སྣ་ནི། མི་ལ་སོགས་པའི་རྐང་ལག་གི་ཉ་ཤའི་ལུམས་སོ།། ཨ་ས་བ་ནི། ཟན་དྲོན་ལ་གོ་སྙོད་དམ། པི་པི་ལིང་ངམ། ལྷ་བཏབ་པའོ།། འབའ་ཆ་ནི་དེ་སྲོས་པའི་ལུམས་སོ།། སྤྱི་དང་འདྲ་བ་ནི་ཡན་ལག་སྤྱི་དང་འདྲ་བའོ།། དེབ་ནི་རས་ལ་བག་སྐྱུ་ལ་བསིལ་སྦྱར་ནས་གང་ན་སར་འགེབས་པའོ།། ཕྱིང་དེབ་ནི་རས་ཀྱི་ཚབ་ཕྱིང་པས་བྱེད་པའོ།། ཚུ་རྫོས་བདུག་པ་ནི་སྲོས་པས་སོ།། སྐྱུ་སྦྱོར་ནི་བག་ཚུ་དང་སྤྱིན་སྦྱར་བས་བྱུག་པའོ།། བསྲུབས་[སྲུབས]འགྲམས་ཚ་རྫེ་དང་། གཙུག་དང་། ཚོགས་[མཚོག]ཁ་བསྲེག འཕྱིང་[ཕྱིང]པའི་ཆིངས་བྱའོ།། སྨུམ་ནན་

ཉི་ཧོ་སྐྱོད་སྙུམ་དུ་བཙོས་པའི་ཐུམ་བུས་སྲོ་བའོ།། ཆག་ཚབ་[ཚབས]ཆེ་ན་ཕྲ་[སྤྲ]བས་བསྲེག་གོ། སྐོ་བཞི་གཏར་བ་ནི། དྲུག་མགོ་གཉིས། རྩེ་གཉིས་སོ།། དུགས་ནི་རྗེ་སྲོས་པ་དང་། ལྷགས་པའིའོ།། རྩ་འགྲམས་དུགས་ཀྱང་ཆུ་རྗེ་སྲོས་པ་དང་ལྷགས་པའོ།། མེ་ཡིས་རྩ་གང་འགྲམས་ཀྱི་གོང་འོག་མནན། ཞོ་སྦྱུར་མནན་པ་ནི་རམས་[རས་སམ]འཕྱིང་[ཕྱིང]པའི་དེབ་ཀྱིས་མནན་ནོ།། ཆུ་རྒྱུས་ལ། བདུད་རྩི་ལྔའམ་སྒྲོ་[སློ]ཏྲོན་གྱི་ལུམས་བྱའོ།། ལྷོས་ཤིང་སྤྲངས་[སྤྲངས]ན་ཆུ་སེར་སྐོ་དབྱེ་བའོ།།

བཅུ་པ། འབྲུགས་ཚད་གསོ་བ།

འབྲུགས་ལས། སྟོང་འབྲུགས་ལ། བསིལ་མེ་ཚས་[བཙས]རླུང་འདུལ། བསིལ་ཕྱི་འཇམ་བཤལ་གྱིས་མཁྲིས་ཚད་བསད། ཐང་དང་གཏར་གྱིས་ཁྲག་རོ་འདོན། རྒྱས་འབྲུགས་ཀྱི་ཕྱི་མ། ག་བུར་ནི་ཕྱི་རྒྱུད་བཞིན། བསིལ་བས་གདུག་[བདུག]པ་ནི། ཚན་དཀར། ཁྲི་ལྩེ། ཞོ་སྦྱུར་བས་བྱུག སྦྱོང་བྱེད་རྒྱལ་སྐྱོན་ནི། ཐར་ནུ། ཆུ་རྩ། ཁྲོན་བུ། ཧོང་ལེན། གསེར་མེ་རྣམས་སོ།། ཁ་བསྒྱུར་ཚ་བ་སྟོབས་རྒྱས་པ་ལ། ག་བུར། འགིའུ་ཕྂ་བསྣན། བཙོས་བརྟགས་པ་ལ། ཚ་ལ། གུར་གུམ་བསྣན། མཆིན་མཁྲིས་ལ་བབས་ན། བྲག་ཞུན། དུག་ཞུངས་བསྣན། དུད་ཁྲུ་མང་ན། ག་བུར། བསེ་རུ་བསྣན། ཚ་ལྷུགས་འདྲེན་དཀའ་ན་སྤར་བུ་བསྣན། ཚ་རྗོལ་མ་ཆོད་ན་རུས་སྤ་ཚ་ལ་བསྣན། ཚ་རིམས་མ་ཆུན་ན། ཏིག་ཏ། བོང་དཀར། ལི་ག་དུར་བསྣན། བཅག་[ལྕུག]གིས་བྲབ་པ་ནི། ཆུ་ཚན་ནམ་གངས་ཆུ་ཚ་ཤས་ལ་དཔགས་ནས་བྱ། ཆུར་ཐལ་གྱི་[གྱིས]མ་སོང་བར་སྦྱང་། རྒྱས་ཚད་ཀྱི་དོན་བབས་སྨན་ལ། ཕྱི་སྨན་སྟེང་དུ། སྙིང་ལ་ཛྙཱ་ཏི། སྒོ་བར་བཙུ་[ཙུ]གང་། མཆིན་པར་གུར་གུམ། མཆེར་པར་ཀ་ཀོ་ལ། མཁལ་

མར་ཤུཀྟི་ལ། སྨྲིག་རྩར་ལི་ཤི་བསྣན། བཤལ་ལ་སྤྱི་སྨན་སྟེང་དུ། ཚ་བར་བྲག་ཞུན། མཁྲིས་པར་དོམ་མཁྲིས་དང་། གསེར་མེ། ཡོང་དུ་ཨུག་ཆོས་དང་། ཏུས་སྨ། རྒྱ་མར་དུག་ཕུངས། ལྷངས་[ལྷང]པར་སྲིག་སྲིན་དང་། ལྷམ་པ། སམ་[བསམ]སེར་དབང་ལག་དང་། གཟེ་མ་བསྣན། མན་ངག་བཤལ་ནི། སྤྱི་སྨན་མདེ་ཁ་ལ་སྤར་བུ། ཏུས་སྨ། ཚ་ལ་བསྣན། རྒྱལ་བློན་གསུམ་ནི། ཙན་དན་དཀར་པོ་ཡོད་པའི་ག་བུར་སྦྱོར་བའོ།། ག་བུར་བརྒྱད་པ་ནི། ག་བུར། འགིའུ་ཕྱིཾ། ཙན་དན་དཀར་པོ། བསེ་རུ། གུར་གུམ། མི་མཁྲིས། མཚལ། ཧོང་ལེན་སྦྱར་ཏེ་ག་དུར་ཐང་གིས་དབུལ་ལོ།། དུད་ཁུ་ལ། བསེ་རུ། འགིའུ་ཕྱིཾ། ཙན་དན་དཀར་པོ། གུར་གུམ། མི་མཁྲིས། དོམ་མཁྲིས། མཚལ། ག་དུར་རྣམས་སྦྱར། མན་ངག་བཤལ་ནི། སྤྱི་སྨན་ལ། བས་[བ]ཤ་ཁ་དང་། ཚ་ལ་བསྣན། ག་བུར་དགུ་པ④ནི། ག་བུར། ཙན་དན་དཀར་དམར། བཙུ་[ཙུ]གང་། གུར་གུམ། དོམ་མཁྲིས། ཏིག་ཏ། བས་[བ]ཤ་ཁ། མཚལ། ག་ར་སྦྱར། རྣག་སྨུགས་ཀྱི་བསེ་རུ་བརྒྱད་པ་ནི། བསེ་རུ། ཙན་དན་དཀར་དམར། གུར་གུམ། བཙུ་[ཙུ]གང་། ག་དུར། ཤིང་མངར། དོམ་མཁྲིས་ག་ར་སྦྱར། གློ་རྣག་གཞིབ་འདྲེན་གྱི་སྤར་བུ་བཅུ②ནི། སྤར་བུ། བུལ་རྡོག[ཏོག] པི་པི་ལིང་། སྒྲ་རུ་ར། པ་ཡག་རྩ་བ་ལྔའོ།། དམར་པོ་གསུམ་གྱི་ཐང་ལྔེ་གུ་སྨན་མར་གསུམ་ག་གཏོང་། འདུ་བའི་ཚ་རིམས་དང་པོ་ཐང་གིས་དབྱེ་བ་ནི། འབྲས་བུ་གསུམ། སླེ་ཏྲེས། ཏིག་ཏ་རྣམས་སོ།། རིན་ཆེན་ཞགས་པའི་སྦྱོར་བ་ནི་ག་བུར་བཅུ་བཞི་པའོ།། མན་ངག་བཤལ་ལ། ཏིག་ཏ། བོང་དཀར། ག་དུར་གྱི་མདེ་ཁ་གདག[གདགས]། གཟེར་སྨན་གཉེན་པོ་ལྔ་ནི། ཨ་བྱག་གཟེར་འཇོམས། ཐར་ནུ། ཆུ་རྩ། དུག་གི་ཕྱུགྷ། ཤ་ཆེན་རྣམས་སོ།། གཟེར་སྨན་ཆེན་པོ་ནི། བཟང་དྲུག སླ་སྟེ། ཤ་ཆེན། གུ་གུལ། ཤུ་དག མེང་ཙན་ཏེ་རྒྱལ་བའི་སྤྱན། བཙན་དུག ཐར་ནུ། ཆུ་རྩ། རེ་ལྷག་པ། དྲི་ཆུར་སྦྱར་བའོ།། བསིལ་གསུམ་ཙན་དན་དཀར་པོ་ནི་ཀླུང་མེན་པ་ལ་

གཅེས། རྡོ་རྗེ་བདུན་པ་ནི། རྡོ་རྗེ། གེ་སར་གསུམ། མི་མཁྲིས། ལྕགས་ཕྱེ། ཨ་ག་རུ་རྣམས་སོ།། ཤིང་མངར་བཞི་པ་ནི། ཤིང་མངར། ཨ་རུ་ར། རྒུན་འབྲུམ། བ་ལེ་ཁ་བཞིའོ།། ཨུཏྤལ་ལྔ་པ་ནི། ཨུཏྤལ་སྔོན་པོ། ཏིག་ཏ། བས་[བ]ཤ་ཁ། དུག་མོ་ཉུངས། པ་ཏོ་ལ་ལྔའོ།། ཨ་རུ་བཞི་པ་ནི། ཨ་རུ་ར། ཏིག་ཏ། བས་[བ]ཤ་ཁ། པར་པ་ཏ་བཞིའོ།། བྲག་ཞུན་ལྔ་པ①ནི། བྲག་ཞུན། བ་ཤ་ཁ། སྡིགས་[སྡིག]པ། ཨ་རུ་ར། སྐྱེར་ཞུན་ལྔའོ།། དོམ་མཁྲིས་གསུམ་པ་ནི། དོམ་མཁྲིས། ག་དུར། གུར་གུམ་གསུམ་མོ།། ཏིག་ཏ་བཞི་པ་ནི། ལྕགས་ཏིག སུམ་ཏིག གསེར་མེ། དུགས་ཉུངས་བཞིའོ།། རྡོ་རྗེ་དྲུག་པ་ནི། རྡོ་རྗེ། སུགྨེལ། སླེ་ཏྲེས། པུ་ཤེལ་རྩེ། ཤིང་ཚ། པི་པི་ལིང་དྲུག་གོ། རྡོ་རྗེ་བཞི་པ་ནི། རྡོ་རྗེ། ཙན་དན་དཀར་པོ། སྙིང་ཞོ་ཤ བཙུ་[ཙུ]གང་བཞི་པའོ།། བཙྭ་[ཙྭ]གང་ལྔ་པ②ནི། བཙུ་[ཙུ]གང་། གུར་གུམ། ཙན་དན་དཀར་པོ། ཤིང་མངར། དོམ་མཁྲིས་ལྔའོ།། གུར་གུམ་བདུན་པ⑤ནི། གུར་གུམ། ལི་ཤི། དུག་ཉུངས། དོམ་མཁྲིས། བྲག་ཞུན། གསེར་མེ། སྐྱེར་ཤུན་བདུན་ནོ།། བྲག་ཞུན་བརྒྱད་པ②ནི། བྲག་ཞུན། གུར་གུམ། སུགྨེལ། ཨ་རུ་ར། སྣ་རྩེ། བོང་དཀར། ཏིག་ཏ། མཁལ་མ་ཞོ་ཤ་བརྒྱད་དོ།། དོམ་མཁྲིས་དྲུག་པ་ནི། དོམ་མཁྲིས། ལི་ཤི། གུར་གུམ། ག་དུར། ཧོང་ལེན། མཚལ་དང་དྲུག་གོ། ཏིག་ཏ་དྲུག་པ་ནི། ཏིག་ཏ། གསེར་མེ། དུག་ཉུངས། དོམ་མཁྲིས། བས་[བ]ཤ་ཁ། སྐྱེར་ཤུན་དྲུག་གོ། ཨ་གར་བདུན་པ་ནི། ཨ་ག་རུ། རྡོ་རྗེ། སུགྨེལ། རུས་སྦལ། སླེ་ཏྲེས། པུ་ཤེལ་རྩེ། གུ་གུལ་ལོ།། ག་བུར་ཉེར་ལྔ་ཞེས་པ་ལ་མང་ག་བུར་ངེས་པར་དགོས་སོ།། སྨན་ལྷན་འཇམ་པས་སྦྱོང་བ་ནི། བཤལ་སྨན་སྨན་མར་དུ་བྱའོ།།

བཅུ་གཅིག་པ། རིམས་ཀྱི་ཚ་བ་བལ་ནད་གསོ་བ།

རིམས་ཀྱི་ཚ་བ་བལ་ནད་ལས། རྟགས་ཀྱི་སྐབས་སུ། སྔོད་བབས་ལ།

བྱེ་བྲག་ཏུ། ཕོ་བར་བབས་ན་ཕོ་བར་ཟུག་ཆེ། མཁྲིས་པར་བབས་ན་ཁ་ཁ་མིག་ཆུ་སེར། རྒྱུ་ལོང་ལ་བབས་ན་རྒྱུ་ལོང་ཟུག་ཆེ་ཞིང་འཁྲུ། ལྷངས་[ལྷང]པར་བབས་ན་ཆུ་སྐྱི། སམ་[བསམ]སེར་བབས་ན་དཀར་དམར་འཛག དོན་བབས་ལ་བྱེ་བྲག་ཏུ། སྙིང་ལ་བབས་ན་དྲན་པ་མི་གསལ་བའམ་འཐོར། ལྟེ་གཞུང་ནག སྲོག་རྩར་བབས་ན་འཁྲུལ་ཞིང་སྣ་ཚོགས་སྨྲ། གློ་བར་བབས་ན་བྲང་རྒྱབ་གཟེར་གློ་མང་། མཆིན་པར་བབས་ན་མཆིན་དྲི་ན་ལུད་པ་སེར། མཆེར་པར་བབས་ན་ཁོང་པ་སྦོ་སྐམ་བྱེད་རྩིབ་ཐུང་གཟེར། མཆུ་ནག དབུགས་ཐུང་། མཁལ་མར་བབས་ན་མཁལ་མ་གཟེར། ན་བ་འོན། ཆུ་སྐྱི། དུས་ཀྱི་སྒོ་ནས་བརྟགས་པའི་སྐབས་སུ། བྱང་པས། སྟོབས་ཆེན་ཐོག་བབས་ནད་ལ་བདུན་དགུ་དང་།། ཕལ་ཆེར་བཅོ་བརྒྱད་ཉེར་གཉིས་འཚོ་འཆི་བྱེད།། ཅེས་གསུང་། སྨད་གཟེར་ལ་གཉན་ཡོད་ན། ཨན་ཧོང་[སྟོང]དང་སྐལ་འདབ་ཏུ་[འདབས་སུ]དམར་ཐིག་འོང་། མིག་ལ་རྩ་རིས་དམར་པོ་མདུང་ཚུགས་ལྟངས་པ་འོང་། རྩ་ལྡུམ་དྲལ་བྱེད། སྙིང་མི་དགའ། འཚིག་པ་ཟ། རྐྱི་ལམ་ཟ་ཟེ་མང་། ཞུད་ སྐང་། ལྟེ་དཀར། རླུང་འབྲུམ་དམར་ཅིག་འོང་། ཁོང་སྐྲན་རྒྱུག་བ་སྲུ་ལྡོག ཆུ་མར་ནག་འདྲ་བའམ། ཚ་ཆུ་ཡིན་ཀྱང་མི་ལྡོག རྟགས་ཀུན་ཚང་ན་སྲིད། གང་ཡང་ཉུང་བ་བཅོས།

གཉན་རིམས་སྐབས་སུ། བྱང་པས། རྒྱ་ནད་མིག་སེར་སྤྱི་རྟགས་འདྲ་བ་ལ།། གཉན་ཚད་གཉིས་ཀ་མཁྲིས་ཡུལ་ཁོ་ནར་བབས།། ཤེས་[ཞེས]དང་། གཉན་རིམས་གླུ་བདུད་འབྱུང་པོས་རྐྱེན་བྱས་ནས།། ཁྲག་མཁྲིས་ཚ་བ་རླུང་གིས་བསྐྱོད་པ་ཡིན།། རང་སར་མི་གནས་སྟོད་སྨད་ཀུན་ཏུ་རྒྱུ།། དེ་རྟགས་ཕལ་ཆེར་རིམས་ཀྱི་འདྲ་བ་ལ།། རྩ་རྒྱུད་སྒོམ་ཕྲ་ཌི་ལྟར་བྱུང་གྱུར་ཀྱང་།། འདར་ཞིང་མགྱོགས་སྟོད་འགྱུར་ལྡོག་མང་བ་ཡིན།། ཆུ་དམར་ཀུ་ཡ་འཐུག་ལ་ལོག་པའི་རྗེས།། སྨུག་གམ་ཡང་ན་དམར་སྐྱ་རྙོག་པ་ཡིན།། ལྟེ་

སྐམ་བུར་མདོག་འདྲ་ལ་མིག་སྲིན་དམར།། རྩ་རིས་ཐུར་ཕྱོགས་རྩེ་མོར་ནག་ཐིག་ཡོད།། ཞེས་དང་། གཉན་གཟེར་གྱི་རྟགས་ལ། གཟེར་ས་གང་དེ་ཕུར་པ་བཙུགས་པ་འདྲ།། དགྱེ་སྐྱ་མི་ཤེས་ལུས་འདར་མིག་མི་ཐེགས།། སྲིན་རྩ་འཕར་དྲག་གཟེར་སར་དམར་ཐིག་འོང་།། ཞེས་བཤད། ཁྲིད་པར་གྱི་བབས་ས་ལ། མན་ངག་རྒྱུད་འགའ་ཞིག་ཏུ། སྙིང་ལ་བབས་ན་མིག་དམར་ནུ་འཛིངས་[མཛིང]གཟེར།། ལྟེ་སྐམ་དྲན་པ་མི་གསལ་ཕྱལ་ནས་འོང་།། ཞེས་དང་། མཆེར་བབས་འདྲེ་ཚུགས་བལྟ་ལ་སྤྲིད་པ་མང་།། རྩིབ་ཐུང་གཡོན་གཟེར་ལུས་ལ་འབྲུམ་ཚུང་འོང་།། ཞེས་མཚན་དུ་འོང་བ་དགྲུས་ལ་ཆད་པ་འདྲ། བིག་པན་སོགས་བཞི་བསྲེག་པ་ལ་ཚ་བ་ཆེ་ན་གྱི་ལྟེ་མི་བསྲེག་པར་བཞེད། སྟོད་བབས་ལ་སྤྱི་སྨན་སྙིང་དུ་ཕོ་བར་བབས་ན་སྦྲི་[སྤྲི]ཡང་གུ་བསྣན། བྲག་ཞུན་བསྐྱེད། མཁྲིས་བབས་ཏིག་ཏ་གསེར་མེ་བསྐྱེད། བོང་དཀར་བསྣན། རྒྱ་སོང་བབས་ན་བྲག་ཞུན་བོང་དཀར་བསྐྱེད། དུག་ཙུངས་བསྣན། འབྲུ་སྤོབས་ཆེ་ན་ཧ་བོའི་མེ་ཏོག་བསྣན། ལྐངས་[ལྐང]བབས་རྒྱ་ཚ་ཐིག་སྲིན་བསྣན། སམ་[བསམ]སེར་བབས་ན། གུར་གུམ། དོམ་མཁྲིས། དབང་ལག་བསྣན། སྟོད་བབས་སྤོབས་ཆེ་ན། དུར་བྱིད་གསུམ་གཉིས། ཐར་ནུ་གསུམ་ཀ། སླ་རྩི། སྟག་ཤ བོང་དཀར་གྱིས་སྦྱང་། ཐང་བཤལ་ནི། ཨ་རུ་མཆུ་སྣུང་། ལྷུམ་རྩ་བསྐུས་པས་སོ།། དོན་བབས་ཀྱི་ཚ་བ་རབ་ལ་ག་བུར། འབྲིང་ལ་ཙན་དན། མཐའ་མ་ལ་འགིའུ་ཕྱཾ་གིས་གཙོ་བོ་བྱའོ།། རླུང་ལ་མེ་ཚ[བཙའ]། མཁྲིས་པ་ལ་སྦྱོངས། བད་ཀན་ལ་རྟོལ་དབྱུང་། ཁྲག་ལ་གཏར་ཁ་གདབ་བོ།། ཟས་ཀྱིས་ངོ་བསླང་[སླན]ནི། ཟས་ཀྱིས་རླུང་སྣ་མནན་པོའོ[པའོ]།། རླུང་ཁྲག་འཐབ་དུས་ཧྥ་ཏིའི་སྦྱོར་བ་ནི། ཉུས་ཁྲུས་འཕྱུལ་ཏེ་རྐྱངས་དང་ཐོ་རངས་བཏང་། ག་བུར་རྒྱལ་སྔོན་ནི་ཙན་དན་ཡོད་པ་སྐྱེ་གུང་གཉིས་བཏང་། ཁ་ཟས་ཀྱང་གུང་གཉིས་བསིལ། རྐྱངས་ཐོ་རངས་དྲོད་

བཏང་། རྒྱལ་བློན་གསུམ་ནི་གོང་གི་ག་བུར་རྒྱལ་བློན་ནོ།། ལྷག་ཁྲུང་སེར་བུ་ནི་སྐྲ་འཚམས་[མཚམས]སོ།། གཞུག་ཐུང་སྦྱོར་བ་ཆང་ལ་བསྐུས་ལ། ག་བུར། བཙུ་[ཙུ]གང་བཏབ་ལ་བཏང་། སྨིན་ནས་ག་བུར་འགིའུ་ཕཾ་ཅན་དན་གསུམ་ནི་གཙོ་བོ་ཚ་བའི་སྟོབས་དང་སྦྱར་རོ།། ལེབ་རྒན་སྣ་ཁྲག་འཛག་པའི་ཙན་དན་ནི་དམར་པོའོ།། སླད་གཟེར་ལ་གཉན་གྱི་རྟགས་ཡོད་ན། དུར་བྱིད། རི་ཤོ། གཡའ་ཁྲི། བོང་དཀར་སྐྱུགས་བྱ། ཚོགས་[མཚོག]སྙིང་བསྲེག་པ་ནི། སྐྲ་འཚམས་[མཚམས]གྱེན་སོར་བཞིར་པྲ་[སྦྲ]བ་ལྕེས་བསྣམ། ཐང་བཤལ་ནི་འབྲས་གསུམ། ལྕུམ་རྩ། དུར་བྱིད་དོ།། དེ་རྗེས་ལ་སེ་འབྲུ། ཤིང་ཁྲུན། རྣྭ་ཏི། ག་གོ་ལ་སྦྱར་རོ།། མི་ཚོགས་ན་བཤལ་ལ། ལྕུམ་རྩ། དུར་བྱིད། ཨ་རུ་མཆུ་སྐྱང་། སྐྱེར་ཤུན་གྱི་ཐང་བཤལ་བྱ། ག་བུར་རྒྱལ་བློན་གསུམ་གྱི་ཁུ་བ་ཡང་བལ་རྩེས་[རྩོས]བྱེད། ལྷག་པའི་སྐྲ་འཚམས་[མཚམས]བསྲེག་ཅེས་པ་ལ་གྱེན་དུ་མཚོན་གང་སར་བསྲེག་པ་མན་ངག་ཏུ་བཤད། རྐང་མཐིལ་མཐེབ་རྙིང་[སྙིང]བསྲེག་པ་གསེར་གྱི་མེ་ཚས་[བཙལ]བྱ།

འདུས་རིམས་ཀྱི་སྨྱུང་བ་རྣམས་པ་ལ་མི་བྱ། སྦྱོད་བཅས་ཚ་བ་ནི། ཨུ་སུ། རྒྱམ་ཚ། པི་པི་ལིང་བཏབ་པའི་ཐུག་པའོ།། མངར་བའི་བཤལ་ནི། ཤིང་མངར། རྒུན་འབྲུམ། དུར་བྱིད་དོ།། གནས་སྦྱར་གཏར་བ་ནི། སྟོད་རྩེ་ཆུང་། སྨད་ལོང་རྩ། མདུན་སྟོད་ཁ། རྒྱབ་སྐང་རྩ་གཏར་རོ།། མིག་ཆུ་སེར་ན་སྦྱང་བ་ནི། དུར་བྱིད། རྒུན་འབྲུམ་གྱི་གཙོ་བྱས་པས་སོ།། ཚོགས་དང་ཏུས་པ་ན་བའི་ཆུ་ལུམས་ནི་བདུད་རྩི་ལྔའི་འོ།། སྨད་འདྲེན་ནི། འོ་མ་ལྕུམ་རྩ་སྦྱར་བས་སོ།། འཇམ་རྩི་ནི། བུ་རམ། པི་པི་ལིང་། འོ་མ་སྦྱར་བའི་བོ[འོ]།། ཚ་བ་སྲི་དང་ཁྲུལ་[འཕྲུལ]ཏེ་ཞེས་པ་ནི་བཅོས་བསྲེ་བའི་དོན་ནོ།། པ་ཏོལ་གསུམ་པ་ནི། པ་ཏོལ། གསེར་མེ། དུག་ཅུང་ས་གསུམ་མོ།། སྐྱུགས་ཀྱི་[ཀྱིས]དྲང་བ་ནི། པོ་སོ་འཆའིའོ།། བཤལ་གྱི་[གྱིས]སྦྱང་བ་ནི། དུར་བྱིད། རྒུན་འབྲུམ་

ཀྱིའོ།། རྫོང་ལེན་ལྔ་པ་ནི། རྫོང་ལེན། གསེར་མེ། བླ་[སླ]སྒང་། གྲུ་དཀར། བ་གྲུ་ལྡིའོ།། ཚ་ལ་གཏར་བ་ནི། ཀུ་[སྐུ]ཏུའི་ཐང་བཏང་བའི་རྗེས་ལའོ།། **སླ་[སླ]སྒང་བརྒྱད་པ་ནི།** བླ་[སླ]སྒང་། པ་ཏོ་ལ། འབྲས་བུ་གསུམ། ནིམ་པ། རུག་ཙུངས། རྒྱན་འབྲུམ་བརྒྱད་དོ།། **བཙྭ་[བཙའ]ལྔ་བཞི་ཐང་ནི།** བཙྭ་[བཙའ]ལྔ། ཙན་དན། ཏིག་ཏ། སླེ་ཏྲེས་བཞིའོ།། **བྱེ་རུག་བཅུ་པ་ནི།** བྱེ་རུག སྤོས་དཀར། ཡུང་བ། སྐྱེར་པ། བྲག་ཞུན། རུག་ཙུངས། བོང་དཀར། འབྲས་བུ་གསུམ་སྟེ་བཅུའོ།། **སླེ་ཏྲེས་གསུམ་ཐང་ནི།** སླེ་ཏྲེས། བླ་[སླ]སྒང་། ཀུ་[སྐུ]ཏུ་གསུམ་མོ།། ཏུས་སྟའི་འཇམ་རྩི་ལ། པི་པི་ལིང་བསྣན། སྨད་པར་བབས་པའི་རྟགས། ཁ་མིག་ཡོ། ལག་པ་གཉིས་བཤལ་བ་འབྱུང་། རང་རང་རྩ་གཏར་བ་ནི། གཉན་མེད་ན་རྒྱུན་རིམས་གང་བབས་རྩ་གཏར། རྟག་པའི་རིམས་དྲུག་མགོ་དང་སྟོད་ཁ་གཏར། ཉིན་གསུམ་པ་རྩེ་ཚུང་དང་དཔུང་རྩ་གཏར། ཉིན་བཞི་པ་ལྷག་རྩ་གཏར་རོ།། གཉན་རིམས་བཅོས་པའི་ཆོས་སྨན་ནི་གསར་མའི་བདུད་རྩི་རིལ་བུ། ཉིངས་མའི་སྨན་སྒྲུབ་ཀྱི་སྨན་ནོ།། འཇོམ་པ་ནི་བོང་དུག་པའོ།། ལྕོག་དུག་པ་ནི། ཙོ་ལུགས་ཀུ་བའོ།། སྒྲོ་ཕྱུས་[ཕུས]པ་ནི། སྒྲོ་བའི་མེ་ཏོག་གོ། བྱེ་བྲག་པའི་སྙིང་ལ་བབས་ན། ཛཱ་ཏི། ལི་ཤི། ཨ་ག་ཏུ་བསྣན། གློ་བའི་སྨན་གྱི་སྟེང་དུ། པ་ཡག་པ་དང་ཁྲི་ཤྭེ་བསྣན། མཆེར་པར་བབས་ན། ཀ་ཀོ་ལ་དང་། བས་[བ]ཤ་ཁ་བསྣན། འདིར་བྱུང་པས། བཤལ་གྱི་[གྱིས]སྦྱོང་རྗེས་སྤྱི་སྨན་ལ། སྟག་ཤ འཇོམ་པ་ཚ་བསྐྱེད་པ་དང་། ཏིག་ཏ། གསེར་མེ་བསྣན། སྨན་ཐུན་ཆེ་བར་གཏོང་།

རྒྱ་ནད་མིག་སེར་ལ་ཏིག་ཏ། གསེར་མེ་གཞག ཐུན་གྲངས་མང་བར་གཏོང་། ཤྭེ་སྐམ་པོར་ཡོད་པ་གས་ནས་ཁྲག་འབྱུང་རྣོན་པར་སོང་ན་གཉན་ཙུང་ཟད་ཞི་བ་ཡིན། གཟེར་ལ་སྤྱི་སྨན་སྟེང་དུ་མིང་ཅན་ནག་པོ་དང་། རུག་ཕུས་བསྔོན་[སྔོན]པར་བཞེད། ཡང་བྱུང་པ[པས]། གཟེར་ནད་སྟོབས་ཅན་

ཕྲེ་མས་མ་སེལ་ན།། ཨ་བྲུག་ཤ་ཆེན་ཐར་ནུ་ཆུ་རྩ་དང་།། འཛོམ་པ་གངས་ཆུར་སྦྱར་ལ་ཁྲུས་ཀྱི་[ཀྱིས]སྦྱང་།། ལུད་པ་དམར་དངས་ཚལ་[མཚལ]མདོག་ཁོ་ནར་ཡོང་།། འདི་དུས་ཐེ་ཚོམ་མི་དགོས་གཏར་བས་ཕན།། གཉན་ཚད་ཀུན་ལ་རི་ཐང་ངེས་པར་འབྱུང་།། དེ་ཡང་བཞི་[གཞི]མ་རླུང་ཤས་ཆེ་བའམ།། གཉན་ཚད་རླུང་དང་སྔོངས་པ་རླུང་སྔོབས་ཅན།། གཉེན་པོ་སྨན་ཐུན་གཅིག་གཉིས་སོང་མ་ཐག། རྩ་རྒྱུག་ཐུར་ཀྱང་མནན་ན་མི་བཟོད་ཅིང་།། ཁྲིད་པར་དུ་ཡང་ཐོ་རངས་ལྡེ་སྐམ་འགྱུར།། འདི་དུས་རླུང་གི་ཞུ་འཁྲུགས་སྨན་ལ་བསུ།། རླུང་མ་མནན་ན་རླུང་གིས་ཚ་བ་སྐྱེ།། རླུང་གིས་བསྐྱོད་ན་མེ་ལྡེ་འབར་བ་བཞིན།། ཏ་ཅང་རྫོང་སྦྱོར་དྲགས་ན་ཚད་པ་འཕེལ།། སྤྱི་སྨན་སྙིང་དུ་ཨ་གར་བསྟན་པ་དེ།། སླེ་ཏྲེས་གཙྨ་ག་རིའི་ཐང་གིས་ཕུལ།། རླུང་རྟགས་ནུབ་ནས་སླར་ཡང་བསིལ་དེད་བྱ།། ནད་ཀྱི་སྐྱང་ལ་རི་ཐང་རྟགས་བྱུང་ན།། དེ་ནི་མཁྲིས་པའི་ཞུ་ཁྲུགས་[འཁྲུགས]ཤེས་[ཞེས]བྱ་སྟེ།། ཨ་ག་རུ་དང་ལི་ཤི་བསྟན་པ་དེ།། སླེ་ཏྲེས་གཙྨ་ག་རའི་ཐང་གིས་དབུལ།། ཐ་མ་གཉན་ཚད་གཉིས་པོའི་སྔོབས་ཞི་ནས།། རླུང་མགོ་སྐྱེས་པ་བད་ཀན་རི་ཐང་ཡིན།། ཚད་གཞུག་རླུང་གིས་བུས་པའི་མི་འགྱུར་རྟགས།། རྩ་རྒྱུག་ཐུར་ཀྱང་སྟོང་ལ་མནན་མི་བཟོད།། ཆུ་མདོག་དམར་སྐྱ་དངས་ལ་ལྦུ་བ་ཆེ།། ཡང་ན་ཀུ་ཡ་འཐུག་ཅིང་སྤུ་རྩེ་འདྲ།། གཟེར་བ་ཡོད་ཀྱང་མ་ངེས་གར་ཀྱང་འཕོ།། སྨོམ་དད་ཆེ་ཡང་མ་ཐུངས་[འཐུང]སྐྲན་པས་ཚུགས།། ཇམ་འདེགས་དབུགས་ན་[སྣ]ཐུང་ཀྱང་[ཡང]སྣ་སྦུག་ཏར།། བསིལ་སྨན་བཏུད་[བསྟུད]ན་ལྷག་པར་མཐུ་སྐམ་བྱེད།། ལྡེ་སྐམ་ཕན་ཆད་རླུང་འབུད་ཡོད་པ་ཡིན།། སྐམ་ལ་རིད་ན་རླུང་པས་ཚད་པ་མཐོ།། ནག་ལ་སྐམ་ན་གཉན་རླུང་ཕྱེད་མར་ཡོད།། སེར་ལ་སྐམ་པ་རླུང་ཚད་ཕྱེད་མ་སྟེ།། དམར་ལ་སྐམ་པ་རླུང་རྟགས་ཁོ་ན་ཡིན།། ཨ་གར་ཆ་གཅིག་ལི་ཤི་ཆ་གཉིས་དང་།། ཛཱ་ཏི་ཆ་གསུམ་ལྷན་གཅིག་བྱས་པ་དེ།། རླུང་

ཚད་གང་ཆེའི་རྟགས་དང་སྦྱར་བ་ཡི།། སྤྱི་སྨན་སྟེང་དུ་བསྣན་ལ་བཏང་བར་བྱ།། ཅེས་ཀྱང་རླུང་མ་ཞི་ན་ཤིང་ཁུན་བསྣན།། གོང་གི་སྨན་གསུམ་སྦྱར་བས་མ་ཞི་བར།། རླུང་ཚད་འཐབ་ན་ག་བུར་ཤིང་ཁུན་གཉིས།། དྲི་ཐོན་གོང་གི་སྨན་སྟེངས་བསྣན་ལ་བཏང་།། རླུང་འདུད་སྟོབས་ཆེན་ཚ་བ་སྲོག་རྩར་འཕྱུལ།། སྨྱོའམ་ལྐུགས་ན་ཚིགས་པ་དང་པོ་དང་།། དུག་བདུན་དཀར་ནག་འཚམས་[མཚམས]སུ་མེ་བཙའ་བྱ།། འཐིབས་ན་ག་བུར་བཅུ་བཞི་སྦྱོར་བ་ལ།། ཏིག་ཏ་བསེ་རུ་བཞག་ཅིང་བོང་དཀར་བསྣན།། བཟང་དྲུག་ཏྲོད་རྣམས་ཐུན་ཚད་བསྐྱེད་ལ་བཏང་།། རྣ་བ་འོན་ན་སུགྨེ་བསྣན་ལ་བཏང་།། རླུང་གི་མཁྲིས་ཡུལ་འཁྲོགས་པའི་རྟགས་སུ། རླུང་རྟགས་ཆེ་བའི་སྟེངས་སུ་མིག་སེར་བའོ།། རྒྱུ་མར་བབས་པའི་རྒྱུ་རུས་ནི། རྒྱུ་གཟེར་གྱིས་ཤི་བའི་རུས་པའོ།། གཞུང་སྨན་སྟེང་དུ་འབྲུག་རུས་བསྣན་པར་བཤད། རྒྱམ་ཚྭ་བཞི་པའི་རྫེས་ཀྱི་ཐང་བཤལ་ནི། ལྕུམ་རྩ། རྒྱམ་ཚ། ཨ་རུ་མཆུ་རིང་། གསེར་མེ། པི་པི་ལིང་རྣམས་སོ།།

བཅུ་གཉིས་པ། འབྲུམ་པའི་ཚ་བ་གསོ་བ།

འབྲུམ་པའི་ཚ་བ་ལས། སྤྲངས་[སྐྲངས]པ་སླང་གཉའ་ལ། འབྲུམ་པའི་རྣམ་པ་གཏན་མེད་པའི་ཤ་འཕར་ཞིང་ཤ་མདོག་དམར་བ་གཅིག་དང་། ཤ་ཁྲིན་ཡང་ཅུང་ཟད་སྤྲངས་[སྐྲངས]ཤིང་། འབྲུམ་པ་ལེབ་མོ་བར་ཅུང་ཟད་འབྲེལ་བ་ཅན་གཉིས་ཏེ། ཤས་ཆེར་འཆི་མ་མང་། ཁྲག་སྐམ་ཅེལ་ཏེ་ཤིག་ལ་རྣག་མེད་པར་ནག་ཐིག་ཤར་ན་འཆི། བྱང་པས། བྱ་འབྲུམ་དུས་སུ་འབྲུམ་པ་མི་སྨོགས་[རྫོགས]ཤིང་།། ཟས་སློད་[སློད]ཟླ་བ་འདས་ནས་སྐྱེ་ཡང་སྲིད།། མིག་གི་འབྲུམ་པ་དམར་ལ་འཐུག་པ་སྟེ།། འཕྱུལ་མ་ཐག་ཏུ་རིམ་གྱི་[གྱིས]

སྐམས་པ་ཡིན།། ཞེས་བྱ་འབྲུམ་དང་། མོག་གེའི་རིགས་གཉིས་ཀྱང་བཤད། ཐང་ལ་བྱུང་པ[པས]། མ་ནུ་དང་། བཙོད་སྔོན་ཟེར། ཡང་སྟོབས་ཆེ་ན་སྨིན་མི་དགོས་པས། རིམས་ནད་སྟོབས་ཆེན་གྱི་སྤྱི་སྨན་གུང་གཉིས་གངས་ཆུས་ཕུལ་ལ་ཐོག་མ་ནས་གཏོང་ཟེར་རོ།། བཙུད་ཤོར་བ་ནི། ཤ་མར་བུ་རམ་མོ།། ལྕུང་ཤོ་ནི། ལྕུང་ཐང་དང་། ཤོ་མའོ།། ཇོའི་རྒྱལ་པོ་སྡེ་བཞི་ནི། སྤྲལ་རྒྱབ་ཕོ་མོ་གཉིས། ཆིག་ཐུབ་དཀར་དམར་གཉིས་སོ།། བྱུང་པས། མདུང་རྩེ། སྤྲལ་རྒྱབ། མཚལ། གངས་ཐིག་[ཐིགས]བཞི་པོས་[པོའི]སུམ་ཀ། སྤྱི་སྨན་གྱིས་[གྱི]སུམ་གཉིས་གཉན་སྟོབས་ཆུང་ན་ཆང་། ཆེ་ན་གུ་གུལ་ཐང་གིས་དབུལ་བར་བཤད་པས། སྡེ་བཞི་འདིའི་ཇོ་སྨན་བཞི་ལ་བཞེད་པ་འདྲའོ།། མཆན་དུ་ཇོ་ཆང་གིས་དབུལ། རྩེ་གཡེར་ཤིང་ཐང་གིས་དབུལ་བར་བཤད། འབྲུམ་པ་སྨྱོགས་[རྫོགས]ནས་ལོག་པ་ལ་བྱུང་པས། ཚ་ལ། འཇོམ་པ་སྦྱར་བའི་ཕྱེ་མ། གུ་གུལ་དང་། བ་རུའི་ཐང་གི་[གིས]དབུལ་ཟེར། དཏུལ་ཆུ་ནི། སྣར་བུའམ་སྤགས་ཀྱི་[ཀྱིས]བཤིག ཏྲུག་ཡར་ནི། སྤ་གྲོ[དྲོ]། རྐོངས་མོ། སྲོད། ཐོ་རངས། གུང་གཉིས་སོ།། འབྲུམ་པ་རྟག་ཏུ་མ་སོང་བར་དུ་ཆང་བསྲུང་། འབྲུམ་རྗེས་བསུབ་པ་ལ། ར་ཚིལ་སོགས་ལ་འབྲི་མོག་བསྣན། མཏྟུག་ཏུ་གཡེར་མ། བུ་རམ། སྤྲང་སྦྱོན་སྦྱར་བ་བྱུག ཞོགས་པ་ཁྲུས་བྱ། ཉིན་མོ་སྨན་བྱུག ཉི་མ་ལ་ཡུན་རིང་མི་བསྡད། ལྐུགས་པ་བསྲུང་། བྱུང་པས་ནག་པོ་རིགས་གསུམ་ག་ལ། སྐྱ་ནད་དུས། སྤྱི་སྨན་ལ། རྡེ་ཤ་ནག་པོ། མིང་ཅན་རྒྱལ་བའི་སྤྱིན་བསྣན། སྨན་ནད་མ་བྱུང་བར་དུ་སྐྱུར[བསྐྱུར]། འཕྲུལ་རན་ནས་ཇོ་སྨན་གུ་གུལ་ཐང་གིས་དབུལ། ཅེས་ཀྱང་མ་ཐོན་ཇོ་རྩེ་འདྲེས་པ་སྦྱར་བའི་སྟེང་དུ། དཏུལ་ཆུ་སྨུ་ཟེ་བརྗིད་[ལྡིད]མཉམ་གྱིས་བཏུལ་བ་སྦྱར་བ་ཆང་གི་[གིས]དབུལ་རྟུལ་འདོན། དེ་ནས་ཇོ་རྩེ་སྤྲགས་མ་ཕག་རིལ་ཁྲུ་བ་དང་ར་ཁྲག་སྦྱར་བས་དབུལ་ཟེར། དཀར་པོའི་སྨན་དང་པོར་ཆང་གིས་དབུལ།

དེ་ནས་ཆུ་བཀོལ་[བསྐོལ]གྱིས་དབུལ་ལོ།། བྱིང་པས་བབས་ས་གནས་ཀྱི་སྐབས་སུ། སྤྱི་སྨན་ལ། ཛཱ་ཏི། ལི་ཤི། ཨ་གར་བསྣན། སློར་བབས་ལ། ག་དུར། ཁྲི་ཤྭེ། སྤང་རྒྱན་དཀར་པོ་བསྣན། རྒྱ་མར། གསེར་མེ། དོམ་མཁྲིས་བསྣན་ཟེར། མིག་ཏུ་བྱུང་ན། དྲོད་བཅུད་མི་བཏང་འབྲས་བུ་གསུམ་གྱི་ཐང་བཏང་། སྐྱེར་ཁཎྜ་དང་སླ་རྩི་ཆུ་གྲང་དང་སྦྱར་བྱུག མིག་ཏུ་རྣག་འཛག་འཛིབ་ཕྱུག་བླུན་གྱི་སྦྲོས་སྣང་། གྲི་བར་བབས་པ་ལ། སྤྱི་སྨན་ལ། སྤང་རྒྱན་དཀར་པོ། སྤང་རྩི། ཁྲི་ཤྭེ་བསྣན་ཏེ་བཏང་། གདབ་པའི་ཕྱེ་མ་མེ་ཏོག་གསུམ་པ་བསྣན། བཏུང་བ་ལ་ར་ཁྲག་དྲོན་མོ་བསྣན། ལྷངས་[ལྷང]པར་བབས་ན་ཆུ་སྲི།

བཅུ་གསུམ་པ། རྒྱུ་གཟེར་གྱི་རིམས་གསོ་བ།

རྒྱུ་གཟེར་ལས། སྟོད་འཁྲུ་ལ་དུད་ཁུ་འཁྲུ། རྒྱུ་ཤུན་འོང་། སྤྱི་བཅོས་ལ། ཟས་བཅོས་རིམས་སྤྱི་དང་འདྲ། ཚན་མོའི་རིགས་སྤང་། ཆུ་གྲང་མོ་བཏུང་། མཁྲིས་པའི་མེ་མ་བསད་ན་ཚ་བ་མི་ཆོགས། མཆིན་མའི་[པའི]ཟགས་མ་བསྡམས་ན་འཁྲུ་བ་མི་ཆོད། རྒྱུ་མའི་རྡུལ་མ་བསྡུངས་ན་གསོ་ཡོང་མེད། སྟོད་ཀྱི་རོ་མ་སྦྱངས་ན་འཚོ་བ་བྲལ། སླ་རྩི། ཡུང་བ། ཁྲི་ཤྭེ། གང་རྡུང་གི་[གིས]སྟོད་ཀྱི་རྩི་བསྡུང་། མ་བསྡུངས་ན་སྟོད་འདྲུལ། ཆིག་ཐུབ་གསུམ་ནི། རི་བོང་སྣད་པ། དོམ་མཁྲིས། ཏིལ་ནག་པོ་གསུམ་སྤེ་ཚུར་སྦྱངས་ནང་ནུབ་བཏང་། གུར་གུམ། བཙུ་[ཙུ]གང་། ཨུཏྤལ། ཏིག་ཏ། བ་ལེ་ཁ། བྲག་ཞུན། བས་[བ]ཤ་ཁ། ཚ་བ་རབ་ལ་ག་བུར། འབྲིང་ལ་ཙན་དན། མཐའ་མ་འགིའུ་ཕྱཾ་གང་རྡུང་བསྣན། གུང་གཉིས་བཏང་། བྱིང་པས་བྲག་ཞུན་ཆ་གཉིས། འཛོམ་པ་ཆ་གཅིག བྲག་སྐྱ་ཧ་བོའི་མེ་ཏོག བོང་དཀར། དུག་ཞུངས། དོམ་མཁྲིས། སྤྲང་སྨྱོན་སྦྱར་བའི་རིལ་བུ་བཏང་། ཡང་ན། ཚ་

ལ། འཛིམ་[འཇིམ]པ། སྤང་རྩི། བོང་དཀར། དོམ་མཁྲིས། དུག་ཞུངས། བྲག་ཞུན། སླ་རྩི། བྲག་སྐྱུའི་མེ་ཏོག རེ་ཀོན་[སྐྱོན]ཕྱི་མ་གངས་ཆུས་དབུལ་ཟེར། གློན་གྱི་[གྱིས]ཁ་བསྒྱུར་བ་ནི། དམར་ན་བྲ་རྐང་། སེར་ན་དུག་ཞུངས། སྨུག་པོ་རེ་རལ། ཟ་ཁུ་ལ་ཀྱི་[སྐྱི]འབྲུམ། བེ་མནམས་[སྣབས]སུཙྪིལ་སྡེབ། བཤལ་ཐེབས་པའི་ཚད་དྲི་ཆུང་བའོ།། དྲི་ཆེ་བ་དང་བུངས་ཆུང་ན་བཅག་ལན་མང་དུ་བྱ། རྗེས་ཆུ་གྲང་གིས་བཅད། སྦྱངས་རྗེས་ཆིག་ཐུབ་གསུམ་གྱི་སྟེང་དུ། རྒྱུ་གཟེར་གྱིས་ཤ་བའི་ཐོད་པ། ཐོག་ཅུས། དགུ་དྲུས། ཆོས་སྨན། སླ་རྩི། བྲག་ཞུན་རྣམས་ཆུ་གྲང་ལ་སྦྱར་བ་བཏང་ངོ།། དེ་ཡང་ཐུན་ཆུང་ལ་གྲངས་མང་བར་བཏང་། དུགས་ཀྱི་བོང་ང་ནི་དཀར་པོའོ།། གུར་གུམ་དགུ་པ②ནི། གུར་གུམ། ཚལ[མཚལ]། དོམ་མཁྲིས། བྲག་ཞུན། ཏིག་ཏ། བཙུ་[ཙུ]གང་། བ་ལེ་ཁ། ཚོའི་[མཚོའི]ཚིགས། ཨ་རུ་ར་རྣམས་སོ།། འབྲུ་མདོག་བསྒྱུར་བྱེད་ལ། དམར་པོར་འབྲུ་ན། བྲ་རྐང་། རྒྱ་སྐྱེགས། ག་ར། སེར་ན། དུག་མོ་ཞུངས། དོམ་མཁྲིས། ག་ར། སྨུག་ན། རེ་རལ། ཁྲག་རྐང་། ག་ར། ཟ་ཁུ། སྐྱི་འབྲུམ། མི་མཁྲིས། ག་ར། བེ་མནབས[སྣབས]། སུཙྪི་ལ། ཐོག་ཅུས། ག་ར་སྦྱར་རོ།། ཆུ་སྒྲོག་[གྲོག]བུངས་ཆུང་ཆུང་བཏང་། ཆིག་ཐུབ་དཀར་པོ་ནི་སྤང་རྩི་དོ་བའོ།། དེའི་སྦྱོར་བ་རྩེ་[ཙེ]གུར་བཏང་། ཡང་ན་དགུ་དྲུས་སོགས་ཀྱི་སྦྱོར་བའི་ཨ་བྱག་ལྷུགས་ཀྱུ་བ་ལ་བྱེད། དེ་ལྟར་རྒྱལ་བློན་གྱི་སྦྱོར་བ་ལ་ག་ར་བཏབ་བ་འོ་མས་འཕྱུལ་བ་འབྲུ་གཙོད་ཀྱི་སྨན་ནོ།། རྒྱུ་གཟེར་རྒྱུ་འཁོར་གྱི་བསྡུས་ཐང་ལ། ཏོང་ལེན། སུམ་ཏིག་མནན[བསྣན]། སྲ་བྱེད་སྦྱར་ནི་ཕྱི་སྨན་ལ་མདེ་ཁར་གདག་གོ[གདགས་སོ]།། འབྲུ་བ་དྲི་བཅས་ཀྱི་བཤལ་ལ། ཆིག་ཐུབ་གསུམ། ཏོང་ལེན། ཐར་ནུ་སྦྱར། ཕྱི་ཐུག་སོགས་བོངས་ཆུང་བ་ནི་ཁྱིམ་བུ་དོ་གསུམ་ཙམ་གཏོང་། ཚ་བ་ཆོམས་པའི་ཚད་ནི་འབྲུ་བ་ཆུའི་མདོག་འདྲ་ལྷུ་བ་ཆེ་སྦྲ་བཅས་འབྱུང་། ཤ་ནུ་ནི་འོ་མའོ།། རྒྱ་ཡོང་གི་གསང་མདུན་རྒྱབ་བསྲེག

བཅུ་བཞི་པ། གག་ལྷོག་གསོ་བ།

གག་ལྷོག་ལས། རྟགས་ལ་བླ་རྩ་མལ་མི་ཐུབ། ཆུ་མི་ལྷོག་ཡང་[ཀྱང] སྲིད། སྐལ་འདབ་[འདབས]ཀྱི་རྒྱུན་སྤྲངས་[སྐྲངས]ཤིང་། སོགས་པའི་མེ་ཡོང་ནང་མའི་ སྡྲིན་འཁྲིལ་མོར་སྤྲངས་[སྐྲངས]པ་ཡོང་། ཉ་བཞིའི་བ་སྤུ་ཡོག སྤྲངས་[སྐྲངས]པ་ཆེ་ན་ཚབས་ཆེ། ཨ་ཟུར་ཏེ་ཉ་ཟུར་ཙམ་སྤྲངས་[སྐྲངས] ན་འཕྲིང་། ནག་པོ་གསུམ་ནི། མུ་ཟི། ཤུ་དག སླ་སྟི་གསུམ་མོ།། དཀར་པོའི་ཤ་ ལྷོག་སྤྲངས་[སྐྲངས]ཆེ་ཡང་འགྲོས་མི་རྐྱེན་[སྐྱེན]པས་ཉེན་ཆུང་། རྩ་ལྷོག་རྩ་ སྐྲར་འོང་འགྲོས་རྐྱེན་[སྐྱེན]རྩ་གང་ལ་བབས་པའི་དོན་སྣོད་ལ་འཚེར། ཏུས་ ལྷོག་ཟུག་ཆེ་སྤྲངས་[སྐྲངས]ཆུང་། སྔོན་འགྲོ་སྦྱས་[རྫས]བཞི་ནི། ཀྱི་[སྐྱི]འབྲུམ་ གཅིག ནས་ཙམ་སྟེ་བཛྲེན[ཧྲེན]། ནས་དཀར་མོ་གསུམ། གཡེར་མ་འབྲུ་ གཅིག་དང་བཞིའོ།། ཆུ་འཕྱུང་། སྲིན་གནོན། ཙམ་[རྩམ]པ་མི་འགག ཆང་ མི་གནོད། རྩ་ཁ་འབྱེད། ཡོག་མི་འོང་བ་སྟེ་ཡོན་ཏན་དྲུག་དང་ལྡན། རླུང་ མཁྲིས་བད་ཀན་གནོན་པ་སྟེ་ཉེས་པ་ཁ་གནོན་པའོ།། འཇོམ་པ་དངོས་སུ་ར་ དྲུག་པ་ལ་བཤད། བོང་དྲུག་པས་ཀྱང་ཏུང་། ལག་ལེན་ལ། སྲན་མ་ཕོས་པ་ ཙམ་ཚ་བ་ལ་ག་ར་དྲུག་འགྱུར། གྲང་བ་ལ་བུ་རམ་བཞི་འགྱུར་དང་སྦྱར། མིང་པོ་བདུན་གྱི་སྲིང་མོ་ནི་བྲག་སྐྱུ་ར་བོ། བོད་ཚ་ནི་བྱང་ཚའོ།། གསུམ་ གྱི་རེ་རེ་གཅེས་ནི། དུག་སྨན་ལན་གསུམ་གསུམ་ལ། ཡོག་ནོན་ཐུན་རེ་རེ་ གཏོང་བའོ།། གཉེན་པོ་མེད་པ་ཐངས་[ཐེངས]འགའ་སྐྱུར་[བསྐྱུར]ཡང་གསོད་ རྟགས་མེད་ན་འཆི། ནད་མ་གསོད་ཀྱང་ནག་འཕྱུག་འཆི། གཉེན་པོ་ཡོད་པ་ལ་ བཙན་དུག་ཆ་གཅིག ཨ་རུ་ར་ཆ་བཞི། གཞན་རྣམས་ཐུན་རེ་རེ། དངུལ་ཆུ་སྔོན་

ན། དངུལ་ཆུ་ཞོའི་བཞི་ནམ། སྣར་བུ་ཞོ་གཅིག་གིས་གཤིག་[བཤིག]པར་བྱའོ།། ཚོ་གཅིག་ལུས་གཉིས་བླངས་པའི་ཤ་ནི་སྦལ་པ། གཞན་གདུག་པ་ཅན་གྱི་ཤ་ནི། སྡིགས་[སྡིག]པ། སྦྲུལ། རྩངས་པ། རྨིགས་བུ། སྦུར་ནག སྲེ་ལོང་། ཏེ་ལོ། བྱ་རྒོད། ཕུ་ཤུད། ཝག་པ། ཧ་ནླ་ཟིངས་པོ། ཇོ་མུ་ཟེ་གསེར་ནག ལྡོང་རོས། བ་ལ། རྩི་བཟང་དྲུག གུ་གུལ། སླ་རྩི། སྤོ་ལྷུགས་ཀྱུ་བ། ཕྲི་[ཕྲི]ཡང་ཀུ། སྣག་ཤ་བ། བྱ་རྒོད་སྤོས། ཐྱི་ཙག་པ། རྩད། སྤང་རྩི། བ་སྤུ་བ། ཤུག་ཚེར་ཅན། ཚེར་མ་ཅན། ནླ་[སླ]བ། སེང་ལྡེང་། གཡེར་མ། བྲ་མ། ཀྱི་བ། སྐྱེར་པ། མཛོ་ཤིང་། ཐྱི་ཚེར། དུག་ལ་བོང་དུག བོང་བ་ནག་ཆེན། ར་དུག སྤྱང་ཚེར། རེ་ལྷག་པ། ཐར་ནུ། དུར་བྱིད། ཐང་ཕྲིམ་[ཕྲོམ]པ། རེ་ཤ་བ་རྣམས་ཏེ། ཚད་ལྡན་སྦྱར་བ་ནི། དུག་སྨན་ཚ་གཅིག ཚེར་སྨན་ཚ་གཉིས། ཤ་སྨན་ཚ་གསུམ། དྲི་སྨན་ཚ་བཞི། དངུལ་ཆུ་གཏོང་ན་གོང་བཞིན་དྲི་ཆུ་ནི་དགེ་སློང་གྲོང་པའི་ཆོས་ཀྱི་[ཀྱིས]མ་གོས་པ་དང་། བྱིས་པ་ལོ་བརྒྱད་པའི་ལ་བྱ། འདམ་འཐགས་བྱང་བར་བྱའོ།། སྔགས་ནི་ཧྲི་ཁ་ཧེ་ཁྲི་ཚེ་བཟླ། བྱ་ཁྱུང་ནི། རང་ཉིད་ལྷགས་ཀྱི་བྱ་ཁྱུང་ར་དང་ཆུ་སྲིན་ལྷགས་ལས་གྲུབ་པར་སྒོམ། མི་ཀླུང་ལྡོག་པ་ལ་ཕུ་མི་གདབ། གཞན་ལ་གང་འབྲོས་པའི་ངོས་ནས་བརྫིག གྲངས་སྟོང་བཟླ། རྒྱལ་བློན་ནི། ཐར་ནུ་ཆུ་རྩ། ཧོང་ལེན། བཅག་[ལྕུག]ཆུ་བཀོལ་[བསྐོལ]ལ་བྱ། གསོད་སྦྱོང་ཆིག་ཆོད་ལ། དུག་གི་ཕུཥྤ་མེད་ན་རྩ་བས་ཚུང་། ས་ལྡོག་ལ་ས་ཕུག་ཏུ་མི་ཉལ། མེ་ལྡོག་ལ་མེ་ཉེ་ལ་མི་ཉལ། ཆུ་ལྡོག་ལ་ཆུ་མི་འཐུང་། ཀླུང་ལྡོག་ལ་ལྷགས་པ་ལ་མི་བསྡད། ཀྱི་སྤྱང་ནི། ཀྱི་བ་དང་། སྤྱང་ཚེར་བའོ།། བྱུག་པའི་དབུས་སུ་མཐེབ་ཆེན་གང་ཙམ་སྟོང་པར་གཞག འབྲོས་ན་[སྣ]གནོན་པ་ལ། ཚོན་སྐུད་སྣ་ལྔ་ལ་བྱུགས་པ་བྱུགས་སྔགས་བཏབ་ཏེ་[སྟེ]སྤྲངས་[སྐྲངས]པོའི་གོང་དུ་བཅིང་། མི་ཡིས་ལུང་སྐོ་དགག་པ་ནི། རྐང་པ་ལ་བྱུང་ན། ཕུས་མོའི་གཉའ་གོང་། ལག་པ་ལ་ཨ་སོ། གཞན་ལ་

གང་འབྲོས་ཀྱི་རྩ་སྔོ་བསྣུམ། རི་བོའི་རྩེ་ལ་མེ་རྒྱ་གདབ་པ་ནི། ཁོང་དུ་ཤོར་རམ། ལུས་ཀྱི་སྨུབས་སུ་བྱུང་ན། སྤྱི་གཙུག ཨན་སྟོང་། དྲུག་བདུན། དཀར་ནག་འཚམས[མཚམས]། སྲིན་ལག ཀང་མཐིལ་རྣམས་ཏིལ་པས་བསྲེག མཐའ་མ་དམག་གི་[གིས]བསྐོར་བ་ནི། སྤྲངས་[སྐྲངས]སྣ་དང་སྤྲངས་འཚམས[སྐྲངས་མཚམས]སོར་རེས་མ་རེག་པར་བསྲེག སྙིང་དུ་གནམ་ལྕགས་དབབ་པ་ནི། ཉའི་ཟྀ་བ། སྤྲུལ་གྱི་མཇུག་མ། སྟོམ་དང་ཏ་ནླའི་ཀང་པ། སྡིགས་[སྡིག]པའི་ར། སྦལ་པའི་རྒྱབ། ཅོང་[ལྕོང]མོའི་མགོ། ན་ཆུང་ནུ་མའི་དཀྱིལ་དུ་བཟེག སྤྲངས་[སྐྲངས]པོ་ཆེ་ན་སྤྱང་རྫེས་སུ་བསྲེག འབུར་དོད་ན་རྒྱ་གྲམ་དུ་བསྲེག སེམས་ཅན་དེ་རྣམས་སྤྲངས་[སྐྲངས]པོའི་དབྱིབས་ཡིན་ཞིང་། སྤྱང་རྫེས་ནི་མཐའ་འཁོར་བར་ཚུགས་གཅིག་ལ་གཅིག་རེག་བཟེག་པ་དང་། ཏིལ་པ་ནི་ནར་ཐབས་སུ་བཟེག་པའོ།། ཡན་ལག་བཞིན་དུ་བཅོས་པ་ནི། སླིན་མ་སླིན་བཏག་པ། དབུགས་ཐབས། བཅད་ཐབས་རྣམས་སོ།། རྩ་བྱེར་གྱི་འཕར་རྩ་ལ་བྱེར་ན་མེ་ཚ[བཙའ]། ཁྲག་རྩ་ལ་བྱེར་ན་གཏར་བ། ནང་རྩ་ལ་བྱེར་ན་སྦྱོངས་བྱ། སྐྱིར་བྱེར་ནས་སྐྱི་བུན་བྱེད་ན། སླ་ངའི་དྲེག་པ། ཕ་བ་གོལ་གོལ། དུ་བ་བྱ་བལ་མ་རྣམས་མར་དཀར་དང་སྦྱར་ནས་བྱུག་དར་གྱིས་བགྲི[དགྲི]། ལྷགས་བྱེར་བསྟུད་[སྟུད]པ། རྒྱ་ཁ་ཆེ་ན། སུག་པ། ཆུ་མ་རྩི། བོང་དཀར། དྲེས་མ་དཀར་པོའི་སྐོགས་པའི་ཐལ་བ་རྣམས་མར་ལ་སྦྱར་བྱུག རྣག་བྱེར་ཆིངས་ཡན་ལག་བཞིན་བྱ། གཉེན་པོས་བསད་པ་ནི། རྡེ་ཤ་ནག་པོའི་ཕྱེ་མའི་སྦྱོར་བས་སོ།། ཚུར་གཉིས་ནི་སེར་ཚུར། ནག་ཚུར་གཉིས་སོ།།

བཅོ་ལྔ་པ། ཆམ་རིམས་གསོ་བ།

ཆམ་རིམས་ལ། སློ་ཆམ་གྱི་གྲང་ཐང་ལ། ཚབས་ཆེ་ན། ཞུམ་[འོམ]བུ།

ཨ་རུ་ར། ལུག་མུར། བཙོད། གོ་སྙིད་བསྔོན[སྔོན]། བསིལ་བཅུད་ནི་བ་ཤ་བ་ཞོའོ།། དྲི་བཟང་བཞི་ནི། ཡན་ལག་བརྒྱད་པར། ཤིང་ཚ་སུགྨེལ་པ་ཏྲ་དང་།། གེ་སར་དང་བཅས་དྲི་བཟང་བཞི།། ཞེས་པ་ལྟར་ལས་པ་ཏྲ་ནི། ཤྲཱུ་པ་ཏྲ་དང་། གེ་སར་ན་ག་གེ་སར་རོ།། བྱང་པས། རིམས་ཆམ་སྐབས་སུ། དེས་མ་སེལ་ན་བསིལ་གསུམ་ཕོང་ང་དཀར།། སླ་གུལ་བྲག་ཞུན་འཛོམ་པ་སྦྱར་བའི་ཕྱེ།། སློ་རྡེས་གཱུ་ག་རིའི་ཐང་གིས་དབུལ།། ཟས་དང་སྤྱོད་ལམ་རིམས་བཞིན་བཅོས་པར་བྱ།། ཞེས་བསྟུང་བར་འདུག་ཅིང་ཆུ་བཀོལ་[བསྐོལ]འཐུངས་པས་མ་སེལ་ན་གཏོང་བར་བཤད་དོ།། །།

ས་བཅད་བཅུ་གཅིག་པ། ལུས་སྟོད་གསོ་བ།

ལུས་སྟོད་གསོ་བའི་སྐབས་ལས།

དང་པོ། མགོ་བོའི་ནད་གསོ་བ།

མགོ་བོའི་ནད་ལས། ཤ་སྣ་མང་བརྟུངས་ཞུས་བྲན་བཙོས་པས་བདུག། ཅེས་པ་ནི། ཤ་སྣ་མང་པོ་བརྟུངས་པ་ལ་ཞུ་སུའི་སྦྱོད་བྲན་པ་སྟེ་བཏབ་ནས་འོ་མར་བཙོ་བའོ།། ཐལ་ཏྲིས་ནི། ཤྲཱིཀྲ་དང་། ཨ་རྫ་ཤྲཱིཀྲ་ཞེས་པ་སྟེ། ཐལ་ཏྲིས་སུ་བསྒྱུར་བ། ཁ་ཅིག་གིས་བ་ལུ་ལ་འདོད་པ་དང་། ཁ་ཅིག་ནི་བ་སྤྲུ་ལ་འདོད་པ་དང་། འགའ་ཞིག་འོམ་བུའམ། ལུག་རུ་མེ་ཏོག་དོན་ལ་གནས་པར་བཞེད་པ་ལས། འདིར་ལུག་རུ་བ་སྟེ། ཨ་རྫ་ལུག་དང་། ཤྲཱིཀྲ་ར་ཙ་ཡིན་པས་སོ།།

གཉིས་པ། མིག་ནད་གསོ་བ།

མིག་ནད་ལས། རྟུང་ནི། མིག་ལ་ཕྱི་རུས་པའི་ཁྲིམ། ནང་ཚིལ་བུའི་ཁྲིམ། དབུས་སུ་ཆུའི་ཁྲིམ། མཐོང་བྱེད་རྒྱལ་མོའི་ཁྲིམ་སྟེ་ཟར་མའི་མེ་ཏོག་ལྟ་བུའི་རྩ་ལ་ནད་ཞུགས་པའོ།། མིག་ནད་པྲ་ངན་ལ་སྐྲ་ངན་ཞེས་པ་མ་དག་སྟེ། ལིགས་ཉེས་ཀྱི་པྲ་ངན་པའི་ནད་ཀྱི་དོན་ནོ།། ཨ་བ་བཙོ་ལྔ་ལ། རྗོ་ཨ་བ་མདུང་རྩེ། ཤ་ཨ་བ་སྤྲུལ་ཤ རྩ་ཨ་བ་དངོས་སོ།། སྦོ་ཨ་བ་སྦོ་རྟག་ཏུ་ཏུ། འབྲས་བུ་ཨ་བ་ཨ་རུ་རའོ།། དཔྱད་ནི། རླུང་ལ་སྣུམ་བཙོས། མཁྲིས་པ་ལ་ཁྲུས། བད་ཀན་ལ་སྐྱུགས། ཁྲག་ལ་གཏར་ཁ་བྱའོ།། སེར་པོ་གཉིས་ནི། ཡུང་སྐྱེར་རོ།། མེ་

ཡོང་གཡའ་བསྐོས་ནི། མེ་ཡོང་ལ་མར་བྱུགས་ཏེ་གཡའ་བླང་པའོ།། རག་དུད་ནི་རག་གཡའ་དང་། དུད་པ་བྱ་བལ་མའོ།། སག་རྩི་ནི་སག་རམ་རྩི་སྟེ། ཟངས་ལ་ཞོ་ཚ་བྱུགས་ནས་སྔོན་པོར་སོང་བའོ།། སྨིན་མའི་གཏེར་ནི་འཛོད་[མཛོད]སྤུའོ།། གསལ་བྱེད་དགུ་པ་ནི། བདུན་པའི་སྟེང་དུ། སྦྲུལ་ཤ་དང་། སྔོ་ཨ་བ་བསྣན་པའོ།། རམ་ཉེ་གཉིས་འོ་མ་ཡོད་པ་དང་། མེད་པའོ།། ཤིང་མངར་ལ་སོགས་པའི་སྦྱོར་བ་ལ་འབྲས་གསུམ་ཆེན་པོའི་མར་ཟེར་རོ།། ཙོང་ཞི་སོགས་ཀྱི་ཙོང་ཞི་ཞོ་ཕྱེད། ཨ་བ་རྣམ་གཉིས་ནི། སྔོ་དང་། རྩའི་འོ།། སྤྲངས་[སྤྲང]མ་སྲང་གཉིས། གསེར་རྗེ་དང་། ཤིང་མངར་སྲང་ཕྱེད་ཕྱེད། ན་ལེ་ཤམ་རྗོག་པོ་བཅུ་ཆུ་གཙང་མཁར་སྟོད་སྦྱར་བ་ནི་ཆུ་མདོག་འགྱུར་ཙམ་དུའོ།། སྔོ་ང་ནི་བྱ་ནག་མོའིའོ།། ཕག་ཚིལ་བྱུག་ཅེས་པའི་སྐབས་སུ། ཕག་ཚིལ། བོང་བུའི་རྐང་མར། ཕག་གི་རྐང་མར། ཀོ་སྙིད་རྣམས་སྦྱར་ལ་ལྷམ་ནང་དུ་བྱུགས་ལ་གྱོན་པའོ།། བ་གཅི་མཆོར་པའི་སྦྱོར་བ་ཁོང་དུའང་བཏང་། ཁབ་རྩེས་ཕུག་པའི་ཆུ་ཟགས་བཙུག་ལ། རྗེས་ལ་ཞུན་མར། འོ་མའི་སྣ་སྨན་བཏང་། དང་པོ་ཁྲུས་ཤེས[ཞེས]པ་སྣ་སྨན་ནོ།། དུགས་ནི་ཞུན་མཁན་གྱི་བྱའོ།། ཨ་རུའི་ལྡེ་གུ་ནུས་ལྡན་བསྲེག་ནི། ཨ་རུ་ར་ལྡེ་གུར་བྱས་པ་སྐམས་ཏེ་བསྲེག་པའོ།། ནད་ལྷག་གཙོད་པ་ནི། ཁབ་ཀྱི་[ཀྱིས]ཕུབ་[ཕུག]པ་དང་། ཙག་[གཙགས]བུས་དྲལ་བའོ།། འཛིབ་བུ་དཀར་ནི་ཐོད་ལེ་ཀོར་རོ།། ཕྱུག་པ་ནི་ཕུག་བྲུན་སྒྲོས་སོ།། ལོ་ངར་ཞིང་གི་ཡོའི་ངར་པའོ།། ཐུར་མ་ཆུངས་ན་ཟུག་ཆོགས། ཆེས་ན་ཟུག་ཆེ། ཕྲས་ན་མི་ཕིགས། སྦོམ་ན་མི་ཆུ་ལུག་པས་ཚད་ལྡན་བྱ། ལོ་མཐུན་གཡོག་གིས་རྒྱབ་ནས་བཏེན་མགོ་གཟུང་། བདུད་ནག་པོ། བཙན་དམར་པོའོ།། གཡོན་པའི་སོར་མོ་གསུམ་གྱིས་གཟུང་། པུས་སྒྲ་བྱུང་ནས་ཐུར་མ་ཕྲུལ་ལེར་གཞག མཁྲིས་འཁྲིབས་ཕན་ལྟར་དྲིལ། བད་འཁྲིབས་ཙོང་ལྟར་བཤུ། འདུས་འཁྲིབས་འོ་མ་ལྟར་དབོ། རླུང་འཁྲིབས་སྤུ་ལྟར་གཟིངས་པའོ།། མལ་དུ་གན་སྐྱལ་[རྐྱལ]དུ་

གཉལ[བསྙལ]། སྲིད་པ་སོགས་འབྱུང་དུ་ཉེ་ན་ལག་ལ་སེན་མོ་གདབ། བཅིངས་བཀྲོལ་ནས་ཉེ་མ་ལ་དལ་བུས་ཁྲིད།

གསུམ་པ། རྣ་བའི་ནད་གསོ་བ།

རྣ་བའི་ནད་ལས། རླུང་གྱུར་ལ་ཐོང་ཚེར་མགོ་ཏུས་བསྡུས་ཁུར་ཤིང་ཁུན་ལྷ་པི་པི་ཝིང་བཏབ་པ་བཏང་། རྣ་བ་ཟུག་ཆེ་ན་རྣ་བའི་ཕྱིའི་མཆན་གྱི་འཕར་རྩ་གཉིས་བསྲེག་པ་ནི་མཆིན་རྩའོ།། ལ་ཞུབ་[ཞུག]སྐམ་པོ་མཆན་[ཆན]དུ་བཙོས་པ་ནི་ཆང་གི་མཆན་[ཆན]ནོ།། ར་ཐུག་ཆུ་སྦྱར་བླུག་ནི་འཇམ་སྲོས་པས་སོ།། མངར་བས་དགང་བ་ནི། ཤིང་མངར་རྒྱུན་འབྲུམ་འོ་མ་སྦྱར་བའོ།། ཏུས་སྤྲ་སོགས་ཐིགས་པ་གཉིས་རེ་བླུག གང་ཉེ་གཏར་བ་ནི་རྣ་བའི་རྩའོ།། འཇམ་རྩི་སྲོས་ལ་མནན་པ་ནི། ཤིང་མངར། པ་ཏོ་ལ། དུར་བྱིད། དན་ད། ཡུང་བ། སྐྱེར་པ། ཏུས་སྤྲ། སྤྲང་ངོ་།། ཛམས་[ཛབ]ཏུས་དྲངས་ནས་ཛམས་[ཛབ]ཏུ་མི་ཚུགས་ཤིང་དབུགས་མི་འཛིན་ན་མི་འཚོ།

བཞི་པ། སྣ་ནད་གསོ་བ།

སྣ་ནད་ལས། ཧ་ལྤགས་ནི་སེར་པོའི་རྩ་བའོ།། སྣེ་བཞི་ནི་ཐུན་མོང་དུ་སྣེ་སའི་རྩ་གཉིས། སྐྲིས་པའི་རླིག་འབྲས་རྩ་གཉིས། བུད་མེད་ཀྱི་ནུ་མའི་རྩ་གཉིས་སོ།། དེས་ན་ཐུན་མོང་དུ་སྣེ་ས། སྐྲིས་པ་ལ་རླིག་པ། བུད་མེད་ལ་ནུ་མ་བཅིང་ངོ་།།

ལྔ་པ། ཁ་ནད་གསོ་བ།

ཁ་ནད་ལས། ཤ་རེའི་སྐྱུད་པ་བརྟོན་བཙུད་ཀྱིས་གསོ། གཙེན་གྱི་སེང་ཁྲིམ་ལྡེ་གུ་ལ་ཤིང་མངར། སྤོས་དཀར་བསྣན། བྱུག་པ་རྣམས་ལ་ཕ་བ་གོ་གོལ་གྱི་སྐོགས་པ་བསླན[སླན]། སོ་ནད་རླུང་གྲུར་གྱི་ཞུན་མར་བཀོལ་[བསྐོལ]བ་ལ། བཙའ་[ལྩ]བ། རམ་ཉེ། ཤིང་མངར། ཛྙ་ཧི། ཤིང་ཁུན། ཁ་རུ་ཚ་བཏབ། ཏིལ་ནི་ནག་པོའོ།། ཤིང་ཁུན། ཀླ་རྡེ། སྐོག་སྐྱུ་སྐམ་པོ། སྨན་ཆེན་རྣམས་དར་དུ་བཏུམས་ཤིང་བུ་ལ་བཀྱོན་[བསྐྱོན]མར་ཁུར་བསྲེགས་པ་སོ་གང་ན་སར་བཙིར་རོ།། དུད་ལ་བསྲེག་ནི། མུ་ཟི། ན་ལེ་ཤམ། བསྒུབས་[སྒྲུབ]ཀ སྐོག་སྐྱུ། སྤྲུ་ནག་གི་དུ་བ་བཏང་ལ། གང་ན་བའི་ངོས་ཀྱི་ལག་པའི་མཁྲིག་མའི་ཚིགས་ཀྱི་ཕྱི་ངོས་རུས་མགོ་གཉིས་ཀྱི་བར་དུ་སྐོག་སྐྱུའི་མེ་ཚས་[བཙས]བསྲེག་པའོ།། དཀར་གོང་མེར་བསྲེགས་བདུག་པ་ནི། སླ་ངར་ཚུ་བཀང་དབུས་སུ་རྡོ་སྡེགས་བྱ། དེའི་སྟེང་དུ་དཀར་གོང་བསྲེགས་པ་བཞག དེའི་སྟེངས་སྨན་གཞག དེའི་སྟེངས་སྦུབས་ཅན་བཀབ་སྟེ་བདུགས་ན་ཚུ་ནང་སྲིན་བྲུལ་ནས་འོང་ངོ་།། བྱེ་སྨྲག་ནི་བྱེ་རུག་པ་དང་། སྨྲག་མའི་འབྲུའོ།། སྣ་དྲུང་ནི་སྣའི་དྲུང་སྟེ་གཤོག་པའི་གཞོགས་ཀྱི་རྩ། ཕྱི་མཁྲིག་རུས་མགོ་སྤྲ་བ་ནས་ཙམ་རེས་བསྲེག སོ་འགྲུལ་བ་བསྣམ་ན། གང་འགྲུལ་ངོས་ཀྱི་ལག་པའི་མཁྲིག་མའི་རྒྱབ་ཡོགས་ཀྱི་ཚིགས་བར། རྐང་གཉིས་ཀྱི་དབུས་རུས་པ་འབུར་པོ་གཉིས་ཀྱི་བར་དེར་སྤྲ་བ་སྲན་མ་ཙམ་གསུམ་གྱིས་བསྲེག མངར་བས་མཁུར་བཀང་ནི། ཤིང་མངར། རྒུན་འབྲུམ། ཀ་རའི་འོ།། ཐལ་སྨན་ནི་ཙོང་ཞི་ཀོད་བཏུལ་གྱིའོ།། དུགས་ནི་བྱ་བྲའི་འོ།། རྡོད་བཙུད་ནི་བུར་ཆང་ཤ་རྙིང་

དང་། ཁྲིད་པར་སྦྱོང་གུའི་[ཀིའི]ལྟེ་བཏང་། ལྟེ་སྦྱོངས་ལ་ཀུན་གྱི་སུམ་ཆ་དུར་ཕྱིད་བཏང་ཞིང་། ལྟེ་སྦྱོངས་རིག་པ་གསལ་བྱེད་ཟེར། ལྟེ་ཆུང་བབས་པའི་ཕྱེ་མ་གདབ་དུས་འཕང་ལོའི་མིག་ཏུ་བཙུག་ལ་ཤིང་སྐམ་གྱི་[གྱིས]འཛིན་ལ་གདབ། གཏར་ནའང་དེ་ལྟར་བྱའོ།། ཁན་ཙེན་གྱི་གཙོད་སྨན་ནི། རྒྱ་ཚོ། ཏུས་སྨྲ། ཤུ་དག སྤུལ་ཏོག་གོ། གྲེ་བ་ཆྭང་གུར་གྱི་སྨན་མཁུར་བཀང་ནི། རྩ་བ་ལྤའི་འོ།། མངར་བསིལ་མཁུར་བཀང་ནི། ཤིང་མངར། རྒུན་འབྲུམ། སྤང་རྒྱན་དཀར་པོ། ཨ་རུ་ར། ལི་ཤི། བཙུ་[ཙུ]གང་། ག་ར་སྦྱར་བའི་འོ།། རྩུབ་པའི་སྨན་ནི་སེ་འབྲུ། ཏུས་སྨྲ། སྨར་བུ། བསེ་ཡབ། ཀྱུ་[སྐྱུ]རུ་ར། ཚ་བ་གསུམ། སྦྲང་སྦྱར་བའི་མཁུར་གང་[བཀང]ངམ། རིལ་བུ་བསྟེན་པའོ།། དུགས་ནི་མཁན་པའི་འོ།། གཏར་བ་ནི་གང་ཉེའོ།། བསྲེག་པ་ནི། མིག་ལ་ཐོགས་ན་ནང་། མ་ཐོགས་ན་ཕྱིའོ།། མངར་བའི་ཐང་ནི། ཤིང་མངར། རྒུན་འབྲུམ། བུར་དཀར་རོ།། སྲངས་[སྐྲངས]ན་ཉ་ཁུས་བདུག་གོ།

དྲུག་པ། ལྤ་བའི་ནད་གསོ་བ།

མགུལ་ནད་ལྤ་བའི་སྨན་ཆང་ནི། སྨན་བསྟུས་པའི་ཁུ་བ་མང་ཉུང་རན་པར་ཕབ་[ཕབས]བཏབ་དེ་[སྟེ]མཆན་[ཆན]ལ་བསྲེ་བར་བྱའོ།། །།

ས་བཅད་བཅུ་གཉིས་པ། དོན་སྣོད་གསོ་བ།

དོན་སྣོད་གསོ་བའི་སྐབས་ལས།

དང་པོ། སྙིང་གི་ནད་གསོ་བ།

སྙིང་གི་ནད་ལ། ཚ་བ་རྒྱས་པའི་རྟགས་སུ། སྙིང་གཙུ་བ་ནི་གཙུ་བར་སྣང་བའོ།། རླུང་ཞུགས་པའི་སྨན་མར་ལ། སྙིང་ཚོན་པོ་སྣ་མང་པོ་མང་དུ་བཙོས་ལ་དྲོད་སྨན། ཇཱ་ཏི། ཁ་རུ་ཚ་བཏབ་ལ་བཏང་ངོ་།། རུས་ཆེན་སྨན་མར་ལ། སྐྱེས་པ་དར་མའི་རུས་ཆེན་གྱི་ལྷ་བ། ཤང་མར། ཞུན་ཆེན། མར་རྙིང་། འབྲས་བུ་གསུམ་གྱི་མར་ལ། ཤིང་ཚ། སུཀྨེལ། ཛཱཏི་པ་ཏྲ་སྟེ་བཟང་པོ་གསུམ། ཁ་རུ་ཚ། སླེ་ཏྲེས། བུར་རྙིང་བཏབ་པའོ།། བཙན་དུག་སྨན་མར་ལ། བཙན་དུག་ཆ་གཅིག ཨ་རུ་ར་ཆ་བརྒྱད། གཞན་རྣམས་ཐུན་རེ་རེ་སྟེ། ཐབས་ལྡན་ནི་ཞགས་[ཞག]བཅུ་གཉིས་སུ་ནས་སེབ་[གསེབ]དུ་རྣུས་པ་བསྐྱེད། ཐོག་མར་ཆུང་དུ་ཆུང་དུ་བསྟེན། རིམ་གྱི་[གྱིས]ཆ་བསྐྱེད་པའོ།། ཞོ་ཤ་ནི། སྙིང་ཞོ་ཤ་ཁྲག་གཟེར་ཐང་ལ་ཨ་རུ་ར་བསྣན། གེ་སར་གཉིས་ནི། ན་ག་གེ་སར་དང་། པདྨ་གེ་སར་རོ།། ག་བུར་བདུན། དགུ། ཏི་ཤུ་ཙ་ལྡུ་ནི་ཕྱི་རྒྱུད་བཞིན། སེ་འབྲུའི་ཕྱེ་མ་ནི། སེ་འབྲུ། རྒྱམ་ཚ། ཁ་རུ་ཚ། ལྕེ་མྱང་ཚ། པི་པི་ལིང་། ཨ་ག་རུ། ཀ་ར་སྦྱར་བའོ།། ཆུ་སེར་སྐེམ་པའི་མར་ལ། འབྲས་བུ་གསུམ། སེང་ལྡེང་། ཆུ་སེར་སྨན་གསུམ། བཟང་དྲུག མར། སྦྲང་སྦྱར་བའོ།། སྤྲུ་ཡི་ཁུ་བ་ནི་སྤྲུ་ནག་མའི་འོ།། སྙིང་རྩ་བསྲེག་པ་ནི་མཐེབ་མཛུབ་བར་གྱིའོ།།

གཉིས་པ། གློ་བའི་ནད་གསོ་བ།

གློ་ནད་ལས། ཕྲི་ལའི་མགུལ་འདྲ་ནི་ངར་ངར་ཟེར་བའོ།། གུང་ཚང་ནི་ཙ་མིག་མང་པོར་རྣག་ཡོད་པའི་དོན་ནོ།། རླུང་གློ་ལ་འབྲས་བུ་གསུམ། སླ་སྐང་བཏང་། མངར་གསུམ་ལྡེ་གུ་ནི། ད་ལིད་[ལིས]བསྡུས་པའི་ཁཎྜར་སྦྲང་སྦྱར་བའི་ནང་དུ། ཤིང་མངར། ག་དུར། རྒུན་འབྲུམ། བཙུ་[ཙུ]གང་། པི་པི་ལིང་མར་དུ་བརྔོས་པའི་ཁ་ཚར་གདབ་བོ།། འབྲས་བུའི་སྨན་མར་ནི། འབྲས་བུ་གསུམ། ཧྲཱི་ཏི། སུག་སྨེལ། ཤིང་ཚ། པི་པི་ལིང་། ཕྲི་ཡང་ཀུ། བ་མར་དང་མཛོ་མར་གསར་པའི་མར་རོ།། སྟར་བུའི་ལྡེ་གུ་ནི། སྟར་བུ། ཧྲཱི་ཏི། སུག་སྨེལ། ཀ་ཀོ་ལ། ཤིང་མངར། ཨ་རུ་ར། ལྕགས་ཕྱེ། སྦྲང་སྦྱར་བའོ།། ཡང་ན་སྟར་བུ། བསིལ་གསུམ། ཤིང་མངར། ཨ་རུ་ར། ལྕགས་ཕྱེ། སྦྲང་སྦྱར་བའི་ལྡེ་གུའོ།། ཙན་དན་བརྒྱད་པ་③ནི། ཙན་དན། བཙུ་[ཙུ]གང་། གུར་གུམ། ལི་ཤི། ཨུཏྤལ། སླ་[སླ]སྐང་། རྒུན་འབྲུམ། ཤིང་མངར། ག་རའོ།། དེ་བཅུ་པ་③ནི། ཙན་དན། ཨ་ག་རུ། འགིའུ་ཕཾ། བཙུ་[ཙུ]གང་། གུར་གུམ། ཤིང་མངར། རྒུན་འབྲུམ། སྲོ་ལོ་དཀར། སུང་བརྒྱན་[རྒྱན]དཀར། འབུ་སུ་ཧང་། ག་རའོ།། ཨ་གྲོང་བརྒྱད་པ་ནི། ཙ་ཨ་གྲོང་། སྟར་བུ། གུར་གུམ། རུས་སྟ། ཤིང་མངར། ཙན་དན་དཀར་པོ། ཕྲི་ཚེར། རྒུན་འབྲུམ། ག་རའོ།། བ་ར་མཛོའི་མར་གསར། རི་དྭགས་ཀྱི་ཤ་གསར་རོ།། ཡུང་བ་གསུམ་ནི། ཡུང་སྐྱེར་ལྕུམ་རྩ་གསུམ་མོ།། བཅད་འཕྲོར་ནི། དོམ་མཁྲིས་སོ།། ཕ་ལ་སོགས་པའི་གློ་བ་ནི། ཕ། རྟ། བ་གླང་། ར། ལུག སླ་བ་སོགས་གློ་བ་རྣེད་ཚད་མ་ཉུལ་བ་རྣམས་ཏེ་ཞིབ་ཏུ་བཏགས་ལ་སྦྲང་དང་སྦྱར་རོ།། སྨུགས་ནི། སྤྱང་ཚེར། རི་ཤོ། དུར་བྱིད་ཁུ་བར། རྒྱམ་ཚ། པི་པི་ལིང་

བཏབ་པའོ།། སྣར་བུ་པཉྩ་ཀྲུས་[དཀྲུས]མའོ།། སྨུ་[སྨུ]ལ་ལྡུ་ནི། པི་པི་ལིང་གི་རྩ་བ། མ་ནུ། སླེ་ཏྲེས། ལྷ་གཤེར། བ་རུ་ར་སྦྲང་དང་སྦྱར་བའོ།། བཙུ་[ཙུ]གང་ངམ་ནི། བཙུ་[ཙུ]གང་། ཤིང་ཚ། སུཀྨེ་ལ། པི་པི་ལིང་། མར་གསར། སྦྲང་སྦྱར་བའོ།། པི་པི་ལིང་གི་ལྡེ་གུ་ནི། པི་པི་ལིང་། མར་དུ་བཙོས་པ་སྦྲང་དང་སྦྱར་བའོ།། ཞ་གསར་ནི་བ་སླང་། རི་དྭགས་ཀྱིའོ།། ཨ་གྲོང་ལུམས་ནི། རྩ་ཨ་གྲོང་། མཁན་སྐྱ་བྲེ་རེ་རེ། བུལ་ཏོག་བྲེ་ཕྱེད་ཆུར་སྐོལ་པས་སོ།། ལུམས་སྐྱུར་[བསྐྱུར]བ་དང་འདྲེན་སྐྱུར་[བསྐྱུར]བ་སྔ་མ་བཞིན་ནོ།། བཙུ་[ཙུ]གང་ལྡེ་གུ་ཡང་གོང་བཞིན་ནོ།། ཕྱེ་མ་ནི་བཙུ་[ཙུ]གང་གི་ལྡེ་གུ་སྦྲང་མེད་པའོ།། རེ་ལུག་གི་སྨྱོ་བ་ཧ་བོང་གི་འོ་མས་བཀྲུང་། ཡོས་ཆང་ལ་སྦྲོ་ལོ་སེང་། ཙན་དན་བཅུ་གཅིག②པ་ནི། ཙན་དན་དཀར་དམར། བཙུ་[ཙུ]གང་། གུར་གུམ། བས་[བ]ཤ་ཁ། སྦྲོ་ལོ་དཀར་པོ། བོང་དཀར། ཁྱི་ལྕེ། ཨུཏྤལ། ཀྱུ་[སྐྱུ]རུ་ར། ག་རའི་ཕྱེ་མ། རྒྱ་སྐེགས་སོགས་ཀྱི་ཐང་གི་[གིས]དབུལ། སྨུག་པོའི་བྲག་བཞལ་ནི། ཏུར་བྱིད། ཧོང་ལེན། ཚ་ལས་སོ།། པུཥྐ་ལྔ་ནི། སྲན་པུཥྐ། གུར་གུམ། དོམ་མཁྲིས། རྒྱ་ཚོས། བཙོད་ལྔའོ།། གཎྜ་པ་ན་[ནི]ནི། མགྲོན་བུ་ལྔའི་ཐལ་བ། དོམ་མཁྲིས། གུར་གུམ། མཚལ། ཟངས་ཐལ་རྣམས་སོ།། མདོངས་ཐལ་ལྔ་སྦྱོར་ནི། རྨ་བྱ། སྲབ་[ཧབ]བྱ། ཟེར་ཕོ། མགྲོན་བུ། ཕུར་མོ་ལྔའི་ཐལ་བའོ།། ཨ་གྲོང་བཅུ་པ་ནི། རྩ་ཨ་གྲོང་། ཙན་དན་དཀར་པོ། ཀྱུ་[སྐྱུ]རུ་ར། རུས་སྦལ། སྣར་བུ། བཙུ་[ཙུ]གང་། གུར་གུམ། ལི་ཤི། ཤིང་མངར། བྱི་ཚེར། ག་རའོ།། ཟངས་ཐལ་སྦྱོར་བ་ནི། ཟངས་ཐལ། མུ་ཟིའི་ཐལ་བ། སྦྲོ་ལོ། ཨ་གྲོང་། ག་ར། གླད་པའི་སྦྱོར་བ་ནི། ཞ་དང་སྲིན་བུའི་གླད་པ། མུ་ཟི། ཟངས་ཐལ། བཙུ་[ཙུ]གང་། སྦྲོ་ལོ། སྣར་བུ། ཐང་ཀྲུན། ག་རའོ།། ཉི་ཤུ་རྩ་ལྔ་མན་(ངག་)ལྡན་པར་སྦྱར་བ་ནི། སྐབས་འདིར། སྦྱིར་བཏང་དུ། ཨུཏྤལ། ཤིང་ཚ། ཆུ་སྲིན་སེར་མོ་གསུམ་གཞག་ལ། ཤིང་མངར། སྦྲོ་ལོ། རྒུན་འབྲུམ་གསུམ་འཇུག ཚ་བའི་སྨྱོ་རྣག་

ལ། དཏུལ་ཚུ། ཟངས་ཐལ། མཁྲིས་སྣ་བསྣན། རླུང་སྐྱོ་ལ། ཤ་བ། ཟ་བ། སྐོ[ཀོ]བ། གཉན། ཁ་ཤ བསེ་རུ་ནག་པོ། ལུག གཡག་ཀོད། རྒྱ་ཡི་ར་[རུ]དགུ་བསྣན། བད་ཀན་གྱི་སྐྱོ་རྣག་ལ། པི་པི་ལིང་མར་དུ་རྫོས་པ་དང་། ཤ་རུ། ཞུར་མོའི་ཐལ་བ་བཏང་། སྐྱོ་བ་ལས། རྣག་ཁྲག་འདྲེས་པ་བྱུང་ན། ཤོ་མོ་ཟ་བསྣན། སྤྱིར་སྐྱོ་རྣག་ལ། ཙན་དན་དཀར་པོ་ཐུན་བསྐྱེད། ལ་ཆ་མཁར་པོ་ནི་ལ་ཆར་གྲགས་པའོ།། སྟར་བུ་པཉྩ་མན་ངག་ལྟར་པ་ནི། གོང་དུ་བསྟན་པ་ལྟར་རོ།། ཤོ་མོ་ཟ་སྨན་ནི། ཤོ་མོ་ཟ་པོ་ཚོམས་གཅིག འབྲི་མོག་རྩི་གཞོགས་པ་ཞུལ་དོ། རྒྱ་སྐེགས་ཁུ་བ་ཞུལ་དོའི་མར་ལ་ལི་ཁྲི། ག་ར་བཏབ་པའོ།། རེ་ཝུའི་[རེའུའི] སྐྱོ་བ་བརྒྱངས་པ་མ་བཙོས་པར་བཏང་། ཞ་སྐྱོའི་སྦྱོར་བ། ཞ་སྐྱོ། ཨ་རུ་ར། བཙུ[ཙུ]གང་། གུར་གུམ། དོམ་མཁྲིས། ཤིང་མངར། བོང་དཀར། སྲོ་ལོ། སྤྲང་། འོ་མ། ཞོ་སྤྱར་བ་ཁྲིམ་བུ་གསུམ་གསུམ་བསྟེན་པའོ།། ཁྲག་མེད་རྣག་ཏུ་བྱུང་ན་སྐྱོ་སྨུགས་ཀྱི་[ཀྱིས]སྦྱང་། ཁྲག་ཏུ་བྱུང་ན་བཅད་པ་ནི། ཞ་དང་། སྲིན་བུའི་སྐྱད་པ། མུ་ཟི། ས་རམ་རྩི། སྲོ་ལོ། པི་པི་ལིང་། སྲིན་མ། ཤ་རུ། སྤང་རྒྱན་དཀར་པོ་རྣམས་སླ་ངར་དུ་བ་མ་ཤོར་བར་བསྲེགས་པའི་ཐལ་བ་དང་ག་ར་སྦྲང་སྦྱར་ཐོ་རངས་བཏང་ངོ་།། ཉི་ཤུ་རྩ་ལྔ་ལ། བསེ་རུ། ཤ་བ་གོ་དོར། ཁ་ཤའི་གོ་དོར། རྒྱའི་གོ་དོར་བསྣན། སྲོ་ལོའི་སྨན་མར་ནི། སྲོ་ལོ་བྲི་ཧྲེད། ཨ་རུ་ར་ཉི་ཤུ། བཟང་དྲུག པི་པི་ལིང་གིའོ།། བཙུ[ཙུ]གང་བཞི་པ་ནི། བཙུ[ཙུ]གང་། སྲོ་ལོ། རུས་སྦལ། ཤིང་མངར། ག་རའོ།།

གསུམ་པ། མཆིན་པའི་ནད་གསོ་བ།

མཆིན་ནད་ལས། མཆིན་གུད་རྟགས་ལ་གཡལ་མི་ཕྱིན་པ་ནི་གཡལ་བྱེད་མི་ནུས་པའོ།། ལིབ་ཏན་ལ་འགིའུ་ཕྱཾ། འབྲས་བུ་གསུམ། བ་ལེ་ཁ། བ་ཤ

ཁའི་ཐང་བཏང་། རས་ཡ་ནའི་བཞལ་ནི། དོང་ཁ། དུར་བྱིད། ཧོང་ལེན། ཁྲོན་བུ། ལྩམ་རྩ། ཐར་ནུ། རེ་ལྩག་པ། སྐྱེར་པ། ཨ་རུ་ར་ཚུ་[མཚུ]སྣུང་རྣམས་སོ།། མཁྲིས་ཆེན་སྦྱོར་བ་ནི། དོམ་མཁྲིས། བྲག་ཞུན་སྦྱར་བའི་སྨན་མར་རོ།། ག་བུར་བདུན་པ་③ནི། ག་བུར། ལི་ཤི། ཙན་དན་དཀར་པོ། དོམ་མཁྲིས། ཀླ་[སླ]སྒང་། རྒུན་འབྲུམ། གསེར་མེ། ག་རགོ།། ཨ་རུའི་ཐང་ཁྲུས་ནི། ཨ་རུ་ར་ཚུ་[མཚུ]སྣུང་། བར། གུར[སྐྱུར]། སླེ་ཏྲེས། ཏིག་ཏ། བོང་དཀར། ཧོང་ལེན། ལྩམ་རྩ། དོང་ཁ། དུར་བྱིད་རྣམས་སོ།། གཡུ་སྙིང་ཉུར་ནེ་[ཉིས]ནི། གཡུ་སྙིང་། ཨ་རུ་ར། གུར་གུམ། སུགྨེ་ལ། ཤིང་མངར། ལྩགས་ཕྱེ། སྤྲང་། བུ་རམ་སྦྱར་བའོ།། བྲག་ཞུན་ལྔ་པ་②ནི། བྲག་ཞུན། གུར་གུམ། བ་ལེ་ཁ། ཨ་རུ་ར། སྤྲི་ཡང་ཀུ། ག་རགོ།། གསེར་ཐུད་བསྡུས་ཁུར། བུལ་ཏོག་བཏབ་པའི་སྐྱུགས་ཀྱིས་དྲང་། གཡུ་སྙིང་བདུན་པ་ནི། གཡུ་སྙིང་། གུར་གུམ། ལི་ཤི། ཨུཏྤལ། ན་ག་གེ་སར། ཨུཏྤལ་གེ་སར། པདྨ་གེ་སར་ག་རགོ།། དེ་སླེ་བ། སུམ་ཏིག སེང་ལྡེང་། ཤིང་ཚ་ཐང་གིས་དབུལ། ར་གསུམ་ནི་འབྲས་གསུམ་མོ།། བཙུ་[ཙྭ]གང་ལྔེ་གུ་②ནི། བཙུ་[ཙྭ]གང་། ཤིང་ཚ། སུགྨེ་ལ། པི་པི་ལིང་སྦྲང་དང་སྦྱར་བའོ།། བ་ལེ་ཁ་ཡི་བཞལ་ནི། བ་ལེ་ཁ། དུག་ཀྲུངས། ཧོང་ལེན། ལྩམ་རྩ། དོང་ཁ། དུར་བྱིད། ཙན་དན་དཀར་དམར། སྟོན་བུ། རེ་རལ། མཚལ། དོམ་མཁྲིས་རྣམས་སོ།། དར་ཡ་ཀན་ཐང་ནི། སྣ་ཏིག་པ། མི་མཁྲིས། བྲག་ཞུན་ནོ།། ཐང་ཁྲུས་ནི། བ་ལེ་ཁ། སླེ་ཏྲེས། ཨ་རུ་མཚུ་སྣུང་། རྒུན་འབྲུམ། ཀླ་[སླ]སྒང་། བོང་དཀར། ཧོང་ལེན། ཏིག་ཏ། དུག་ཀྲུངས། ཁྱི་ལྕེ། དུར་བྱིད། ཁྲོན་བུ་རྣམས་སོ།། བ་ལེ་ཁ་ཐང་ནི། བ་ལེ་ཁ། སླེ་ཏྲེས། རྒུན་འབྲུམ། ཧོང་ལེན། ཨ་ཀྲོ་ཤ་རྣམས་སོ།། དུར་ལྩགས་ཐང་ནི། དུར་དུ་གཞག་པའི་ལྩགས་ཨ་རུ་རས་ཁུ་བ་བཏོན་པའི་ཐང་ངོ་།། གཞུང་ཤུལ་[བཤུལ]ནི་སྐབས་གཞུང་གི་བཤུལ་ལོ།། བྲག་ཞུན་བཅུར་ནེ་[ཙུར་ནིས]ནི། ལྔ་པའོ།། སྟོན་བུས་སྦྱང་བ་ནི། སྟོན་བུ། ཨ་རུ་ར་མཚུ་སྣུང་། ཟངས་

ཟི་ནག་པོ། རྒྱུན་འབྲུམ་ཐང་གིས་སོ།། སོ་མ་ར་ཙའི་ལྡེ་གུ་ནི། སོ་མ་ར་ཙ། བཙུ[ཙུ]གང་། གུར་གུམ། སུཀྨེ་ལ། ཤིང་མངར། ལྕུགས་ཕྱེ། སྦྲང་སྦྱར་བའོ།། ཨ་རྙི་ཤ་ཡི་ཐང་ལ། ཨ་རྙི་ཤ པར་པ་ཏ། ཁྲི་ལྕེ་རྣམས་སོ།། སྔོན་བུའི་བཤལ་གོང་བཞིན། ཐྲན་བུ་ནི་མཁྲིས་རྩའོ།། ལུམས་ནི་མཁན་པའོ།། སྨན་མར་ནི། ཏིག་ཏའི་འོ།། བ་ལེ་ཁ་དང་། ཁྲི་ལྕེའི་ཐང་ལ། པར་པ་ཏ་བསྣན། གུར་གུམ་བརྒྱད་པའི་ལྡེ་གུ་ནི། གུར་གུམ། ལི་ཤི། སུཀྨེ་ལ། ག་གོ་ལ། གངས་གཙངས[རྩངས]། པར་པ་ཏ། སྤང་སྤོས། ཤ་མོ་ཟ་རྣམས་སྦྲང་དང་སྦྱར་བའོ།། བྲག་ཞུན་ཐང་ནི། བྲག་ཞུན། རམ་ཉེ། ཉེ་ཤིང་། སྤང་སྤོས། ཏིག་ཏ། རྗེ་བྲག་[དྲིག]དམར་པོའི་འོ།། འདོམ་རྩ་ནི། མཆིན་མཁྲིས་སོ།། ཐང་ཚེར་མཆིན་པ་ཕྱི་མ་གནད་[བསྣད]པར་ནང་མཉེད་པའི་ནང་དུ། སྤོད་ནི། གུར་གུམ། ཤིང་ཚ། སུཀྨེ་ལ། པི་པི་ལིང་། ཟི་ར་ནག་པོ་རྣམས་ཀྱིས་བརྒྱང་། སྣོད་ཁ་ཆུང་བར་ཚོད་[འཚོད]དོ།། དེ་སྐམས་པའི་ཕྱེ་མ་བུར་ཀར། མར་གསར་སྦྱར་བའི་ཏིང་ཁྲོལ་ཏེ་སྦྱོར་བར། ཚ་བ་གསུམ། ཤིང་ཁུན། རྒྱམ་ཚ། ཁ་རུ་ཚ་རྣམས་ཀྱི་སྤོད་བཏབ་པ་ཁམ་བུ་ཙམ་སུར་རོ།། མཆིན་གུད་ཀྱི་སེ་འབྲུ་ནི། སེ་འབྲུ། ཤིང་ཁུན། ཀླ། ཁ་རུ་ཚ། སྣར་བུ་ལྡོའོ།། ད་ལིད་[ལིས]ནི། ད་ལིད་[ལིས]བཙུ་པའི་བཙུར་ནི་འོ[ཙུར་ནིས་སོ]།། ཨ་རུ་ར་ཀང་ནི་འབྲི་ཀང་ངོ་།། འབྲས་བུའི་རྒྱུན་བཤལ་ནི་འབྲས་གསུམ་གྱིའོ།། སེ་འབྲུ་ལྡེ་པ་ནི། གུར་གུམ་བསྣན་པའི་འོ།། སྐྱེམས་སྨན་ནི། ཚ་བ་གསུམ། ཤ་རུའི་ཐལ་བ། མགྲོན་བུའི་ཐལ་བ། དུར་ཐོད་ཐལ་བ་རྣམས་སོ།། མཆིན་པ་གྲང་སྤོས་ཀྱི་ད་ལིད་[ལིས]ནི། བདུན་པའོ།། སེ་འབྲུ་ནི། བཞི་པའི་སྟེང་དུ། ཀླ། ཧྲུ་ཏི། གུར་གུམ། ག་གོ་ལ་བསྣན་པའི་བརྒྱད་པའོ།།

བཞི་པ། མཆེར་པའི་ནད་གསོ་བ།

འཆེར་[མཆེར]ནད་ལས། འཆེར་[མཆེར]རྩ་གཏར་བ་ནི། ཏ་ཐུར་གཉིས་སོ།།

ལྔ་པ། མཁལ་མའི་ནད་གསོ་བ།

མཁལ་མའི་ནད་ལས། ཆུ་ཤོར་བ། མཁལ་འགྲམས་སོ།། འཕྱོངས་ནས་ན་བ་ནི། གང་ན་འདི་ན་མེད་པར་ན་བ་སྟེ། ནད་དམིགས་མི་རྙེད་པ་དང་འབྲེལ་བས་སོ།། བཅུད་ལུག་པ་ནི། ཐིག་ལེ་འཛག་པའོ།། ཐོང་ཆེར་མཁལ་མ་མར་བཙོས་ནི། མར་ཙག་བཙད་ལ། ཚ་བ་གསུམ། ལ་ལ་ཕུད། རྒྱམ་ཚ་བཏབ་པར་མཁལ་མ་བཙོས་ཏེ་བཏང་བའོ།། ཤ་སྣ་གཉིས་ནི། གངས་གཙངས་[རྩངས]དང་། ལུག་ཐུག་འབྲས་བུའོ།། ད་བྱིད་སྨུག་པོ་ནི། རྒྱ་གཙངས་[རྩངས]སོ།། ཤ་སྣ་རྣམས་ལྷགས་པ་ཕུད་སླ་རྩིའི་ཆུ་བྱུག ཤ་དམར་གྱི་[གྱིས]གཏུམས་ཏེ་ལྷངས་ཐོན་དུ་བསྲེག་གོ། དུགས་ནི། ལྷུང་ལྡན་སྨུམ་དུག[དུགས]། མཁྲིས་ལྡན་བྱེ་མ་རློན་པའི་དུགས། བད་ཀན་ལྡན་པ་ལ། སྲུ་དུགས་སོ།། བཅུད་ནི། ཕྱི་བ། བོང་བུའི་ཤ ཆང་ངོ་།། ཆུ་ཤོར་གྱི་གཏར་བ་ནི། བྱིན་མཐུག་གོ། ཙན་དན་བཅུ་གཅིག③ནི། ཙན་དན་དཀར་པོ། གུར་གུམ། སླ་རྩི། བྲག་ཞུན། ཏིག་ཏ། མཁལ་མ་ཚོ་ཤ སོས་ཞུན། བཙོད། ཨ་རུ་ར། ཤུག་ཆེར། ག་རའོ།། ལུམས་ནི། བདུད་རྩི་ལྔའི་འོ།། སྨད་ལྷུང་གི་གཏར་བ་ནི། བྱིན་ལོང་གཉིས་སོ།། ཆུ་ལུམས་ནི། ཆུ་ཚན་རབ། བདུད་རྩི་ལྔ། ཐ་མའོ།། སྨན་མར་ནི་རྩ་བ་ལྔའི་འོ།། སྔོན་བུའི་བཤལ་

ནི། སྦོན་བུ། ཨ་རུ་ར་མཆུ་སྐྱུང་། ཟངས་རྩི་ནག་པོའི་འབྲུ་འོ།། སེང་ལྡེང་བྲེ་མ་ནི། སེང་ལྡེང་། ཁནྡ་དང་། ཚོས། བཙོད། ཀུན། འབྲི་མོག་སྐྱེ་དམར་པོ་བཞི། ཆུ་སེར་སྨན་གསུམ། སླ་རྩི། བོང་ཁྲག སྤྲང་དང་སྤྱར། བདུད་རྩི་ནི་ལྔ་པའོ།།

དྲུག་པ། ཕོ་བའི་ནད་གསོ་བ།

ཕོ་བའི་ནད་ལས། མཁྲིས་ལྷུང་གི་འབྲུ་སྨྱུག་ནི་མཁྲིས་པར་རོ།། ཁྲག་ལྷུང་ལ་གཞུང་བཞིན་གྱི་སྙིང་དྲུ། བྲང་ཚ། ཁྲག་རུལ་སྨྱུག ཉིང་[སྙིང]བཏྲུང་། མགོ་བོ་འཁོར་བའོ།། དུག་ཐབས་ཀྱི་ཕྱི་རྗེང་ནི་སྦྱོས་ནས་ཏང་ཏང་དུ་འདུག་པའོ།། བཅོས་ཐབས་དུགས་བྱ་བ་ནི། འབབ་ཆའི་འོ།། ཕོ་གསང་མདུན་རྒྱབ་བསྲེག་གོ། ཚ་སྣ་གསུམ་ནི། རྒྱམ་ཚ། ཁ་རུ་ཚ། རྩབས་རུ་ཚའོ།། ལ་ལ་ཕུད་དང་། དོང་ཁྲ་ཁྱོར་བ་རེ་རེའོ།། ཕོ་གསང་མདུན་རྒྱབ་ནི། ཚོགས་པ་བཅུ་གཉིས་པའི་འོ།། ལྷུམ་རྩ། ཨ་རུའི་ཁུ་བར་གསེར་མེ་འདེབས་སོ།། ཕོ་བའི་ཁྲག་ནད་ལ་ཙོང་ཞི། མ་ནུ། ཤིང་ཚ། པི་པི་ལིང་སྦྱར་བ་ཡང་བཏང་ངོ་།། སྟར་བུའི་སྦྱོངས་ནི། སྟར་བུ། དུང་ཐལ། སྤྲུལ་ཤ རྒྱ་ཚ། དུར་བྱིད་རྣམས་སོ།། ཨ་རུའི་བཙུར་ནེ་[ཙུར་ནིས]ནི། ཨ་རུ་ར་མཆུ་སྐྱུང་། ཀྱུ་[སྐྱུ]རུ་ར། གོ་སྙོད། ཟེ་ར་ནག་པོ། ལ་ལ་ཕུད། ཤིང་ཚ། ཕོ་བ་རིས། ཐལ་ཚ། ར་[རྭ]ཚ། རྒྱམ་ཚ། ལྕེ་མྱང་ཚ། པི་པི་ལིང་། བུ་རམ་སྦྱར་བའོ།།

བདུན་པ། རྒྱུ་མའི་ནད་གསོ་བ།

རྒྱུ་མའི་ནད་ལས། གྲོ་མོའི་དུགས་ནི་སྦྲ་[སྦྲ]ཚག་དུམ་བུ་སྐྱེ། ཡོང་རྗེས་ཀྱང་རུང་ངོ་།། ལྷུམ་རྩའི་བཤལ་ནི་སྔར་བཞིན་ནོ།།

བརྒྱད་པ། ཡོང་ནད་གསོ་བ།

ཡོང་ནད་ལས། སླུག་རྟུལ་ནི། སྐབས་སུ་གསུངས་པ་སླུག་སླུག་ཟེར། ལུས་རྟུལ་བའོ།། རླངས་པ་ཅན་ནི་ཡོང་ཆུ་བྱེར་བ་ཡིན་ནོ།། འཇམ་རྩེའི་རེང་བུ་ནི། སྔོག་སྐྱ། ཤིང་ཁུན། ཚ་བ་གསུམ་མར་རྙིང་གི་རེང་བུའོ།། གྲང་འཁྱིངས་ལ། ཕྱི་ས་འགག་ཅིང་འདྲིལ་ན། ཚ་བ་གསུམ། པོ་སོ་འཚ། རྩབས་ཙུ་ཚ། ཀྭ། ཏུད་པ་བྱ་བལ་མ། སུག་པ། བུལ་ཏོག བུ་རམ་རྣམས་སོ།། བ་གཅིན་དུ་བཙོས་པའི་རེང་བུ་བཏང་། ཚ་སྣ་བཞི་ནི། རྒྱ་ཚ། རྒྱམ་ཚ། ཁ་ཙུ་ཚ། རྩབས་ཙུ་ཚ་བཞིའོ།། །།

ས་བཅད་བཅུ་གསུམ་པ། གསང་ནད་གསོ་བ།

གསང་ནད་གསོ་བའི་སྐབས་ལས།

དང་པོ། ཕོ་མཚན་གྱི་ནད་གསོ་བ།

ཕོ་མཚན་གྱི་ནད་ལས། གཏར་ཁ་ནི་ཕོ་མཚན་འགྲམ་རྩ་ལའོ།། བསིལ་བའི་བྱུག་པ་ནི། ཙན་དན་དཀར་པོ། ཏིག་ཏ། གུ་[སྒུ]ཏ་རའོ།། བྱུག་པ་རྣམས་ཀྱི་ཁུ་བ་བུད་མེད་ཀྱི་ཆུ་ལ་བྱའོ།། ཧ་རི་ནུ་ནི། རྗེ་བཙུན་སྒྲོལ་མས་མཛད་པའི་སྔོའི་འབྲུངས་དཔེར། ཤེའུ་ཧ་སྐྱེལ་དར་ཞེས་པ་སྟེ། ཞེས་པ་རྗེ་བཙུན་ལོ་ཙ་[ཙྪ]ཆེན་པོ་རྣམ་སྣ་ལ་ཧྲ་དྲས་འཕགས་པ་རྩ་བའི་མཛོད་དུ་ཕོ་བ་རིས་དཀར་པོར་བསྒྱུར་བ་གནང་འདུག་པས་དེ་ཉིད་འཐད་པར་གོ་ལགས། དེ་ལས། ཤེའུ་ཧ་སྐྱེལ་དར་ཞེས་བྱ་བ།། ཁ་ཅིག་རྐྱང་ཤོ་ཞེས་ཀྱང་ཟེར།། ལྷུམ་ར་ཀུན་ཏུ་སྐྱེ་བ་ཡིན།། རོ་ནི་ཁ་ལ་མངར་བ་ཡིན།། རང་གི་ནུས་པས་བད་ཀན་སེལ།། ཞུ་རྗེས་བསིལ་དུ་འགྱུ་བ་ཡིན།། རྨ་འདྲུབ་རྩ་འཛིན་སྐེམ་དད་ཆུང་།། ཞེས་གསུངས་པས། རྒྱ་གར་གྱི་ལྷུམ་རར་སྐྱེ་བ་ཞིག་སྟེ་མ་ནུ་ཧ་སྐམ་མོ།། སྫུ་[ཛུ]གསར་འབྲས་བུ་བསྲེགས་ཐལ་ནི། སྫུ་[ཛུ]གསར་དུ་ཨ་རུ་ར་བསྲེགས་པའི་ཐལ་བའོ།།

གཉིས་པ། མོ་མཚན་གྱི་ནད་གསོ་བ།

མོ་མཚན་ནད་ལས། གཅིན་བག་འཛག་ནི། ཟླ་མཚན་གཅིན་དང་ལྷན་དུ་བགགས་ཀྱི་[ཀྱིས]འཛག་པའོ།། ནས་ཆོག་ཐལ་བ་ནི་སླེ་ནག་མོའོ།། སྦེའུ་ནི་

བལ་གྱི་ཡིར་ལྷ་བུའོ།། ཉེ་ཞིང་[ཤིང]ཁུ་བ་ནི། ཉེ་ཞིང་[ཤིང]སྲང་བཞི། འོ་མ་སྲང་བརྒྱད་དུ་བསྐོལ་[བསྐོལ]བའི་ཁུ་བའོ།། ཕྱེ་མ་རྣམས་སྲང་བརྒྱད་ཀ་ར་སྲང་བཅུ། ཏ་ལོའི་ས་བོན་ཚེ་ལྡུ་རྣམས་སྦྱར་རོ།། །།

ས་བཅད་བཅུ་བཞི་པ། ཐོར་ནད་གསོ་བ།

ཐོར་བུའི་ནད་ཀྱི་སྐབས་ལས།

དང་པོ། སྐྲན་འགགས་གསོ་བ།

སྐྲན་འགགས་ལ། གཞུང་དུ་མེད་ཀྱང་སྤྱི་བཙོས། ཨ་རུ་ར། བཙུ་[ཙུ]གང་། ཤིང་མངར། སྤང་རྒྱན་དཀར་པོ། རུས་སྦལ། སྲོ་ལོ་དཀར་པོ། སུག་སྨེལ་ལ། ལི་ཤི། ག་ར་སྦྱར་བ་བཏང་ངོ་།། སྤྱུམ་ལྡན་དུགས་ནི། འོལ་གོམ་[སྒོམ]ལ་སོགས་པའི་འོ།། བ་ལ་ནི། ཀླུ་ཟིན་ལས། བ་ལ་གསུམ་ནི། བ་ལ་དང་། ཨ་ཏི་བ་ལ་དང་། ནཱ་ག་བ་ལའོ།། ཞེས་གསུངས་པས། རིགས་གསུམ་ཡོད་པར་གསུངས། ད་ལྟ་ཏ་ལོའི་རྩ་བ་ལ་བྱེད། དེ་རོ་མངར་བ་ཡིན་ན་ཉུང་བར་སྣང་། རྒྱ་ཤུག་ནི། བ་ད་ར་ཕ་ལ་དང་། ཀརྐནྟ་ཞེས་པ་རྒྱ་ཤུག་གི་འབྲུ་སྟེ། རྒྱ་གར་རང་ན་རྒྱ་ཤུག་ཅེས་བྱ་བ་ཡོད་པར་སྣང་། ད་ལྟ་ཤུག་པ་ཅན་དན་གྱི་སྡོང་པོ་དང་འབྲུ་ལ་བྱེད། སྤང་རྒྱན་གསུམ་ཐང་ནི། སྤང་རྒྱན་དཀར་པོ། ཤིང་དངར། བོང་དཀར་གྱིའོ།། ནས་ཐུག་པི་པི་ལིང་བཅས་བཟའ་བ་ལ་ཀྱུ་[སྐྱུ]རུ་ར་བསྣན། དུ་བ་ནི་ཨ་ག་རུ་མར་ལ་སྦྱར་བའོ།། སྣ་སྨན་ནི། བ་ལ་སོགས་གོང་བཞིན་ནོ།། ཉམས་དམད་པའི་ཟས་ནི་སྲན་མ་སོགས་སོ།། སྨན་རྩུབ་མོ་ནི། བྱི་རུག གུ་གུལ་ལོ།། དཔྱད་རྩུབ་པ་གཏར་བའོ།། མངར་བའི་སྨན་ནི། ཤིང་མངར། རྒུན་འབྲུམ། འོ་མ། མར་གསར་སྦྱར་བའོ།།

གཉིས་པ། ཡི་ག་འཆུས་པ་གསོ་བ།

ཡི་ག་འཆུས་པ་ལས། ཁྱི་ནད་ཁྲུས་ནི། ཁྱི་ཆུས་བཀྲུ་བ། ནང་བཤལ་གྱི་[གྱིས] བཀྲུ་བའོ།། སྐྱ་བའི་ཆུས་ནི། སྐྱ་བའི་སྨན་བཏབ་པའི་ཆུའོ།། ཡིད་མཐུན་དུ་བ་ནི་དྲི་ཞིམ་པའོ།། ལྷ་སོགས་རིམ་བསྐྱེད་ནི། ཁྱི་མ་ཁྱི་མ་ཐུན་ཆེ་བར་བྱ་བའོ།། ཤིང་ཚ། སུགྨེལ། ལྷའི་ཁྱེད། ག་ར་བཞི་འགྱུར་སྦྱར་རོ།། ལ་ལ་ཕུད་སོགས་ལས། སེ་འབྲུ་དང་། རྒྱ་ཤུག་ཞོ་གཉིས་ཏེ། ག་ར་སྲང་བཞི། ཤིང་ཚ། ཁ་རུ་ཚ་ཞོ་རེ་རེ། པི་པི་ལིང་འབྲུ་བརྒྱད། ཧོ་སྙིད་ཞོ་གང་། ན་ལེ་ཤམ་ཉིས་བརྒྱ་སྦྱར་རོ།། སུགྨེལ་ལ་སོགས་རིམ་པས་ཆ་བསྐྱེད་དོ།། བྱེ་བྲག་ལས། རླུང་ལ་ཤུ་དག མཁྲིས་པ་ལ་ག་ར། བད་ཀན་ལ་ནིམ་པའི་ཆུ་ལ་སྦྱར་རོ།། རླུང་ལ་ཆང་དངས་ཏེ་ཨ་རག མཁྲིས་པ་ལ་ག་རའི་ཆུ། བད་ཀན་ལ་སྦྲང་རྩིའི་ཆུ་རླུད་དོ།།

གསུམ་པ། སྐེམ་ནད་གསོ་བ།

སྐེམ་པའི་ནད་ལས། ལྟེ་ཉུལ་ནི། སྐེམ་པས་ལྟེ་ཡང་ཡང་མུར་བའོ།། རླུང་གྱུར་ལ་ཆུ་འཕྱངས་ཤིང་སྐེམ་དུ་འགྲོ། ཟས་སྤྱོད་བསིལ་བར་བྱ། སྦྱུར་རྩབས་ནི་དགེ་འདུན་གྱི་རྩབས་མོའོ།། མངར་བའི་སྨན་གྱིས་སྦྱང་བ་ནི། དུར་བྱེད་དང་། རྒུན་འབྲུམ་བཀོལ་[བསྐོལ]ཁུར། ག་ར་སྦྲང་སྦྱར་བས་སོ།། ཐོག་མར་སྐེམ་བསལ་བ་ནི། བཏུང་བ་སྦྱིན་པའོ།།

བཞི་པ། སྐྱིགས་བུའི་ནད་གསོ་བ།

སྐྱིགས་བུའི་ནད་ལས། ཆེན་པོ་ཤུག་དྲག་[ཤུགས་དྲགས]པ་ནི་ཆད་དུ་མི་འདོད་པར་བཙུད་[བསྟུད]ནས་འོང་བའོ།། བྲ་བོ་ཡི་བྲུན་རྫོས་པའི་སྙིང་དུ་གན་སྐྱུལ་[རྐྱལ]དུ་གཉལ[བསྙལ]། སྙིང་རྩ་དྲག་ཏུ་མནན། གཅིག་སྐལ་ཆེ་ལ་དྲག་པར་བགྲང་།

ལྔ་པ། དབུགས་མི་བདེ་བ་གསོ་བ།

དབུགས་མི་བདེ་བའི་ནད་ལས། སྐད་དམད་གཞུག་ཆད་གསང་གཏམ་སྨྲ་བ་ནི། ཤུབ་བུར་ཐོས་པའོ།། བཀྲུ་སྨན་ནི། སྟར་བུ། རྒྱམ་ཚ། དན་རོག སྦྲ་རྩིལ་ལོ།། སྐྱུགས་སྨན་ནི། སྤྱང་ཚེར། རི་ཤོ། རྒྱམ་ཚ། པི་པི་ལིང་རྣམས་སོ།། དུད་པས་བསལ་བ་ནི། ཨ་ག་རུ། གུ་གུལ་དཀར་ནག བླ་[སླ]སྐྱང་། རྡོ་དྲེག་དམར་པོ། སྤང་སྤོས། ཨ་རུ་ར། ཤིང་ཚ། ཏ་རེ་ནུ། སྟར་བུ། བཙུ་[ཙུ]གང་། ཤིང་མངར། ཕྱི་དང་ཁ། སླ་རྩི། སྦྲ་རྩིལ་རྣམས། དཀར་གོང་མེར་བསྲེགས་པར་བླུག་ལ་སྦུབས་ཀྱི་ནང་ནས་བདུག་གོ། ཡང་ན། ཨ་ག་རུ་དང་། མར་དཀར་སྦྱར་བས་བདུག ཡང་ན་སྤོས་དཀར་དང་། ལྤོང་རོས་ཀྱི་[ཀྱིས]བདུག་གོ། ཧ་སྤངས་སམ། བ་ལྕིའི་ཁུ་བ་སྦྲང་དང་སྦྱར་བ་བླུད། ཉེས་པ་གང་ཆེའི་ཞས་དང་སྦྱར་ནས་བཅོས་པ་ནི། རླུང་ཞས་ཆེ་ན་སྨུམ་བཅོས་བྱ། རི་བོང་གི་ཤ་ཁུར་འབྲུ་མར་གསར་པ་དང་། པི་པི་ལིང་སྦྱར་བ་བླུད། སྐེ་སྟོང་དང་པོ་བསྲེག མཁྲིས་གྱུར། དུར་བྱིད། ཏོང་ལེན། གསེར་མེས་སྦྱང་། འབྲས་མཆན[ཆན]། ཙན་དན། པི་པི་ལིང་། བཙུ་[ཙུ]གང་། ལྐྭ། མར་

གསར་སྦྱར་བ་བླུད། བད་ཀན་སྐྱུགས་བྱ། མ་ནུ་བྲུར་པ། ཀྱུ་[སྐྱུ]རུ་ར་སྦྲང་སྦྱར་བྱིན། ཁྲག་ལ་ཐོངས་[ཐོང]རྩ་རྩེ་ཚུང་གཏར་རོ།། གྱེན་འབྱུང་ལ་མ་ནུ་ནི་བྲུར་པའོ།། དེ་ལ་ཀྱུ་[སྐྱུ]རུ་ར་བསྣན།

དྲུག་པ། སླང་ཐབས་གསོ་བ།

སླང་ཐབས་ལས། རྒྱུ་མར་གཉན་བབས་ཏྲགས་ན་བ་སླེབ་པ་ནི། ན་བའི་རྩེ་བལྟབས་པ་ལྟ་བུའོ།། ཐོག་ཤིང་ནི་སྲིབ་ངོས་ཀྱིའོ།། དེ་སིངས་ཐོས་ཐན་ནོ།། དྲི་ཆུ་ནི་ལོ་བརྒྱད་ཀྱིའོ།། གུར་གུམ་བདུན་⑥ནི། གུར་གུམ། བཙུ་[ཙུ]གང་། བ་ལེ་ཁ། ཏིག་ཏ། ཨུཏྤལ། ཨ་རུ་ར། ཚེ་[མཚེ]རལ་པ་ཅན། ག་རའོ།། བཙུ་[ཙུ]གང་བརྒྱད་②ནི། བཙུ་[ཙུ]གང་། གུར་གུམ། སུག་སྨེལ། བྲག་ཞུན། ཏིག་ཏ། ཙི་ཙི་ལིང་། བས་[བ]ཤ་ཁ། ཚ་ལ། ག་རའོ།། མ་ནུ་དྲུག་པ་ནི། མ་ནུ་པ་ཏྲ། སེ་འབྲུ། སུག་སྨེལ། ག་གོ་ལ། རྒྱམ་ཚ། ཙི་ཙི་ལིང་། ག་རའོ།། མཚོར་རྩ་ནི། ཏ་ཐུར། སྲིན་ལག་རྒྱབ་རྩའོ།། ཚོགས་[མཚོག]ག་ན་རུ་ཐུང་ཡང་གཏར་རོ།། དེ་གཉིས་ནི་མཆིན་མཚོར་རོ།། ལྕུམ་རྩའི་ཐང་ནི། ལྕུམ་རྩ། ཨ་རུ་ར་མཆུ་སྐྱུང་། དུར་བྱིད། རྒྱམ་ཚའོ།། ཚ་སླང་གི་དུགས་ནི་ཆུ་རྫོའི་འོ།། གཏར་བ་ནི། རུ་ཐུང་། ལོང་རྩའོ།། ཐང་ནི། བྲག་ཞུན། བས་[བ]ཤ་ཁ། བ་ལ་ཁ་བསྡུས་ཁུར། དོམ་མཁྲིས་བཏབ་པའོ།། ཕྱེ་མ་ནི། ཨ་རུ་ར། བྲག་ཞུན། སླ་སྒྲེ། ཐོང་དཀར། དོམ་མཁྲིས། གུར་གུམ། སུག་སྨེལ། བྲི་ཡང་ཀུ། ལི་ཤི། ག་རའོ།། སྦྱོངས་ནི། ཨ་རུ་མཆུ་སྐྱུང་། དུར་བྱིད། ལྕུམ་རྩ། རྒྱམ་ཚ་རྣམས་སོ།། མཆིན་ཁྲག་ཐོ་བར་ལྡང་ན། སྟར་བུ། དུང་ཐལ་བསྣན། བྲག་ཞུན་བཞི་པ་ནི། བྲག་ཞུན། དོམ་མཁྲིས། ཨུཏྤལ། གུར་གུམ་བཞིའོ།། གཡའ་ཁྲིའི་སྦྱོངས་ནི། གཡའ་ཁྲི། དུར་བྱིད། རྒྱམ་ཚ་བཀོལ་[བསྐོལ]ཐང་གིས་སོ།། སེ་འབྲུ་བདུན་པ་ནི། བཞི་པའི་སྟེང་

ཏྲ། གུར་གུམ། དུག་ཙུངས། གསེར་མེ། ག་རའོ།། གྲང་སྣང་དུགས་ནི། ཚ་[ཚྭ]སྲོས་པའི་འོ།། ཐང་ནི་ཚ་བ་གསུམ། ཁ་རུ་ཚ། རྒྱམ་ཚའི་འོ།། ཕྱེ་མ་ནི། ཤིང་ཀུན། ཁ་རུ་ཚ། རྒྱམ་ཚ། ཚ་བ་གསུམ། བུར་ཀར་རོ།། མ་ཞུ་ལྷུང་བའི་སྨྱུགས་ནི། སྤྲུང་ཆེར། དུར་བྱིད། རྒྱམ་ཚ། པི་པི་ལིང་ངོ་།། སྔོད་སྨན་ནི། སེ་འབྲུ། ཚ་བ་གསུམ། རྒྱམ་ཚ། ཁ་རུ་ཚ་རྣམས་སོ།། ཉུས་སྔ་དྲུག་པ་ཕྱི་རྒྱུད་བཞིན། དུགས་ནི་བཙོས་པའོ།། ལྡེ་ བྲུར་གཉིས་བསྲེག རྒྱུ་མར་རླུང་འཁྲིམས་པ་ལ་རྒྱུ་གསང་གི་རྒྱབ་མདུན་བསྲེག ཤིང་ཁུན་བཞི་པ་ནི། ཤིང་ཀུན། ཁ་རུ་ཚ། ཕོ་བ་རིས། ཀླཱ། བུ་རམ་མོ།། དཀར་པོ་ཆིག་ཐུབ་ནི། སྲིན་སྣང་ཡིན་པས་ཐང་ཁྲིམ་དཀར་པོའོ།། དྲི་ཆུ་སྦྱར་བ་ནི་གོང་མའི་སྲིན་རྣམས་ལའང་ངོ་།། ལྡོག་དུག་གསུམ་ནི། སྤོ་ལྕུགས་ཀྱུ་བ། མིང་ཅན་སེར་པོ། ཙུག་པ་ལག་ཡ[པ]། སྟག་ཤ་གསུམ་མོ།། དེ་གང་རུང་དང་། པི་པི་ལིང་། རྒྱ་ཚ། དྲི་ཆུར་སྦྱར་རོ།། རྒྱལ་སློན་ནི། ཐར་ནུ། ཆུ་རྩ། སྤོན་བུའོ།། རྩ་སྣང་སྙེད་པ་བཅད་[བཅག]པ་ནི། སྟག་ལྤགས་ཀྱི་ཚལ་པས་འཕོར་བར་བགྲི་[དགྲི]བའི་དོན་ནོ།། རྩ་བཞི་ནི། སྟེ་སའི་རྩ་གཉིས། ཕོ་ལ་རླིག་རྩ་གཉིས། མོ་ལ་ནུ་མའི་རྩ་གཉིས་སོ།། བཤལ་ནི། ལྕུམ་རྩ་སོགས་སོ།། གཏར་བ་ནི་ལོང་རྩའོ།། ནང་རྩ་ཆེགས་པ་དྲུག་པ་དང་། ལོང་རྩ་གཏར་དམིགས་ནས་སོར་བཞི་འོག་བསྲེག ཕྱི་རྩ་ལྡེ་བྲུར་གཉིས་བསྲེག

བདུན་པ། སྲིན་ནད་གསོ་བ།

སྲིན་ནད་ལས། བད་ཀན་གྱི་སྲིན་གྲུ་གུའི་རྗོག་པོ་འདྲ། རླུང་སྲིན་ཐུར་མ་འདྲ། མཁྲིས་སྲིན་ཤ་སྦུ་འདྲ། ཞུགས་པའི་གནས་ནི་ཕོ་ལོང་མིག་ལྤགས་གཞང་། འབྲུམ་ནི་ཀྱི་འབྲུམ། གསུམ་ནས་ནི་ཞག་གསུམ་ལོན་ནས་སོ།། སྲིན་སྨན་དུ་བ་ནི། ཤིང་ཀུན། སྐོག་སྐྱ། ཤ་ཆིལ་ལོ།། རྩ་དེ་གཏར་བ་ནི། གང་ཁྲུག

[འབྲུག]གིའོ།། ཡ་མ་ནག་པོའི་སྦྱོངས་ནི། དུར་བྱིད། བྱི་དང་ཁ། མེ་ཏུ་རྩེ་རྣམས་སོ།། མནག་[སྣག]རམས་ནི། མནག་[སྣག]ཚ་དང་། རམས་སོ།། འཚོགས་མའི་སྙིང་གི་ཐོངས་གཞག་ནི། མཐེབ་ཆེན་གང་ངོ་།། མངར་གསུམ་རའི་འོ་མ་ལ་སྒྱུར་རོ།། གྲོད་པས་མགོ་རིལ་བཏུམ་མོ།། དགུ་ནས་ནི་ཞག་གོ། དུ་བ་བདུག་པ་ནི། ཤིང་ཁུན། སྔོག་སྐྱ། ཤ་ཆིལ་ལོ།། ཡོང་གསང་མདུན་ནི་ལྡེ་བྲུར་གཉིས། རྒྱབ་ནི་ཚིགས་(པ་)བཅུ་དྲུག་པའོ།། གཟེར་སྙེངས་དྲ་བ་ནི། རྒྱ་གྲམ་དུའོ།། བརྡ་ནང་རྩ་བོ་ཆེ་གཏར་རོ།། སྲིན་སྨན་སྐབས་ཀྱི་ཐང་ཁྲིམ་ནི་ནག་པོ་དང་། ཆིག་ཐུབ་ཐང་ཁྲོམ་དཀར་པོའོ།། སྦྱོར་བ་དེ་ཁོང་སྲིན་ཁོང་དུ་བཏང་། མགོ་སྲིན་ལ་བདུག གཞང་སྲིན་ལ་རེང་བུ་གཞུག

བརྒྱད་པ། སྐྱུགས་པའི་ནད་གསོ་བ།

སྐྱུགས་པའི་ནད་ལས། གཤང་[བཤང]གཅི། དྲི་མནམ་པ་དང་། དྲག་པོར་སྐྱུག་ན་འཆི། ཟས་སྐོམ་ཡང་ལ་འཇུ་སླ་བ་ནི། ཕྱེ་ཐུག ཟན་དྲོན། ལུག་ཤའོ།། སྦྱོ་ཡི་ཚ་བ་གསུམ་ནི། དབྱི་མོང་དཀར་པོ། བསྐུབས་[སྐུབ]ཀ ཐྱེ་རྩ་གསུམ་མོ།། མེ་ཚ་[བཙའ]ནི། ཚིགས་པ་དྲུག་པ་དང་། ལྟེན་སྣ་བསྲེག་གོ། ཚ་སྣ་གསུམ་ནི། རྒྱ་ཚ། ཐྱེ་སྨྱུང་ཚ། ཁ་ཏུ་ཚ་གསུམ་མོ།། འབྲས་ཀྱི་སྦྱོར་བ་ནི། འབྲས། རྒུན་འབྲུམ། ཤིང་མངར། དུར་བྱིད། ག་རའོ།། བད་ཀན་ལ། ནིམ་པ། པི་པི་ལིང་། པོ་སོ་འཆའི་[ཆའི]ཚུ་བྲན་ནོ།། སྐྱིར་ནི་ཁ་ཟས་མི་འཁྲོད་པས་ཟོས་ཐོག་ཏུ་སྐྲིག་ཅིང་འཁྲུའམ། སྐྱུག་ན་དང་པོ་སྐྱུང་ཆེར་དང་། མུ་ཏིག་གི་སྐྱུགས་བཏང་། དེ་རྗེས་བཤལ་སྨན་བཏང་བར་མཆན་ལས་བཤད།

དགུ་པ། འབྲུ་བའི་ནད་གསོ་བ།

འབྲུ་ནད་ལས། ཚ་སྣ་ལྔ་ནི། རྒྱ་ཚ། རྒྱམ་ཚ། ལྕེ་མྱང་ཚ། ཁ་རུ་ཚ། ཐལ་ཚའོ།། ཏྲོད་གསུམ་ནི། སུག་སྨེལ་ལ། ཛྙ་ཏི། ག་གོ་ལ་གསུམ་མོ།། ཚ་སྣ་ལྔ་སོགས་ཆ་མཉམ་མོ།། མཁྲིས་པ་སྟོད་དུ་ལྡང་བ་ལ། ཐོག་མར་ཨིཧྣ་བཞི་ཐང་བཏང་ངོ་།། ཞོ་བཙོས་བསྲེག་ཐལ་ནི། སྦྱོར་བ་དེ་ཕྱེ་མར་བྱས། ཞོ་སྟོས་ནས་བཏབས་པ་བླུག ཐོལ་ཙམ་བྱས་པ་བསྲེག་པའོ།།

བཅུ་པ། དྲི་མ་འགགས་པ་གསོ་བ།

དྲི་མ་འགགས་པ་ལས། དམ་ལ་མཁྲིགས་པ་ནི། ནད་འདྲིལ་བ་དེ་མཁྲིགས་ཉམས་ཡོད་པའོ།། ཨ་རུ་ར་མཚུ་སྨྱུང་ངོ་།།

བཅུ་གཅིག་པ། གཅིན་འགགས་གསོ་བ།

གཅིན་འགགས་ལས། ཁ་འཆུས་ནི། སློ་བུར་དུ་འགགས་པས། ཟུག་ཆེ་བར་འོང་། ཤ་རོས་འགགས་ན། རེས་གཅིན་འགག རེས་མི་འགག་པར་འོང་ངོ་།། ཆུ་འཛོམ་པ་ནི། ཆུ་འོང་དུས་འཛེར་ཉམས་ཡོད་པའོ།། ཁུ་བ་འདྲིལ་ན་འཛག རླུང་གིས་སྒྲིལ་ན། རྗེའུར་འགྱུར། རྗེ་འགགས་ནི། རེམ་གྱིས་འགག གཏོང་དུས། ན་ཚ་རྩུབ་རྡུད་རྡུད་པ་ཡོང་། ཆུ་གང་ཡོང་། ཐིག་པ་རེ་རེ་འབྱུང་། འཕྱོ་རྗེ་དྲག་ཤུལ་གྱི་རྗེའུ་གྲོགས་[དཀྲོགས]པས་ཁྲག་ཅན་འབྱུང་བའམ།

ཧྲིག་མ་ཅན་འབྱུང་། ཟུག་རྡེ་ཡང་ཐིགས་པ་རེ་རེ་འབྱུང་། དྲོད་བཅུད་ཀྱི་ཟས་ནི། ལུག་ཤ ཞུན་མར། ཁ་རུ་ཚ་སྦྱར་བའི་བུར་ཆང་ངོ།། ཐེ་ད་རི་ནི། སྐྱེར་པའི་རྩ་བའོ།། དེ་ལ་རྒྱུན་འབྲུམ། སུགྨེལ་ལ་བསྣན། མཁྲིས་གྱུར་ལ་ལོང་རྩ་གཏར། ཁ་འཆུས་ལ། འཇུག་[མཇུབ]གུ་གཞང་དུ་བཙུག་ལ་ལྷངས་[ལྷང]པའི་ངོས་སུ་མཉེ། ཁྲག་ཤས་འགགས་ན། ཟངས་ཀྱི་བུ་གུར། རྒྱ་ཚ། ཤུ་དག་ལྷུག མཚན་མར་བཙུག་ལ་ཕུས་བཏབ་སྟེ་ལྷངས་[ལྷང]པར་བསྐྱལ། མས་བཏང་གོང་མ་ནི། ནི་རུ་ཏ་སྔོན་པོའོ།། རྗེ་སྨན་ཀུ་གུ་ནི་ཏ་ཞིག་པའོ།། དེའི་སྦྱོར་བ་ལ་ཤིང་མངར་བསྣན། ཁུ་བ་འོ་མའམ་ཆང་ལ་བྱ། སྔོན་པོ་གསུམ་ནི། རྒྱ་ཚ། ཟེ་ཚ། སྐྱེག་སྲིན་གསུམ་མོ།། རྗེ་འགགས་ལ་ཁྱིམ་བྱའི་ཤ་ཁུ། ཏ། རྐང་གཡག་གི་ཤ ལྟམ་པའི་ཆང་སྦྱིན། དཔྱད་ཀྱི་ཏ་ལ་བཀྲོན་[བསྐྲོན]པ་ནི། རྗེའུ་གཡོ་བའི་དོན་དུའོ།། སྤང་[པང]པས་བརྟེན་ནས་ནི། གན་སྐྱལ་[རྐྱལ]དུ་གཡོག་གིས་སོ།། ལག་གཡས་ནི་སྨན་པའི་འོ།། གཡོན་པའི་གུང་མོའི་སེན་མོ་བྲིག་ཕོངས་[འཕོངས]སུ་བཙུག་གོ། ཆུ་རྩ་དབུས། སྤྲག་རྩ་གཡས། སྲིད་རྩ་གཡོན། ཨ་ཡོང་ཁ་ནས་མདུན་དུ་ཚོན་གང་། དེ་ནས་གཡོན་དུ་ཚོན་གང་། དེ་ནས་ཕྱིར་ལ་ཚོན་གང་བཅལ་བར་རོ།། ག་ཞེར་རིམ་པས་ལྷགས་པ། ཤ ལྷངས་[ལྷང]པ་དྲལ་ལོ།། བུད་མེད་ལ་བུ་སྣོད་བརྟག་པ་གཅེས། ཆུ་དྲོན་ནད་བཅད་[ནང་སྦྱིང]ནི། དེར་རོ་སྨད་བཅིང་བའོ།། རྩ་ལ། ཤིང་མངར། སེང་ཕྲོམ། བཙོད། སེ་བའི་མེ་ཏོག་སྤང་སྦྱར་བྱུག་པར་བཤད། གཅིན་ལམ་འགྱུར་དཀའ་ན། སྣུམ་དུགས། ཆུ་རྗེ་སྲོས་པ། སྲུ་[སྲུ]བས་བསྲེག་པ་རྣམས་བྱའོ།།

བཅུ་གཉིས་པ། གཅིན་སྙིའི་ནད་གསོ་བ།

གཅིན་སྙིའི་[སླིའི]ནད་ལས། ཟ་ཁུ་འཐེལ་བར་བྱེད་པ་ནི་གཅིན་འཐེལ་བ་

ལ་བརྟེན་ནས་སོ།། བད་ཀན་ཟ་ཁུ་ལ། བུ་རམ། ཞ་ཤ དར་བ། ཆང་། འབྲུ་མར་བྱིན། ཟ་ཁུ་སྨུག་རྙོག་ལ་སྤྲིན་[སྤྲིན]སྦྲུར། བསིལ་བ་ནི་གཅིན་གྲང་བ། བགས་འབྱུང་ནི་ཞུང་ཞུང་འབྱུང་བའོ།། མཁྲིས་པའི་ཟ་ཁུ། ནས་འཚིག་ཁུ་བ་འདྲ། གཞན་རྣམས་རང་རང་མདོག་འདྲ་བ་དང་། ཟ་ཁུ་ཞག་ནི་ཞག་འདྲེས་ཤིང་དམར་བའོ།། སྐྲང་ཆེན་ནི་ཆུ་སེར་དང་འདྲེས་པའོ།། སྲིང་འདྲ་ནི་སྲིང་གི་མདོག་ལྟར་སྨུག་ལ་དངས་པའོ།། བསིལ་ལ་རྩི་བ་ནི། ཟས་སྤྱོད་དེ་ལ་དགའ་བའོ།། ཐོར་པ་བཅུ་འབྱུང་སྟེ། ཕོར་པའི་དབྱིབས་དང་། རུས་སྦལ་ནི། དཀྱིལ་སྐྲང་མཐོ་ཞིང་མཐའ་དམའ་བ་རུས་སྦལ་རྒྱབ་འདྲ་དང་། རྒྱ་ཕོ་དྲ་བ་ཅན་ནི་མཐའ་མཐོ་དབུས་དམའ་ནང་དུ་ཟུག་ཆེ་བ་དང་། མོ་སྦལ་ཚ་ལ་དམར་བ་དང་། སྲིན་ཆུང་དང་། ཞུངས་དཀར་དབྱིབས་འདྲ་བ་དང་། བི་ད་ར་སྐྱེར་པའི་འབྲུ་འདྲ་བ་དང་། ལྷུ་བ་སྟི་ཆུ་བུར་ཅན་དང་། ཕོང་འབྲས་ཕྱིར་འབུར་བ་གནད་སྟེང་དུ་བྱུང་བ་དང་། ཚིགས་སྟེང་དུ་བྱུང་བའོ།། གཅིན་སླུད་ནི་ར་ཐུག་གིའོ།།

བཅུ་གསུམ་པ། རྒྱ་ནད་ཚད་འབྲུ་གསོ་བ།

རྒྱ་ནད་ཚད་འབྲུ་ལས། ངོ་བོ་ནི་སོན་ཚད་དུ་གྲགས་པའོ།། སྐྲ་འཕྱར་ནི། འབྲུ་བའི་རོ་སྐྲ། འཕྱར་བག་ཅན་ནོ།། ཟུར་པ་ནི་མ་ནུའོ།།

བཅུ་བཞི་པ། དྲེག་ནད་གསོ་བ།

དྲེག་ནད་ལས། རླུང་གྱུར་ལ་ཡན་ལག་རེངས། སོར་མོ་ཁུམས། གྲང་མོ་མི་འདོད། གྲང་མོ་བསྣན་[སྣན]ན་བདེ་སྐམ་བྱེད། བད་གྱུར་སྐྱེར་བགོལ་[བསྐོལ]ནི་སྐྱེར་པའི་བར་ཤུན་ནོ།། ནད་སྟོབས་ལྡན་པ་ལ། སླེ་རྟིས་མར་བགོལ་

[བསྐོལ]བླུད། པི་ཝང་སྨྱུ་ལ་ནི་པི་པི་ལིང་གི་རྩ་བོ།། སྤངས་པའི་ལྡེ་གུ་ནི་སྤངས་པའི་ཁུ་བ་བཙོན་ལ་སྦྲང་དང་སྦྱར་བའི་ལྡེ་གུའོ།། དུད་པ་ནི་བྱ་བལ་མ། སེར་པོ་གཉིས་ཡུངས་སྐྱེར་རོ།། མས་བཏང་ནི་ནེ་[ཉི]ཏ་ཧའོ།།

བཅོ་ལྔ་པ། གྲུམ་བུའི་ནད་གསོ་བ།

གྲུམ་བུའི་ནད་ལས། བོང་ཁྲག་ཉི་ཤུ་ལྔ་པ་ལ་ཚ་བ་ཆེ་ན་ག་བུར་བསྣན། སྐབས་སུ་རྟོལ་དབྱུང་། སྨོམ་དུ་སྐར་ཆུ་སྤང་སྦྱར་སྦྱིན། འབྲས་གསུམ་རྒྱུན་སྦྱོངས་ནི། འབྲས་གསུམ། དུར་བྱིད། ལྕུམ་རྩ་རྣམས་བ་ཆུར་སྤངས་ཁུར། སྤོས་དཀར་དང་སྦྲང་ཆུ་སླད་ནས་བཏབ་པའོ།། བཙག་པ་ནི་ཆུ་སེར་བྱུང་ཚ་བའི་རྟགས་བྲི་མགུལ་[འགུལ]ཙུས་ནས་སོ།། བོང་ཁྲག་དྲོན་མོ་ནི་ཞུལ་གང་ངོ་།། སྐར་བུ་ནི་ཏུས་སྨ་དང་བཛེ་བར་མཆན་ནས་བཤད། གཏར་ཁ་དང་མེ་ཚ་[བཙའ]གཉིས་ཀ་སྤང་། མུ་[མུ]ལ་གསུམ་ནི། ཅོ་ཊ་གའི་རྩ་བ། སྤུས་དཀར་[སུཀྨེར]སྨུ་ལ། པི་པི་ལིང་གི་རྩ་བ(གསུམ་)མོ།། ཚ་སྣ་གསུམ་ནི། རྒྱ་ཚ། ཤིང་ཚ། ལན་ཚྭའོ།། གུར་གུམ་བཞལ④ནི། གུར་གུམ། དུར་བྱིད། ཤྭ་ཁཏྲ། པི་པི་ལིང་། ཏུས་སྨ། ག་རའོ།། གཟེ་མའི་སྨན་མར་ནི། གཟེ་མ་ར་མགོ། བ་སྤྲུ། ཨ་ཏུ་ར། འོ་མ། མར། སྦྲང་སྦྱར་བར། ཁ་ཏུ་ཚ། ཤིང་ཚ། ལྕུམ་པའི་འབྲུ་བཏབ་པའོ།། ཏུས་རྩ་ནི། ཕུས་མོའི་གཉའ་གོང་ནས་གྱེན་དུ་སོར་གཉིས་གཞིག[གཞགས]། དེ་ན་རྩ་ནག་པོ་གྲོ་སོག་ཙམ་གཅིག་ཡོད་པ་དེ་ལ་ཁྲག་ཞུལ་གང་འདོན་ནོ།།

བཅུ་དྲུག་པ། ཆུ་སེར་གྱི་ནད་གསོ་བ།

ཆུ་སེར་གྱི་ནད་ལས། སྟོད་བབས་ཀྱི་རྩ་འགྱུར་བ་ནི། ངེས་མེད་དུ་འབྱུང་

བའོ།། སྣ་སླང་ལྷང་བ་ནི། ཐོག་མར་སླང་ཐབས་མང་བའོ།། གུ་གུལ་བཅུ་ནི་ཕྱི་རྒྱུད་བཞིན། སྤྲུལ་ཐལ་ནི། སྤྲུལ་ཤ་ནུས་ལྡན་བསྲེགས་པའོ།། ཚོགས་མིག་ཆུ་སེར་ལྷ་བུ་ནི་མེར་མེར་བྱེད་པའོ།། གློ་བའི་རྩ་ནི། གློ་མཆིན་འདོམ་རྩ། གློ་སྙིང་འདོམ་རྩ། སྐང་རྩ། དྲུག་མགོའོ།། མཆིན་པའི་རྩ་ནི། ཉ་ཐུང་། མཆིན་མཁྲིས་དང་། གློ་མཆིན་འདོམ་རྩའོ།།

བཅུ་བདུན་པ། རྩ་དཀར་གྱི་ནད་གསོ་བ།

རྩ་དཀར་ནད་ལས། སྲོག་རྩ་ལས་བྱུང་རྩ་ནག་གྱེན་དུ་གྱེས་པ་ནི། སྲོག་རྩ་ནག་པོ་ལས་གྱེས་པའི་ཁྲག་རྩ། འཕར་རྩ་རྣམས་སོ།། ཀླད་པ་ལས་བྱུང་རྩ་དཀར་ཐུར་དུ་ཟུག་པ་ནི་རྩ་དཀར་རོ།། དེ་ཡང་གནས་ཀྱི་དབྱེ་བའི་མགོ་དང་སྟོད་ལ་ཁ་མིག་ཡོན་པོ་སོགས་སོ།། བྱང་ཁོག་ལ་སྨྲ་མང་སོགས་སོ།། ཡན་ལག་ནི་བཤལ་སྒྲིད་སོགས་ཏེ། སྣི་[སྙེ]སྣོལ་ནི་རྒྱ་གྲམ་དུ་སྲུངས་[སྐྲངས]པའོ།། བཅོས་ལས། སྤུ་འཁྱིལ་ནི་རྐང་པའི་མཐེབ་ཆེན་སྤུ་འཁྱིལ་ལོ།། རིན་ཆེན་ནི། གསེར། ཟངས། གཡུ་ཧྲིང་། ཐོག་མེད། བྱི་རུ། ཉ་ཕྱིས་རྣམས་སོ།། ཛྃ་ནི། སྤྲལ་རྒྱབ་གཉིས། དཀར་པོ་ཆིག་ཐུབ་གཉིས་སོ།། རྩེ་ནི། བཟང་དྲུག གླ་རྩི། རུས་སྦལ་འོ།། སྤོ་ནི་འབྲི་ཏ་ས་འཛིན། ལྔུམ་པའོ།། ཉི་ཤུ་རྩ་ལྔ་ནི། བཟང་དྲུག ཙན་དན་དཀར་དམར། ཨ་རུ་ར། བསེ་རུ། འགིའུ་ཝཾ། གླ་རྩི། པི་པི་ལིང་། རུས་སྦལ། ཉ་སྐྱོགས། ཤིང་ཚ། ཟི་ར་དཀར་ནག་གཉིས། འབྲི་ཏ་ས་འཛིན། གསེར་གྱི་ཕྱེ་མ། འབྲས་བུ་གསུམ། ལྔུམ་པ། སྙིག་སྲིན། ག་རའོ།། གསར་བཅུད་ནི། ཤ་གསར། མར་གསར། ཆང་གསར་རྣམས་སོ།། སྟོད་དུ་བབས་ན་རྩེ་ཆུང་གཏར། སྨད་དུ་བབས་ན་ལོང་རྩ་གཏར། བར་དུ་བབས་ན་དྲུག་མགོ་གཏར། ཀླངས་ཐོན་ཙམ་གཏར་ཏེ་ཁྲག་བྱུངས་ཆེས་ན་ཉེས་པ་ཆེ། བ་མཁལ་སྨུག་

པོའི་ནང་གི་དཀར་པོ་དེ་བཏང་ངོ༑། སྨན་ཆེན་སྦྱོར་བ་ལ། ཨ་རུ་བཅུ་གཅིག་འགྱུར་བཏང་ངོ༑། རྩ་ནད་རྙིང་པ། དང་པོར་བསྲུ། བར་དུ་སྦྱང་། ཐ་མར་སྨན་མར་བཏང་བ་ལས། བསྲུ་བ་ལ། ད་ལིད་[ལིས]བྲི་ཕྱེད། ཁྲི་ལྡེ་ཕུལ་དོ། ཤིང་མངར་ཕུལ་གང་ངོ༑། བར་དུ་སྦྱང་བ་གཞུང་བཞིན། ཐ་མར་སྨན་མར་ནི། འབྲི་ཏ་ས་འཛིན་བྲེ་ཕྱེད། ཨ་རུ་ར་བཅུ། ད་ལིད་[ལིས]ཕུལ་གང་། ཁྲི་ལྡེ་པར་[སྤྲར]གང་སོགས་སོ༑། རྗེ་སྦྱོར་ནི། རྗེའི་རྒྱལ་པོ་གོང་དུ་སྨོས་པའི་སྟེ་བཞི། དོམ་མཁྲིས། གུར་གུམ། སླ་རྩི། རུས་སྦལ། ཨ་རུ་ར། ཨ་བྲུག་གཟེར་འཇོམས། ཆུ་རྩ། བོང་དཀར། གྲེ་[བྲེ]གུ་སེར་ཐིག ཚ་བ་ལ་ག་ར། གྲང་བ་ལ་བུ་རམ་དང་སྦྱར་རོ༑། རི་བོའི་རྩེ་ནི་སྤྱི་གཙུག་སྤུ་འཁྱིལ་ལོ༑། མདུད་གསུམ་ནི། སྤྱི་གཙུག་ལྟེ་བ། མཚན་མ་བསྲེག སྙིང་ལ་གཏྲ་པ་ཏྲ་བསྟན་ཞིང་། ལག་པའི་མཐེ་བོང་བསྲེག གློ་ལ་མཇུབ་མོ་བསྲེག མཆིན་པར་གུང་མོ་བསྲེག མཚེར་པར་སྲིན་ལག་བསྲེག མཁལ་མར་མཐེའུ་ཆུང་བསྲེག དོན་སྣོད་རང་རང་གི་རྩ་གདར། གོང་བཞིན་རང་རང་སོར་མོ་བསྲེག རང་རང་གི་ཚིགས་བསྲེག ཁཊྚ་ལ། ཚ་ན། ག་བུར་སོགས་བསྟན། རྐང་ལག་གི་ཤ་སྐམ་པ་ལ། ཆུ་ལུམས་སོགས་སྦྱར། སྔྲིག་རུས་ཤོངས་སུ་[གཤོང་དུ]བཙོར་ན་ལུས་སྒྲིད་ཡོང་བ་དེ་བསྲེག གྲུ་མོའི་རཏྣ་[རཏྣ]བསྲེག

བཅོ་བརྒྱད་པ། ལྤགས་པའི་ནད་གསོ་བ།

ལྤགས་ནད་ལས། ཤ་ཁྲ་ནི། ཧྲུང་གྱུར་སྨུག་ནག་རྡུབ། མཁྲིས་པ་སྤུ་བྱི་དམར་ལ། ཚ་བྲབ་ཆེ། བད་ཀན་གཡའ་ཞིང་སྐྲ་ལ་འབྱར་བག་ཅན་འཐུག་པའོ༑། སྐྲང་ཤུ་དཀྱིལ་འཛམ་མཐའ་ཐུག་ལ་རྡུབ། ཟ་གོང་[རྐོང]ནི་སྤུ་བྱི་ལ་མདོག་སྔོ་བའོ༑། ངོ་ཁབས་ནི་ནག་ཚིག་ཅན་ནོ༑། སོ་མ་ར་ཙ་ཆ་ལྔ། ལྗོང་རོས་

སམ་བབ་ལ་ཆ་གཅིག་བསྣན་གཞན་དགུས་བཞིན། ཨུ་ཏྲི་ནི་ནག་པོའོ།། ཤ་ཁྲ་ནི་མཛེ་ནད་ལྷར་གསོ། རྩབས་བཀྲུས་ནི། འབྲས་བཀྲུས་ཁུ་བའོ།། རྩབས་ནི་རྩབས་མོའོ།། ལི་ཤོ་ནི། ལི་ཤི་དང་ཤོ་མའོ།། ཤུ་བ་ལ་བྱུག་པ་བྱུགས་ཏེ་ཉི་མ་ལ་བསྲེག ཧ་དཀར་སྐྱིག་པ་སོགས་ཀྱང་བྱུག་གོ།

བཅུ་དགུ་པ། སྲིན་བུའི་ནད་གསོ་བ།

སྲིན་བུའི་ནད་ལས། ཉ་ལོག་ནི། ཉ་འཁྱུར། ཉ་ཁྱུག མིག་ཁོང་དུ་བྲོས། ཤ་དྲོད་འཚོར། ཤ་འཐེབ་[མཐེབ]པོས་གཟུང་ན་སྡོད། འདོད་ཆགས་རྩེ་མོ་ནི། བྱ་ཕོའི་ཟེ་བའོ།། ཞེ་སྡང་ཚིལ་བུ་ནི་སྦྲུལ་གྱིའོ།། ཏི་[གཏི]མུག་འཁོར་ལོ་ནི་ཕག་ནག་གི་སྣའོ།། བཛྫེའི་མཁྲིས་པ་ནི་ངང་སེར་གྱི་མཁྲིས་པའོ།། ཐོན་པོའི་ཐལ་བ་ནི་བྱ་ཕང་ཐོན་པོའི་སྒྲོ་ཐལ་ལོ།། ཁ་ཅིག་སློ་ནག་ཐལ་བ་ལ་བྱེད། འདྲེ་འཛིགས་ཐང་ཆུ་ནི་གུ་གུལ་ལོ།། བཙན་པོའི་དྲེག་པ་ནི་རྫ་དྲེག་གོ། དྲི་ཅན་ལྡེ་བ་ནི་སླ་རྩིའོ།། ཡང་ན་སྦལ་བ་སོགས་ལ། ཤུ་དག་བསྣན། ཁ་ཟས་བསིལ་དྲོད་སྐབས་དང་སྦྱར། སྐོམ་དུ་སིངས་པོ། ཆུ་བཀོལ་[བསྐོལ]གྲངས། བསྟུས་ཐང་གང་གྲོད་[འགྲོད]བཏང་། མེ་འཚིག་ལ་མཁྲིས་སྣ་ནི་འཚོགས་ཚད་དོ།། ཆུར་གནས་པའི་མཁྲིས་པ་ནི། ཉ་སྲམ་དང་དུར་སོ་བྱ་སྐྱུར་མོ་རྣམས་སོ།། སྐེ་རག་[རགས]ལྕོ་[ཛོ]ནི་ཕོན་ལྕོ་[ཛོ]བཅོས་པའོ།། བ་ཤ་ནི་བའི་ཤའོ།། ཉ་ཏུས་ཟུག་པ་ལ། སྲམ་གྱི་སྲང་མོས་ཕྱི་ནས་འབྲད། སྣེའུ་ལྷགས་པ་ནི། སྣེ་ས་ཐོན་པའོ།། ནུ་མ་སྲུངས་[སྐྱངས]པ་ལ། ལུམ་པའི་ཐང་གིས་སོ།། རྣ་བའི་མཇུག་སྒྲུ་སེར་རོག་བསྲེག དཔྱི་ཏུས་ནི་མིའི་འོ།། །།

ས་བཅད་བཅོ་ལྔ་པ། ལྷན་སྐྱེས་རྨ་གསོ་བ།

ལྷན་སྐྱེས་ཀྱི་རྨ་གསོ་བའི་སྐབས་ལས།

དང་པོ། འབྲས་ནད་གསོ་བ།

འབྲས་ལས། ཕོ་བའི་ཁ་འཛིན་གཅེས་པ་ནི། སེ་འབྲུ་བཞི་པ་བཏང་། རྩ་ལ་བསིལ་བའི་སྦྲོ་སྣ་ཚོགས་ཀྱི་ལུམས་དངུལ་ཐལ་སོགས་དང་། བསེ་ཞོ་སོགས་སྦྲང་སྨྱོན་ལ་སྦྱར། བྱང་པ་སོགས་ཀྱི་ཚ་བ་གསུམ་ནི་སྦྲོའི་འོ།། དམ་གྱིས་སྦྱར་བ་ནི། སྙིང་དུ་ཤོག་བུ་སྤྱིན་གྱིས་སོ།། གསོན་གཤིན་འཚམས་[མཚམས]ནི་ཤ་གཞུང་མ་དང་ཤ་རོའི་འཚམས་[མཚམས]ཏེ་རིང་བུ་གཞུག འབམ་པོ་སོགས་གསུམ་པོ་གང་ཙུང་ངོ་།། སོ་ཐོག་སོགས་རིལ་བུར་བྱ། སྨན་གྱི་[གྱིས]ཆོད་པ་དཀའ་ན་ཞེའོ།། སྟག་ཤ་ཞོ་གཅིག ལྕེ་ཚ་ཞོ་ཕྱེད། ཁབ་ལེན་སུམ་ནམ་མོ།། ཆོད་དཀའ། ཀུན་[ཀུང]བུས་དུད་དམ་ལྕགས་ཀྱིས་བསྲེག་གོ། གསོན་གཤིན་ནི་ལྷ་བའོ།། རྩ་ཁ་ཤོར་ན་ནི་ཤ་རོ་བཅད་པས་ཤོར་ནའོ།། ཐལ་བ་གཉིས། ཟ་འོག་དང་མགྲོན་བུའི་ཐལ་བའོ།། སྦོས་ན་འཕྱིང་[ཕྱིང]མར་ཏེ། འཕྱིང་[ཕྱིང]པ་མར་དུ་བཙོས་སོ།། ལྡིང་[ལྷིང]ཚ་ནི་བལ་གྱི་ཚ་ལྡོའོ[རྡོའོ]།། བསྟུ་བ་ནི་དྲོ་འཛམ་བཏང་། བགྲུ་ཞེས་པ་ནི། སྦྱང་བའི་དོན་ནོ།། ནིམ་པ་སོགས་ཞོ་ཕྱེད་ཕྱེད། དུར་བྱེད། ཁྲི་ལྕེ་བ་ཞོ་རེ་རེ། མར་སྲང་གཅིག ཆུ་ཕུལ་བརྒྱད། དེར་བསྐུས་པའི་ཁུ་བས་ཁོང་འབྲས་དང་། མེ་སྤལ་[དཔལ]སྦྱོང་། ནི་ཙ་ཏ་སེལ་ནི་བདུན་དགུ་བཏང་། དམིགས་ལ་བྲུག་པ་ནི་ནད་དམིགས་ལ་བྲུག་གོ། སྟོན་ཁའི་འབམ་པོ་ཕུལ་གང་། དཔྱིད་ཁའི་དབྱི་མོང་པར་[སྤར]བ་གང་། འབྲི་མར་སྲང་གསུམ། བུ་

རམ་གོར་གཅིག དེ་རྣམས་བསྲེས་ལ་དར་གཅིག་བཙོ། རྒྱ་ཚ་སོགས་ཐུན་རེ། འཇུ་སླ་ནི། ལུག་ཤ ཉ་ཤ གཡག་རྐོད་ཤ་སོགས་སོ།། གང་ཉེའི་རྩ་ནི་སྟོད་སྨད་དང་ངོ་།། ཨ་རུ་ར་བཅུ་གཉིས་བཏང་། ཚ་སྲན་[སྐྲན]གྲང་སྲན་[སྐྲན]གཉིས་ཀ་འཇོམས། སེ་འབྲུའི་སྦྱོར་བ་ནི། སེ་འབྲུ་བཞི་པའི་སྟེང་དུ། ཤུ་དག་ནག་པོ། དབྱི་མོང་དཀར་པོ། ཙི་ཏྲ་ཀ རྒྱམ་ཚ། ཡ་བ་ཀྵ་ར། ཁ་རུ་ཚ་སྦྱར་བའོ།། རང་རང་རྩ་ལ་གཏར་བ་ནི། གློ་ལ་དྲུག་མགོ། སྙིང་ལ་སྟོད་ཁ། མཆིན་པར་རུ་ཐུང་གཡས། མཆེར་པར་རུ་ཐུང་གཡོན། མཁལ་མར་བྱིན་མཇུག ཕོ་བར་ཕོ་རྩ། རྒྱུ་ལོང་ལོང་རྩ་གཏར་རོ།། སྔངས་[སྔང]པར་རྒྱ་ཚ་ཡང་བསྣུན། སྨིན་ནས་ཕྱིར་རྡོལ་ན་བརྡོལ་ལ་རྨ་ལྟར་གསོ། རླུང་འཕྲས་ཁྲུས་ནི། དུར་བྱིད་གྱི་[ཀྱི]སྨན་མར་གྱིས་སོ།། སྐྱེར་ཤུག་གི་འབྲས་བུའོ།། བད་ཀན་སྦྱང་བ་ནི། དན་དུ། དོང་ཁ། ཤྭ་ཁཎྜ། ཨ་བར་ཀྱུར་[སྐྱུར]གསུམ། ཁྲོན་བུ། བ་ཚྭ་རྣམས་ཀྱིས་སོ།།

གཉིས་པ། གཞང་འབྲུམ་ནད་གསོ་བ།

གཞང་འབྲུམ་ནད་ལས། གཤང་[བཤང]ལམ་ཚྭེའུས་གཙེའུ་བཙོན་[བཙན]ནི། ཐུར་སེལ་གྱིན་འདྲེན་ལ་ཤེང་གི་[གིས]བཀག་པ་ལྟ་བུ། བུད་མེད་བུ་བཙས་པས་གཞང་འགྲམས་པའང་འབྱུང་། ནད་སྟོབས་རྒྱས་ནས་ལུས་སྟོབས་ཆུང་། མ་ཞུ་བ་དང་སྨུ་[དམུ]ཆུ་རྗེའུ་མཁལ་ནད་འོང་བ་སླམ་བྱེད། རུས་ཤེང་ན་བ་ནི་རུས་པ་ཀུན་ན་བའོ།། ཁྲག་བཅས་སུས་[སུལ]ལ་ནི་ཡང་ཡང་འབྱུང་བའོ།། གྲང་བཙོས་དཔག་ནི་གྲང་བཙོས་འཕྲོད་མི་འཕྲོད་ལ་དཔག་སྟེ་འཕྲོད་ན་བཙོས་སླའོ།། རླུང་གྱུར་སྦྲ་དང་བཅས་པ་ནི་འབྲུ་བའོ།། མཁྲིས་གྱུར་གཞང་ཞག་ནི་གཞང་ཞག་ཆེ་བའོ།། འདུས་པ་ལོ་གཉིས་འདས་པའོ།། ལུས་སྲངས་[སྐྲངས]པ་ནི། རྐང་ལག ལྟེ་བ། གཤང་[བཤང]སྒོ། ཁ་གདོང་ངོ་།། ཨ་རུའི་སྦྱོར་

བའམ། ཤིང་ཁུན། སྤྲ་འབྲུམ། ཙི་ཏྲ་ཀ་སྦྱར་བ་གང་རུང་ངོ་།། དར་བ་བླུག་ནས་ཞག་གཅིག་བར་བླུད་དོ།། གཞང་གཟེར་བ་ལ། ཛྙ་ཧི་སོགས་ལྡེ་བ་མན་ལ་བྱུག གཟེ་མ་སོགས་མར་གསར་ཁུ་བར་བླུག ཞུན་མར་བྱུག་པ་ནི། རོ་སྨད་ལྡེ་བ་མན་ཆད། གཤང་[བཤང]སྐོར་བྱུག་གོ། བྱ་བྲུན་ནི། ཁྱིམ་བྱའི་འོ།། མར་སྦྱར་ནི་བའི་འོ།། དུད་བདུག་ནི་གཞང་ཁའོ།། གཞང་འབྲུམ་ཞིག་ན་ཁྲག་ཏུ་འཛག་གོ། འཛེག་ཏུ་མ་འདོད་ན་ཐོར་པ་དལ་བུས་གྲུད་[བྲུད]དོ།། སྨན་གཏར་གྱིས་མ་གཤིག་[བཤིག]ན། ལུས་བཙོས་པ་ནི། ནད་པ་གན་སྐྱལ་[རྐྱལ]དུ་ནད་གཡོག་སྤང་[པང]པར་གཟུང་། བརླ་དང་གཉའ་བ་རས་ཀྱི་[ཀྱིས]བཅིང་ཐོངས་[འཐོངས]ཉི་མ་ལ་བསྟན་པ་ལ་སྨུམ་བྱུག་གོ། བལྟ་བ་ལ་བུག་པ་ཅན་གྱི་ཆ་བྱད་བུ་གུ་སྐར་ཁུང་ཅན་སྲིད་སོར་ལྔ་པ་དལ་བུས་དྲང་པོར་གཞུག བུ་གར་ཐོར་པ་ཚུད་པ་དང་། བཅད་པའི་ཆ་བྱད་ཚད་ལྡན་ཀྱུང་བུས་ཐོད་པ་དལ་བུས་གཞར་རོ།། རྗེས་ལ་རོ་སྨད་དང་གཤང་[བཤང]སྐོར་ཞུན་མར་བྱུག་གོ། འབྲུམ་པ་མང་ན་གཡས་གཡོན་སོགས་བྱ། ཙི་ཏྲ་ཀ་ཟས་དང་སྤྱག་འབྲས་ཡོས་ཕྱི་དང་ནས་ཕྱེའི་དར་སྐྱོ་སྦྱིན་ནོ།། སྲན་ཁུ་ཡང་སྦྱིན། དར་བ་འཛམ་པ་ནི་མར་མ་ཀྲོགས་[དཀྲོགས]པ། བར་མ་ཙུང་ཟད་ཀྲོགས་[དཀྲོགས]པ། རྩུབ་པ་སྡོགས་[རྫོགས]པར་ཀྲོགས་[དཀྲོགས]པའོ།། པི་པི་ལིང་དང་མར་ནི་ཁུངས་མར་རོ།། ཟེ་ར་གཉིས་ནི་དཀར་ནག་གཉིས་སོ།། ཕྱེ་བུར་གྱི་ཕྱེ་ནི་ནས་ཕྱེ་སྐམས་པའོ།། སྦྱོར་བ་དེ་རྟུག་འགགས་ལ་བསྟགས་སོ།། པི་པི་ལིང་། པོ་སོ་འཚལ། བིལ་བ། ཤུ་ཏི། ཤིང་མངར། ཤུ་དག མ་ནུ་ཤུ་ཟུར། རུས་སྦལ། མ་ནུ་པ་ཏྲ། ཐང་ཤིང་། ཙི་ཏྲ་ཀ་རྣམས་ཀྱི་སྨན་མར་གྱི་འཛམ་རྩི་བཏང་ན། གཞང་ལུག རྟུག་སྐམ། རླུང་འཁྱིམས། གཅིན་སྲི། སྦོ་སྦྲོས་པ་རྣམས་ཀྱི་གཟེར་བ་སེལ་ལོ།། ཁྲག་གྱུར་ནད་ཁྲག་འཁྲུ་ན་མི་བཅད་དོ།། མཚལ་འདྲའམ་ཆུ་སེར་བྱུང་ན་བཅད་དོ།། ཤལ་མ་ལིའི་ཤུན་ནི་མོན་ཇ་ར་སྟེ་བེའི་ཤུན་པའོ།། དུག་ཙུངས་ནི་དུག་ཙུངས་འབྲས་

བུའོ།། ཨ་བྱུག་ནི་གཟེར་འཇོམས་སོ།། སྟག་གཟིག་ནི། ག་བུར་རོ།། ཙན་དན་ནི་དཀར་པོའོ།། སྦྱོར་བ་འདི་རྣམས་ཀྱི་དྲི་མ་སླ། ཁྲག་ཏུ་འཛག གཞང་ལུག་པ་དང་ལྡན་པའི་ཁྲག་འགྲུ་སྲལ་[འཕྲལ]དུ་གཅོད། མཁྲིས་གྱུར་ལ། སྐྱེར་པ། ཧོང་ལེན། ནིམ་པའི་ཐང་ཕྱེ་ཡང་གཏང་ངོ་།། གཞང་འབྲུམ་རློན་པ་ནི། ཁྲག་མཁྲིས་ལས་གྱུར་པའི་དྲི་མ་སླ། ཁྲག་འཛག གཞང་ལུག་པའོ།། སྐམ་པ་བད་རླུང་ལས་གྱུར་པ་དྲི་མ་སྐམ་པའོ།། སོ་འབྲས་ནི་སོ་མའི་འབྲས་བུའོ།། བླ་གཉན་ནི། སྐྱུག་པ། ཡི་ག་འཆུས་པ། གཟེར་སོགས་སོ།།

གསུམ་པ། མེ་དབལ་གསོ་བ།

མེ་སྲལ་[དབལ]ལས། སྟོད་བྱུང་རློན་པ་ནི་སྐྱུགས་སོ།། སྲན་ཆུང་སོགས་མར་གསར་ཁུ་བར་སྦྱར། མནག་[སྣག]ཚ་ནི་རྒྱ་མནག་[སྣག]གོ། མཁྲིས་གྱུར་ཨུཏྤལ་སྔོན་རྩེ་ཞེས་པ་དང་། ཨུཏྤལ་རྩ་བ་ཞེས་པ་གཉིས་སྣང་བའི་མཚན་དུ། པུཥྐ་རི་ཀའི་རྩ་བ་ལོ་མ་ཟེར་བ་སྣང་། སེ་བའི་མེ་ཏོག་གི་གབ་ཏུ་པུཥྐ་རི་ཀ་ཞེས་པ་སྣང་བས། སྐབས་འདིར་སེ་བའི་མེ་ཏོག་དང་རྩ་བ་གཟུང་བར་རིགས་སམ་སྙམ། གཤེར་རྩབས་ནི་རྩབས་མོ་སླ་བའོ།། འོ་མ་ནི་རའི་འོ།།

བཞི་པ། སུར་ཡའི་ནད་གསོ་བ།

སུཏྲ་ལས། ཁཎྜ་མིག་ལ་བྱུག་པ་ནི་རྒྱའི་འོ།། བྱ་བྲ་ནི་ཕུག་རོན་བྲུན་གྱི་བྲུན་ནོ།།

ལྔ་པ། སྨིན་བུའི་ནད་གསོ་བ།

སྨེན་བུའི་ནད་ལས། བུས་འདྲས་གཡོ་ནི་རླུང་གི་[གིས]རིག་པ་དང་། གདོན་གྱི་རྐྱེན་གྱིས་སྲངས་[སྐྲངས]པོ་འཕེལ་འགྲིབ་བྱེད་པའོ།། མཁྲིས་པའི་སྲངས་[སྐྲངས]པོ་རྣགས་པ་སྐྱེ་རྣག་ཏུ་འགྱུར། བད་ཀན་སྲངས་[སྐྲངས]པོ་བསིལ་བ་སྐྱེ་སྨིན་པ་དཀའ། ཤ་སྨེན་ལ་རྩ་རིས་ཡོད། ཚོལ་སྔོན་ལ་ཤ་ཉམས་ཆེ་ན་སྨེན་བུ་ཆེ། ཤ་ཉམས་ཆུང་ན་སྨེན་བུ་ཆུང་བས་དང་པོ་ནས་བརྟག རྩ་སྨེན་རྩ་སྙིང་སུ་[དུ]རྩ་འབྲུམ་ཅན་དུ་སྲངས་[སྐྲངས]པའོ།། འབྲས་སྨེན་ཕྱིར་ཁ་ཞིག་པའོ།། རྨུམ་འཚོས་ནི། རླུང་སྨེན་ལྟར་རོ།། དུགས་ནི་ཨ་ས་བའི་འོ།། སྦྱོ་སྦྱོང་བ་ནི། དན་ད། དུར་བྱེད། ཁྱི་ལྕེ། ག་ར། བུ་རམ་སྦྱར་བས་སོ།། མ་ཐུབ་བསྲེག་པ་ནི་ལྷོག་པ་ལྟར་རོ།། རྣག་ཏུ་བཀུག་ནས་མ་ཁུགས་ན་མི་འཚོ། འབྲས་ལྟར་ཤ་རོ་གཅོད། ཤའུ་གསོ་བའོ།། སྨེན་བུ་རྩ་བ་ཕྲ་ལ་འཕྱང་ན་རྩ་བར་བཅད། པི་ཝང་གི་སྨན་མར་བསྐུས་ཤེས་[ཞེས]པ་ནི་བཟའ་ཤིང་[ཞིང]ཕྱུག་པའོ།། ཡང་ན། ཨ་རུ་ར་སོགས་ཀྱི་ལྡེ་གུར། གོང་གི་སྐྱག་འཚེར་[ཚེར]བ་སོགས་ཀྱི་ཕྱེ་མ་གདབ། ཚོལ་གུར་གུ་གུལ་བཟའ་ལ། བྲག་ཞུན་དང་གཉིས་སུམ་གཉིས། སྐྱེར་ཁནྡ་དང་། རྒྱ་སྤོས་སུམ་ཆ་སྦྲང་དང་སྦྱར་རོ།། རྩ་སྨེན་ལ། བྲག་ཞུན། དྲི་ཆུ་ཕྱུག འབྲས་མཁྲེང་[མཁྲང]ལྟར་ལུམས་ཀྱི་[ཀྱིས]འདུལ། དེ་རྗེས་ཚོས་པར་བསྲེག

དྲུག་པ། ཀླིག་རླུགས་ནད་གསོ་བ།

ཀླིག་གླུག་[རླུགས]ནད་ལས། ལམ་ལོག་སྐྱེ་རྒྱུ་སྨད་ནས། སྟེ་སར་རྒྱུ་མའི་

ཚ་ནས་རླིག་པར་ཞུགས་པའོ།། རླུང་གྱུར་འཇམ་རྩི་ལ་མར་གསར་བཏང་། དུགས་འབབ་ཆ། འོལ་གོམ་[སྒོམ]གྱིའོ།། མཁྲིས་གྱུར་ལ་ཡོང་ཚ་གཏར། བད་གྱུར་སྐྱེར་པ་སོགས་བ་གཅིན་དང་སྦྱར། ཡན་ལག་ལྟར་ལུམས་སོགས་བྱ། རྨ་ཁྲུས་ནི། ནག་ཚུར། རྒྱམ་ཚ། སྦྲང་གིའོ།། བྱེ་དུག་བརྒྱད་པ་ནི། བྱེ་དུག བྱི་དང་ཁ། ཞིམ་ཐིག་ལེ། ཀེ་ཚོ། ལྕུ་བ། སྣེའུ་འབམ་པོ། ཤེལ་སྦྲ[ཏ]། འབྲུ་མར་སྦྱར་བའོ།། བསྲུབས་[སྲུབས]མེད་ལྷགས་དྲལ་ནི་བསྲུབས་[སྲུབས]མེད་པའི་ཐད་ཀྱི་ལྷགས་པ་དྲལ་ཏེ། ཚིལ་ཚུང་ན། ནག་ཚུར། རྒྱམ་ཚ་སྦྲང་གིས་འབྲུ། གཅིན་འགྱུར་ལ། དང་པོ་སྨུམ་དུགས་བྱུག་པ། ཡོས་དུགས་བྱ་བྲས་བདུག ཚུ་ལྡུང་སར་ཕུག་འཇམ་པོའམ་ཐེམ་བུ་གཞུག་གོ། ཚ་ཡི་ཐག་པ་བསྲེག་པ་ནི། སྤུ་ནག་གི་ཚ་དང་། ཚ་ནག་གོ། སྲིན་ལག་རྒྱུས་པ་ནི། སྲངས་[སྐྲངས]པ་ངོས་ཀྱི་སྲིན་ལག་རྒྱབ་ན་སེར་པོ་སྨལ་མ་འདྲ་བ་ཁབ་ཀྱིས་བཏེག་ལ་བཅད་ཅིང་བསྲེག་གོ།

བདུན་པ། རྐང་བམ་ནད་གསོ་བ།

རྐང་བམ་ནད་ལ་རྒྱུད་འདིར་ཞིབ་པར་མ་བསྟན་ལ། རླུང་གྱུར་གྱི་དུགས་ནི་སྨུམ་ལྷན། གཏར་བ་ནི་ཡོང་ཚ། རྒྱུན་སྦྱོངས་ནི། དན་ད། བ་ཚ། འོ་མའི་སྣེ། ཟླ་ཕྱེད་བསྙེན་ནོ།། ཡོང་ཚ་ཁྲིན་མཇུག་གཏར། བོང་ང་། ཁྲི་ལྕེ། སྤོས་དཀར་མཐེབ་ཆེན་ཅམ་སྦྱར་ཏེ་བྱུག བད་གྱུར་ལ། ཞ་སུ་དང་། འབྲི་ཏ་སྟེ་[ཏི] གཉིས་ཀྱི་ལྡེ་གུ་བྱུག ཟས་སྤྱོད་འདུ་བ་དང་སྦྱར་རོ།།

བརྒྱད་པ། མཚན་བར་རྫོལ་བ་གསོ་བ།

མཚན་བར་རྫོལ་བ་ལས། གསར་དུས་གཏར་བ་ནི། ཡོང་ཚའོ།། རིམ་པས་

བསྐྱེད་པ་ནི། ཕྱི་མ་ཕྱི་མའོ།། དུག་ཉུངས་སོགས་སྲང་རེ་རེ་ཆ་མཉམ། འབྲས་གསུམ་སྲང་ཕྱེད་ཕྱེད། གུ་གུལ་སྲང་ལྔ། པི་པི་ལིང་སྲང་གཅིག་གོ། འབྲས་བུ་གསུམ་སྲང་རེ་རེ། ཤིང་ཚ། སུཀྨེ་ལ་ཝོ་གཉིས་རེའོ།། སྨན་གྱིས་ཞི་དཀའ་བཅད་པ་ནི། གཞང་འབྲུམ་ལྟར་རོ།། །།

ས་བཅད་བཅུ་དྲུག་པ། བྱིས་པ་གསོ་བ།

བྱིས་པ་གསོ་བའི་སྐབས་ལས།

དང་པོ། བྱིས་པ་ཉེར་སྤྱོད་གསོ་བ།

ཉེར་སྤྱོད་ཀྱི་གསོ་བའི་སྐབས་སུ། ལུགས་མར་སྐྱེས་པ་ནི་མགོ་མཇུག་མ་བསྒྱུར་བར་དུས་སུ་སྐྱེས་པའོ།། འདར་བ་ནི་བག་ཙམ་ལ་འདར་བའོ།། ལྟེ་བ་སོར་བཞིའི་སར་ཡར་སྣ་མར་སྣ་བལ་སྐུད་བཞིག་གེ་བས་བཅིངས་ནས་བཅད་པས་ཁྲག་མི་འཚེར། སྤོས་ཆུས་བཀྲུས་པས་མདོག་ལེགས། ཧྲིཿབྲིས་པས་སྨྲ་མཁས། སླ་རྩིའི་ཚུ་ཐུད་པས་ས་བདག་ཐུབ། སྤྲང་མར་སྦྱར་བྱིན་པས་མདོག་དཀར་ཞིང་ལུས་བདེ། ནུ་ཞོ་སྐམས་ན་ནི་མའི་འོ།། སྲོག་སྐྱོབ་ནི་བུའི་འོ།། མ་མ་དང་། ཐོག་མའི་པང་དུ་ལེན་མི། བུ་ནོར་འཛོམ། གཟུགས་བཅད་དང་མིང་བཀྲ་ཤིས་པས་བྱའོ།། བར་གྱི་ཞག་གསུམ་ལོན་ནས་བྱ་བ་ལས། ཟླ་ཕུད་བཏང་བ་ནི། ཟླ་བ་ངོ་རེ་བཞིན་གཏོར་མ་བཤོས་བུ། བུ་ཆུང་ཐུད་[སྤུད] བཏང་བའོ།། སེའུ་[སྲིའུ]སྔེ་སྲི་ཅན་ཡིན་ན། སྲི་མ་ཐར་པར་ཟླ་བ་རེ་ལ་མིང་རེ་སྤོའོ།། དབྱངས་ཅན་མར་ནི་སྦྱོར་བའི་མིང་ངོ་།། འཚོགས་མ་བསྲིགས་ན་མིག་མི་གསལ། འབྲུག་ན་རྣ་བ་འགག ཡོན་པོར་གཟུང་ན་ལུས་ཡོན་པོར་འགྲོ། བསླང་བ་སྟུས་ན་སྒུར་པོ་དང་འཕྱིང་[མཛིང]ཀྱོག་དུ་[ཏུ]འགྲོ། མཆིན་བབས་འོང་། འཛིག་[འཛིགས]སྐྲག་སྐྱེས་ན་གདོན་འཇུག བསྐུ་མཉེ་བྱས་ན་ལུས་མཉེན། ཨ་བྱུག་ནི་གཟེར་འཛོམས་སོ།། ཨ་བ་སེ་ནི། རྩ་ཨ་བ་དང་། འོ་མ་སེའོ།། ཡས་སོ་སྐྱེས་པ་སོགས་བཀྲ་མི་ཤིས་པས། སྐེམ་བྱེད་དེ་གཞོན་ནུ་གདོང་

བྲུག་མཆོད་དོ།།

གཉིས་པ། བྱིས་པའི་ནད་གསོ་བ།

བྱིས་པའི་ནད་ལས། མ་ཡི་ཟས་སྤྱོད་གང་འཕེལ་བའི་ནི། རླུང་མཁྲིས་བད་ཀན་གང་ཅུང་འཕེལ་བ་ཟེར་བའོ།། གདོན་བཅུ་གཉིས་ལ། སྐྱེས་བུའི་གཟུགས་ཅན་ལྔ་དང་། བུད་མེད་ཀྱི་གཟུགས་ཅན་བདུན། དང་པོ་ལ། སྐེམ་བྱེད་དེ་གཞོན་ནུ་གདོང་བྲུག སེ་ག ལུག་གདོན། ཁྱི་གདོན། ཡི་དྭགས་དང་ལྔའོ།། གཉིས་པ་ནི། བྱ་གདོང་། སྲུལ་མོ། གྲང་བའི་སྲུལ་མོ། སྲུལ་མོ་ལོང་མ། བཞིན་རྒྱས། ནམ་གྲུ་སྔོན་པོ། ནམ་གྲུ་སྐེམ་[སྐེམ]མོ་དང་བདུན་ནོ།། སྐད་སྒྱུ་[སྒྱུ]བ་ནི་སྐད་ཤེད་ཆུང་བའོ།། སེན་མོ་མི་དྲུག་པར་རིང་ཞིང་རྣོ་བའོ།། བྲང་ནད་ནི་ཙ་ནད་དང་ཆུ་སེར་འགྲམས་ལས་བྱུང་། ཨ་འབྲས་བཟློག་ནི། མིག་བཟློག་པའོ།། མིག་སེར་ནི་སྐྱིན་པའོ།། ཁ་གདེངས་[ལྡང]ནས་འཇུམ་མི་ཤེས་པའོ།། ཆ་གཟེར་ལ་བཞིན་ནག་པ་ཡོང་། རེ་སྐད་འབྱིན་ནི་རེའུའི་སྐད་ལྟ་བུའོ།། ལྟོ་མཁྲིགས་སྨུག་པ་ནི། མེ་ལོང་ཚད་ཀྱི་རྒྱ་ཙམ་མོ།། ཕོ་བ་སྐྱེ་འབྲི་ཆེ་བ་ནི། རེས་སྐྱོ། རེས་ཞི་བའོ།། ལོང་ལྷངས་[ལྷང]ནད་ལ་ཡང་ན་འབྲུ་སྨུག་བྱེད། རླུང་གྱུར་ནུ་ཞོ་ཕྲུ་བཅས་ཆུ་ཡི་སྟེང་དུ་འཕྱོ་བའོ།། ཆུ་སྟེངས་སུ་ནུ་ཞོ་དུམ་བུར་ཆད་ན་གདོན་ངོ་ཡིན་ནོ།། མིག་ནད་ལ་མ་རླུང་ནི་སྲ་[སྲ]ངན་ནོ།། ཧ་བའི་མ་རླུང་རྣག་འཛག་པ་ནི་འོན་པར་འགྱུར་རོ།། ན་ཙ་སྲངས་[སྐྲངས]ཏེ་སྐེ་གཙུ་བ་དཀའ་བའོ།། ཙ་[བཙལ]ཐོར་ནི་ན་ཚ་མེད་པའི་ཐོར་པའོ།། རྨེན་བུ་ནི། ཙ་ནད་དེ་གཞོག་[གཞོགས]པས་ཕབ་ནས་ཉལ་མི་ཤེས། སྲིན་ནད་ཀྱི་བརྒྱང་བསྐུམ་ནི་རྐང་ལག་གོ། མཐིལ་བཞི་ལེབ་རྐན་འདྲ་བ་ནི། རྐང་ལག་གི་མཐིལ་བཞི་དམར་བའོ།། ལེབ་རྐན་ནི་སོ་ཚོད་མ་བཏུབ་ཅིང་། ཚོས་དམར་

པོ་འབྱུང་བའོ།། ཆུ་བཅག་[ལྕུག]འདྲེན་ནི་ཆུ་བཅག་[ལྕུག]སྒྲེང་ཞིང་མས་འདྲེན་བྱ་བའི་དོན་ནོ།། ཕོ་བའི་ནད་དང་སྦྱོངས་ན་བདེ་བྱེད་ཆུང་འབྲིང་བཏང་། སློ་ནད་དང་སྦྱོངས་ན་ཚིགས་པ་ལྔ་པ་ཕོ་བ་དང་སྦྱོངས་ན་ལྕེན་གསང་བསྲེག བྲང་ནད་ལ་བདེ་བྱེད་ཆེན་པོ་ཡང་བཏང་། ཟས་བསིལ་དྲོད་ཁྲིའུ་[ཁྲིའུ]ནི་སྤྱིལ་ཏེ་བཏང་བའོ།། ཚ་ལྷོ་ནི་ཚ་བ་གསུམ་བཏང་བའི་འོ།། མེ་ནི་གོང་གི་ཞེས་པ་བྲང་ནད་ཚ་བའོ།། བྲང་ནད་ནི་ཆུ་སེར་ལ་བརྟེན་པས་ཕྱི་ཚ་བ་མང་བས། གྲང་ནད་ལའང་ཐོག་མར་ཚ་བ་གདོན་ནོ།། ཚ་སྲུབས་ཀྱི་ཐང་ཕྱེ་གཉིས་ཀ་ལ་མ་ནུ་བསྟོན་[སྟོན]པར་བཤད། བཙུ་[ཙུ]གང་སོགས་ལ། སླ་རྩི་ཐུན་བཙུ་བསྣན། བྱ་པོ་[ཕོ]ཙི་ཙི་བྱི་སྔོང་གང་གཏོང་། ཙན་དན་བསིལ་གསུམ་བསེ་རུ་ལ་སློ་སྨན་བསྣན། སྤོས་དཀར་བཤལ་ལ། ཡང་ན་བཙུ་[ཙུ]གང་། ད་ལིད་[ལིས]ཀྱི་ཁ་བསྐྱུར། གུར་གུམ་གསུམ་ནི། གུར་གུམ་དངོས། ཨ་བྱུག་གུར་གུམ། བཙོན་མོ་གུར་གུམ་མོ།། འཇིབ་རྩི་ནི་པྲི་ཡང་ཀུའོ།། ནུ་རུ་ལུགས་སུ་སྦྱོང་བ་ནི། ཡང་ཡང་སྐྱུར་[བསྐྱུར]བའོ།། སྨྱུར་དུ་བཅད་པ་ནི། ཟུངས་ལ་གནོད་པས་སོ།། ལོང་རྩ་ཁྲག་སྦྱུར་ནི། རྣག་པྲིས་[སྤྲིས]ཆགས་ན་བྱེ་སྔོང་རེ་འདོན། ཟུངས་ཁྲག་ཕྱུང་ན་བཅད་དོ།། ཆུ་མདའ་ནི། སྐར་ཆུ་བྲེ་རེས་སོ།། དགུ་དང་བཙུ་གཉིས་ནི། ཚིགས་པའོ།། རྒྱམ་ཚ་གསུམ་ནི། རྒྱམ་ཚ་གསུམ་པའོ།། སྦྱོངས་ཟླའི་སྨན་གསུམ་བསྣན་པའོ།། ལྕེ་ཟུར་ལྕེ་བའི་སོར་བཞི་ནའོ།། འཕྲས་ཐུག་ཚོས་པར་བཙོས། འོ་ཟན་ལ་མར་དཀར་བཏབ། ས་སྨྱུག་ནི་སྐྱིད་དཀར་མ་འདུར་པོའོ།། ཕྱེ་ཐུག་ཚོས་པའོ།། ས་སྨྱུག་གི་[གིས]རྒྱུ་མ་མི་འདྲུལ་ནས་ཐུག་གིས་འདྲེད་པར་བྱེད། དམར་ན་བྲག་ཞུན་སོགས་གཙོད་སྨན་ནོ།། རེ་རལ་ནི་ལྕུགས་སྟོད་དུ་བསྟུའོ།། དུད་ཁུ་ལ་རྡོ་ཏི་འདང་སྤེབ། རྩི་[ཙོ]གུར་འབྲུ་བ་ནི། བུང་[བུངས]ཆུང་དུ་ཡང་ཡང་དུའོ།། བུ་གསུམ་ནི། སྦོན་བུ། ཁྲིན་བུ། དོང་ཁ་གསུམ་མོ།། ཨ་རུ་ནི་མཆུ་སྐྱང་སྐྱེ་བཅག་[ལྕུག]གོ།། བཟང་པོ་བཞི་ནི། རྡོ་ཏི། སུགྨེལ། ལི་ཤི། ཀ་ཀོ་ལ

བཞིའོ།། ཡང་ན་ཛྙ་ཧི་སོགས་བཏང་ངོ་།། ཕུས་དཀར་ནི། མ་ནུ་ཕུས་དཀར་རོ།། གསུམ་པ་ཆེ་སོགས་ལ་སྐྱུག་ན། ཕོ་བར་ཟན་དྲོན་དུགས་བྱའོ།། སེ་འབྲུ་ལྔ་ནི་དོང་ཁྲ་བསྟན་པའོ།། སྨུག་རྩེ་ནི་སྨུག་མའི་རྩེ་གཞུར་བའོ།། ཟེན་ཏིག་ནི་སེར་པོའོ།། ཚ་སྦྱོར་ཆེན་མོ་ནི། བཤད་རྒྱུད་ནས་བཤད་པའི་ཚ་[ཚྭ]སྣ་དང་། ཚ་[ཚྭ]བསྲེགས་ཀྱི་སྦྱོར་བ་བསྲེས་ཏེ་བསྲེགས་པའི་ཐལ་བའོ།། ཞོ་བག་ཕྱེ་ཆུ་རྩ་གཙེ་བའི་རྒྱ་ཚིངས་སོ།། རྩ་འཕྲང་མེ་ཡི་[ཡིས]བསྣམ་པ་ནི། བདུད་རྩི་བཞིའོ།། ཨ་རུ་ར་དང་། དུར་བྱིད་ཁུ་བ་ལ་སྣ་རྩི་བཏབ་བོ།། མཆེར་ནད། རྩིབས་[རྩིབ]མ་གཡས་གཡོན་གཉིས་ཀྱི་སྙིང་བསྲེག་གོ། ཏིག་ཏའི་ཐང་ལ་ག་ར་བཏབ་བོ།། མཁྲིས་རྩ་གང་ཐེབས་གཏར་རོ།། གྲོང་དང་བསིལ་ནི། སྐར་ཆུ། ཤ་རིད། སྤོ་ངད་དོ།། སེ་འབྲུ་དྲུག་པ་ཕྱེ་རྒྱུད་བཞིན། གསལ་བྱེད་སྨན་མར་ནི་བདུན་པའོ།། རྣ་བ་རྣག་འཛག་འདམ་བུ་ནི་མ་དག་སྐྱེ་འདམ་རུའོ།། ས་ཚུར་ཆུའི་[ཆུ་ཡིས]ཁ་བྲུས་[བཀྲུས]ནི་མ་དག་སྐྱེ། སེར་ཚུར་ཆུ་ཡི་[ཡིས]མཁྲུར་བཀང་ཞེས་སོ།། བསེན་མོ་བཅོས་པ་ནི། བསེན་མོ་ལ་ཡས་བཏང་ངོ་།།

གསུམ་པ། བྱིས་པའི་གདོན་གསོ་བ།

བྱིས་པའི་གདོན་ནད་གསོ་བ་ལས། བགེགས་སྐྲད་པ་ནི། སྔགས་བཟླས་ཤིང་ཡུངས་ཀར་གྱིས་བྲབ་གུ་གུལ་སོགས་བདུག་གོ། གནས་གསུམ་ནི། དཔུང་པ། སྤྱི་བོ། མགུལ་པ་གསུམ་མོ།། ཨ་བ་སོ་ནི། རྩ་ཨ་བ་དང་། སོ་ཐོག་གོ། གཙྪ་ག་རི་གཉིས་ནི་དཀར་སྨུག་གཉིས་སོ།། རྩ་བ་ལྔ་ནས་བླ་[སླ]སྣང་ཡན་བཀོལ་[བསྐོལ]ཁུར། གཞན་རྣམས་ཕྱེ་མར་བཏབ་པའི་སྨན་མར་ཏེ། མིང་ཇོ་ཛེའི་སྨན་མར་ཟེར།། །།

ས་བཅད་བཅུ་བདུན་པ། མོ་ནད་གསོ་བ།

མོ་ནད་ཀྱི་སྐབས་ལས།

དང་པོ། མོ་ནད་སྤྱི་གསོ་བ།

གཙོ་བོའི་སྐབས་སུ། སུམ་ཅུ་རྩ་བཞི་ནི་མ་དག་སྟེ། ལྔ་དང་བཅུ་དྲུག་བསྡོམས་པས་ཉི་ཤུ་རྩ་གཅིག་སྟེ། དེའི་སྟེང་དུ་དགུ་བསྣན་པས་སུམ་ཅུ། དེའི་སྟེང་དུ་གཉིས་བསྣན་པས་སུམ་ཅུ་རྩ་གཉིས་སོ།། དེས་ན་བཞི་བཅུ་རྩ་གཉིས་ཀྱང་མ་དག་སྟེ། སུམ་ཅུ་རྩ་གཉིས་སྟེང་དུ་བརྒྱད་བསྣན་པས་བཞི་བཅུ་ལས་མི་འགྱུར་རོ།། ཏ་རི་ཏ་ཀ་མཆུ་སྐྱུང་གཅིག་ཆུ་ཞུལ་གང་ལ་སུམ་ཆར་བསྐྱུ། ཞིམ་ཤིང་ནི་ལྷུམ་རྩ་སྟེ་སྲང་གཅིག་ཆུ་ཞུལ་གང་ལ་སུམ་ཆར་བསྐྱུ། ད་[དྭ]ཚ་ཞོ་གང་ཁྲག་ཚོད་ཙམ་དུ་བསྐྱུ། སྣ་གཤེར་ཞོ་གཉིས། ཤིང་ཚ་ཞོ་གཉིས། འོལ་མོ་དང་། ཁྲིན་བུ་ཆེ་ལོང་སྟེ། ཚོན་གང་སྐོར་མོ་སྲབ་འཐུག་ནས་གང་ཙམ། རྒྱ་ཚ་རོ་བྲོ་ཙམ། ཏི་བྱེད་ཏ་ནི་དུར་བྱེད་དེ་མཇུབ་མོའི་ཚིགས་ཙམ། སློང་བྱེད་སྨན་དེའི་ཕྱེད་སྦྱོད་འཁོར་ལ་བཏང་། སྦྱོང་བྱེད་ཕྱེད་བྱ་ཕོ་དང་པོར་གྲག་དུས་བཏང་ངོ་།། གར་པ་ནི་འོལ་མོའོ།། ཙནྡྲ་ལི་ནི། སངས་པོ་ཀྱུན་མོའོ།། དེ་ཡང་ཤིང་ཀྱོགས་གསུམ་པར་གནས་པས། གཏུམ་མོའི་མེ་དང་འདྲ་བའི་དོན་ནོ།། བཅག་[ཞུག]ཏུ་ཆང་བཏང་། མེ་ཏོག་ཨ་བོའོ།། གྲོག་ཤིང་ནི་རྩིག་པ་སོགས་ལ་ཆགས་པའི་སྤྲང་བག་མའོ།། འབའ་ཆ། བྱ་བྲ་བཞི་ཆ་མཉམ་པའམ། གང་རུང་ངོ་།། བྱང་པ་སོགས་བཞི་ཆ་མཉམ། དཀར་རྩི་ནི་དངོས། མཐིང་ཤུན་ནི་མཐིང་དངོས་སོ།། བཞི་པོ་དང་དེ་གཉིས་མཉམ་པ་སྦྱར། རྒྱ་ཚ་སོགས་སྲན་

མ་ཙམ་བཏང་། ཤྲི་ཁཎྜ་བསྣན། སུཀྐྴེ་ལ་ཐུན་དགུ། རྒྱ་ཚ་རིལ་མ་ཙམ། ཚ་བ་གསུམ་སྔོག་[རྫོག]པོ་གསུམ་གསུམ། དན་ད་གསུམ། དུར་བྱིད་རིལ་མ་ཙམ་གཅིག བ་སྨྱུ་རིལ་མ་ཙམ། ཤུག་ཚེར་གྱི་རྩེ་གང་། གཞན་ཐུན་རེ། བུ་རམ་དང་སྦྱར་རོ།། ཆུང་བ། གུར་གུམ་དང་། སུཀྐྴེ་ལ་ཐུན་རེ། རྒྱ་ཚ་རིལ་མ་ཙམ། བྱང་པ་སེར་ཁྲ་ལྷ། དུར་བྱིད་ཞོ་གང་། བུལ་ཏོག་གྱི་རྩེ་གང་། བུར་[བུ]རམ་གོར་ཅིག་སྦྱར་རོ།། དུགས་ནི་ཡོས་སོ།། མི་དངང་བ་ནི་འཇིགས་མི་དགོས་པའོ།། ཐིགས་པ་མགོར་[འགོར]ན་ལྗེའུ་[གཅེའུ]བཙུག་ལ་དྲང་། ཤ་བཅུད་ལ་སྒྲོ་བའི་བཤམ[གཤམ]། སྙིང་གི་རྩེ། མཆིན་མཆེར་དགྲ་ལྟེ། མཁལ་མའི་ཚིལ། ལྟོ་ཚིལ་ནི་རྒྱུ་མའི་འོ།། གཞང་ཁ་མཐོ་གང་། བྲང་ཟེ། ལྟག་ཏུས་ཨག་རྩེ། གུང་རྩིབ་རྩིབ་བར་དང་བཅས་པ། འབྲུག་ཤ་ནི་སྐྱ་ཤའོ།། རྐང་གི་གཞག་སྐོར་རོ།། སྣ་རྩར་བཙོ་བ་ནི་ཚོས་པར་རོ།། ཤིང་ཁུན་སྤངས་པའི་ཆུ་དང་། ཁྲག་སོགས་སྦྱར་བཙོས་སུ། ལུག་ཐོང་གི་ཤ་སྐྱིའོ།། ཆང་བཅུད་ནི་འབྲུ་ཆང་རྒྱང་པ་ལངས་པར། ཚ་བ་གསུམ། སུཀྐྴེ་ལ། མ་ནུ་བཏབ་ལ་རླང་དུས་བཏང་། སྦྲང་ཆང་དང་། བུ་རམ་གྱི་ཆང་ནི། ནས་དང་གཟེ་མ་བསྲེས་པའི་རླུམ་[སླུམ]ལ་བུར་ཆུས་སིངས་པའོ།། གཟེ་ཆང་ནི། གཟེ་མ་ནས་དང་བསྲེས་པའི་རླུམ་[སླུམ]ལ་གཟེ་མའི་ཁུ་བ་སིངས་ལ་བཏང་བའོ།། མར་ཆང་ནི། སྦྲང་བུ་རམ་གོ་སྙོད་མར་ཆང་ལ་བཏབ་ལ་འོ་དྲོད་ཙམ་ཞག་གསུམ་མནན་ལ་བཏང་བའོ།། ཆང་ལྷའི་མཇུག་ཏུ། མགོ་ཏུས། སྐལ་ཚིགས། གཞུག་ཐུང་གི་ཏུས་པ་བསྟུས་ཁུས་ཆང་སིངས་ལ་བཏང་། སྨན་གྱི་ཁྲག་བཅུད་ལ། གནག་ལུག་གང་ཏུང་གི་ཤ་ཚིལ་སོགས་ལ། ཤིང་ཚ་སྲང་གཅིག སླུག་ཤུན་ཞོ་གང་། ལྟུམ་ཙ་[རྩ]ཞོ་དོ། རྒྱམ་ཚ་བྲོ་ཙམ། ཚ་བ་གསུམ་ཐུན་རེ་འདེབས་སོ།། བོང་ཁྲག་ནི་ཕོ་སྐ་མ་མནན་པའི་འོ།། ཤིང་ཚ་སོགས་ཞོ་རེ་རེ། སྲིན་ནི་དཀར་གོང་གྱིའོ[གིའོ]།། ཏུས་ཁུ་སྣ་ཚོགས་སོ།།

གཉིས་པ། མོ་ནད་བྱེ་བྲག་གསོ་བ།

མོ་ནད་བྱེ་བྲག་པ་ལས། རྩ་ནད་རྒྱུ་ནི་ཁྲུ་སེར་རླུང་གིས་རྩ་ལས་དོན་སྟོད་དུ་བྱེར་བ་ལ་ཚབས་རིགས་འབྱུང་ངོ་།། ཐེམས་པོ་ནི་ཤ་སྲན་[སྐྲན]དང་། ཕོ་སྲན་[སྐྲན]རིམས་པ་དང་། སྲན་[སྐྲན]རོ་ནག་པོ་དང་། རྩ་སྲན་[སྐྲན]ཡིངས་པ་དང་། ཁྲག་སྲན་[སྐྲན]ཟ་ཁུ་ཞེས་སྦྱར་རོ།། ཚབས་སྲན་[སྐྲན]དགུའི་རྒྱུ་ནི། ཟླ་མཚན་ཁྲུ་སེར་མངལ་དུ་རྒྱས་པ་རླུང་གིས་སྒྲིལ་བའོ།། མ་ཏུ་རྩེ་སྲིན་བུ་ལངས་པ་དང་། ཨ་སོ་ཁྲིས་པའོ།། མཁལ་མའི་ཁྲག་ཚབས་འདེབས་པ་ནི། ཆམ་པའོ།། གཡའ་བ་ནི་མོ་མཚན་ནོ།། མཁལ་མའི་རླུང་ཚབས་སྨད་དུ་ཁྲུ་སེར་ལྷུང་བས་བཤལ་བའོ།། མངལ་སྲན་[སྐྲན]ཁྲུ་བུར་ནི། ཁྲུ་སེར་གྱི་ལྦུ་བ་ཆགས་པའོ།། ཤ་སྲན་[སྐྲན]ཐེམས་པོ་ནི། བུ་མོ་ཆེས་པ་ཆུང་བས་མཁལ་ཁ་འཆུས་ཏེ། དངས་མའི་ཁྲུ་སེར་དུ་འཛག་ཚོགས་མ་སྲན་[སྐྲན]དུ་འདྲིལ་བས་རྟགས་རྣམས་འབྱུང་ངོ་།། རྨེན་སྲན་[སྐྲན]ནི། བུ་མོ་ཆུང་བ་སྐྱེས་པ་དང་ཕྲད་པས་མངལ་འགྲམས་པའོ།། ཕོ་སྲན་[སྐྲན]ནི། བུ་མོ་གཞོན་ནུ་སྐྱེས་པ་མང་པོ་དང་འགྲོགས་པས་མངལ་དུ་དྲིག་པ་ཆགས་པའོ།། སྲན་[སྐྲན]རོ་ནག་པོ་ནི། བུ་བཙས་པའི་ཁྲག་རོ་ནག་པོ་འདྲིལ་བའོ།། རྩ་སྲན་[སྐྲན]ཡིངས་པ་ནི། བུ་བཙས་པས་རྩ་འགྲམས་ཏེ་སྲན་[སྐྲན]དུ་ཆགས་པའོ།། ས་བོན་སྲན་[སྐྲན]ནི། བུ་བཙས་རྗེས་སྐྱེས་པ་ཞུགས་པས་ས་བོན་དང་ཁྲག་རོ་འདྲིལ་བའོ།། ཁྲག་སྲན་[སྐྲན]ནི་སྲན་[སྐྲན]དུ་ཡང་འདྲིལ་ཕྱིར་མང་དུ་ཡང་འཛག དམར་པོ་གསུམ་ནི། ཆོས། བཅོས། འབྲི་མོག་གསུམ། ཨ་ཏུ། ཆང་ཕུལ་གང་དུ་སྦྱར། གུར་གུམ་བདུན་ནི་མཆོག་བདུན་ནོ།། སེ་འབྲུ་བརྒྱད་པ་⑦ནི། བཞི་པའི་སྟེང་དུ་ལི་ཤི། ཀ་ཀོ་ལ། ཁ་ཏུ་ཚ། ཨ་

ཙུ་ར་སྦྱོར་བ་བོ།། ཏིག་ཏ་བརྒྱད་པ་ཕྱི་རྒྱུད་བཞིན། གཉན་མོའི་གློ་བ་ནི། ཕ་མོའི་གློ་བའོ།། འོ་ཚབས་འོ་མ་མངལ་དུ་ཆུགས་པ་ལ། ལུས་བྱིན་ལ་ཚ་[རྩ]མར་བྲུག ནུ་མའི་ཁྲག་ཚབས་མཚལ་གྱི་ཉ་དགུ་མནན་ནི། མཚལ་གྱིས་ཉ་དགུ་བྲིས་ལ་མནན་པའོ།། འབྲུ་སྣའི་སྨན་མར་ནི། འབྲས་སོ་བ་དང་། ནས་དཀར་ཞུལ་དོ་དོ་སྲུས་ལ་བཙོས་པའི་ཁུ་བ་མར་བྲི་ཕྱེད། ཚ་བ་གསུམ། ཅི་ཏྲ་ཀ ཤིང་ཚ། ཁ་ཙུ་ཚ། རྒྱམ་ཚ་བཏབ་ལ་ཆུ་བཙོད་[གཙོད]སྦྲང་དང་བུ་རམ་སྦྱར་བའོ།། ཙུས་ཚབས་ཐོང་ཚེར་གྱི་ཤ་ཙུས་སོ་སོར་ཕྱེ་ལ། ཤ་བླངས་ཏེ་ཚང་རའི་ཙུས་ཁུ་བསྐུས་པ་བྱ། དྲོད་[གྲོད]པར་དྲུབས་ནི། དྲོད་[གྲོད]པའི་ནང་དུ་བླུག་ནས་བཙེམ་པའོ།། དེ་དང་ལུག་ཤ་སྲོས་ཏེ་ཞིས་པ་ཚ་བ་སྐྱེ་ཐུག་པར་བྱའོ།། ར་ལུག་ཐུག་པོ་ནི། ར་ཐུག་ལུག་ཐུག་གོ། མཁལ་མའི་སྦྱོར་བ་ལ། ཚ་བ་གསུམ། ལ་ལ་ཕུད། ཨུ་སུ་བསྣན། ཚ་བ་ལ་འབྲས་ཕྱེའི་ཐུག་ཐལ་དང་། ཚ་[རྩ]བྲོ་ཙམ་བཏབ་བོ།། ཡང་ན་ལུག་ཐོང་མཁལ་ཆེལ་སོགས་ཐུར་མགོ་རེ་སྲོས། ཁྱིའུ་སུས་སུ་བཏང་། སེ་འབྲུའི་བཙུར་ནི་[ཙུར་ནིས]ཕྱི་རྒྱུད་བཞིན། ཚ་བའི་རིལ་བུ་ནི་ཕྱི་རྒྱུད་ཀྱི་ཐུན་གསུམ་ཚ་བའི་རིལ་བུ་བྱའོ།། པཉྩ་ཕ་ལའི་སྨན་མར་ནི། བཟང་པོ་ལྔའི་སྨན་མར་ཏེ་ཕྱི་རྒྱུད་བཞིན་ནོ།། སྲིན་བུ་ལངས་པ་ལ། ས་བོན་དངས་མའི་ཐང་ངམ། དགེ་སློང་གྲོང་ཆོས་ཀྱི་[ཀྱིས]མ་གོས་པའི་ལུས་ཀྱི་དྲི་མ་བཏང་། བྱེ་ཙུག་ནི་དུག་[དུགས]ནི་བརྒྱད་པས་སོ།།

གསུམ་པ། མོ་ནད་ཕལ་བ་གསོ་བ།

མོ་ནད་ཕལ་པ་ལས། ཉིང་ལོ་ནི་མངལ་གནས་ཀྱི་སེམས་ཅན་གྱི་ཆགས་སྡང་གིས་འཁྲུགས་པའི་ནད་འབྱུང་བའོ།། སྨན་གཉིས་ནི། འོལ་མོ་གསུམ་གཉིས། ཁྲིན་བུ་གསུམ་ཚའོ།། གསུམ་ནི། དོ་བའི་མེ་ཏོག ཐང་ཁྲིམ་[ཁྲིམ]

པ། འོལ་མོ་སེའི་རྩ་བའོ།། ལྒ་ནི། རྒྱ་ཚ། རྒྱ་ཏྲ། རྒྱ་སྐེགས། རྒྱ་མནག[སྣག] དངུལ་ཆུ་བཞི་ནམ་མོ།། ཟུབ་མོ་ལྟོ་བཀུག གཡེར་མའི་ཐང་གིས་རྩ་ཁ་ཕྱེ་ལ་ཆང་སྦྱར་བཏང་། ཟླ་རེ་ཐུན་རེ་བཏང་། བུ་རྩ་ནི། ཡོང་རྩ། བོལ་རྩ། ཕྱིན་གཞུག་གཏར་ལ་ཞག་གཅིག་ལྟོ་དགུག་གོ། ཐོན་དཀའ་བ་ལ་དང་པོར་འོ་མས་བཀྲུ། ཆ་བྱད་ཟླ་ཁམ་ནི། སེན་མོ་འདྲིག་བཅད་ལྤ་བུས། དུམ་བུར་བསིལ། སྐེད་པ་སྣམ་བུས་བཅིང་། ཧ་སྣའི་སྟེང་དུ་བཙར་ལ་གཞག ར་[རྣ]རྣམས་སེ་རོག་བསྲེག དུགས་ནི་ཕྱི་སའོ།། མཇུབ་གུས་ནི་མཇུབ་མོས་ནང་དུ་ཕུལ། ཁྲོའི་ཕུ་དུང་གཡས་པ་འཕོངས་སུ་བཏེག རྫོངས་གཞོབ་ནི་ཁྲོའི་འོ།། བུ་སྣོད་ལུག་པ་ལ་སྐྱེས་པའི་ཆུ་འཇམ་སྲོས་པས་བཀྲུ། སྐམས་ན་ཆུ་དང་འོ་མས་སྦང་དེ་རྗེས་བཀྲུ། རྣོན་པ་ལ་བཀྲུས་ཅམ་གྱི་[གྱིས]ཆོག འཕྱིང་[ཕྱིང]པའི་ཡོག་ཐོད་ནི་ནར་མོ་མཐོ་གང་ངོ་།། དེའི་རྩེ་ལ་རྒྱ་ཚ་བསླན་[སླན]ནོ།། མཚོན་ཁ་འཕྱིང་[ཕྱིང]པ་སྲོས་པས་བདུག ཐང་པའི་མཐེ་བོང་གཉིས་བསྲེག རྩ་[རྩྭ]ཁུ་བྱུག་ནི། བདུད་རྩི་སྡིང་[རྡིང]བུར། ལྷམ་པོ་བྱང་ཆུབ་ཅེས་ཀྱང་བྱ།། ཀུ་ཤ་པ་ལུ་ཞེས་ཀྱང་བྱ།། འཇའ་ཚོན་སྨུ་གུ་ཞེས་ཀྱང་བྱ།། སྐྱེས་པ་ལྟོ་བལ་རིང་དུ་སྐྱེ།། ལོ་མ་ཏེས་[གྲིས]མ་གཞོན་ནུ་འདྲ།། མེ་ཏོག་མཆོང་གི་བུམ་པ་འདྲ།། རྩ་བ་གསེར་གྱི་དགོར་རྩེ་འདྲ།། རང་གི་ནུས་པས་རྩ་ཁ་འབྱེད།། ཆུ་འགགས་རྗེ་ནད་མ་ལུས་སེལ།། ཞེས་པས་བལ་ཡུལ་ནས་འབྱུང་བའི་རྩ་[རྩྭ]གྲིས་མ་འདྲ་བ་མེ་ཏོག་སྨུག་པོ་ཆུམ་པོ། རྩ་བ་སེར་པོ་སྐོར་མོ། སྦངས་ན་ཁུ་བ་ལྡང་ཁུ་འབྱུང་བ་སྟེ། མ་རྙེད་ན་གཡར་[དབྱར]ཤ། ཀྲུན་འབུས་ཚབ་མ་ཏང་ཟེར་རོ།། སྒྲ་གཞོབ་ནི་རང་གིའོ།། ཉ་བཞི་ནི། ཐང་ལག་གིའོ།། གཡེར་མ་ཆང་སྦྱར་ལ། པི་པི་ལིང་། ར་ཚ། ཚ་ལ། ཤ་ཏྲ་བསྲེགས་ཐལ་བསྣན། ཤེ་ཏལ་ནི་ཁྲག་ཏལ་པ་ལྤ་བུའོ།། ག་བུར་རམ་ནི། ཕྱི་རྒྱུད་ཀྱི་བདུན་པའོ།། གུར་གུམ་བདུན་ནི། ཕྱི་རྒྱུད་ཀྱི་ཁྲག་ཚད་སེལ་བའི་བདུན་པའོ།། སྨན་བསིལ་དང་ཟས་དྲོད་གཉིས་སྤེལ་ལོ།། །།

ས་བཅད་བཅོ་བརྒྱད་པ། གདོན་ནད་གསོ་བ།

གདོན་ནད་གསོ་བའི་སྐབས་ལས།

དང་པོ། འབྱུང་པོའི་གདོན་གསོ་བ།

འབྱུང་པོའི་གདོན་གྱི་སྐབས་སུ། ཡ་ག་ཅན་ལ་འབབགས་པ་དཀོར་བདག་ཡོད་པའི་སྡུས་[རྫས]ལ་ལོངས་སྤྱོད་པའོ།། མཆོད་འོས་ཆག་པ་ནི་ལྷ་བསྲུངས་གསོལ་ཁའོ།། མི་འཚམ་ནི། རྩིང་སྤྱོད་བྱས་པའོ།། མཚན་ལྷ་ནི། ཕ་མེས་དཔུན་[སྤུན]གྲོགས་ཤི་བའི་གདོན་དུ་གྱུར་པའོ།། གྲུབ་པ་ནི། རིག་འཛིན་ཅེས་ཀྱང་ཟེར་རོ།། སྔར་བས་ཤེས་[ཞེས]པ་ནི། ལྷག་པར་ཡིད་འཛམ་པའོ།། ལུས་ངག་ཡིད་སྤྱོད་འགྱུར་བ་ནི། ལུས་སྦོམ་པ་སྐེམ་པ་དང་། སྐེམ་པ་སྦོམ་པ་ལྟ་བུ་དང་། ངག་ཚིག་འཛམ་པ་རྩུབ་པ་དང་། རྩུབ་པ་འཛམ་པ་ལྟ་བུ་དང་། སེམས་སྤྲོ་ཐུང་བ་རིང་བ་དང་། རིང་བ་ཐུང་བ་ལྟ་བུ་དང་། སྤྱོད་པ་དྲག་ལས་ལ་དགའ་བ་ཞི་བ་ལ་དགའ་བ་དང་། ཞི་བ་ལ་དགའ་བ་དྲག་ལས་ལ་དགའ་བ་ལྟ་བུའོ།། དོན་མེད་དུ་བློ་སེམས་མི་བདེ་བ་དང་། ལྷ་གདོན་ན་དུས་ཀྱི་ཉི་ཚོད། ཚེས་བཅུ་གསུམ་ཚོགས་འཛིན། ལྷ་མིན་བཅུ་གསུམ་དང་ཉི་ཤུ་དགུ་ལ་འཛིན། ཕོད་རྩོལ་ཆེ་བ་ནི་བྱ་བ་ཕོད་ཅིང་བྱ་བ་གང་ཡང་རྩོལ་བ་ཆེ་བའོ།། དྲི་ཟ་བཅུ་གཉིས་དང་བཅུ་བཞི་ལ་འཛིན། སྐོག་ཅིང་ནི་བཀའ་བློ་མི་བདེ་བའོ།། ཀླུ་གདོན་ཚེས་བཅོ་ལྔ་ལ་འཛིན། ལྟོ་ཉུལ་ནི། ལྟོ་ཁའི་ཕྱི་ནང་དུ་ཉུལ་བའོ།། གནོད་སྦྱིན་བདུན་དང་བཅུ་གཅིག་ལ་འཛིན། ཚངས་པ་བརྒྱད་དང་བཅོ་ལྔ་ལ་འཛིན། སྲིན་བུ་བཅུ་དྲུག་དང་ཉེར་བཞི་ལ་འཛིན། ཤ་ཟ་ནས་

རོ་ལངས་པར། བཙུ་དྲུག་དང་ཉེར་བཞི་ལ་འཛིན། ཡི་དྭགས་ལུས་སྐེམས་ཡན་ལག་ཕྲ་ཟམས་སྐོམ་ལ་གདུང་ལ་བྱིན་ན་མི་ཟ། བྱད་ལྟེམས་[སྟེམས]ལག་ཏུ་ཤིང་འཛིན་ནོ།། མཚན་ལྔ་བརྒྱད། དགུ། གནམ་སྟོང་ལ་འཛིན། གཡོན་ངོས་ནས་གོས་གོན། ཟླ་མ་སོགས་བཞི་བརྒྱད་དགུའི་འཚམས་[མཚམས]སུ་འཛིན། ཁ་ཟས་དེ་དང་མཐུན་པ་ནི་གང་དགའ་བ་སྦྱིན་ནོ།། ཡུན་རིང་ལོན་པ་སྲུང་། མཉམ་པར་འཇོག་པ་ནི། ཐབས་སྙིང་རྗེ་སྒོམ་པ་དང་། སྟོང་ཉིད་ལ་མཉམ་པར་འཇོག་པ་སྟེ། བསྲུང་མཁན་གྱིས་སོ།། གཅིན་དྲུག་ནི། བ། ཟླ་བ། རྟ། བོང་བུ། ར། ལུག་གི་གཅིན་ནོ།། ཟླ་མ་ལ་ཤ་ཁྲག་གིས་ཀྱང་མཆོད། ལྷ་ལ་དཀར་གཏོར། ལྷ་མིན་ཤིང་ཐོག་གྲོང་བརྒྱལ་བར་བཏང་། གནོད་སྦྱིན་དཀར་གཏོར་རིན་པོ་ཆེ། སྲིན་པོ་ལ་ཤ་ཁྲག ཚངས་པ་ལ་དྲིའི་སྣན། ཤ་ཟ་ལ་ལ་ཕུབ་[ཕུག]མངར་གསུམ།

གཉིས་པ། སྨྱོ་བྱེད་ཀྱི་ནད་གསོ་བ།

སྨྱོ་བྱེད་ནད་ལས། འདིར་གསོ་དཔྱད་པའི་རང་ལུགས་ལ། སྙིང་པདྨ་འདབ་བརྒྱད་ཀྱི་དབུས་ན་རྩའི་རྒྱལ་པོ་ཨ་ཝ་དྷཱུ་ཏཱི་ཧ་ཛ་ཙམ་གནས། དེའི་ཕྱོགས་བཞིའི་རྩ་འདབ་བཞི་དང་། སྟེང་འོག་གི་དྷཱུ་ཏཱི་གཉིས་ཏེ་དྲུག་ནི་ནང་སྟོང་ལ། སྟེང་ལྷུང་། འོག་སྒོ། ཤར་ནག ལྷོ་དམར། ནུབ་སེར། བྱང་དཀར་བར་གནས། དེ་ལ་ཤར་མདུན་གྱི་འདབ་མ་རྣ་བའི་རྣམ་པར་ཤེས་པ། ལྷོ་གཡས་ཀྱི་འདབ་མ་ལ་མིག་གི་རྣམ་པར་ཤེས་པ། ནུབ་རྒྱབ་ཀྱི་འདབ་མ་ལ་རྣ་བའི་རྣམ་པར་ཤེས་པ། བྱང་གཡོན་གྱི་འདབ་མ་ལ་ལྕེའི་རྣམ་པར་ཤེས་པ། སྟེང་གི་དྷཱུ་ཏཱི་ལ་ལུས་ཀྱི་རྣམ་པར་ཤེས་པ། འོག་གི་དྷཱུ་ཏཱི་ལ་ཡིད་ཀྱི་རྣམ་པར་ཤེས་པ། ཤེས་[ཞེས]པ་སྟེ། རྣམ་ཤེས་ཚོགས་དྲུག་གནས་པ་ལས། མདུན་

གྱི་འདམ་[འདབ]མ་ལ་བརྒྱུད་ནས་ནད་དང་གདོན་ཞུགས་ཏེ་འོག་གི་རྣུ་ཏྲིར་སོན་པ་ལས་དྲན་པ་ཉམས་ཏེ་རྟའི་ཁ་ལོ་སྒྱུར་མཁན་མེད་པ་བཞིན་ཤེས་པ་ཡན་པར་འགྱུར་བས་བྱ་བ་ཅི་དགར་འཇུག་པར་བྱེད་པས་སྨྱོ་བར་གདགས་སོ།། བད་གྱུར་ནུབ་མོ་འཁྲུལ། ཟོས་ཐོག་ལྷང་བའོ།། གདོན་གྱུར་ཟས་སྨན་ཕན་གནོད་ཆུང་།། དང་པོར་ཡིད་འཇུག་བུ་གའི་ལམ་ནད་ཀྱི་འགགས་པ་བསལ་བའི་ཕྱིར། ལུམས་ནི་བདུད་རྩི་ལྔ་འམ། ཏུས་ལུམས་སོ།། རྩ་སྦྱོངས་ཀྱང་བྱ་སྟེ་བུ་ག་སྦྱང་བས་སོ།། ཏ་རེ་ནུ་ག་ནི་མ་ནུ་ཏ་སྐམ་སྟེ། ནུ་མ་སྐམ་པོ་འདྲ་བའི་མཐེབ་ཆེན་ཙམ་ཁོང་སྟུ་ཅན་ནོ།། པར་ནི་གཉིས་ནི་འབྲི་པར་ནི་ཤིང་མངར་དང་། ཤིང་མངར་གྱི་ལོ་མའོ།། མར་རྙིང་དང་འོ་མར་སྦྱར་རོ།། བསྡིགས་པས་སྐྲག་སྟེ་ཡིད་ལམ་ལོག་པ་ནས་ཕྱིར་རང་གནས་སུ་འཇུག་པའང་སྲིད་དོ།། རླུང་གྱུར་ལ་སྨུམ་བཅོས་ཀྱང་བྱ། ཚུ་ཕུལ་ཉི་ཤུ་རྩ་བདུན་ཕུལ་དགུར་བསྡུ། མར་བྲི་གང་བཀོལ་[བསྐོལ]ལོ།། སྨན་མར་ལྕོ་སྟོང་ལ་ཆ་ཡིས་བྲིད་ལ་བཏང་། བགས་ཀྱི་[ཀྱིས]གཏོང་བའི་ཐབས་མ་ཤེས་པར་དུས་གཅིག་ལ་བཏང་ན་འཆི་བའི་དུས་བྱེད་དོ།། ག་བུར་ལྔ་པ་ནི་ནོར་ཏེ། བྱ་ཁྱུང་ལྔ་པ་ཡིན་ཚད་ལྡན་ལ་ཛྙ་ཏི་ཐུན་གཉིས་བཏང་། ཤ་ཆེན་ནི། བུད་མེད་གཞོན་ནུའོ།། གསེར་ཕུད་མེ་ཏོག་ནི། གསེར་ཕུད་དང་། གསེར་མེའོ།། སྙིང་རྩ་གཏར་བ་ནི། སྟོད་ཁ། ཐོང་རྩ། ལྟེ་རྩའོ།། ཏིག་ཏའི་སྨན་མར་ནི་ཕྱི་རྒྱུད་བཞིན། ལྷ་[ཟ]བྲན་ཤ་ནི་སྐོམ་ཀྱང་ཤའོ།། རྒྱབ་པའི་ཟས་ནི། སོ་བ། སྲེ་ཏ[ད]། ཟན་ཆང་། ཉ་ཤ ཕག་ཤ གོང་མོའི་ཤ སྲེག་པའི་ཤ སྦྲང་ངོ།། སྨན་ནི། ཚ་བ་ལྔ། ཤིང་ཚ། ལྷ་སྦྱར་བ་དང་། སེ་འབྲུ། ཤིང་ཁུན། རྩབས་ཏུ་ཚའི་ཕྱི་མའོ།། ཡིད་གདུངས་མྱ་ངན་ཅན་ལ། ཆོས་ཀྱི་སྐྱུང་དང་། གཏམ་ཤེས་པ་དང་། ནོར་འདོད་པའི་གཏམ་ཤེས་པའི་གྲོགས་ཀྱིས་ཡིད་གསོ་བར་བྱའོ།།

གསུམ་པ། བརྗེད་བྱེད་ཀྱི་ནད་གསོ་བ།

བརྗེད་བྱེད་ལས། རྒྱུ་རྐྱེན། སྤྱི་རྟགས་ཀུན་སྨྱོ་བྱེད་བཞིན་ལས། བྱེ་བྲག་པའི་བྱུང་ཚུལ་ཏེ། གཉིས་པ། རྟགས་ནི་ཞེས་སོ།། མདོར་བསྟན་དུ། བརྗེད་བྱེད་ནད་ལ་རྟགས་དང་བཅོས་ཐབས་གསུམ།། ཞེས་པ་མ་དག་སྟེ། བརྗེད་བྱེད་ནད་ལ་དབྱེ་རྟགས་བཅོས་ཐབས་གསུམ།། ཞེས་པའོ།། ཏུས་ཤིང་ན་བ་ནི་རྐང་ལག་གིའོ།། རླུང་གྱུར་རྐང་ལག་འདར་རེངས་ནི་སོར་མོའོ།། དྲན་པ་སྟོར། ཧུ། ཞུ་རྗེས་ལྷང་བའོ།། མཁྲིས་པ་སྐོམ་དད་ཆེ། བད་ཀན་གལ་གྲུལ་མེད་པར་གནས། དུག་གྱུར་རླུང་དང་བད་ཀན་གྱི་ནད་རྟགས་མི་གསལ། མཁྲིས་པ་ནི། ར། ཁྲི། བྱི་ལ། ཕའི་འོ།། འདི་ཡན་བད་ཀན་ལ་ཤེས། སྨན་མར་དུ་བྱས་ན་རླུང་ལ་ཤེས། བའི་རྣམ་ལྔ་མཁྲིས་པ་ལ་ཤེས། སོར་མོ་ཉེ་ཤུ་ལ་ པྲ་[སྤྲ]བ་རེས་བསྲེག སྲོག་རྩ་སྨྱོས་བྱེད་གསང་ནི། ཟུ་མ་ནས་མཆན་འོག་གཡོན་ངོས་ཚོན་རེའི་སའོ།། བྱེ་བྲག་གསོ་བྱེད། རླུང་ལ་འཇམ་རྩི། མཁྲིས་པ་ལ་བཤལ། བད་ཀན་ལ་སྐྱུགས་ཡང་ཡང་བྱ། དང་པོར་བཤལ། གཏར། ལུམས། ཕྱི་མས་ཚ་བ་དག་པར་སྦྱང་། མེ་ཐུར་ནི་ཚ་ཐུར་བཏེག་པའོ།།

བཞི་པ། གཟའི་གདོན་ནད་གསོ་བ།

གཟའ་གདོན་ལས། མི་རྒྱུ་བརྟག་པ་ནི། ཕོའི་ལག་གཡོན། མོའི་གཡས་ཀྱི་མཐིལ་གྱི་མཆོར་བསྲུང་མཁན་གྱི་མཐེ་བོང་གི་སེན་མོ་རྗེས་འབྱུང་ངེས་ནོན་པར་བཏབ་པའི་རྗེས་སྟོ་ན་རྒྱུ་གཟའ། དམར་ན་མི་གཟའོ།། དྲི་རྒྱ་ནི་ལོ་བརྒྱད་དྲི་རྒྱའོ།། དེ་ཡང་སྲིན་ལག་གཡོན་གྱིས་རང་བཞིན་གྱི་དཔྲལ་བ། སྐྲ་

སྦྱོང་། སྙིང་གར་ཐིག་ལེ་བྱ། མི་དར་མ་གྲིར་ཤི་བའི་རྐང་། ཡན་ལག་གང་མི་བདེ་བ་ལ་བཏགས་ལ་ནང་པར་གཟའ་རྒྱུ་ཕྱོགས་སུ་བཏང་ངོ་།། ཚུ་སྤྲ་[ཟྲ]བདུན་པོ་མ་ཚོར་བར་དུས་གཅིག་ལ་བྲན། མེས་བསྐོར་བས་དྲོད་ཀྱིས་མ་ཚུགས་པར་བྲོས་ན་མདའ་བཀང་སོགས་ཀྱིས་ཐེབས། འགྲོ་ཤེས་ཙམ་སྐད་བརྙན་བྱུང་ན་བཏང་། མི་བཙལ་ན་མི་སྙན་པའི་བཙལ་ཚིག་མི་སྨྲའོ།། འབྲུས་[བྲུས]ཚུའི་སྤྲུས་[ཟྲས]ལ་སྔོག་སྒྲ་པར་[སྤྱར]གང་བཏབ་བོ།། གླུ་ཚིག་གིས་རྒྱབ་བརྟེན་བསལ་ལ། གཏོར་མ། ཀེ་ཏའི་རྗེས་ལ། ཡཀྴ་ཐད། བ་ལིང་ཏ་ཕུ་ཛ་ཁ་ཁ་ཁཱ་ཧི། ཡེ་ཤང་ཕཊ། ཕག་ཤཾ་ཕཊ། ཕེར་ཤཾ་ཕཊ། ཤར་ཤཾ་ཕཊ། དྲག་ཤཾ་ཕཊ། བ་ལིང་ཏ་ཕུ་ཛ་ཁ་ཁ་ཁཱ་ཧི། ར་ཧུ་ལ་ལ་སོགས་པའི་གཟའ་ཆེན་པོ་བརྒྱད་ཀྱིས་ཆེ་གེ་མོ་གཟུང་བ་ཐོང་བཙིངས་པ་ཁྲོལ་རྒྱབ་པ་ཐོང་གཅིག ཅེས་བརྗོད། རྟ་དམར་ཞུར་ལ་གཏོར་མ་སྐྱེལ་མི་བཀྱོན[བསྐྱོན]། གྲིབ་ཀྱི་སྒྲོ་མགོ་ལ་བཙུགས། འཇག་མའི་ཞྭ་མོ་བཀོན་[བསྐོན]དེ་ཉིན་གྱི་གཟའ་དང་མཐུན་པའི་གོས་གཡོག ལག་གཡས་སུ་དམར་གཏོར། གཡོན་དུ་དཀར་གཏོར་བསྒྱུར་ལ་ཀེ་ཏ་བཟློས་[ཟློས]སུ་བཙུག མི་དམར་པོས་རྟ་སྣ་ཁྲིད། རི་ཐག་ཉེ་བའི་སར་རྒྱུ་དུས་དང་བསྟུན་པར་དཀར་གཏོར་དམར་གཏོར། གླུད་[སླུད]དང་བཅས་པ་གཞག ཕྱི་མིག་མི་ལྟ་བར་ལོག་འོང་ངོ་།། དེ་ལྟར་གཏོར་མ་སྐྱེལ་ཤུལ་དུ་ཤུག་པའི་ཤིང་དང་ནད་པ་རྒྱབ་སྤྲད་དུ་སྦྲག ཛེའུ་ཤུག་པ་ལ་བཛེག་ཅིང་། ཁ་ཤག ཁ་ཤག་ཅེས་བརྗོད་ཅིང་ནད་པ་ལ་གཏམ་འདྲི། སྣ་ང་ལ་གཟའི་གཟུགས་བརྒྱད་བཀོད་པ་ནི། ཤར་དུ་ཉི་མ་དམར་པོ་པདྨ་བསྣམས་པ། ལྷོར་ཕུར་བུ་སེར་པོ་སྤོ་སྤྲི་བསྣམས་པ། ནུབ་ཏུ་ཟླ་བ་དཀར་པོ་ཀུ་མུ་ད་བསྣམས་པ། བྱང་དུ་ལག་པ་སེར་པོ་ཨུཏྤལ་བསྣམས་པ། ཤར་ལྷོར་མིག་དམར་དམར་པོ་མེ་དཔུང་བསྣམས་པ། ལྷོ་ནུབ་ཏུ་ར་ཧུ་ལ་ནག་པོ་བུམ་པ་བསྣམས་པ། ནུབ་བྱང་དུ་པ་སངས་དཀར་པོ་པདྨ་བསྣམས་པ། བྱང་ཤར་དུ་སྤེན་པ་སྔོན་པོ་དབྱུག

པ་བསྒྲུབས་པའོ།། གཟའ་བརྒྱད་རང་རང་མིང་སོགས། ཆུ་ནང་དུ་གཟུགས་བརྒྱད་པོའི་གྲིབ་མ་འོང་བར་བྱ། ཉི་མ་ལ་བྱད་ཐག་དམར་པོ། ཕུར་བུ་ལ་སེར་པོ། ཟླ་བ་ལ་དཀར་པོ། ལག་པ་ལ་སེར་པོ། མིག་དམར་ལ་དམར་པོ། ར་ཧུ་ལ་ནག་པོ། པ་སངས་ལ་དཀར་པོ། སྤེན་པ་ལ་སྔོན་པོ་རྣམས་ལག་ཏུ་གཏད་ལ། བྱད་ཐག་རྣམས་ཀྱི་སྣེ་མོས་ནད་པའི་གཞོགས་གང་ན་བའི་ལག་པའི་སྤེན་ལག་བཅིང་། དེ་ནས་བསྲུང་མཁན་གྱི་རྣམ་འཇོམས་གཟུངས་མང་དུ་བཟླས་ཏེ། ཀེ་ཏའི་རྗེས་སུ། དྲག་ཤག་ཙ་ཤམ་ཕཊ་བཏགས་ལ་བརྒྱ་རྩ་བརྒྱད་བཟླས་ཏེ། གཟའ་ར་ཧུ་ལའི་བྱད་ཁྲོལ་ཞིག བྱད་ཐག་ཚོད་གཅིག ཅེས་བརྗོད་ལ་ར་ཧུ་ལའི་བྱད་ཐག་ནག་པོ་བཅད་དེ་གཟུགས་ཆུ་ནང་དུ་སྐྱུར། དེ་བཞིན་ཀེ་ཏའི་རྗེས་སུ། ཡག་ཤཾ་ཕཊ་དང་། གཟའ་ཉི་མའི་བྱད་ཁྲོལ་ཞིག་སོགས། ཉི་མའི་བྱད་ཐག་དམར་པོ་བཅད་དེ་སོགས། ཀེ་ཏའི་རྗེས་སུ། དུར་ཤཾ་ཕཊ་དང་། གཟའ་ཟླ་བའི་བྱད་ཁྲོལ་ཞིག་སོགས་ཟླ་བའི་བྱད་ཐག་དཀར་པོ་བཅད་དེ་སོགས། ཀེ་ཏའི་རྗེས་སུ། སེ་ཤཾ་ཕཊ་དང་། གཟའ་མིག་དམར་གྱི་བྱད་ཁྲོལ་ཞིག་སོགས། མིག་དམར་གྱི་བྱད་ཐག་དམར་པོ་བཅད་དེ་སོགས། ཀེ་ཏའི་རྗེས་སུ། ཕག་ཤཾ་ཕཊ་དང་། གཟའ་ལག་པའི་བྱད་ཁྲོལ་ཞིག་སོགས། ལག་པའི་བྱད་ཐག་སེར་པོ་བཅད་དེ་སོགས། ཀེ་ཏའི་རྗེས་སུ། ཕེ་ཤཾ་ཕཊ་དང་། གཟའ་ཕུར་བུའི་བྱད་ཁྲོལ་ཞིག་སོགས། ཕུར་བུའི་བྱད་ཐག་སེར་པོ་བཅད་དེ་སོགས། ཀེ་ཏའི་རྗེས་སུ། ཕེར་ཤཾ་ཕཊ་དང་། གཟའ་པ་སངས་ཀྱི་བྱད་ཁྲོལ་ཞིག་སོགས། པ་སངས་ཀྱི་བྱད་ཐག་དཀར་པོ་བཅད་དེ་སོགས། ཀེ་ཏའི་རྗེས་སུ། ཤར་ཤཾ་ཕཊ་དང་། གཟའ་སྤེན་པའི་བྱད་ཁྲོལ་ཞིག་སོགས། སྤེན་པའི་བྱད་ཐག་སྔོན་པོ་བཅད་དེ་སོགས། གཟའ་ཚོག་ཐངས་རེ་ནི་གཏོར་མ་དང་བྱད་འགྲོལ་ལོ།། རྒྱུ་ཕྱོགས་ནི། གཟའ་རྩིས་རིན་ཆེན་འཁོར་ལོ་ལས། ཚེས་གཅིག་ལ་ཉི་མ་དམར་ཐག་ཚོད་དུས་ལྔ་ཟུབ་ནས་བྱང་ཤར་དུ་རྒྱུ། ཚེས་གཉིས་ལ་ཉི་དྲོས་ཤར་ནས་

ནུབ་ཏུ་རྒྱུ། ཆོས་གསུམ་ལ་ཉི་ཏྲོས་ལྷོ་ནུབ་ནས་བྱང་ཤར་དུ་རྒྱུ། ཆོས་བཞི་ལ་སྲོད་དུས་ནུབ་ནས་ཤར་དུ་རྒྱུ། ཆོས་ལྔ་ལ་ཉིན་ཕྱེད་བྱང་ནས་ལྷོར་རྒྱུ། ཆོས་དྲུག་ལ་སྲོད་ལ་ནུབ་བྱང་ནས་ཤར་ལྷོར་རྒྱུ། ཆོས་བདུན་ལ་སྲོད་ལ་བྱང་ནས་ལྷོར་རྒྱུ། ཆོས་བརྒྱད་ལ་སྲ་གྲོ་[ཏྲོ]ཤར་ལྷོ་ནས་ནུབ་བྱང་དུ་རྒྱུ། ཆོས་དགུ་ལ་སྐྱ་རེངས་ཤར་དུས་ཤར་ལྷོ་ནས་ནུབ་བྱང་དུ་རྒྱུ། ཆོས་བཅུ་ལ་སྐྱ་རེངས་ཤར་དུས་ལྷོ་ནས་བྱང་དུ་རྒྱུ། ཆོས་བཅུ་གཅིག་ལ་ནམ་གུང་ལ་བྱང་ནས་ལྷོར་རྒྱུ། ཆོས་བཅུ་གཉིས་ལ་ཉི་ཏྲོས་ལ་ནུབ་ནས་ཤར་དུ་རྒྱུ། ཆོས་བཅུ་གསུམ་ལ་ཉི་མ་དམར་ཐག་ཆད་དུས་བྱང་ཤར་ནས་ལྷོ་ནུབ་ཏུ་རྒྱུ། ཆོས་བཅུ་བཞི་ལ་སྐྱ་རེངས་ཤར་དུས་ཤར་ལྷོ་ནས་ནུབ་བྱང་དུ་རྒྱུ། ཆོས་བཅོ་ལྔ་ལ་ཉིན་ཕྱེད་ལ་ལྷོ་ནུབ་ནས་བྱང་ཤར་དུ་རྒྱུ། ཆོས་བཅུ་དྲུག་ལ་སྲོད་ལ་བྱང་ཤར་ནས་ལྷོ་ནུབ་ཏུ་རྒྱུ། ཆོས་བཅུ་བདུན་ལ་ཉི་མ་ཕྱེད་ལ་ནུབ་ནས་ཤར་དུ་རྒྱུ། ཆོས་བཅོ་བརྒྱད་ལ་ནམ་ཕྱེད་ཡོལ་ལ་ཤར་ནས་ནུབ་ཏུ་རྒྱུ། ཆོས་བཅུ་དགུ་ལ་ཉི་མ་ཕྱེད་ཡོལ་ལ་ལྷོ་ནས་བྱང་དུ་རྒྱུ། ཆོས་ཉི་ཤུ་ལ་ནམ་ཕྱེད་ན་ཤར་ལྷོ་ནས་ནུབ་བྱང་དུ་རྒྱུ། ཆོས་ཉི་ཤུ་གཅིག་ལ་ཉི་མ་ཕྱེད་ཡོལ་ལ་ནུབ་ནས་ཤར་དུ་རྒྱུ། ཆོས་ཉི་ཤུ་གཉིས་ལ་ཉི་མ་ཕྱེད་ཡོལ་ན་ནུབ་བྱང་ནས་ཤར་ལྷོར་རྒྱུ། ཆོས་ཉི་ཤུ་གསུམ་ལ་ནམ་ཕྱེད་ན་ནུབ་བྱང་ནས་ཤར་ལྷོར་རྒྱུ། ཆོས་ཉི་ཤུ་བཞི་ལ་ཉི་མ་ཕྱེད་ཡོལ་ལ་བྱང་ནས་ལྷོར་རྒྱུ། ཆོས་ཉི་ཤུ་ལྔ་ལ་ཐོ་རངས་ལྷོ་ནས་བྱང་དུ་རྒྱུ། ཆོས་ཉི་ཤུ་དྲུག་ལ་ནམ་གུང་ལ་ཤར་ནས་ནུབ་ཏུ་རྒྱུ། ཆོས་ཉི་ཤུ་བདུན་ལ་ཉིན་གུང་ལ་ལྷོ་ནུབ་ནས་བྱང་ཤར་དུ་རྒྱུ། ཆོས་ཉི་ཤུ་བརྒྱད་ལ་ཉི་མ་གཅིག་ལ་དུས་བཞིར་བསྐོར་ཏེ། ཐོ་རངས་བྱང་ཤར་ནས་ལྷོ་ནུབ་ཏུ་རྒྱུ། ཉི་ཏྲོས་ལྷོ་ནས་བྱང་དུ་རྒྱུ། ཉིན་གུང་ནུབ་བྱང་ནས་ཤར་ལྷོར་རྒྱུ། སྲོད་ཕྱེད་ཡོལ་ལ་ཤར་ནས་ནུབ་ཏུ་རྒྱུ། ཆོས་ཉི་ཤུ་དགུ་ལ་ཉི་མ་དམར་ཐག་ཆད་ནས་བྱང་ཤར་ནས་ལྷོ་ནུབ་ཏུ་རྒྱུ། ཆོས་གནམ་གང་ལ་ཐོ་རངས་ལྷོ་ནུབ་ནས་བྱང་ཤར། ཞོགས་ཕྱེད་ནུབ་བྱང་ནས་ཤར་ལྷོ། ཏྲོས་ཆེན་བྱང་ཤར་

ནས་ལྷོ་ནུབ། ཉིན་གུང་ཤར་ལྷོ་ནས་ནུབ་བྱང་། གུང་ཡོལ་ཤར་ནས་ནུབ། ཉི་འཚམས་[མཚམས]ལྷོ་ནས་བྱང་། སྲོད་ལ་ནུབ་ནས་ཤར། ནམ་གུང་བྱང་ནས་ལྷོར་རྒྱུ་སྟེ། དུམ་བུ་བརྒྱད་དུ་རྒྱུའོ།། ཁྱད་པར་དུས་ལ་རྒྱུ་བའི་བཟློག་ནི། ཚེས་བཞིའི་བཟློག་ཚེས་ལྔའི་ཐོ་རངས་ཤར་ནས་ནུབ་ཏུའོ།། ཚེས་བརྒྱད་ཀྱི་བཟློག་ཚེས་དགུའི་སྲོད་ལ་ནུབ་བྱང་ནས་ཤར་ལྷོར་རོ།། ཚེས་བཅུ་གཅིག་གི་བཟློག་ཚེས་བཅུ་གཉིས་ཀྱི་ཉིན་གུང་ལ་ལྷོ་ནས་བྱང་དུའོ།། ཚེས་བཅོ་ལྔའི་བཟློག་ཚེས་བཅུ་དྲུག་གི་ནམ་ཕྱེད་ལ་བྱང་ཤར་ནས་ལྷོ་ནུབ་དུའོ[ཏུའོ]།། ཚེས་བཅོ་བརྒྱད་ཀྱི་བཟློག་ཚེས་བཅུ་དགུ་ལ་ཉིན་ཕྱེད་ལ་ནུབ་ནས་ཤར་དུའོ།། ཚེས་ཉི་ཤུ་གཉིས་ཀྱི་བཟློག་ནམ་ཕྱེད་ཡོལ་ན་ཤར་ལྷོ་ནས་ནུབ་བྱང་དུའོ།། ཚེས་ཉི་ཤུ་ལྔའི་བཟློག་ཚེས་ཉི་ཤུ་དྲུག་གི་སྲུར་སྐད་བྱང་ནས་ལྷར་[ལྷོར]རོ།། ཚེས་ཉི་ཤུ་དགུའི་བཟློག་ཚེས་གནམ་གང་གི་ཐོ་རངས་ལྷོ་ནུབ་ནས་བྱང་ཤར་དུ་བཟློག་གོ། དེས་ན་རྒྱུ་དུས་སུ་ཡས་བཏང་ཞིང་། རྒྱུ་དུས་དང་བཟློག་དུས་འཛོམ་བག་གལ་ཆེ་བར་བཤད་དོ།། ཕ་བང་ཚ་ཡོང་ནི་ཕོ་རོག་ཤོ་སྟེ་བརྒྱད་ཀྱི་མཐའ་བསྐོར། དཀར་ཁྲ་མེན་དབུས་སུ་གཞག་པའི་བསྲུང་བ་དང་། ཡུངས་ཀར་ལ། རྣམ་འཇོམས་གཟུངས་དང་ཀེ་ཏ་མང་དུ་བཟླས་ཏེ་གོ་བའི་ཐུམ་བུར་བཙུག་ལ་གདགས་སོ།།

ལྔ་པ། ཀླུའི་གདོན་ནད་གསོ་བ།

ཀླུ་གདོན་ལས། འཇིག་རྩལ་ཕྱི་ནང་བར་གསུམ་གྱི་བརྟག་པ་ལ། ཕྱི་ལ་འཇུག་པར་ཉེ་བ་ནི་སྔོན་རྩལ་ལོ།། མཚན་ཉིད་ནི་ཞུགས་པའོ།། སོགས་ཕོང་[ཕོངས]ནས་སྔོམ། རྟ་ཐླ། གྲོག་མའོ།། མདའ་དང་། སྔོ་ང་འབུ་བ་དང་། སྙིང་གཙུ་བ་ནི་གཙུ་བར་སྣང་བའོ།། མི་གནོད་པའི་རྩ་ནི་མིག་རྩ་རེངས་ནས་དམར་སེང་ངེ་བ་སྟེང་དུ་དོན་ལ་མིག་མདངས་ལེགས་པ་ཁྲག་འཁྲུག་ཏུ་འོང་བའི་དུས་

སོ།། གཅོད་པའི་རྩ་ནི། དམར་ནག་གམ། སྨུག་གམ། གཏིང་དུ་ཕྱིང་བ་རྩེ་མོ་ལ་ཐིག་ལེ་ནག་པོ་བཀལ་བ་རྩེ་མོ་རྒྱལ་མོ་ལ་ཁ་བལྟས་པ་མིག་མདངས་ཉམས་པའི་དུས་སོ།། གདོན་རིགས་ལ་སྦྲངས་[སྐྲངས]པ་རྡོ་རྗེ་འདྲ་ན་རྗེ་རིགས་ཡིན་བརྡ་དང་སྡེ་སར་འཛིན་གྲི་མོང་[གྲུ་མོ]གཡོན་ལ་ཤ་རོ་འོང་། མདུང་འདྲ་ན་བྲམ་ཟེ་ཡིན་ཕྱིན་པ་ལ་འཛིན་པུས་མོ་ལ་ཤ་རོ་འོང་། དུང་འདྲ་ན་རྒྱལ་རིགས་ཡིན་དཔུང་པ་ལ་འཛིན་སྤྱི་གཙུག་ཏུ་ཤ་རོ་འོང་། ལག་པ་འདྲ་ན་རྨང་[དམངས]རིགས་ཡིན་རྐང་པའི་མཐིལ་ལ་འཛིན། གཡས་པའི་རྐང་པ་ལ་ཤ་རོ་འོང་། གང་ལ་ཡང་ཉ་མགོ་དང་ཡན་ལག་ཏུ་ཉམས་པ་འདྲ་ན། ལོངས་སྤྱོད་རེ་འདོད་ཚུལ་དུ་ཞུགས། མགོ་ཡར་མར་གཉིས་ཀ་ནག་ལ་བསྙིལ་ན་ཀུ་རེ་ཀྱལ་ཁའི་ཚུལ་དུ་ཞུགས། ཐང་ཤིང་འཁྱིལ་བ་འདྲ་ན་དོ་བདོ་[བསྡོ]བའི་ཚུལ་དུ་ཞུགས། རྒྱལ་མོ་ལ་སླེབ་ན་རྣམ་སྨིན་གྱི་ཚུལ་དུ་ཞུགས། འདི་དག་ནི་མིག་གི་རྩ་རིས་ལ་བརྟག་པར་སྣང་། ལུས་ཀྱི་ཡས་རྩ་སྟོད་ལ་འོང་། མས་རྩ་སྨད་ལ་འོང་། མདུན་རྩ་དོན་ལ་ཞུགས། ཕྱི་རྩ་ཤ་ལྤགས་དང་རྒྱབ་ལ་འོང་། གཡས་གཡོན་གཉིས་ཀྱང་དེས་འདྲ། ཐུབ་པ་ནི་རྩའི་རྩེ་མོ་མིག་གི་བར་མཚོ་ལ་མ་སླེབ་ཅིང་གྲངས་ཉུང་བ། རྩ་རྩེ་དམའ། ཐ་མ་རྩ་ཆད་པ་ན་རྩེ་མོ་གུག་ན་ནད་གཞི་བྱུང་བར་ནུས་སོ།། མི་ཐུབ་པ་ནི། རྩའི་རྩེ་མོ་རྒྱལ་མོ་ལ་སླེབ་པ་དང་། རྒྱལ་མོའི་མདངས་ཉམས་ན་མི་ཐུབ་པའོ།། ཡས་རྩ་གཙོ་ཆེ་བས་ཡས་རྩའི་རྟགས་མ་ལེགས་ན་གཞན་ལེགས་ཀྱང་མི་ཐུབ། ཡས་རྩའི་རྟགས་ལེགས་ན་གཞན་མ་ལེགས་ཀྱང་ཐུབ་བོ།། ལོ་གྲངས་ནི་མིག་གི་དཀར་འཚམས་[མཚམས]ན་ཆུ་རིས་དྲུག་ཡོད་པ་ལ་ཐེམ་གཉེར་ཤར་འོང་དེའི་གྲངས་ལ་རྩིའོ།། ཐོག་མར་འཚོ་འཆི་བརྟགས་ལ་འཆི་བར་ངེས་ན་ལོ་གྲངས་བརྟག་གོ། མུ་ཟི་ནི་སེར་པོ་མ་བཏུལ་བའོ།། བསྲུབས་[སྲུབ]ཀའི་ལོ་མའམ་འབྲས་བུའོ།། རྩེ་བཞིན་བཏགས་ལ་རས་སུ་འཕུར་ཏེ་བཏུམས་པའོ།། ཡང་ན་ཁྲི་ལྡེ་ཐུར་མགོ་གསུམ་བཏང་ལ་སྨོམ་ཡོག་

ཚད་བཏང་དེའི་དྲི་ཆུ་བསགས་ལ་ཞག་གསུམ་འཕོར་མར་སྦྱིན། སྨོམ་གཞན་མི་བཏང་། ལྡི་ཐིབས་ཏེ་ལུས་དང་ཤེས་པ་ལྡི་གཉིད་ཆེ། ཐེམ་གཉེར་དང་ཤ་རོ་འོང་། རླུང་ལ་འདར་ཁྲིག སྦྲིད་པ། བེམ་པ་འོང་། མེ་དུག་ལ་སྲུངས་[སྐྲངས]པོ་ཚ་བེར། ཚ་སེར། ཚ་བྲབ། ཚ་ཅག་ཅག ཚ་མྱུག་མྱུག་འོང་། ཀྱི་[སྐྱི]ལ་བབས་རྟགས་མགོ་ལ་རྙོག་[སྙོག]པ་འོང་། གདོང་ལ་ཁྲི་མ་འོང་། བ་སྤུ་རྩེ་[བརྩེ]ཞིང་གཡའ། གྲང་ཤུམ་བྱེད། ལྷགས་པར་བབ་རྟགས་ཐོར་ཐྲན་འོང་། གདོང་པ་རྩེ[བརྩེ]། དམར་བམ་པ་འོང་། ལྷགས་པར་རོམས་འོང་། ཤ་ལ་བབས་རྟགས་ཀོ་ལེར་ན། མགུལ་ཁྲིག་[འགུལ་འཁྲིག]བྱེད། བེམ་པོར་བྱེད། ཤ་རོ་འོང་། རིགས་[རིག]འཛིན་ནི་རུས་ལ་འབབ་སྟེ། རྟགས་ནི། རུས་ཚིགས་ཁོལ་སེན་མོའི་བཀྲག་ཉམས། རྐང་ལག་འཁུམས། རྩ་བའི་གདོན་རྒྱལ་རིགས་ཡིད་ལ་འཇུག རྟགས་ནི། སའི་དུག་སྟེ། སྤྱི་གཙུག་ཏུ་ཤ་རོ་འོང་། སྙིང་ལ་བབས། དཀར་ལ་སྲིད། རྒྱན་དང་སྲོག་ཆགས་དཀར་པོ་རྨི། རྩར་ཞུགས་རྟགས། མེའི་དུག་སྟེ། མཆིན་པར་བབས། རྒྱན་དང་སྲོག་ཆགས་དམར་པོ་རྨི། ལག་གཡོན་ཞུགས་པའི་རྟགས་ནི། ཆུའི་དུག་སྟེ། མཁར་མར་བབས། རྒྱན་དང་སྲོག་ཆགས་སེར་པོ་རྨི། རྐང་པ་གཡས་ལ་ཞུགས་པའི་རྟགས་ནི། རླུང་གི་དུག་སྟེ། ལུས་ཤེད་ཆུང་ཡན་ལག་ཉ་ཞུ། སྐད་འཛེར། རྒྱན་དང་སྲོག་ཆགས་སྔོན་པོ་རྨི། རྐང་གཡོན་ཞུགས་པའི་རྟགས་ནི། འདུས་པའི་དུག་སྟེ། མཚེར་པར་བབས། ཀློ་[གློ]སྙིང་མི་བདེ། རྒྱན་དང་སྲོག་ཆགས་ནག་པོ་རྨི། དོན་ལ་ཞུགས་རྟགས། ཤེད་འཚེར། སྙིང་མི་དགའ། སྣ་ཞིག མིག་ཞུ་བའོ།། ཀུ་རེ་ཀྲུལ་ཁའི་ཚུལ་དུ་ཞུགས་པའི་རྟགས་ཀུན་བྱུང་ན། བྱམས་པ་སྒོམ། རེ་འདོད་ཚུལ་དུ་ཞུགས་ན་ཀློ་བུར་དུ་ཁ་ཡོ། མིག་སློ། མགུལ་ཁྲིག་[འཁྲིག]མང་། དེ་ལ་ཡས་སྦྱིན། མི་གཙང་བསྐོལ་གྱི་སྒོ་ནས་ཏེ། མི་སྲིད་བསྐོལ་སོགས་ཀྱི་རྐྱེན་བྱས་ཞུགས་པ་ནི་ཀློ་བུར་བཙན་ཐབས་སུ་གསལ་བ་འོང་། དེ་ལ་ཁྲུས་དང་བྱད་འགྲོལ་

བྱ། དོ་བདོ་[བསྡོ]བའི་ཚུལ་གྱིས་ཞུགས་ན། གནད་ཆེ་ས་རྣམས་སུ་འོང་། ཐུགས་དང་སྨན་གྱི་[གྱིས]སེལ། ལས་ཀྱི་རྣམ་སྨིན་ཚུལ་དུ་ཞུགས་པ་ན་སྲུང་བར་བྱའོ།། ཀྱིར་[སྐྱིར]ཞུགས་ན། ཁྱི་མ། གླང་བུ། ཀྱི་[སྐྱི]བེར། ཀྱི་[སྐྱི]རོད་འོང་། བ་སྤུ་འཛམ། ལྤགས་པར་ཞུགས་ན། གས་ཤེད་གྱོང་། མདོག་མི་སྡུག གླང་ཤུ་འོང་། རྩི་ལ་ཞུགས་ན། སོ་དང་། ལྤགས་པ་དང་། བྱད་མདངས་ཉམས། མདོག་ལ་ཞུགས་ན་གདོང་པ་འགྱུར་ལྤོག་ཆེ། ལུས་ཤེད་ཆུང་ཞིང་ཁེངས་ཉམས་འོང་། སྤོབས་ལ་ཞུགས་ན་ཤེད་མེད་སྒྱིད་པ་སྐྱུར། ཤ་ལ་ཞུགས་ན། མགུལ་ཁྲིག[འགུལ་འཁྲིག] བེམ། ཤ་རོ་འོང་། ཚིལ་ལ་ཞུགས་ན། ལུས་རིད། ཡན་ལག་ཁྲུལ[འཁྲུལ]། རུ་བ་ལ་ཞུགས་ན། གྱོང་ཞིང་ན། རྩ་ལ་ཞུགས་ན། རྩ་སྦྲིད། རྩ་ནང་དུ་གཟེར་ཐབས་ཁྱུག ཁྲག་ལ་ཞུགས་ན། གདོང་པ་དམར། སྣ་ཁྲག་འཛག ལུས་ལྡི། རུ་སེར་ལ་བབས་ན། ཟ་ཕྲུག་བྱེད། རུ་སྐྲང་ཉ་སྐྲང་འོང་། རུས་པ་ལ་ཞུགས་ན། ཁྲུ་ཤ་སྐམ། ཕོ་ཐེར་ན། སྣ་ཞོམ་པ་འོང་། ཚིགས་ལ་ཞུགས་ན། གྲུམ་ཐབས་ན། ལྷ་བར་ཞུགས་ན། གདོང་ཚ། ལུས་གྲང་ཤུམ་བྱེད། གླད་པར་ཞུགས་ན། མགོ་ཐོམ། སྒྲ་འཁྱི། རྐང་ལ་ཞུགས་ན། སྐད་འགགས། ཡན་ལག་ཞིག་སྐྱེ་སོར་མོ་ཆད་པ་འོང་། ཁུ་བ་ལ་ཞུགས་ན། སྐམས་པའམ་ཐུགས། དབང་པོ་མི་ལྡང་། དོན་ཞུགས་ལས། སྙིང་ལ་ཞུགས་ན། སྨྱོ་[སྨྱོ]སྙིང་མི་བདེ། ཤེས་པ་འཚྲོ[འཚྭོ]། ཚ་ཚ་ཡམ་ཡམ་ཡོང་། ལྕེ་ལ་ཐོར་པ་འོང་། ལྕེ་བཙོད་མདོག་ཏུ་འོང་། གློ་བར་ཞུགས་ན། སྟོད་ལྡི། སྣ་འགག སྐད་འཛེར། སྣ་ཤུ་སྐྲུ་མོ་འོང་། མཆིན་པར་ཞུགས་ན། གཉིད་ཆེ། ཤེས་པ་འཐིབ། མཆི་མ་མང་། སྣ་ཁྲག་འོང་། མིག་འགྲུལ། དམར་ལ་སློ། མཆེར་པར་ཞུགས་ན། མཆུ་ལ་བད་ཀན་ཆགས། ལྕེ་སྐྱོ། སྒྲ་དང་གདོང་པ་བྲོ་[གྲོ]བོར་འགྲོ། མཁལ་མར་ཞུགས་ན། རྣ་བ་འོན། མཁལ་སྐྱེད་དང་རྐང་པ་ན། ཕྲིག་འཕྲས་པྲངས་[སྐྲངས]པ་འོང་། མདོར་བསྡུས་བཅུ་གསུམ་ནི། ལུས་གནད་སྦྱི་བོ། ངག་གནད་མགྲིན་པ། སེམས་གནད་

སྙིང་ག སྙིང་གནད་ལྟེ། སྒོ་གནད་སྣ། མཆིན་གནད་མིག མཚེར་གནད་མཆུ། མཁལ་གནད་རྣ་བ། ཡན་ལག་གནད་ཚིགས། ཚིལ་གནད་བརླ་ཁུང་གཉིས། ཨོས་ཀོའི་འོག་གཉིས་ཏེ་བཞི། ཉུས་གནད་སོ། ཤ་གནད་མཐེ་བོང་། ཆུ་རྒྱུས་ཀྱི་གནད་མཚན་མ་སྟེ། དེ་རྣམས་སུ་ནད་རྟགས་དང་ཤ་རོ་འོང་ངོ་།། རླུང་མཛེ། མདོག་སྐྱ། ལྤགས་པ་རྩུབ། ཤ་སྐམ། ཁ་ཡོ། མིག་སློ། མིག་ཆུ་འཛག ཡན་ལག་ཆད། མཁྲིས་མཛེ། མདོག་སྨུག་ལ་ནག ཁྲག་རོ་སྐྱེ། སྨིན་མ་བྱི། བད་ཀྱར་ཉྭམ་པོ། ལུས་ལྕི། མིག་དང་ལྤགས་པ་ལ་ཀོར་ཀོར་དུ་ཉྭམ་པའི་རི་མོ་འབྱུང་བ་ནི་དཀར་ལ་འཇམ། སྐྱང་ཤུ་ནི། ཟ་གཡའ། འབྲུམ་ཕྲན་འབྱུང་། ཆུ་སེར་འཛག རི་ཤའི་རྩེ་[ལྟེ]སྲུངས་[སྐྲངས]པོ་མཐའ་དམའ་དབུས་མཐོ་རྩེ་ནག ལྤགས་མཛེ་གཅིག་བུ་ཁོལ་རྩེར་ལྤགས་པ་འཐུག་རྒྱ་ཆེ་བར་རྟ་ལྤགས་ལྟར་རྩུབ་པ་འོང་། འབྲུམ་ཕྲན་འབྲུམ་བུ་རྩུབ་ལ་གཡའ། ཤ་བཀྲ་དཀྱིལ་རྩུབ་མཐའ་འཇམ་ལ་རྣོན། འབྲས་བྱེར་རྨེན་བུ་འདྲ་བ་དམར་པོ་གཡའ་བས་ཁྲབ། ཤུ་བ་ནི་ཤུ་བ་མང་པོ་འབྱུང་། རྨ་ཁ་བརྒྱད་[བརྒྱ]ནི་དམར་ལ་སྨུག་པའི་རྨ་ཁ་མང་དུ་འབྱུང་། པད་དཀར་ནི་དབུས་དཀར་མཐའ་མར་[དམར]རྩ་རིགས་མང་། འབྲུམ་བུ་ནི་ལྤགས་པ་སྲབ་འབྲུམ་པ་དཀར་དམར་གྱིས་ཁྲབ། གཡན་པ་ནི། གྲུ་མོ། སོར་མོ། ཚང་རར་འབྲུམ་པ་ནག་པོ་མང་དུ་འབྱུང་། ལྤགས་མྱུགས་ཐོར་པ་དམར་པོ་ཚ་ཞིང་རྣག་ཏུ་འདུལ། འོ་མ་སེ་ནི། འབྲུམ་པ་སྔོད་དམར་སྨད་ནག་མ་འབུར། འོག་འགྲིམས་ཏེ་མ་ཚོར་བར་འཇུག་པའི་ཕྱིར། རྟགས་མི་གསལ་བས་ལེགས་པར་སྙོམ། ཤ་ཁྲིག སྙིང་རྩ་ཁྲིག རླུང་ཁྲིག གདོན་ཁྲིག་རྣམས་ནོར་ས་ཡོད་པས། དང་པོ་ཉ་གར་ཡོད་ཁྲིག གཉིས་པ་སྙིང་རྩ་གར་ཡོད་ཁྲིག གསུམ་པ་ལུས་ཁྲབ་པར་ཁྲིག གདོན་ཁྲིག་གཞན་སར་འོང་ངོ་།། ཤ་འབུར་ནི། ཤུ་བར་འགྲོ། ནད་བདག་གིས་སྤྱོལ་པ་ཡིན། སྲིན་འབུར་ནི། རྣག་ཏུ་འགྲོ་སྟེ་སྨན་སྔགས་ཀྱི་ནུས་པ་ཡིན། གཏིང་

འབུར་ནི་ཏུས་པ་འབུར་བ་ཡིན་པས་མ་ནོར་བར་ཤེས་དགོས། ཤ་སྐངས་[སྐང] ནི་ཉལ་ཉོལ་དུ་འོང་གླུའི་ཁ་རླངས་ཡིན། ཉ་སྐངས་[སྐང]ནི། ཁ་དོག་དམར་ནག་ཚ་མེད། སྤྱལ་པ་ཡིན། ཆུ་སྐངས་[སྐང]ཆུ་བུར་མེ་ཏོག་ཅན་ཡིན་པས། མ་ནོར་བར་བྱ། ཤ་རོ་ལོ་གསུམ། ལྤགས་རོ་ལོ་གཉིས། ཀྱི་[སྐྱི]རོ་ལོ་གཅིག ཏུས་རོ་གཏིང་སྐྱེས་ལོ་བཞི་སྟེ། མ་ནོར་བར་བྱ། ཁ་ཡོ་བ་དང་། མིག་སློ་བ། གློ་བུར་དུ་བྱུང་ན་སློ། རིམ་གྱིས་བྱུང་ན་དཀའ། ནད་ནི་ཡིངས་མེད་དུ་ན། ཁམས་འདུས་ནི་ཡིངས་ན་མི་ན། གདོན་ནི་སྙིང་མི་དགའ་བས་མ་ནོར་བར་བྱ། ཀྱལ་ཁ་བྱེད་ན་རེས་འོང་རེས་མི་འོང་། དེ་ཚོར་བ་ལྟར་མི་བྱ་བྱས་ན་ཐུར་འགྲོ། རེ་འདོད་ནི་གློ་བུར་དུ་འོང་ཡིངས་སུ་འཇུག་པས་སྲིམ། རྣམ་སྨིན་ནི། ལས་ཀྱི་འབྲས་བུ་སྨིན་པའི་རྟགས་འོང་། སེམས་བསྐྱེད་པར་བྱ། རོ་བདོ་[བསྡོ]བ་ནི་ཤིན་ཏུ་རྩུབ་པའི་རྟགས་འོང་སྔགས་དང་བསྲུང་བ་ལ་འབད། མཁར་བརྒྱད་ནི། སྤྱི་གཙུག སྨིན་བར། སྣ་རྩེ། ཡ་རྐན། སྙིང་ག ལྟེ་བ། མཚན་མ། མིག་འཐོར་ལ་ཤ་རོ་འབྱུང་། སྙིང་པོ་བཞི་ནི། རྐང་ལག་གི་མཐེ་བོང་བཞི་སྟེ་ཤ་རོ་འབྱུང་ངོ༎ རྩེ་མོ་གསུམ་ནི། སྣ་རྩེ། བྲང་ཟེ། མཚན་མའོ༎ ཚིགས་ཆེན་ནི། པུས་མོ། གྲི་མོང་[གྲུ་མོ]། དཔྱི་ལ་ཤ་རོ་འོང་། དུག་བཞི་ནི། ས་ཆུ་མེ་རླུང་བཞི་སྟེ། ས་ཆུ་ས་མེ་གཉིས་གསོས་ཙམ་དང་། མེ་རླུང་གསོ་དཀའ། ཆུ་རླུང་གསོ་བ་སླ། མདངས་གསུམ་ཡལ་ནི། མིག་མདངས་ཡལ་ཏེ་གཟི་འདྲ། བྱད་མདངས་ཡལ་ཏེ་སྒློ་བ་འདྲ། སོ་མདངས་ཡལ་ཏེ་དུང་འདྲ་ཞག་མེད་པ་འོང་། སྤུ་གསུམ་བྱི་བ་ནི། སྐྲ། སྨིན་མ། རྫང་[སྐྲ]ར་གསུམ་མོ༎ ཆུ་གསུམ་ནི། ཁ་ཆུ། མིག་ཆུ། སྣ་ཆུ་སྐྱ་པོ་སྟེ་རྟག་ཏུ་འཛག་པའོ༎ རྒྱ་མཚོ་རློབ་ནི། མིག་གི་མས་ལྤིབས་རྟག་ཏུ་རློབ་པའོ༎ སྒྲོ་བར་རྒྱས་པ་ནི། སྣའི་མཁྲིང་[མཁྲང]ཆ་ཞིག་ནས་སྒྲ་འདལ་སོང་ན་མི་འཚོ། སྙིང་ལ་རྒྱས་པ་ནི། ལྕེ་ར་[རྭ]ཅོ་འདྲ་བ་དང་། ནག་པོར་སོང་བ་དང་། འབྲུམ་པ་གཟེར་འདྲ་བ་འབྱུང་ངོ༎ མཆིན་པར་རྒྱས་པ་ནི། མིག་ཞུ་ནས་སྔོ་ལྗང་སོང་

བ་དང་། དམར་ཡོང་སོང་བའོ།། མཆེར་པར་རྒྱས་པ་ནི། མཆུས་མེ་འབུད་མི་ནུས་པའོ།། མཁལ་མར་རྒྱས་པ་ནི། ཁུ་བ་སྐྱི་མ་འདྲ་བ་ཐླུགས་པའོ།། མཐིལ་བཞིའི་རླངས་ཡལ་བ་ནི། རྐང་ལག་བཞིའི་མཐིལ་ཏེ། ཁ་སྦྱར་ནས་ཡུན་དུམ་ཙམ་བསྡད་ཀྱང་རྔུལ་མི་འབྱུང་བ་ཡིན་ལ། ཤ་རོ་ཡོད་པའི་རྟགས་སོ།། ས་བདག་རྐྱེ་བ་ཆགས་པ་ནི། ཤ་རོ་ལུས་ལ་འབྱུང་བ་དང་། རྨ་ཁྲིན་པ་ལྷ་བུར་ཁ་ཚུང་ལ་གཏིང་རིང་བ་དང་། ཧུས་ཐོག་ནས་ཐོར་སྐྱོན་གཟེར་བཏབ་པ་ལྟ་བུ་དང་། ཤ་རོ་ཁྲག་མེད་དང་། ཚ་བུར་ཤ་རོ་ཅན་ནོ།། རྒྱལ་པོའི་ཕོ་བྲང་བཏབ་པ་ནི། ནད་ཀྱི་[ཀྱིས]ཟིན་པའི་རྟགས་ཡོད་པའོ།། འབྲས་བུ་སྨིན་པའི་རྟགས་ནི། ས་བདག་རྐྱེ་བ་འཆགས་པའི་རྟགས་སོ།། གྲོང་ཁ་ཡན་པ་ནི། རྟོག་པས་མ་ཟིན་པར་འཕྲོ་བའོ།། རྟོག་པ་སྣ་ཚོགས་ནི། འགྱུལ་ཁྲིག་སོགས་སོ།། སོང་ལས་བཟློག་པ་ནི། མི་གསོས་པའི་རྟགས་རྣམས་ལས་སོ།།

བཙོས་ཐབས་ལས། ས་ནི་མུ་ཟི། རྡོ་ནི་ཅོང་ཞི། ཐུ་ལ་ནི་སྨན་ཆེན། བདུད་རྩི་དྲི་ཆེན་ནོ།། ལྡོ་སྲའི་བཀྲུས་སྨན་ནི། མར་དུ་བགོལ་[བསྐོལ]བས་རླུང་འཇོམས་པས་ལྡོ་སྲ་བ་ལ་བསྡུགས་པའི་དོན་ནོ།། མདེ་ཁ་བསྒྱུར་བ་ནི། གདོན་ལ་མུ་ཟི། ཆུ་སེར་ལ་སེང་ལྡེང་གིས་སོ།། ནང་ཡན་ནི། གློ་བ་ལ་སྤྲལ་རྒྱབ། བཙུ་[ཙུ]གང་། སྙིང་ལ་གངས་ཐིག[ཐིགས]། ཛྙ་ཏི། མཆིན་པ་ལ་མོན་ཇ་ར། གུར་གུམ། མཆེར་པ་ལ་ག་གོ་ལ། པ་ཧོ་ལ། མཁལ་མར་གསེར་བྱེ། སུག་སྨེལ། ཤ་ལ། མན་ཛི་[མཉྫི]ར། མོན་ལྕུམ། ཧུས་པ་ལ་སྲི་ཡོང་། ཧུས་སྨྱུ། རྩ་ལ་འབྲི་ཏ་ས་འཛིན་ནོ།། ར་བ་བཞི་ནི། དཔྱིད། དབྱར། སྟོན། དགུན་གྱིའོ།། གནོད་པའི་དུག་ནད་ནི། གདོན་གྱིའོ།། དཀར་དང་མངར་གྱིས་སྲིན་བསྐྱེད། ཧུལ་སྐྱུར་ཚ་སྦོ་ཚོད་ཀྱིས་ཁྲག་དང་ཆུ་སེར་བསྐྱེད། འཇིག་ཟས་ཀྱིས་རྩ་མི་འགག་ཆུ་སེར་བསྐྱེད། སིངས་པོ་བཙ་བྲོ་ཙམ་དང་། ཆིག་ཐུབ་གཉིས་ནི། དཀར་སྨུག་གཉིས། གསེར་རྡོ། དངུལ་རྡོ། ཟངས་རྡོ། མ་ནུ་པ་ཏྲའོ།། ཁྲི་

ལྕེ་ཐུལ་ཕྱེད། མིང་ཅན་སེར་ནག་ནི་སེར་པོ་འུག་པ་ལག་ཡ[པ]། ནག་པོ་རྒྱལ་བའི་སྨྱུན། ཐག་སྦོམ་པ་གསུམ། ཁྲི་ལྕེ་བའི་ཕྱེད་དུ་བཏང་། སླ། ཀུལ། རུས་གསུམ་ཐུན་རེ། སེང་ལྡེང་ཐུན་གསུམ། ཐུར་མགོ་གཅིག་གཉིས་གསུམ་གྱི་བར་རིམ་པས་བསྐྱེད། གྲང་ཤས་ཆེ་ན་ཨ་རུ་ར་བཞི། བཙན་དུག་ཨ་རུ་ར་གཅིག་གི་ཕྱེད་བསྣན། རིལ་བུའི་སྦྱོར་བ་ལ། བྱ་ཁྱུང་ལྔ་པ་དང་། རིན་པོ་ཆེའི་སྦྱོར་སྡེ་གཉིས་སོ།། དང་པོ་ལ། ལོ་རྒྱུས་དང་། སྦྱོར་བ་གཉིས། དང་པོ་ནི། སྔོན་རྒྱ་གར་གྱི་རྒྱལ་པོ། སརྦ་པཱ་ལའི་ཡུལ་དུ། ནད་སྣ་ཚོགས་དང་། ཀླུའི་རིགས་ཀྱི་གནོད་པ་སྣ་ཚོགས་བྱུང་པ། རྒྱལ་པོ་འཁོར་དང་བཅས་པས། སངས་རྒྱས་དང་བྱང་ཆུབ་སེམས་དཔའ་རྣམས་ལ་གསོལ་བ་བཏབ་པ་ནི། བདག་ཅག་དཔོན་གཡོག་ཡུལ་འཁོར་དང་བཅས་པ་ནད་དང་ཀླུའི་གདོན་ལས་ཐར་བར་མཛད་དུ་གསོལ། ཞེས་གསོལ་བ་བཏབ་པས། ཕྱག་ན་རྡོ་རྗེའི་སྤྲུལ་པ་ཡེ་ཤེས་ཀྱི་བྱ་ཁྱུང་ཞིག་བྱུང་སྟེ། རིའི་སྤོ་ཞིག་ལ་བཞུགས་པ་ལས། ཀླུའི་གདོན་དང་། ནད་སྣ་ཚོགས་ཞི་ཞིང་སྡུག་བསྔལ་ལས་གྲོལ་བས་བདེ་བར་མཛད་དོ།། དེ་ནས་རྒྱལ་པོ་ཡུལ་མི་དང་བཅས་པས། ནད་དང་གདོན་ཞི་བའི་རྒྱུ་བརྟག་པ་ན། སྤྲུལ་པའི་བྱ་ཁྱུང་དེ་དག་གི་མཐུ་ཡིན་པར་ཤེས་སོ།། དེ་ནས་བྱ་ཁྱུང་དེ་དག་ལ་དུས་དུས་སུ་མཆོད་པར་བྱེད་པ་ལ། རེ་ཞིག་ན། བྱ་ཁྱུང་དེ་ཡང་མྱ་ངན་ལས་འདའ་བའི་ཚུལ་བསྟན་པར་བརྩམས་སོ།། དེའི་ཚེ་རྒྱལ་པོ་འཁོར་དང་བཅས་པས། ཀྱེ་ཀྱེ་ནམ་མཁའ་ལྡིང་གསན་པར་མཛོད་ཅིག། བདག་ཅག་རྣམས་ནད་དང་། གདོན་གྱིས་ཉེན་པ་ལས། དེ་ལས་ཐར་ཞིང་བདེ་བར་གྱུར་པ་ནི་ཁྱོད་ཀྱི་བཀའ་དྲིན་ལས་ཐོབ་ན། ཁྱོད་མྱ་ངན་ལས་འདའ་ན། བདག་ཅག་རྣམས་ཀྱི་སྐྱབས་དང་དཔུང་གཉེན་སུ་ཞིག་གི་བགྱི། བདག་ཅག་རྣམས་བདེ་ཐབས་ཇི་ལྟ་བུ་ལ་བསྟེན། ཅེས་[ཞེས]གསོལ་བ་དང་། སྤྲུལ་པའི་བྱ་ཁྱུང་གིས་བཀའ་སྩལ་[བསྩལ]པ། བདག་མྱ་ངན་ལས་འདས་ཀྱང་ཕུང་པོའི་རྒྱུན་མ་ཟད་

པ་དེ་སྲིད་དུ། དེ་དག་ནི་ཁྱོད་རྣམས་ཀྱི་སྐྱབས་ཡིན་ལ། དེ་ཟད་ནས་བྱིན་གྱིས་རླབས་པའི་སྦྱུས་[རྫས]རྣམས་ཁྱོད་རྣམས་ཀྱི་སྐྱབས་ཡིན་ནོ།། ཞེས་བཀའ་བསྩལ་པ་དང་། དེ་དག་གི་ཇི་ལྟ་བ་བཞིན་མ་ཤེས་པར་བཀའ་བསྩལ་པའི་དོན་ཇི་ལྟ་བུ་ལགས། ཞུས་པ་ན། ཕུང་པོའི་རྒྱུན་ནི། སྙིང་། ཁྲག ཤ རུས་པ། རྒྱུས་པ་རྣམས་ཏེ། དེ་དག་རིལ་བུར་གྱིས་ལ་བསྟེན་ཅིག དེ་ཟད་ནས་བྱིན་གྱིས་བརླབས་པའི་སྦྱུས་[རྫས]ནི། ཧྲི་ཤ་སྙིང་གི་བྱ་ཁྱུང་། གླ་རྩི་ཁྲག་གི་བྱ་ཁྱུང་། རུས་སྨ་རུས་པའི་བྱ་ཁྱུང་། ཤུ་དག་རྒྱུས་པའི་བྱ་ཁྱུང་། ཨ་རུ་ར་ཤའི་བྱ་ཁྱུང་སྟེ། དེ་རྣམས་ཚད་ལྡན་དུ་སྦྱོར་ལ་སྟེན་ཅིག ཁྱོད་རྣམས་ནད་དང་གདོན་གྱིས་ཉེན་པར་མི་འགྱུར་རོ།། ཞེས་གསུངས་ཏེ། མྱ་ངན་འདས་པའི་རྗེས་སུ་ཇི་ལྟར་གསུངས་པ་བཞིན་བསྟེན་པས་བྱ་ཁྱུང་ལྔ་པར་གྲགས་སོ།། ཞེས་སྨན་དཔྱད་པ་རྣམས་འཆད་ཅིང་། རྒྱ་གར་དུ་གྲགས་མ་གྲགས་ནི། གཞུང་ཚད་ལྡན་དཔང་པོར་བྱས་ཏེ་དཔྱད་པའི་གནས་སོ།། གཉིས་པ་སྦྱོར་བ་ནི། ཤ་སྟེ་ཨ་རུ་ར་གསེར་མདོག་ཟུར་ལྔ་པ་ཞོ་བཞི། རུས་པ་སྟེ་རུས་སྨ་ཞོ་གང་། རྒྱུས་པ་སྟེ་ཤུ་དག་ཞོ་གསུམ། སྙིང་སྟེ་བཙན་དུག་ཞོ་གཉིས། ཁྲག་སྟེ་གླ་རྩི་ཞོ་ཕྱེད་དང་ཞོའི་གསུམ་ཆ་སྦྱར། དེ་ཡང་ཨ་རུ་ར། བཙན་དུག རུས་སྨ། ཤུ་དག་རྣམས་རིམ་པས་ཞིབ་ཏུ་བཏགས་ལ། དེ་ནས་བཞི་ག་བསྲེས་ལ་སྐམ་ཐགས་ཐེམས་པར་བྱ། དེ་ནས་ལོ་བརྒྱད་དྲི་ཆུས་འདམ་འཐགས་ཉི་མ་གསུམ་བྱ། བྱང་པའི་ཚད་དུ་སླེབ་ནས། གླ་རྩི་བཏབ་རིལ་བུར་དྲིལ་ལོ།། ད་ལྟ་ཁྱུང་ལྔ་ཛ་འདེབས་རེའི་བར་ལ་གྲུབ་པར་མཐོང་བས། སྨན་པ་རྣམས་རྒྱུད་ཆེན་འདི་ལ་ལེགས་པར་ཐུགས་རྟོག་འཇུག་འཚལ་ལོ།། འགིའུ་ཁང་ཚ་བ་ལ་དང་། ནག་པོ་ཚན་དེ་པི་པི་ལིང་གྲང་བ་ལ་བསྣན། བྱིན་གྱིས་བརླབས་པ་ནི། བདག་ཉིད་ཡི་དམ་གང་ཡང་རུང་བའམ། ཕྱག་ན་རྡོ་རྗེར་སྒོམ་པའི་ཐོད་པ་དུང་ཁང་གི་ནང་དུ་པདྨ་དཀར་པོ་འདབ་མ་བཞི་པ་ཁ་ཕྱུར་དུ་ཁ་བལྟ་བའི་ངོས་སུ་ཨོཾ་ཧཱུྃ་

ཧཱུྃ་ཧྲཱིཿཨ་ལྷ་དབུས་ནས་གཡོན་བསྐོར་ཁ་དོག་དཀར་པོ་ཁ་ཕྱིར་དུ་བསྟན་ནས་གནས་པར་བསམས་ལ། འབྲུ་ལྔ་པོ་བརྒྱ་རྩ་བརྒྱད་བཟླས་པས། ཡིག་འབྲུ་བདུད་རྩིར་ཞུ་ནས་རཀ་ཏའི་སྟེང་དུ་བབས་པས་སྨན་ལ་བཏབ་བདུད་རྩིར་གྱུར་པར་བསམ། ཟ་རྩ་[ཙ]ན་གོང་བཞིན་བསམས་ལ་གྲི་བར་བབས་པ་ལ་རིལ་བུ་མེད་པས་བདུད་རྩི་དང་འདྲེས་དེས་དེད་པའི་ནད་གདོན་རྣམས་དུད་ཁུ་དང་། སྡོམ་སྡིག་པ་སོགས་སྒྲིག་ཆགས་ཀྱི་རྣམ་པར་བ་སྤུའི་བུ་ག་ཐམས་ཅད་ནས་དོན། ལུས་ཐམས་ཅད་བདུད་རྩི་གང་བས་ནད་གདོན་དག་ཅིང་ལུས་སེམས་བདེ་བས་ཁྱབ་པར་སྒོམ་མོ།། དེ་ཡང་ཆོས་གཅིག་ནས་བཅུའི་བར་རེ་རེ་གཟའ། ཉེ་ཤུའི་བར་གཉིས་གཉིས་གཟའ། སུམ་ཅུའི་བར་གསུམ་གསུམ་བཟའ། དེ་ནས་ནུབ་མོ་གསུམ་ཡར་སྟེ[ཏེ]། སྤྲོད། གུང་། ཐོ་རངས་བཏང་། ཆང་རྦུབ་རེས་འཕུལ་ལོ།། ལོ་གཅིག་ན་བདེ་སྐྱིད་མེད་ན། ཤ་སྟེ་ཨ་རུ་ར་ཚོ་གཉིས་ཕྲི་ལ་སྦྱར་རོ།། དེས་ཀྱང་བསྐྱེད་མེད་ན། གཉིས་པ་རིན་ཆེན་སྦྱོར་བ་ནི། དངུལ་ཆུ་དུག་བྲལ་བཞི་ནམ། བྱ་ཁྱུང་ནི་ལྔ་པ་དང་བསྲེ་བའོ།། ཁྱད་པར་བའི་སྦྱོར་བ་ནི། དངུལ་ཆུ་ཚོ་གཅིག སྟར་བུ་ཚོ་ལྔ། མོ་[མུ]མེན་ཚོ་གསུམ། གསེར་ཚོ་གཅིག སྒྲོན་ཤིང་སོགས་ལྔ་ཚོ་གཉིས་གཉིས། སླ་རྩི་སོགས་གསུམ་ཚོ་གསུམ་ནམ་རེ། བཟང་དྲུག་ཕྱུན་རེ། ཙན་དན་དཀར་པོ་དང་། འགིཾ་ཤང་ཞད་རེ། སྐམ་ཐགས་འདམ་ཐགས་བྱུང་བར་བྱ་སྟེ། རིལ་བུ་མཁྲིགས་ལ་ནག་ཅིང་ཚེར་བ་མ་བྱུང་བར་བྱ། རིལ་བུ་སྲན་མ་ཙམ་དྲིལ། ཆ་བསྐྱེད་པ་ཁྱུང་ལྔའི་སྐབས་ལྟར་རོ།། དྲི་ཆེན་སྦྱོར་སྡེ་ནི། བདུད་རྩི་མར་ཁུ་སྟེ་དེ་དག་ཏུ་བརྩལ་[བསྒྲལ]བར་བྱའོ།། སེང་ལྡེང་ལ་སོགས་སོ་སོར་ཁཎྜ་བྱས་ལ་བསྲེས་ཏེ་སྦྲང་དང་སྦྱར་རོ།། མུ་ཟི་སོགས་བཞི་པོ་ཆ་མཉམ། ལྕགས་གཡའ་བསྒོས་པ་ནི། ཨ་རུ་རའི་ཕྱེ་མ་སྐྱོ་མར་བྱས་ལ་ལྕགས་ལ་བྱུགས་ཏེ་ཞག་གཅིག་གཞག་ནས་ལྕགས་གཡས་ཨ་རུ་ར་ལ་བསྒོས་

པའོ།། སེང་ལྡེང་དང་། ཉིག་ཏ། ཆེ་ཆུང་གི་སྨན་མར་གང་འགྲུབ་བཏང་། ཁ་ཚར་དང་བཅས་པ་དབྱར་རེ་དགུན་རེ་བསྟེན། གདོང་ལུད་ལ་བྱང་པ་བཙུ་དྲུག ཀྱུ་ཚ་རིལ་མ་ཙམ། དུར་བྱིད་དེ་དང་མཉམ་པ། བསྦུབས་[སྦུབ]ཀ་དང་། སྤྲུ་མ་རིལ་མ་གཉིས་ཙམ། གཟི་མ་དགུ། བཙུ་[ཙུ]གང་ཐུན་གཉིས། འོ་དྲོད་ཙམ་བྱ། གདོང་ལ་བྱུག གདོང་བཤལ་ཐག་ཆོད་ནས། སྐམ་རྩེར་ལུག་སྲུག་ཐལ་བ་མར་དཀར་སྦྱར་བ་བྱུག་གོ། སྲིད་པེམ་ཐུར་མས་བཙག ཛམ་རས་ཆུ་སེར་དྲང་། དྲི་ཆུས་དག་པར་བཀྲུ། སྔགས་ཀྱི་[ཀྱིས]ཆུ་སེར་དྲང་བ་ནི། རང་བྱ་ཁྱུང་ལྕགས་ཀྱི་མཆུ་སྡེར་ཅན་དུ་སྒོམས་ལ་སྨྲ་བ་བཅད་དེ། ཀ་ལ་རུདྲ་ཁྲི་ཧཱུཾ་ཕཊ་བཟླས་ལ་འཛིབས་པས། ནད་གདོན་ཐམས་ཅད་བ་སྤུའི་ཕྱིར་ཐོན་པར་བསམ། ཁ་ནང་དུ་ཆུ་སེར་བྱུང་བ་སྣོད་དུ་ཆུ་བླུག་པར་དོར། ཕྱིའི་རྒྱ་མཚོར་དོར་བར་བསམ་མོ།། ཤ་རོའི་སྨན་ནི། དངུལ་ཐལ། སྤྱང་ཚེར་ལ་སོགས་ཚེར་མ་ཅན་སྣ་ཚོགས་དང་། སྟག་རྩེའི་ཐལ་བ། དུད་པ་བྱ་མལ་[བལ]མ། དུར་བྱིད་རྣམས་སོ།། གྲི་བ་འགགས་ན་གཏར་བ་ནི། སྐང་རྩ་སྐྱོར་གོང་། ཐོང་རྩའོ།། སྨན་ནི་ཨུམ་[འོམ]བུའི་ཁཎྜར། ཨ་རུ་ར། སྤང་རྒྱན་དཀར་པོ། ཤིང་མངར། བཙུ་[ཙུ]གང་། ལི་ཤི། སྟར་བུ། ག་ར་སྦྱར་བ་བཏང་། ནང་དུ་སྨན་ཞུས་མ་ཐོན་བར་དུ་ཕྱི་ནས་དུགས་དང་བྱུགས་པ་སྤང་། ཁྲག་ལྔ་ནི། མི། ཁྱི། ཏ། ར། མངལ་ཁྲག་གོ། ཤ་གཉིས་ནི། སྦལ་སྦྲུལ་གྱིའོ།། ཚིལ་གཉིས་ནི། མི་ཁྱིའོ།། དྲི་ཅན་དྲུག་ནི། ཟླ་རྩེ། ཤུ་དག ཤིང་ཁུན། སུ་ཟེ་སེར་པོ། སྔོག་སྐྱུ། སྤྲུ་ནག་རྩ་བ་དྲུག་གོ། བྱུག་པ་ནི་གནད་སྐྱེངས་དང་། མ་བདེ་བ་དང་། ཤ་བཀྲ་ཡོད་སར་བྱུག་གོ། ཡང་ནག་པོ་གསུམ་ནི། ཟླ་རྩེ། ཤུ་དག གུ་གུལ་ལོ།། དྲི་གསུམ་ནི། སུ་ཟེ། སྤོང་རོས། སྤྲུ་ནག་རྩ་བ་གསུམ་མོ།། གཞོབ་གསུམ་ནི། སླང་གི་ར[རྭ]། ཏ་ཞིག རྨ་བྱའི་མདོངས་ཀྱི་གཞོབ་གསུམ་མོ།། བདུད་རྩིའི་རིལ་བུ་ནི། སྐྱེས་བུ་ཁྱད་པར་ཅན་གྱི་དྲི་ཆེན་གཡམ་

པའི་སྟེང་དུ་ས་དང་མ་འདྲེས་པར་གཞག་པ་ཉིན་གཅིག་ལ་སྐམས་ཏེ། དེ་དང་གུ་གུལ་བསྲེས། དྲི་ཆུས་འདམ་འཐགས་བྱས་ལ་བཏང་བས་གདོན་འཇོམས་བྱ་ཁྱུང་གི་ནུས་པ་བསྐྱེད་དོ།། དྲི་ཆུའི་རྗེན་འབྲེལ་ནི་ཕུལ་དགུ་ཤོང་བའི་སྦྲ་[ཟྲ]མར་ཐེམ་བུ་བཙུགས། དྲི་ཆུ་བསགས། དང་པོ་ཐེམ་བུ་ལ་བཙུགས་ཏེ་ཕྱིར་དོར། བར་པ་ལ་ཨ་རུ་ར་ཐུན་རེ་བཏབ་ལ་བཏུང་། ལྷག་མ་དངས་སྙིགས་ཆེ་[ཕྱེ]ལ་དངས་མ་གཞག སྙིགས་མ་དོར་བར་བྱའོ།། གྲང་བ་ལ་སེ་འབྲུ་བཞི་པ། ཚ་བ་ལ་བཙུ་[ཙུ]གང་བདུན་པ་སྟེ། བདེ་བྱེད་ཆུང་ངུའོ།། ཞེན་པ་ཆུང་བ་ལ་ལོ་གཅིག འབྲིང་ལ་གཉིས། ཆེ་བ་ལ་གསུམ་གྱི་བར་སྦྲིམ། མ་གོམས་པའི་བར་དུ་མ་བསྟེན་ལ་བདེ་བ་སོགས་བལྟ། ཞུགས་པའི་རྟགས་ནུབ་པ་དང་། ཆུ་སྐམས་པ་དང་། སྦལ་སྦྲུལ་ཉ་ལྟོང་སྦྲོག་ཆགས་མང་པོ་བསྲེག་པ་དང་། འཕྱུར་བ་དང་། རང་གི་ལུས་ལ་མེ་འབར་བ་དང་། མིག་རྩའི་ནད་རྟགས་སངས་པ་དང་། ནད་གཞི་རྩེ་བཅིལ་བས་ཁུགས་པ་དང་། ནད་ཀྱི་རྩ་བ་ཆད་པ་དང་། ནད་རྩེ་བརྟུལ་[བཏུལ]བ་སོགས་ནད་མགོ་ཆོམས་པའི་རྟགས་སོ།། གདོན་དང་ཁྲེལ་བའི་རྟགས་མཐོང་ནས། རིལ་བུ་ཞག་བཅུ་ལ་རེ་རེ་ཕྲེ། ཕྲེ་བས་མི་བདེ་ན་རེ་རེ་བསྣོན[སྣོན]། བསྣན་པས་བདེ་ན་ནད་མ་ཐོན་པས་རིལ་བུ་རྒྱུན་བསྲིང་། རྫས་གཙོད་ལོ་དུས་བར་ནམ་ཕྱེད་རེ་རེ་བསྟེན། མཛེ་ནད་འདི་ལུས་ཟུངས་ལ་ཞུགས་པའི་ནད་ཡིན་པས། བསླུངས་[སླུགས]བསྲིངས་ལ་བཅོས་པ་གཅེས། སྔོན་གྱི་ལས་ལས་བྱུང་བ་ཡིན་པས། སྤྱི་འམ་སྐུའི་ཆབ་གཏོར་དང་བྱང་ཆུབ་ཏུ་སེམས་བསྐྱེད་པ། སེམས་ཅན་སྤྱི་དང་གནོད་པའི་གདོན་ཁྱད་པར་དུ་ཕ་མར་སྒོམས་ལ། ཕ་མའི་གནོད་པ་དང་། ལན་ཆགས་སྦྱང་བ་དང་། སེམས་ཅན་སྤྱི་དང་། སྒོས་གདུག་པ་སླུ་ཡིས་ཉེན་པའི་དོན་དང་། ཡང་སྒོས་གནོད་བྱེད་ཀྱི་དོན་བྱ་བར་སེམས་བསྐྱེད་ནས། ལུས་ཀྱི་འདོད་ཡོན་དང་། ངག་གི་འདོད་

ཡོན་དང་། ཡིད་ཀྱི་འདོད་ཡོན། ཕྱི་རོལ་གྱི་ལོངས་སྤྱོད་སྦྱིན་ཞིང་བློས་ཆག་མེད་དུ་བཏང་། རང་གི་ལུས་སེམས་སོགས་གདོད་མ་ནས་རང་བཞིན་མ་གྲུབ་པར་ཤེས་པའི་ཐབས་ཤེས་ཀྱི་ཉམས་ལེན་ལ་འབད། ཚུ་སེར་རྒྱས་པས་མཐའ་མ་ལུས་ལུམ་པ་ལྟར་གྱུར་ན། སྦྱོངས། རྩ་གཏར་བ། ཟས་སྤྱོད་གནོད་པ་སྤང་། རིན་ཆེན་རིལ་བུ་བསྟེན། སེང་ལྡེང་སྨན་མར་བཏང་བར་བྱའོ།། །།

ས་བཅད་བཅུ་དགུ་པ། མཚོན་རྨ་གསོ་བ།

མཚོན་རྨ་གསོ་བའི་སྐབས་ལས།

དང་པོ། རྨ་སྤྱི་གསོ་བ།

རྨ་སྤྱིའི་སྐབས་སུ། མདའ་སོགས་མཚོན་བརྒྱུད་ཀྱིས་རྡེས་[གཅོས]པ་གློ་བུར་བའི་རྨ་འོ།། ཕྱི་ལྷགས་པ་ནང་ཤ་གདན་རལ་བས་རྨ་ཟེར། གློ་བུར་བ་ལ་རིགས་དང་། གནས་ཀྱི་དབྱེ་བ་གཉིས། གནས་ཀྱི་གསོ་དཀའ་བ་ནི། མིག་ནས། ཚིགས་འཚམས་[མཚམས]བར་རོ།། རང་བཞིན་གྱི་གསོ་དཀའ་བ་ནི། ཐུར་དུ་ཕུག་ཆས་ནས། རེད་བཅས་བར་རོ།། ཉུས་འཛོར་ནི་དེ་ཡོད་པའོ།། རྐྱེན་སྨུམ་བསྟེན་དྲགས་པས། ཁ་ཟས་སྨན་[དམན]མི་འཕྲོད་པ་བསྟེན་པ་སོགས་ཀྱིས་འཚོ་དཀའ་བར་བཤད། འདིར་བསྐྱུང་བར་འདུག་པ་གསོ་དཀའི་རྐྱེན་དུ་བཤད་ལ། ད་ལྟ་ལག་ལེན་ལ་ལྟོ་བཀུག་ན་རྨ་ཚད་ཆག་ནས་གསོ་རྐྱེན་པར་འདོད་དོ།། དེ་ཡང་དུས་ངེས་བཤད་པའི་བསྐྱུང་བར་འདུག་པ་ནི། བསྟེན་པར་བྱ་བ་ཡིན་ལ། དེ་ལས་གཞན་དུ་བསྐྱུང་བར་འདུག་ན་གསོ་དཀའི་རྐྱེན་དུ་བཞེད་དགོས་སོ།། གནད་ལ་སོང་མ་སོང་གི་རྟགས་ལ་བདུན། ཤ་གནད་ལ་སོང་ན་སོགས་དང་། ལུས་ངག་ཡིད་གསུམ་གྱི་རྟགས་ཀྱི་གནད་ལ་སོང་མ་སོང་ཞིགས་པར་གཏན་ལ་ཕེབས་པར་འགྱུར་རོ།། མ་སོང་བའི་རྟགས་སུ། བྱ་བའི་ལས་ལ་བློ་མི་ལྡོག་[ལྡོག]སྟེ། གང་བརྩམས་པ་ལ་འཇུག་པར་འགྱུར་རོ།། འདུ་བས་རེད་པའི་རླུང་གྱུར་ལ། ནག་ཆུ་སྣ་ལ་ཁུང་དུ་འཛག མཁྲིས་གྱུར་དམར་སེར། དྲི་ཆེ། ཁྲག་གྱུར་ཕྱི་ཉུ་ལྟར་དམར། བད་

གྱུར་རྨ་ཁ་སྨྲུབ། མདོག་སྐྱ། ཟས་རེད་ནི། གནོད་པ་མ་སྦྱངས་པ་ལས་སོ།། ཟས་འགྲམས་ནི། ཟོས་དྲགས་པའོ།། ཆོལ་བྱེར། དྲེག་དང་། ལྷགས་པ་གཉིས་བྱེ་བའི་བར་དུ་རྣག་ཞུགས་པའོ།། ཏུས་བྱེར་ཤ་ཏུས་བྱེ་བའི་བར་དུ་རྣག་ཞུགས་པའོ།། ཚོགས་བྱེར། རྣག་གིས་འཁོར་བའོ།། རེད་སྐྱོན་མེད་པ་ནི། རྣག་མདོག་དམར་ཞིང་རེག་མི་བཟོད་པའོ།། ཤའུ་འབྲུམ་ཕྲན་དམར་ཙེམ་ཙེམ་འོང་། རྨ་ཁ་ནང་དུ་འདུ།

གསོ་ཐབས་ལས། དང་པོ་སྲུངས་[སྲུངས]གཞོམ་བར་དུ་རེད་སྨྱུང་། ཐ་མ་ཤའུ་གསོ་བའོ།། ཟས་སྤྱོད་སོགས་དུས་ཀུན་དུ་བསྟེན། སྨང་མ་ཆུ་ནས་བཏོན་པས་ཁྲག་ཚད་འཇོམས། སྨང་མ་བསྟེན་དྲགས་ན་རྨ་འཇོར་སོགས་སྐྱོན་བསྐྱེད། ལྷགས་འོག་གི་ཏྲིག་[དྲེག]ཕྱིད། བྱང་ཕོག་ནང་རྡོལ་བ་དང་། ཁྲག་གི་ཚད་པ་བསྐྱེད། ཆུ་སེར་གྱིས་ཏུས་མགོ་མྱུགས། སླར་ལ་རྨ་མཆེད་པ་སོགས་བྱེད་པས། དུས་ཚོད་ཤེས་དགོས། འཇིབ་འདུལ་བྱ་སྟེ། བསིལ་དྲོད་གཉིས། གྲང་པ་འབྱུང་བ་ཉིན་སྐར་བཞིན་དུ་དཀོན་པས་སྲིད་པ་ཙམ་མོ།། བསིལ་བསྟེན་པས་མེ་ལ་ཆུ་བླུག་པ་ལྟར་ཞི་བར་འགྱུར། ཚ་རྒྱུ་མཁྲིས་པ་ཡིན། མཁྲིས་པ་ཁྲག་ལ་གནས་པས་གཏར། དཔེར་ན་མི་ངན་པ་སྟོབས་ནུས་མེད་པ་རྒྱབ་བརྟེན་དང་བྲལ་ན་གནོད་པར་མི་ནུས་པ་བཞིན་ནོ།། རྩུ་རྩེས་[རྫུ་ཙེ]ནི་བཅག་[གཅགས]བུ་ཆུ་ གྲི་འདྲ་བའོ།། གནད་ཀྱི་སྟེང་དུ་ལྷགས་པ་ཐེན་[འཐེན]ལ་ཕྲེད་དུ་ཐལ་བྱུང་ཕུག གཙུ་བ་ནི་རྩ་གཙུ་བའོ།། རྫབ་རས་[རྣས]ཆུ་སེར་འདུས་པ་དྲང་། ཕྲལ་[འཕྲལ]ཟུག་ཅོག་[གཅོག]པ་སོགས་བྱེད། ནུས་ན་སྲུངས་[སྲུངས]པོ་འཕར། གདོན་ཡིན་ན་སྲུངས་[སྲུངས]པ་འབྱེར། ཞུན་འབྱིབས་[འཇིབས]སོགས་ཀུན་གྱིས་ཞི་བ་དཀའ་ན་སྨྱུང་། དེ་ཡང་ཚ་བའི་རྒྱུ་ཉིད་མཁྲིས་པ་རྩད་ནས་སྦྱོངས་ཀྱི་[ཀྱིས]འདོན་ནོ།། ཆུར་གནས་ཤ་ནི་ཉ་སྲམ་གྱིའོ།། རླུང་འཇོམས་སྨན་ནི། ཐང་མ་སྔོན་ཤིང་། རྒྱ་སྤོས། ཏུས་

སྷ། ཁྲི་ཏུག་པ། དུག་ཙུངས་རྣམས་མར་དང་སྦྱར་བའོ།། རྫོ་བའི་དུགས་ནི། སྤུ་སོགས་སོ།། འབྲུ་བཙོས་པ་ནི། གྲོ་ནས་སྲན་གསུམ་བཙོས་པའོ།། ཡང་ན་ཟར་མ་དང་ནས་ལ་བྱ། ཤུག་པ་སོགས་ལ་ཤུ་དག་བསྣན་པའམ། ཤུག་པ་གཞག་ནས་ཤུ་དག་འཇུག་པར་བྱའོ།། སྐྱི་བཙོས་ལ། འབབ་ཆའི་ལུམས་དང་། བཙའ་[ལྕུ]བའི་ལུམས་དང་། ཉུས་པའི་ཞུན་ནི། མི་ཧ་ཁྲི་ལ་སོགས་པའི་ཉུས་པ་བཙའ་མ་སྤང་གར་ཧ་བོང་གི་འོ་མ། ཤིང་མངར་སྦྱར་ཏེ་བཙོས་པའི་འོ་ཟན་ནོ།། དུག་སྣའི་ལུམས་ནི། རེ་ལྕག་པ། རི་ཤོ། ཁྲི་ལྕེ། སྤང་གར། བརྫེན[རྫེན]ཞྲི། མར་ནག་སྦྱར། ལུམས་སམ། ཞུན་ཏེ་གར་པོའི་འབྱར། ནན་ཏེ་བྱུག་པ་གང་འཕྲོད་བྱ། ས་ཡི་ནན་ནི། བྱེ་ས། ས་སྨུག སེ་ཏུལ། ཡུང་བ། ཆུ་རྩ། སྒྲུག་རྩི། རི་བོང་བྲུན། གོང་མོའི་བྲུན། སྤང་གར་སྦྱར་བའོ།། ཉུས་སྣ་བཞི་ནི། ཉུས་སྷ། དུར་བྱེད། རྒྱ་ཚ། ཡུང་བ་བཞི། དངུལ་ཐལ་དུག་ནི། དངུལ་ཐལ། རྒྱ་ཚ། དུར་བྱེད། ཐར་ནུ། དོམ་མཁྲིས། མཚལ་དུག་གོ། ཞ་ཉེའི་གཙོད་སྨན་ནི། ཞ་ཉེ། དུར་བྱེད། སྔོའི་ཚ་བ་གསུམ། མཁྲིས་སྣ། བཙད་འཚོར་ཏེ་རྣམ་པ་ར་གདབ་སྤང་གར་གྱིས་ཁྱབ་པོ[ཁྱབས་སོ]།། ཡང་ན། ཚ་བ་གསུམ། ཐབས། སྐྱད་པ། གཡེར་མ། ཞོས་ཁྱབ[ཁྱབས]། སྐུམ་དང་། སྔོ་ང་མི་བཏང་། ཀླུང་གི་རེད་སྦྱང་ནི། ཀླུམ[སླུམ]། སྤང་མ། ཚ་བ་གསུམ། ཡུངས་མར། མར་དཀར། ཏིལ་མར། ཉུས་པའི་སྐུམ། རམ་ཉེ། ཉེ་ཞིང་[ཤིང་]། བཙའ་[ལྕུ]བའི་ཆས་བྱ། བསིལ་མི་བཏང་། ཐལ་བའི་སྐམ་རྩི་བྱུག མཁྲིས་ཁྲག་བད་ཀན་གྱི་རེད་པ་སྦྱང་བ་ནི། ག་བུར། དོམ་མཁྲིས། བཙུ་[ཙུ]གང་། ཀ་ར་རྣམས་གདབ། ཤོ་མངས་སམ། ཞོས་བསྣན[སླན]། སེར་ཆས་བྱ། སྐུམ་མི་བཏང་། མཁྲིས་སྣ་གདབ། དམར་ཆས་བྱ། གཏར་ཁ་བྱ། གྲོ། སྲན། བྲ་བོ་མི་བཏང་། ཟས་རེད་ལ། ཉ་གོས་པ། གཡུ་ལོ་མ་བྱུག ཤ་ཆང་བཏང་། འཇིག་ཟས་སྤང་། སྐོམ་རེད་ལ། དོམ་མཁྲིས། རྒྱ་ཚ། རྗེ་པག་མགོ ལིག་བུ་མིག་བྱུག འོམ་བུ། བལ་

བུ། ཤུག་པ། ཞོ་སྦྱར་བ་བསྣན[སྣན]། ཉེ་ལྷགས་ཀྱི་རེད་པ་ལ། ག་ར། ཤིང་མངར། རའི་འོ་མ་བྱུག ཉ་ལྕིབས་ཧེ་ཉ་གོས་པ་བསྣན[སྣན]། གཉིད་རེད། ག་བུར་ཆུ་བྱུག ཆུ་རྩ། བག་ཕྱེ། ཞོ་བསྣན[སྣན]། ཆགས་རེད་ལ་མར་ནག་སྤོས་བྲན་བྱུག ཤ་ཆང་བཏང་། འཇིགས་རེད་ལ། སླ་རྩི། གུ་གུལ་བྱུག ཞོ་དང་སྦང་མ་བསྣན[སྣན]། གྲོགས་དང་ངེས་པར་འགྲོགས། ཞེ་སྡང་གི་འགྲམས་པ་ལ། བསིལ་སྨན་བསིལ་ཆས་བཏང་། ཡིད་དུ་འོང་བའི་གཏམ་སྨྲ། དྲག་ཤུལ་གྱི་འགྲམས་པ་ལ། ཤོ་མས་[མང]བསྣན[སྣན]། གཏར་ཁ་བྱ། དལ་བར་སྡད[བསྡད]། ཉེ་མས་འགྲམས་པ་ལ། ཏོང་ལེན། ཉ་ལྕིབས། བྲ་བོ། ཞོ་སྦྱར་བ་བྱུག རུས་འགྲམས་པ་ལ། ག་རའི་ཐང་བཏང་། འབྲི་ཏ་ས་འཛིན་དང་། རུ་སྦངས་བྱུག ཟས་འགྲམས་ལ། བསིལ་བཏང་། བཅུད་བསྲུང་། གདོན་འགྲམས་ལ། གུ་གུལ། མུ་ཟི། སླ་རྩི། བྱ་སྐོད་སྤོས། ཤ་ཆེན། ཡུངས་ཀར་བྱུག ལྷགས་བྱེར། རྩ་མཁྲིས་སྐྲས་འབྲུ། ཤ་བྱེར། ཆུ་བཅག[བཙགས]། སྐྱུ་སྦྱོར་དང་། འཕྱིང་[ཕྱིང]དེབ་བྱ། ཚིལ་བྱེར་འཕྱིང་[ཕྱིང]དུགས་བྱ། ཐལ་བའི་སྐམ་རྩི་བྱུག རྩ་བྱེར། འཕར་རྩ་བསྲེག ཁྲག་གཏར། དོམ་མཁྲིས་གདབ། སེང་ལྡེང་ཐང་བཏང་། མཁྲིས་སྐྲ་སྦྱར། རུས་བྱེར། ལྷ་བ་བུད། དོམ་མཁྲིས་གདབ། སེང་ལྡེང་། རུས་སྐྲ། ཚེར་སྔོན་གདབ། ཚིགས་བྱེར་ཕུག་ལ། ཁྲུས་དང་། ནན་བྱ། ཤ་གཞའ། ཆང་དང་ལུག་ཤ་བཏང་། གཙོད་སྨན་གདབ། རུས་གཞའ། ཤ་ཆང་སྦྱིན། ཚ་བ་གསུམ་གྱིས་བཀྲུ། དོམ་མཁྲིས། ཡུང་བ། མཚལ། ག་ར་གདབ། ཚ་གཞའ། བསིལ་གྱིས་བཀྲུ། གྲང་གཞའ། གསར་བཅུད་བཏང་། དྲོད་ལུམས་བྱ། ཤ་སྨྱོས། རུལ་གཙོད་གདབ་ཅིང་བསྲེག ཁྲག་སྨྱོས། རྩ་ལ་ཁྲག་འདོན་གཙོད་སྨན་གདབ། རུས་སྨྱོས། བསྲེག་གམ། བྲུད་སྨན་གདབ། རྣག་སྨྱོས། མེ་ཚ་[བཙའ]གདབ། རྣག་དབྱུང་། རུས་པའི་རུ་ཟན། ཕོང་དུ་བྱ་ཤ་དང་། རི་བོང་ཤ་བཏང་། འབྲུག་རུས། མགྲོན་ཐལ། རུས་སྐྲ་རྣམས་གདབ། དེས་མ་

ཐོན་ན། ཤ་དྲས་ལ་ཏུས་འཚེར་འདོན། ཟུག་རྡུའི་ཏུ་ཟན་ལ། ཁོང་དུ་ཉ་ཤ་བཏང་། རྨ་ལ་ཟུག་རྡུ་འཐེན་པའི་ཞུན་ཐྲ། ཏུལ་གཅོད་གདབ། རྣག་འཁྲིམས་པ་ལ་རྣག་འདོན། རྣག་གི་ཏུ་ཟན་རྣ་བཤལ་ཐྲ། རྨ་ཡི་ཏུ་ཟན། རྨ་ལ་ཞོ་བཙགས་ལ་བསླན[སླན]། སླན་གཞན་མི་གདབ། བ་ཏུའི་རྩེ་[ཚོ]གུ་དང་། ཚུར་[ཚུ]རྩའི་ཕྱེ་མ་གདབ། རྨ་ཕྱིད་ན་ཕྲུམ་གསར་བསླན[སླན]། སྤང་མ་སྤང་། རྨ་རྩེ་ནི། དོམ་མཁྲིས་ཐུན་བདུན་ཆུ་ཕུལ་ལྕེ་ལ་བསྒྱུས་ནས་བྱིའི་ཟེ་ཁྲག བྲག་སྤོས་པ། མི་མཁྲིས། དོམ་མཁྲིས། ཉ་མཁྲིས། སྟག་ཤ ཨ་བྱུག་ཚེར་སྔོན་རྣམས་ཀྱི་ཕྱེ་མ་བཏབ་པ་རྨ་གསར་རྙིང་ཀུན་ལ་བསྔགས་སོ།། ལི་ཁྲི་བརྒྱད་ནི། ལི་ཁྲི། མཚལ། སེར་ཚུར། ཨ་རུ་ར། པོ་སོ་ཆ། སྤོས་དཀར། སྤངས་[སྤང]མ། དོམ་མཁྲིས་བརྒྱད་དོ།། བཙད་འཁྱོར་བདུན་ནི། ཉེ་མ་རྩེའི་བཙད་འཁྱོར་ཁུར་མངས། སྤོའི་ཚ་བ་གསུམ། མི། དོམ། ཕག་གི་མཁྲིས་པ་བདུན་ནོ།། མར་གསར་དང་སྦྱར་རོ།། དགུ་དྲུས་ལྔ་ནི། སེར་པོ་དགུ་དྲུས། ཆུ་རྩ། གུར་གུམ། བྲག་སྤོས། དོམ་མཁྲིས་ལྔའོ།། ག་ར་སྦྱར་རོ།། མཁྲིས་སྦྱོར་ནི། ལུག་དང་། དོམ་གྱི་མཁྲིས་པ། ཐུན་བདུན་བདུན་ཆུ་ཕུལ་ལྕེ་ལ་བསྒྱུས་པར། བྱིའི་ཟེ་ཁྲག བྲག་སྤོས་པ། མི་དང་། ཉའི་མཁྲིས་པ། སྟག་ཤ ཚེར་སྔོན་སྦྱར་བ་རྨ་རྩེར་བཏང་བའོ།། སྤོ་སྦྱོར་ནི། ཚེར་སྔོན། གསེར་འདབ་ལྕེ་པ་སྐྱེ་མེ་ཏོག་སེར་ཆེན། སྐྱེར་ཤུན། སྐྱི་བ། ཁུར་མངས་རྩ་བ། ཕྱི་ལྟོ། བྲག་ལྟུམ། སྟག་ཤ ཕ་ལང་པ་དཀར་པོ་ནི་ཨ་བ་མེ་ཏོག་དཀར་པོ་ཅན། བཙད་འཁྱོར་སྐྱེ་[ཏེ]རྣམ་པར། ཆུ་རྩ། བྲག་སྤོས། མཁྲིས་པ་སྣ་ཚོགས། མཚལ་དཀར། བཙུ་[ཙུ]གང་། གུར་གུམ། ག་ར་ཀུན་གྱི་རྨ་རྩེར་བཟང་། ཤ་སྦྱོར་ནི། མི་ཤ ཕག་གི་ལྟོ། ཁྱིའི་ལྟོ། དུར་པའི་ཤ རྟ་ལྷགས་པ། པ་ཡག་འབྲུ། ག་ར་སྦྱར་བའོ།། ཤའི་རྨ་ལ། སྟག་ཤ བྲག་སྤོས། དོམ་མཁྲིས་བཏབ། ཏུས་པ་ལ། སྟབ་སེང་། ཨ་བྱུག་ཚེར་སྔོན། དོམ་མཁྲིས། ཨ་བྱུག་གཟེར་འཇོམས། ཨ་བ་གདབ། ལྷགས་པ་ལ། སློ་རྟེས། སྐེ་ནག་མ། ཕ་བ་གོལ་

གོལ། ཏུད་པ་བྱ་མལ་[བལ]མ། མར་གསར་བྲུག དྲིག་ལ། ཁུར་མངས། ཁུར་ཚུང་པ། སུམ་ཧིག་གདབ། རྨེན་པ་བརྟས་པར་བྱ་བ་ནི། རྨེན་པ་བརྟས་ནས་ཕྱི་མར་བསླན[སླན]། ཡང་ན་ཤུ་དག རྒྱ་ཚ། ཚ་བ་གསུམ། ཞུན་མར། ཀང་མར།། །།

སྨན་སྦྱོར་ཀ་ཁྲེང་ལྟར་བསྒྲིགས་པའི་ཐུ་ར།

ང།

ཅ།

ཇ།

ཏ།

ཐ།

ད།

པ།

བ།

ཧ།

ཨ།

རྒྱུད་བཞིའི་དཀའ་འགྲེང་གསལ་བྱེད་དོན་གསལ་ནོར་བུའི་འཕྲེང་བ།

རྩོམ་སྒྲིག་མཁན། མཚོ་སྔོན་ཞིང་ཆེན་བོད་ཀྱི་གསོ་རིག་ཞིབ་འཇུག་གླིང་།
བོད་ཀྱི་གསོ་བ་རིག་པའི་གནའ་དཔེ་ཕྱོགས་བསྒྲིགས་དཔེ་ཚོགས་རྩོམ་སྒྲིག་ཚོགས་པ།

རྩོམ་སྒྲིག་འགན་འཁུར་པ། བསོད་ནམས་དབང་རྒྱལ།

དཔེ་སྐྲུན་མཁན། མི་རིགས་དཔེ་སྐྲུན་ཁང་།

པེ་ཅིན་གྲོང་ཁྱེར་ཧོ་ཕིང་ལི་བྱང་ལམ་ཨང་14པ། (100013)

http://www.mzpub.com

(010) 64227665　(010) 58130524

པར་འདེབས་མཁན། སན་ཧོ་གྲོང་ཁྱེར་ཧྭ་ཧྥུང་པར་འདེབས་ཚད་ཡོད་ཀུང་སི།

བརྒྱུད་འཚོང་མཁན། རྒྱལ་ཡོངས་ས་གནས་སོ་སོའི་ཞིན་ཧྭ་དཔེ་ཚོང་ཁང་།

དེབ་ཚད། 850mm×1168mm 1/32

དཔར་ཤོག 10.875

དཔར་གྲངས། 0001–3000

པར་གཞི་སྒྲིག་ཐེངས། 2023ལོའི་ཟླ་12པར་པར་གཞི་དང་པོ་བསྒྲིགས།

དཔར་ཐེངས། 2023ལོའི་ཟླ་12པར་པེ་ཅིན་དུ་དཔར་ཐེངས་དང་པོ་བཏབ།

དཔེ་རྟགས། ISBN 978-7-105-17158-3/R・643（བོད 343）

རིན་གོང་། སྒོར 30.00

图书在版编目（CIP）数据

四部医典疑难注释·宝串：藏文 /《藏医药经典文献集成》编委会，青海省藏医药研究院编 .— 北京：民族出版社，2023.11

（藏医药经典文献集成丛书）

ISBN 978-7-105-17158-3

Ⅰ.①四… Ⅱ.①藏… ②青… Ⅲ.①藏医—藏语 Ⅳ.① R291.4

中国国家版本馆 CIP 数据核字 (2023) 第 255499 号

责任编辑　索南黄加
出版发行　民族出版社
　　北京市和平里北街 14 号（100013）
　　http://www.mzpub.com
　　（010）64227665　（010）58130508
印　　刷　三河市华东印刷有限公司
经　　销　各地新华书店
开　　本　850mm×1168mm　1/32
印　　张　10.875
印　　数　0001-3000
版　　次　2023 年 12 月第 1 版
印　　次　2023 年 12 月北京第 1 次印刷
书　　号　ISBN 978-7-105-17158-3/R·643（藏 343）
定　　价　30.00 元